麻醉专业护理技能培训手册

Skills Training Manual for Nurses in Anesthesia Department

主　审　成守珍

主　编　陈慕瑶　陈旭素　丁　红

副主编　陈信芝　曾梅菇　温济金　姚晓琴

　　　　牛丽君　肖伦华　罗永丽

科学出版社

北　京

内 容 简 介

　　本书内容包含国内外麻醉护理现状、麻醉科护士分级与管理，麻醉科护士理论知识培训、临床技能培训、教学与科研能力培训，常用检验与检查等。涵盖了麻醉护理临床工作过程中所有流程与规范，引入了新理论、新技术，在注重规范化操作的同时，兼顾了个体化和人性化，能有效地培训与指导麻醉科护士的工作。

　　本书适用于各级医院麻醉科护士、医学院校护理专业师生阅读参考。

图书在版编目（CIP）数据

麻醉专业护理技能培训手册 / 陈慕瑶，陈旭素，丁红主编. —北京：科学出版社，2020.6
ISBN　978-7-03-065385-7

Ⅰ. ①麻⋯　Ⅱ. ①陈⋯ ②陈⋯ ③丁⋯　Ⅲ. ①麻醉－护理学－技术培训－手册　Ⅳ. ①R473.6-62

中国版本图书馆CIP数据核字（2020）第093914号

责任编辑：郭　颖 / 责任校对：郭瑞芝
责任印制：赵　博 / 封面设计：龙　岩

科 学 出 版 社 出版
北京东黄城根北街 16 号
邮政编码：100717
http://www.sciencep.com

天津文林印务有限公司 印刷
科学出版社发行　各地新华书店经销
*

2020 年 6 月第 一 版　开本：720 × 1000　1/16
2021 年 2 月第二次印刷　印张：28 1/4
字数：551 800

定价：**138.00** 元
（如有印装质量问题，我社负责调换）

编者名单

主　审　成守珍

主　编　陈慕瑶　陈旭素　丁　红

副主编　陈信芝　曾梅菇　温济金　姚晓琴　牛丽君
　　　　　肖伦华　罗永丽

编　者（以姓氏笔画为序）

丁　红　马巧梅　王　亿　王丽漫　牛丽君
毛小燕　叶　丽　毕月丽　朱述侠　刘光娥
严文婵　严永香　李　芳　杨　波　肖伦华
肖希良　邹　梅　张　莹　陈　晖　陈　颖
陈旭素　陈信芝　陈寒霏　陈慕瑶　罗文颖
罗永丽　罗建伟　姚晓琴　姚晓璇　徐燕娇
郭隽英　唐红花　黄宝珠　黄毓婵　黄慧慧
章绵华　温济金　曾梅菇　谭嘉裕

编写单位

中山大学附属第一医院
中山大学附属孙逸仙纪念医院
中山大学附属第三医院
中山大学肿瘤防治中心
南方医科大学南方医院
广东省佛山市第一人民医院

 # 序

　　随着医学模式的转变，医疗水平的不断提高，护理人员在预防、临床、康复、重症等医疗领域中扮演着越来越重要的角色。护理工作作为医疗卫生工作中的重要部分，在推进健康中国建设、改善人民群众就医体验、促进社会和谐方面有着重大作用。近年来，随着国家临床重点专科建设项目的逐步推进，麻醉学和护理学进入了飞速发展期，大量的新技术、新业务、新方法应用于临床麻醉护理一线。麻醉护理操作具有专业性强、危重监护技术多、技术操作密集等特点，因此，规范的麻醉专业护士技能培训尤为重要。

　　《麻醉专业护理技能培训手册》由广东省护理学会麻醉护理专业委员会联合多家三甲医院编写，这些医院均为广东省护理学会麻醉护理专科护士培训基地。在编写上依据国卫办医函〔2017〕1191号文件《国家卫生计生委办公厅关于医疗机构麻醉科门诊和护理单元设置管理工作的通知》和国卫医发〔2018〕21号文件《关于加强和完善麻醉医疗服务的意见》精神，以加强麻醉科护理服务、提高麻醉护理服务专业化水平、完善麻醉护理人员培训等为目标，借鉴国内外麻醉护理教育与临床培训模式，综合各医院临床实践经验，重点对麻醉护理的理论知识、临床技能、临床思维、护理教学等核心能力内容组织编写，可作为麻醉专业护士培训教材，供麻醉护理专业教学及临床麻醉护理人员规范化培训参考。开启新征程、当好追梦人。相信这本《麻醉专业护理技能培训手册》能进一步规范麻醉护理技术，提升麻醉临床护理技能，培育出更多麻醉护理人才。希望在麻醉护理的春天到来之时，麻醉护理人能继续务实、努力、勤奋、探索，为我国麻醉护理事业发展做出更多的贡献。

广东省护理学会理事长　成守珍

2020年6月

☆☆☆　前　言

据世界卫生组织调查显示，全球有 108 个国家的护士为患者提供了麻醉及相关护理，麻醉科护士参与了全球 70% ～ 80% 的麻醉相关工作，30% 左右的国家开设有麻醉护理相关的教育或培训项目。近 20 年我国麻醉学科和专科护理的快速发展，使麻醉护理专业应运而生。

麻醉学是临床医学的重要组成部分，麻醉科是体现医疗机构综合能力的重要临床专科，麻醉护理是临床麻醉工作中不可缺少的一部分。为加强麻醉科人员配备，增加麻醉医疗服务供给，推动解决医疗卫生服务发展不均衡、不充分的问题，为人民群众提供全周期、全方位卫生与健康服务，保障医疗质量与安全，国家颁布了《国家卫生计生委办公厅关于医疗机构麻醉科门诊和护理单元设置管理工作的通知》（国卫办医函〔2017〕1191 号）、《关于加强和完善麻醉医疗服务的意见》（国卫医发〔2018〕21 号文件），明确了麻醉科护理工作职责及麻醉护理人员要求，对规范麻醉护理岗位起着重要指导作用，同时也对培养麻醉护理人才提出新的要求。

麻醉科护理队伍的建设，是临床学科建设的需要，是规范医疗行为的需要，是护理学专科化的需要，是保障患者安全的需要，也是提高医疗质量的需要。从事麻醉护理工作的护士必须具有丰富的临床麻醉理论知识，精湛的临床麻醉专科护理技能，掌握系统的临床麻醉护理实践。因此，必须从麻醉和护理，以及综合素质等多方面进行系统化、规范化培训，从而使护士的知识、技能、能力和态度得到提高。

国内麻醉专科护士的培养起步只有十几年，临床上尚缺少麻醉专科护士技能培训书籍与资料。为规范麻醉科护士技能培训，保证专科培训质量，本书编者由有 10 年以上临床麻醉工作经验的麻醉医师和护士组成，参考大量国内外文献和书籍，与国内外专家共同探讨编写。

本书为麻醉护理专科护士培训技能指导用书，主要供临床麻醉护理人员进行麻醉知识、麻醉技术、护理技术、护理行为、护理质量管理、临床综合能力等方面规范化培训使用，力争提供全面、科学、系统而实用的临床麻醉护理教

☆ ☆ ☆ ☆

学内容，供读者学习与应用。

　　由于新时代麻醉技术的发展，各种信息技术的更新换代及护理创新，加上本书涉及内容广泛、篇幅较多，编者的学识和能力有限，不足之处在所难免，诚请各位专家及同行批评指正，在此表示深切谢意！

　　在编写过程中得到了国内麻醉学专家、护理学专家和出版界的大力支持和帮助，在此表示衷心感谢！

陈慕瑶　陈旭素　丁　红

于广州

目　录

第1章
国内外麻醉专业护士培训与现状

国际麻醉护理联盟将麻醉护理人员定义为当患者需要麻醉、呼吸护理、心肺复苏，以及其他各项危及生命必须进行复苏救治的照顾时，提供（或协助）各项专科护理与麻醉护理的护理人员。麻醉护理是为适应现代麻醉学科的发展而出现的一个护理分支。目前，麻醉护理在全球范围内得以广泛开展。据调查显示，现在全球有108个国家的护士为患者提供麻醉及相关护理，麻醉护士参与了全球70%～80%的麻醉工作。

麻醉专业护士不等同于麻醉专科护士，麻醉专科护士是在麻醉护理专业领域中取得专科护士资质的护理专家。国际上，麻醉专科护士早在1861年就开始出现。1909年由波兰率先开展麻醉专科护士教育。美国于1931年正式成立美国麻醉护士协会（American Association of Nurse Anesthetists，AANA），并正式发行《麻醉护士杂志》（*Nurse Anesthetists*）。国际上，以美国麻醉护士的培养为例，是以毕业后教育的形式进行的，对于申请参加美国麻醉护士硕士研究生培养项目的护理人员，美国各个院校的要求有所不同，但美国麻醉护士教育理事会（COA）的基本要求如下：①拥有护理学士学位或其他相关学士学位的护理人员；②现行的注册护士；③至少一年的重症监护室工作经历。2015年，AANA要求所有的注册麻醉护士项目开始由硕士研究生培养项目转变为博士研究生培养项目，并且要求所有的转变必须在2025年之前完成。

由于历史的特殊原因，我国在麻醉专科护士问题上曾走过不少的弯路。至今，业内人士对麻醉专科护士的设置仍存有争议，还未见麻醉专科护士认证机构及标准，即去向存在问题尚未解决。这导致医院不能名正言顺地配备麻醉护士，这是制约麻醉护士发展的最关键因素。而在执业考试方面，国内专科麻醉护理毕业生与普通护理毕业生相同，都是通过统一的全国护士执业资格考试获得护士执业资格证书，尚未获得卫生部关于麻醉专科护士资格认证统一考试的批准。

第一节　国外麻醉专业护士培训与现状

全球有 108 个国家采用国际麻醉护士基金会设立的条例和标准，近 1/3 的国家开设有麻醉护士的教育或培训项目部。国际先进的麻醉专科护士培养模式多为毕业后教育，即在护理学专业毕业后再经 2～3 年麻醉学专科培训才可向麻醉护士注册机构（Certified Registered Nurse Anesthetists，CRNA）申请注册。

美国麻醉护士的教育培训工作由 AANA 下属的 COA 负责，麻醉护士的教育培训标准是由 COA 制定的。1976 年 COA 授予美国注册麻醉护士麻醉学士学位，1981 年则开始授予美国注册麻醉护士硕士学位。麻醉护士属于专科护士，需接受继续教育，也可利用学位课程接受继续教育，获得 PHD（科学学位博士）、DNAP（麻醉护士专业学位博士）或 DNP（护士专业学位博士）。

美国麻醉护士培训课程包括科学、临床和专业基础，用基础理论知识指导临床实践工作，完善培训模式，为临床实践提供安全保障。培训课程安排包括理论课程及专业实践课程。理论课程包括药理学、生理学、解剖学、生物化学、病理生理学等；专业实践课程包括麻醉全过程的各项管理、气道管理、麻醉各种监护设备的使用和疼痛管理；另外还需学习统计学，以便做课题研究、参加临床麻醉相关会议。现美国麻醉护士设有 109 门课程，每名学生平均需要接受至少 7 年的教育培训，1694 小时的临床实践经过。

美国麻醉护士资格认证必须具备以下几个条件：①护理学学士学位或同等学力；②具备注册护士许可证；③具备在紧急护理单元（如 ICU）至少一年的临床工作经验；④从有资质的麻醉护士研究生学院毕业；⑤接受培训教育的时间为 24～36 个月，并同时获得硕士学位；⑥所有教育培训项目应同时包括临床培训，以大学或大型社区医院为基础，总时长 18～24 个月；⑦必须通过国家认证的考试后才可毕业。

资格再认证：每隔 2 年进行一次，要求参加会议和实践，至少获得 40 个继续教育学分。

在美国，麻醉护士培养模式具有以下特点：①培养方式为本科毕业后的硕士研究生教育；②人才准入门槛高，培养层次高；③以角色定位的培养目标，注重学生能力的培养；④麻醉护理课程设置的专业化、个性化、人文化；⑤培养模式的完整性。

麻醉专科护士培养上特点：①招生与准入标准灵活；②培养目标以角色定位，注重学生独立的麻醉护理操作和专业能力的培养；③课程结构与类型为公共文化课程比重小，麻醉护理专业核心课程比重大；④课程内容注重麻醉护理理论的临床应用，体现能力培养；⑤课程评价与课程标准完善；⑥教学方法与手段灵活；⑦注册麻醉护士资格认证与考核相对完善。

　　美国的麻醉护理教育由本科后继续教育提升至研究生水平，其课程设置主要包括三大方面：①公共核心课程包括护理理论、护理研究及高级生理评估及药理学；②麻醉护理专科核心课程包括麻醉护理、高级解剖学、生理学及病理学、麻醉药物化学及物理学、高级药理学、麻醉原则及临床文献回顾讨论；③临床实习要求至少完成麻醉工作450例及各项麻醉操作所要求的实践例数。

　　在澳大利亚，法律规定只有经过护理培训以及麻醉护理专业教育的护士才能进行麻醉方面的临床操作。麻醉专科护士还要做到能独立担任麻醉医师并为手术患者提供其所需要的麻醉服务。其中规定，注册护士或已经登记的护士能够胜任麻醉护士的职位；麻醉护士工作满4年以后能够担任麻醉教育护士或麻醉主管护士方面的继续培训；登记护士及注册护士必须要工作满2年以及经过1年的麻醉助理培训后才可以进行继续培训，麻醉助理培训必须在完成护士毕业生培训项目（Graduate nurse program，GNP）之后进行。培训形式可以为全职培训，或兼职培训，培训时间不能少于3年。培训的形式包括教授讲座、临床实习、评估和考试；培训主要内容包括护士专业基础课程、麻醉专科课程、麻醉安全。麻醉护士工作以后一般都会参加由澳大利亚手术室护理学会组织的继续教育，以及参加麻醉护理学术交流等。这些继续教育都不是强制性必须接受的，但对麻醉护士以后的职称评定和工资审核都会起到帮助作用。

　　在法国，由卫生部直接进行麻醉护士的教育及培训工作，共有30个具体的培训专业，培训时间限制为2年，包括麻醉理论、麻醉临床实践及麻醉技术培训等课程。成为一名合格的麻醉护士必须要具备以下条件：本科护理专业毕业3年并且具有2年的工作时间，完成所有的麻醉护士的教育培训项目，通过麻醉护理专业国家统一考试。如果申报麻醉护士的培训必须要在重症监护室工作超过1年时间。

　　在英国，虽然麻醉护理工作已广泛开展，但至今尚未有经过严格专科教育或培训的麻醉专科护士这一角色。为缓解围手术期护理人员的缺乏，英国政府在20世纪70年代提出了发展手术室助手作为麻醉医师助手的想法。手术室助手仅接受过基础麻醉知识的培训，可以在围麻醉期协助麻醉医师完成各项操作，但没有独立执行麻醉操作的决策及实践权力。

　　在亚洲发达国家，韩国1960年开始重视麻醉护理专业，1974年成立了麻醉护士学校，麻醉护士的相关培训项目持续时间为1年半。到目前为止，韩国有300多名麻醉护士，麻醉护士的培训及教育项目有6个，一般教育和培训时间要求1年，必须完成理论教育和临床实践教育，分别为200学时和1480学时。

　　在欧洲、非洲、美洲等国家麻醉护士协会已非常普及。在日本、新加坡、泰国等亚洲国家也相继成立麻醉护士协会，并围绕麻醉专科护士的工作内涵开

☆☆☆☆

展学术活动，其内容丰富、交流频繁，彼此之间相互促进，相互进步。

第二节　中国麻醉专业护士培训与现状

一、中国香港麻醉专业护士培训

中国香港麻醉专业护士培训起步比较晚，特别是麻醉专科护士培训及认证才刚刚起步，至今医学院还未招收麻醉护理专业学生。近 10 年来，中国香港医院管理局（医管局）才开设系统的麻醉专科护士在职培训机构，报名基本条件是取得大学护理学士学位及 RN（注册护士）资格；有至少 2 年手术室护理工作经验。报名通过后至少经过 14 天封闭式理论课程包括模拟培训，然后在临床上实习不少于 6 周，经医管局专业考核小组对临床护理病例报告及临床护理评估和讨论，决定学员考试是否合格，合格才能取得证书。目前中国香港麻醉专科护士绝大部分是在欧美国家培训并取得麻醉专科护士的资质后回中国香港医院工作。他们吸取西方国家的培训经验，在培训课程的设置上内容也很相似；大部分麻醉专科护士在工作岗位上承担了该医院麻醉护士的在职培训总带教工作。在手术室工作 2 年后的护士要承担麻醉护理工作就必须经过麻醉专科护士的培训带教，评估考试合格后才能上岗。

二、中国台湾麻醉专业护士培训

1959 年中国台湾开始设立麻醉专业护士训练班，课程以美国麻醉护士协会（AANA）的教材为蓝本，共培训了 130 名麻醉护士。这批接受训练的麻醉护士在当时麻醉医师奇缺的年代，是中国台湾麻醉人员的主力。中国台湾麻醉专业护士培训与美国相似，私立医院的麻醉护士从事临床麻醉操作，目前医护比达到 1 : 4。

中国台湾麻醉护士在不同级别的医院中工作性质区别较大。医学中心麻醉医师人力充裕，麻醉护士的工作通常局限于药物及器材的准备和书写麻醉记录。而区域医院和地区医院麻醉护士的工作则侧重于气管插管下全身麻醉和区域阻滞的实施。地区医院中约 10% 的麻醉由麻醉护士独立实施。三个级别的医院中仍有一定比例的麻醉护士在麻醉医师的许可下实施麻醉，医学中心占 35%。

中国台湾麻醉护士的教育培训工作由大学或与大学相等规模的体系来完成，麻醉护理培养教育的课程主要包括临床与专业理论知识、临床技能操作、临床实习、法律及人文有关的课程。

☆　☆　☆　☆

（1）理论课程：①解剖学；②生理学；③病理生理学；④药理学，包含麻醉药物及其他相关药物；⑤麻醉化学与物理学。

（2）技能操作课程：①麻醉护理与监测相关的技术；②在需要麻醉护理范围内，为各年龄层与各类型的患者提供各种手术和相关医疗过程中的麻醉护理；③急救与其他急救相关的技能，如气管插管、维持通气、动静脉导管置入、液体与血液治疗等。

（3）法律法规、人文方面的课程：①国家专业法律法规；②执业道德；③人际关系；④健康咨询者；⑤患者与家属利益及权利的维护者。

申请加入麻醉护理队伍的先决条件：①至少先完成 33 个月的基础护理教育；② 1 年以上的护理临床经验，最好有急重症护理经验者。

一名完成正规麻醉护理教育培训的毕业生应该能够完成：①进行麻醉术前访视、生理评估及心理评估；②评估病情、收集病史、身体评估、熟悉实验室检查、放射学检查或其他诊断性的检查结果，并能够对其进行分析；③制订麻醉方案；④为各年龄阶段与各类型的患者提供或协助提供全身麻醉及其他各种麻醉方式的麻醉护理；⑤掌握各种麻醉技术、主要药物、辅助药物，以及各种设备的使用方法；⑥能正确分析侵入性与非侵入性的监测结果及数据；⑦进行液体与血液管理；⑧能发现麻醉护理期间出现的各类并发症，并能正确地处理；⑨协助患者体位护理，保持功能体位，确保安全；⑩能发现及处理与麻醉设备相关的问题；⑪在术后前期，能发现患者出现的问题，并做出处理。

三、我国大陆地区麻醉专业护士培训与现状

我国大陆地区的麻醉护理开展较晚，尚处于起步阶段。国内麻醉专业护士与国际上麻醉护士的概念有所不同。国内麻醉专业护士是指在临床麻醉工作中的护士，包括麻醉恢复室（PACU）护士、麻醉监测与麻醉医师协助护士、急慢性疼痛管理护士、麻醉知识教育护士等。麻醉专业护士来源分为两类：一类是麻醉护理专业毕业的护士，这只占少数；另一类是有急重症护理经验或手术科护理工作经验的临床护理人员，占绝大多数。麻醉专业护士的培训模式分为以医院为主和以学校为主两种。国内各医院麻醉专业护士的培训参差不齐，各医院根据自身特点对麻醉专业护士的职责、准入、工作范畴要求各有不同。目前，各医院对麻醉专业护士的培养主要是师带徒方式或安排护士跟随麻醉医师学习或到上一级医院进修学习的方式，或多种方式混合，这几种方式所占比例超过95%，麻醉护理专业院校教育培养方式占比例不足 5%。目前，国内大型三级医院逐渐配备麻醉专业护士，但各地麻醉专业护士的工作内容不一，工作职责无统一标准，存在一些定位和定性不清等具体问题。麻醉专业护士的准入标准虽然参差不齐，但绝大部分是要求具有 ICU 工作经验的临床专业护士，进入麻醉

☆☆☆☆

科后再经过麻醉科医师或高年资麻醉专业护士培训后，考核评估合格才能独立工作。但是，麻醉专业护士的培训依赖麻醉医师，可能因为医护之间由于工作职责、思维方式的差异，导致麻醉专业护士培训过分专注于麻醉技术培训，缺乏护理理念与护理理论的指导。所以。麻醉专业护士培训可以借助 ICU 专科护士规范化培训模式与麻醉初级医师的培训模式设置课程内容与培训时间。

在院校麻醉护理教育方面，麻醉护士培养从中等职业教育开始，逐步发展到高等职业教育，近年来整体向本科教育迈进，并开始尝试开展麻醉护士毕业后教育。在吸取国外麻醉专科护士教育的经验和教训的基础上，探索麻醉恢复室护士规范化培训方法，建立规范化培训基地，开展毕业后教育，构建具有中国特色的麻醉专科护士教育和规范化培训体系，是顺应麻醉专业发展趋势，更好地与国际接轨的需要。中国麻醉专业护士的培养目标为培养具备人文社会科学、医学、预防保健的基本知识及护理学的基本理论、基本知识及基本技能，能在临床麻醉、急救复苏、重症监测治疗及疼痛诊疗领域内从事临床麻醉护理、护理管理、护理教学和护理科研的应用型人才。

以医院为主的培训模式现在还处于探讨实践阶段，大多数麻醉专业护士对培训提出了建设性的意见：①规范麻醉专业护士的工作范畴和职责，从而更好地配合麻醉医师的工作；②规范麻醉专业护士的培训，提高培训质量；③建立麻醉专业护士资格考评认定制度，开展麻醉注册护士资格认证；④对麻醉专业护士的工作及自身价值给予肯定及鼓励，提高麻醉专业护士的学习动力。结合我国实际，建议从事麻醉专业护士培训的教师应具有护理大专以上（含大专）学历、高级职称，或大学本科以上（含本科）学历、中级以上职称，有 6 年以上麻醉护理实践经验，有较高的综合素质和严谨的工作作风，具有熟练的专业技能和较高的理论水平，有良好的教学方法及较强的逻辑思维和语言表达能力，并熟悉本专业国内外护理进展。

对麻醉专业护士培训模式建议：

（1）培训目标：麻醉专业护士需具备人文社会科学、医学、护理学的基本理论、基本知识及基本技能，能在临床麻醉、急救复苏、重症监测治疗及疼痛诊疗领域内，从事临床麻醉护理、护理管理、教学和科研的应用型人才。

（2）培训形式：包括专题讲座、讨论、示范操作、专科进修及经验交流等。进修学习以本专科为主，辅以与本专业关系密切的科室（如 ICU）及必要的辅助检查科室（如心电图室），以熟悉并掌握本专业相关的疾病知识、专科诊疗护理技术等。

（3）培训时间及内容

① 非麻醉护理专业本科毕业生：完成基础护理规范化培训，再完成12～24 个月的专科培训，包括麻醉专业理论、临床专业技术和技能的规范化培训等。一般建议用半年时间学习麻醉专业理论和麻醉护理、重症监护护理、

☆ ☆ ☆ ☆

疼痛护理的课程，半年至 1 年时间在 ICU 训练，半年至 1 年时间进行临床麻醉护理技能与技术的规范化培训。

② 麻醉护理专业本科毕业生：完成 3 ～ 6 个月的基础护理规范化培训，再完成 12 个月的麻醉专科培训。

（4）培训基地：一般应选择麻醉科功能齐全的三级甲等医院。对于麻醉专业护士应将一半的实习时间安排在与麻醉护理相关的临床麻醉、ICU 及急救中心等特殊护理单元。在麻醉护理人力资源方面，要求基地护士半数以上有专科以上学历及 5 年以上的工作经验。而基地需满足手术量 ≥ 5000 例 / 年；ICU 床位使用率 ≥ 80%；拥有监护仪、呼吸机、除颤仪、心电图机、微量泵、输液泵、简易呼吸器等仪器设备的要求。

（5）培训考核：建议借鉴 ICU 专科护士与麻醉初级医师的考核方式，制订麻醉专业护士考核标准，对通过培训的人员进行基础理论、专科理论及专科护理技能考试，合格者授予"麻醉专业护士培训合格证书"。

我国的麻醉护理工作随着近年来快速发展，在第十三次全国麻醉学教育专业委员会上，麻醉专业护士的存在被认可，同时明确麻醉专业护士的职责，规范麻醉专业护士的工作，积极稳妥地开展高等麻醉护理方向教育。2012 年 3 月，国内首个麻醉复苏与护理技术专业分会成立，建立健全了麻醉专业护理人员配置，完善了对麻醉专业护士临床上规范化的培训与考核，保证了患者的护理安全，促进了麻醉专业护理的可持续发展。

（李　芳　罗永丽　陈慕瑶　叶　丽　黄慧慧
朱述侠　章绵华　陈旭素　丁　红）

第2章
国内麻醉专业护士人力资源管理

第一节　麻醉专业护士人力资源配置

全球广泛服务于临床麻醉的麻醉护士，在麻醉科人力资源配置和工作范围方面却是每个国家各有不同。

目前世界各国麻醉医师与护士比例各有不同，美国麻醉护士与手术间的比例约为1：1。麻醉医师与麻醉护士比例为1：（1～2）。芬兰、挪威、加拿大等国家的麻醉医师与麻醉护士比例甚至超过了1：6。

在亚洲，平均麻醉医护比为1：2.019，泰国及日本等的麻醉医师和护士比例超过了1：4，我国香港地区医师和护士比例也超过了1：4。

而在我国大陆地区，麻醉护理起步较晚，麻醉护理还没有明确的制度，尚处于初级阶段。近10年来，很多医院都开始意识到了麻醉护理工作的重要性和必要性，但医院对于麻醉护理的人力资源配置、工作定位、岗位职责等具体内容还缺乏有效、统一及完善的规定，如何合理确定麻醉专业护士人力资源配置和职责，深化、细化麻醉护理工作程序，提升麻醉护理工作内涵，建立比较成熟和完善的临床麻醉护理工作规范，仍需要不断探索、不断创新，以便为麻醉护理工作起到指导和参考作用。

全国麻醉学教育专业委员会关于《我国麻醉专科护士职责与工作细则（草案）》的建议及2011年卫生部医管司指导，中国医院协会编写的《三级综合医院评审标准》的建议：麻醉恢复室床位与手术台之比至少为1：3。但是，麻醉专业护士的人员配置却没有明确的规定。借鉴欧美发达国家对麻醉护士的配置和麻醉护士工作模式，结合我国国情和临床现状，适应我国麻醉事业的发展需要，在麻醉专业人员岗位设置方面建议设置复苏护士、疼痛护士、麻醉监测护士、心脏手术体外循环灌注管理护士、设备操作护士（如自体血液回收机）、药物及贵重仪器管理护士等岗位，以适应麻醉学科发展需求。具体人力资源配置数量结合医院工作性质、内容和麻醉恢复室床位与手术床位的比例安排人力，麻醉专业护士的比例建议为麻醉监测护士与手术床位数比例为0.8：1，护士与PACU床位数比例为0.5：1，护士与AICU床位数比例为（2.5～3.0）：1。

门诊及急慢性疼痛诊疗的编制根据各医院业务量酌定。临床麻醉专业护士编制要根据各医院的实际工作量、麻醉手术数量、手术的重大复杂疑难程度决定，相应配置护士，定编后要逐步增加数量，以达到规定编制。

第二节　麻醉专业护士岗位设置与岗位职责

西方国家的麻醉专科护士发展经验告诉我们，在工作性质特殊的麻醉学专业领域发展麻醉专科护士是非常必要的，也是十分紧迫的。因此，为适应我国麻醉护理工作的需要，向患者提供直接的高水平的护理，使患者直接受益，使麻醉科医师从"亦医、亦护、亦技、亦工"于一体的角色中脱离出来，应该创建具有中国特色的围麻醉期整体护理。虽然，全国各地现已逐步开展麻醉护理，但各地麻醉专业护士的工作内容不一，工作职责也无统一的标准。借鉴欧美麻醉护士学会在麻醉护士的角色定位、职能定位、岗位职责与设置等方面的规定及结合我国医疗现状、麻醉学科发展需要，制订符合国情的麻醉专业护士的临床实践指南、岗位工作职责、护理标准，是适应麻醉学科发展的迫切需要。

一、麻醉专业护士岗位设置

我国麻醉专业护士的岗位设置主要根据其工作范畴决定，包括麻醉患者恢复护理、麻醉重症监测与治疗室、疼痛患者的监测与护理、麻醉知识教育与护理、综合护理五大方面。其工作场所主要在麻醉科、麻醉恢复室、重症监护室或病房、麻醉门诊、无痛检查治疗门诊或部门。主要任务：①配合麻醉医师进行麻醉前准备及对患者进行麻醉知识教育、麻醉后访视与追踪；②麻醉中监测和麻醉后复苏护理；③参与术后疼痛及肿瘤镇痛、疼痛诊疗护理工作；④综合护理与管理工作，包括麻醉药品、耗材、设备器械的管理，检验技术、特殊仪器操作技能等。因此，可以根据医院及麻醉学科发展需要，合理设置麻醉复苏护士、疼痛护士、麻醉监测护士、设备操作管理护士（如心脏手术体外循环机、血液回收机）、药物及贵重仪器管理护士等岗位。

二、麻醉专业护士岗位职责

麻醉专业护士的工作范围包括临床麻醉监测、麻醉科门诊、麻醉恢复室（PACU）、麻醉重症监护室（AICU）、疼痛诊疗监测与护理、麻醉准备和麻醉后处理、特殊技术操作、麻醉患者健康指导、麻醉药品、耗材、器械设备管理等工作。

☆☆☆☆

1. 麻醉前准备　按照麻醉科护理要求和临床实际需要开展的工作范围包括配合麻醉医师进行麻醉前的准备,做好麻醉药品管理和器械的准备,消毒和保养,以及相关资料的收集、整理和管理等,以保障麻醉工作的有序进行。

2. 麻醉恢复室护理　为保障麻醉苏醒期患者的安全,参照美国麻醉恢复室的先进护理管理模式及国内医院恢复室运行模式,建立麻醉恢复室和完整的护理管理模式,对接受全身麻醉及区域麻醉手术的患者实施常规麻醉后监护。根据麻醉恢复室护理要求,以及入室和出室标准,严格交接患者,密切观察病情变化,评估麻醉苏醒情况及并发症护理。

3. 疼痛护理管理　为提高术后患者及癌症晚期患者疼痛护理管理的质量,设置专职疼痛管理护士,参与术后镇痛患者管理及晚期肿瘤患者疼痛管理。具体工作包括麻醉前对患者进行疼痛知识及患者自控镇痛(PCA)知识的宣教,根据手术的范围及患者病情与麻醉医师一起制订术后自控镇痛方案。参与麻醉医师疼痛查房并执行镇痛医嘱。做好病房护士教育,指导病房护士参与 PCA 的护理。有能力的医院可引进无线镇痛管理系统,疼痛管理护士通过观察无线镇痛管理系统中央监控台,随时发现病房镇痛系统报警或特殊情况并及时处理。准确记录、打印患者自控镇痛随访记录单并整理存档。

4. 麻醉药物、耗材、仪器的管理　做好麻醉科各种药品特别是麻醉和第一类精神药品,一次性消耗品和器械的请领、发放与保管工作,以及麻醉器具的清洗、消毒工作。

三、麻醉专业护士的管理

麻醉专业护士接受护理部和麻醉科的双重管理,采用定岗定职的管理模式。麻醉专业护士的培养和培训方向为护理专业与麻醉专业相结合,护士的培养和培训归属护理部管理及麻醉科协助,行政业务归属护理部及麻醉科共同管理,晋升晋级从护理专业渠道进行。日常工作应明确麻醉专业护士的职责,确保麻醉学与麻醉专业护理正常协调发展。

(李　芳　罗永丽　陈慕瑶　陈旭素)

第 3 章
麻醉专业护士的分级与管理

按照《中国护理事业发展规划纲要（2011—2015 年）》《卫生部关于实施医院护士岗位管理的指导意见》（卫医政发〔2012〕30 号）、《广东省医疗卫生机构护士岗位管理指导意见》(2013)，结合临床麻醉护理专业特点，同时兼顾护士护龄、职称、层级和能力等因素，把麻醉专业护士分为 N0～N5 六个技术层级。N0 级：试用期护士及助理护士；N1 级：取得执业证的护士（即护士）；N2 级：护理师；N3 级：高年资护理师；N4 级：主管护理师；N5 级：副主任护理师及以上。

第一节　麻醉科专业护士分级与准入

麻醉科专业护士同其他临床科室护士一样，需经过医院的岗前培训、护理基础知识和基本技能培训。在参加医院通科护理知识和技能的层级培训时或之后，由科室进行麻醉专科护理知识与技能的层级培训。

一、N0 级麻醉专业护士准入标准

N0 级分为 N0a（试用期）和 N0b（助理护士）两个层级。

1. N0a 级麻醉专业护士（试用期护士）

（1）执业资格：未取得或已取得护士执业证书和护士资格证书。

（2）学历：全日制大专及以上学历。

（3）工作经验：麻醉护理专业试用期的护士或临床护理专业护士，经过医院相应的岗前和岗位培训并考核合格。

（4）工作能力：熟悉基础护理技能，在导师带教下了解麻醉科基础护理岗位工作。

2. N0b 级麻醉专业护士（助理护士）

（1）执业资格：取得护士执业证书和护士资格证书。

☆ ☆ ☆ ☆

（2）学历：全日制大专及以上学历。

（3）工作经验：满足以下条件之一。①完成麻醉科 N0a 级护士培训任务，考核合格；②有重症监护室工作经历半年以上，完成原所在科室 N0a 级培训任务且考核合格；③有手术室或手术科室工作经历 1 年以上，完成原所在科室 N0a 级培训任务且考核合格。

（4）工作能力：在上级护士指导下掌握麻醉科基础护理岗位工作。

N0 级护士晋级：属大专毕业的 1 年后考核合格晋级 N1 级护士；属本科毕业的 6 个月后考核合格晋级 N1 级护士。

二、N1 级麻醉专业护士准入标准

1. 执业资格　取得护士执业证书和护士资格证书。

2. 学历　全日制大专及以上学历。

3. 工作经验　满足以下条件之一。①有麻醉科护理 1 年以上工作经历并完成麻醉科专业护理 N0 级岗位培训任务且考核合格；②有重症监护病房 1 年以上工作经历，已完成原所在科室 N0、N1 级培训任务，并通过麻醉专业 N0 级护士培训，且考核合格；③有手术室或手术科室 2 年以上工作经历，已完成原所在科室 N0、N1 级培训任务，并通过麻醉专业 N0 级护士培训，且考核合格。

4. 工作能力　能熟练掌握并执行麻醉科各项基础护理工作。熟悉麻醉专科护理工作内容，与上级护士共同协作，完成部分专科护理工作。

三、N2 级麻醉专业护士准入标准

1. 执业资格　取得护士执业证书及护理师资格证书。

2. 学历　具备大专及以上学历。

3. 工作经验　满足以下条件之一。①具有麻醉科专业护理 2 年以上工作经历，完成麻醉科专业护理 N0、N1 级培训任务，且考试合格；②有重症监护病房 3 年以上工作经历，并完成重症监护病房及麻醉专业护理 N0、N1 级护士培训任务，且考核合格；③有手术室或手术科室 3 年以上工作经历，已完成原所在科室 N0、N1 级培训任务及麻醉专业护理 N0、N1 级护士培训任务，且考核合格。

4. 工作能力　能独立完成 ASA 分级 I ～ II 级患者专科的护理，并具备初步带教能力。

四、N3 级麻醉专业护士准入标准

1. 执业资格　已取得护士执业证书，并取得护理师专业技术职称资格 4 年及以上。

2. 学历　大专或以上学历。

3. 工作经验　从事麻醉专业护理工作时间为 5 年以上，并完成麻醉专业 N0、N1、N2 级护士培训并考核合格。

4. 工作能力　在 N2 基础上掌握及应用专科理论知识及专科操作技能；具备一定的观察力、判断力和应变能力；能承担专科护理指导、组织危重症患者抢救、处理突发事件，能承担临床带教、临床科研、病区管理等工作。能独立完成 ASA 分级 I～Ⅲ级患者专科的护理。

五、N4 级麻醉专业护士准入标准

1. 执业资格　已取得护士执业证书的注册护士，并取得护理师专业技术职称资格 6 年及以上，或取得主管护理师专业技术职称。

2. 学历　具备大专或以上学历。

3. 工作经验　从事麻醉专业护理工作时间 10 年以上，完成麻醉专业 N3 级护士培训并考核合格。

4. 工作能力　在 N3 级的基础上具备良好的沟通、协调能力；具备敏锐的观察力、判断力、决策力和应变能力；具备组织和管理能力；具备临床教学和授课能力；具备护理科研能力。能独立完成 ASA 分级 I～Ⅳ级患者专科的护理。

六、N5 级麻醉专科护士准入标准

1. 执业资格　已取得护士执业证书的注册护士，并取得副主任护理师及以上专业技术职称。

2. 学历　具备大专或以上学历。

3. 工作经验　从事麻醉专业护理工作时间 15 年以上，完成麻醉专业 N4 级护士培训并考核合格。

4. 工作能力　在 N4 级的基础上具备循证研究和专业发展的能力；具备临床教学及授课能力及护理科研指导评审能力。能独立完成 ASA 分级 I～Ⅴ级患者专科的护理。

第二节　麻醉专业护士分层级培训方案

临床护士培训计划是医院临床护理工作和护理继续教育、护理师资队伍建设的一项重要的基础性工作，也是提高临床护理人员素质的基本点。护士培训

☆☆☆☆

工作有利于护理队伍建设和人才储备，优化护理群体结构，提高临床护理质量，也为进一步提高护士的临床、教学、科研水平奠定坚实的基础。

根据麻醉专科护理特点及麻醉专业护士层级划分标准，制订麻醉科专业护士培训方案。培训方案围绕培训目标制订具体的培训内容、培训方式、培训时间、考核与评价等，旨在形成一条麻醉专业护士规范化、标准化培训道路。

麻醉专业护士能力培训，从取得护理专业大专或本科毕业证，并完成临床实习，定向于麻醉专科护理开始，分 N0～N5 级 6 个层级，经过麻醉专业护士能力的规范化培训，使麻醉专业护士能够循序渐进地掌握麻醉专业基础理论及护理技能，达到麻醉专业护士各层级准入标准。随着护士专业成熟度和岗位能力的递增，不断改进和完善专业工作内涵，为专科护士发展打下良好基础，从而提高麻醉专业护理队伍的整体水平，为手术患者提供系统、专业和安全的麻醉护理服务。

一、各层级培训目标

1. N0 级护士

(1) N0a 级（试用期护士）：培训时间为 3 个月。

经过培训，使护士熟悉护理各项规章制度，掌握基础护理理论知识及基本技能，了解麻醉专科的规章制度及工作流程，了解麻醉恢复室（PACU）的管理制度及工作流程；熟悉麻醉专业助理护士的岗位职责和工作内容，在带教导师的指导下实践助理护士的工作。

(2) N0b 级（助理护士）：培训时间为 3～6 个月。

经过培训，使护士熟悉护理各项规章制度，掌握基础护理理论知识及基本技能，熟悉麻醉专科的规章制度及工作流程，熟悉 PACU 的管理制度及工作流程；熟悉麻醉科常用药品、急救药品及麻醉药品的名称及规格；熟悉麻醉科各种麻醉物品的名称及用途；掌握麻醉科专科助理护士的岗位职责和工作内容，实践麻醉科专科助理护士的工作；了解常见仪器设备的操作规范及维护；初步了解麻醉专业 N1 级护士的岗位职责和工作内容，在导师的指导下实践 N1 级护士的工作。

2. N1 级护士　培训时间为 1.5～2 年。

经过培训，要求能较系统地掌握护理专业的基础知识和麻醉专科护理基本知识、基本技能及相关知识。在导师指导下能系统地完成 ASA Ⅰ～Ⅱ级手术患者的术后麻醉恢复期的监护和整体护理，对各种麻醉方式及专科技术操作有一定的认识及掌握，掌握麻醉患者恢复期基本病情观察与评价。

3. N2 级护士　培训时间为 1～2 年。

经过培训，要求护士具有专业的护理理念，较高的专业护理水平和良好的

☆ ☆ ☆ ☆

综合素质；掌握麻醉专科相关理论及专科护理技能；独立完成 ASA Ⅰ～Ⅲ级手术患者麻醉恢复期的整体护理并能指导下级护士完成。初步具备临床护理教学能力，胜任对 N1 级护士的操作技能指导。

4. N3 级护士　培训时间为 2～3 年。

经过培训，要求护士具备优质的护理理念、高水平的专业素质及良好的综合素养。熟练地掌握麻醉专科相关理论知识及专科护理技能。能胜任高级责任护士或护理组长岗位，能独立完成及指导下级护士完成 ASA Ⅰ～Ⅳ级手术患者的麻醉恢复期护理及病情评估，掌握常见手术后麻醉并发症及手术并发症的观察、处理原则及护理，掌握各种麻醉方式及麻醉相关技术的配合，能承担和组织危重患者抢救，以及突发应急事件和疑难问题的处理。掌握麻醉恢复期患者的心理评估及心理护理，熟悉急慢性疼痛治疗方法及护理。能组织专科查房，指导护士开展护理工作，承担临床教学、培训、专科护理指导及护理管理和科研等任务。

5. N4 级护士　培训时间为 4 年。

经过培训，使护士有先进的护理理念、丰富的专科护理内涵和较高的综合素质。了解国内外麻醉专科护理前沿理论及技能。能独立开展 ASA Ⅰ～Ⅴ级手术患者的麻醉恢复期护理及评估，协助麻醉医师完成疑难患者的麻醉，熟悉急慢性疼痛治疗方法及护理，主持护理业务查房及疑难病例讨论，具备承担护理管理、临床教学培训、专科指导及参与护理科研等能力。

6. N5 级护士　培训时间为 4 年。

经过培训，胜任岗位职责，胜任对 N4 级护士的专科指导；具有丰厚的专科护理内涵和较高的综合素质；胜任疑难复杂病例讨论、查房、会诊。掌握国内外专业护理前沿理论及发展动态。

二、培训师资要求

1. N0 级护士的临床培训指导导师必须具有 3 年以上麻醉专科护理工作经验，大专以上学历，且取得护理师职业资格，并通过医院的临床带教资格考核。

2. N1、N2 级护士的临床培训指导导师应具有 5 年以上麻醉专科护理工作经验，具有熟练的专业技能，有较强责任心，3 年以上的临床教学经验，大专以上学历，已取得 N3 级护士资格，通过医院的临床带教资格考核。

3. N3 级护士能力训练指导导师由 N4、N5 级护士负责。

4. N4 级护士能力训练指导导师由 N5 级护士负责。

5. 理论授课人员应具有中级职称（包括主治医师）或大学本科学历且已经取得 N3 级护士资格。

6. 临床麻醉专业技能培训由主治医师及以上的麻醉医师参与指导。

☆☆☆☆

三、培训方法

根据准入标准，确定护士层级，每一层级的培训均遵循"评估→培训→考核→评价"的步骤。已完成低一层级培训计划且考评达标者，进入高一层级培训；不达标者，继续在原层级培训。对不达标的原因具体记录，单项培训不达标，按缺项培训；综合能力未达标者，按层级培训计划再培训。两者均 3 个月后进行再次考评。

应届毕业生直接进入 N0a 级、N0b 级培训，再进行"重症监护 - 麻醉物资管理 - 临床麻醉配合 - 麻醉恢复期护理"序贯式培训。

有临床护理工作经历的人员直接进入 N0a 级、N0b 级培训，再根据原专业经历与培训，决定培训内容与时间。有危重症护理经验者，可以不进行重症护理培训。有临床麻醉护理经历者，可相应缩短麻醉物资管理、PACU 护理等培训时间。同时，培训组长根据其原专业护理工作经验、年资及当前护理能力，进行再次评估，确定序贯式培训的项目和时长。

培训方法含自学、讲授、示教、实践四个部分。培训组长负责自学、讲授、示教的课程安排，以及指导导师的选定；实践部分由指导导师督导完成。

四、总体评价

病区 1 次 / 月，科室 1 次 / 季度，护理部 1 次 / 季度或每半年审核。每位护士晋级前由科、区、护理部逐级进行评价（表 3-1）。

表 3-1　各层级护士能力培训考核与评价赋值标准

项目	N0a 级护士	N0b 级护士	N1 级护士	N2 级护士	N3 级护士	N4 级护士
	N0a（试用期护士）	N0b（助理护士）	N1（护士）	N2（护理师）	N3（护理师 > 4 年）	N4（主管护理师）
掌握和运用科室设置与管理的能力	25	20	10	5	5	15
专业基础知识与技能的掌握与应用能力	25	25	15	10	5	15
安全管理能力	20	20	20	20	20	10
掌握和运用专科技术的能力	20	20	30	25	25	20
应急与协调能力	5	10	15	25	25	15
教育、培训、科研与质控能力	5	5	10	15	20	25
总分	100	100	100	100	100	100

第三节　麻醉专业护士核心能力模块

麻醉专业护士核心能力模块见表 3-2。

表 3-2　麻醉专业护士核心能力模块

职级	N0 级		N1 级	N2 级	N3 级	N4 级
	N0a 级 试用期护士	N0b 级 助理护士	初级责任护士	准高级责任护士	高级责任护士	专科组长
核心能力（能完成的工作程度）	在导师的带教下完成各临床麻醉基础护理工作	(1) 在导师的督导下独立完成大部分麻醉物资管理工作 (2) 在导师的指导下完成临床麻醉基础护理工作	能独立完成大部分麻醉基础护理工作，部分在导师的指导下完成	(1) 独立完成初级责任护士护理工作 (2) 能评估拟实施技术的针对性及执行性 (3) 具备指导下一级护士开展工作的能力	具备解决护理技术中疑难和紧急问题的能力，能因人实施，有组织、协调、指挥和管理的能力	(1) 能解决护理工作中各种危重、疑难、复杂和紧急问题 (2) 能修订并完善技术内涵，不断提高技术质量 (3) 能组织及主持院内专科护理查房及护理会诊

续表

职级	N0级		N1级 初级责任护士	N2级 准高级责任护士	N3级 高级责任护士	N4级 专科组长
	N0a级 试用翎护士	N0b级 助理护士				
掌握和运用科室设置与管理的能力	(1) 了解麻醉科环境、布局及麻醉物资的放置；了解麻醉科手术室的分级、分区及环境管理 (2) 能学习医院相关规章制度、护理核心制度、消毒隔离制度及麻醉护理规章制度、履行相应的岗位职责及执行护理流程 (3) 能学习麻醉物资管理	(1) 能明确麻醉科手术室环境、区域划分、布局及功能、初步掌握PACU的概念、功能、布局 (2) 掌握麻醉准备间、库房物资的放置 (3) 掌握医院相关核心章制度、护理核心制度、消毒隔离制度及麻醉专科护理规章制度、履行相应的岗位职责 (4) 能配合完成麻醉物资管理工作及PACU患者收治及转出护理工作	(1) 参与麻醉物资、设备、环境及PACU环境的管理 (2) 掌握护理核心制度、麻醉专科护理制度，运用护理工作操作流程履行相应的岗位职责 (3) 能独立完成PACU患者的收治、转出护理工作 (4) 能在麻醉医师指导下完成麻醉配合	(1) 能对麻醉急救药品、物品、设备、环境进行管理。能为下级护士介绍麻醉科环境、区域设置及要求、人员设置等 (2) 能对物资环境、PACU工作环境进行管理并提出建议 (3) 能参与制订核心制度及岗位职责，对工作流程提出改进意见	(1) 能评估环境安全，并进行检查、监督、指导及参与整改 (2) 能正确评估班组内各岗位护士工作能力，合理调配人力资源 (3) 能检查、监督、指导各岗位职责和质量评价标准及工作流程，并提出改进意见 (4) 能处理PACU复杂事件并指导下级护士处理	(1) 了解科室建设与管理的新进展，能为改善麻醉护理管理、有利于工作前瞻性提出建议及措施，并参与或组织整改 (2) 熟悉环境与工作流程的最佳适配度、提出建设性建议，并协助护士长进行整改 (3) 能评价并完善麻醉护理管理核心制度、职责及岗位流程及护理质量评价标准

续表

职级	N0级		N1级 初级责任护士	N2级 准高级责任护士	N3级 高级责任护士	N4级 专科组长
	N0a级 试用期护士	N0b级 助理护士				
专业基础知识与技能的掌握与应用能力	(1) 了解及逐步熟悉麻醉物资管理规范、麻醉物品的消毒物品规范 (2) 熟悉麻醉常用药及急救药品的名称、规格 (3) 了解常用麻醉物品的名称、型号及用途 (4) 了解麻醉监护仪、麻醉机的使用 (5) 配合完成麻醉物资的管理、发放、回收、补充及消毒工作 (6) 配合完成镇痛泵的发放、回收、记、清点及维护等工作	(1) 掌握麻醉物资管理规范、麻醉物品消毒规范及流程 (2) 掌握麻醉常用药、急救药名称、规格 (3) 掌握常用麻醉物品的名称、型号并了解其用途 (4) 掌握监护仪、麻醉机的常用模式及基本参数设置 (5) 了解基本监测技术知识：生命体征、脉搏血氧饱和度、有创动脉压、中心静脉压、呼气末二氧化碳监测、血气分析 (6) 在导师的指导下完成麻醉物资的管理、发放、回收、补充、消毒工作 (7) 在导师的指导下完成镇痛泵的发放、回收、记录、维护工作	(1) 掌握麻醉常用药、急救药的使用方法 (2) 掌握常用麻醉物品的使用范围 (3) 掌握监护仪、麻醉机、除颤仪、注射泵、血气分析仪的使用及维护 (4) 掌握麻醉科室常用监测技术：生命体征、脉搏血氧饱和度、有创动脉压、中心静脉压、呼气末二氧化碳监测、血气分析 (5) 掌握麻醉信息系统基本使用及维护	(1) 熟悉并逐步掌握麻醉科各类药物的药理作用 (2) 掌握常用麻醉物品的使用范围，作用的原理，并能对下级护士进行培训 (3) 熟悉麻醉物资出入库管理 (4) 掌握麻醉科内常用仪器设备（麻醉机、监护仪、血气分析仪、加温仪）的使用、维护管理，并能对下级护士进行培训	(1) 能对麻醉物资的使用范围、原理等知识进行总结归纳，并对下级护士进行指导 (2) 能监督、检查、指导各班各组管理工作出改进意见 (3) 能完成血气分析，室间质控仪器内、室内质控的申请、检测，数据上报 (4) 能监督、检查和指导仪器管理工作并提出改进意见 (5) 能对物资管理工作及仪器监控进行质量监控并出改进意见	(1) 能根据麻醉物品种类、功能上的变化与更新，调整相应的管理流程 (2) 能完成麻醉护理各种文书记录的质量控制 (3) 根据物资管理监控，仪器质量监控，进行持续质量改进

职级	N0级		N1级	N2级	N3级	N4级
	N0a级 试用期护士	N0b级 助理护士	初级责任护士	准高级责任护士	高级责任护士	专科组长
安全管理能力	(1) 了解标准预防的概念及相关防护技术 (2) 协助清洁消毒物品及麻醉后用物处理及护理中的自我防护 (3) 在导师指导下能做好自我防护 (4) 了解职业暴露事件处理流程 (5) 能配合完成PACU患者的身份识别 (6) 能配合完成PACU安全给药、输液、输血的操作 (7) 配合完成患者皮肤保护与护理 (8) 了解压疮现及护理的临床表现及预防的相关知识 (9) 能配合完成躁动、躁动患者的护理及患者的安全转运	(1) 能掌握标准预防的概念及相关防护技术 (2) 熟悉麻醉后用物处理及护理及安全防护 (3) 在导师指导下能按流程处理针刺伤等各类职业暴露事件 (4) 能正确完成患者的身份识别 (5) 能配合完成PACU安全给药、输液、输血的操作 (6) 在导师指导下完成患者皮肤保护与护理 (7) 在导师指导下完成压疮的预防及护理 (8) 在导师指导下完成躁动、躁动患者的安全转运 (9) 了解体温调节相关知识及保暖、使用设备的种类、方法及注意事项	(1) 能正确使用职业安全防护用具 (2) 能按流程正确处理针刺伤等各类职业暴露事件 (3) 能在导师指导下对PACU患者可能出现的压疮进行评估，并采取保护措施，正确使用预防压疮工具 (4) 能根据患者的年龄、手术部位及病情等，正确地使用保温设备 (5) 能完成ASA分级I或II级患者病情交接及安全转运	(1) 能对患者有针对性地使用职业安全保护工具 (2) 能完成ASA分级I～III级患者的病情交接及安全转运 (3) 能对手术麻醉后患者可能出现的各种风险进行评估，并采取相应的防护措施 (4) 指导下级护士完成职业安全防护工作	(1) 能评估护理工作中安全隐患并提出防范措施 (2) 能分析患者转运过程中存在的安全隐患，并采取预见性的护理措施，防止意外的发生 (3) 能在上级护士的指导下完成护理工作流程的制订	(1) 能分析职业安全防护工作流程中存在的问题，提出改进意见，不断完善职业安全工作流程 (2) 能预见并及时消除麻醉护理工作中各种安全隐患，参与制订各种应预案 (3) 能对各级人员进行各种职业安全防护培训及演练

续表

职级	N0级		N1级	N2级	N3级	N4级
	N0a级 试用期护士	N0b级 助理护士	初级责任护士	准高级责任护士	高级责任护士	专科组长
掌握和运用专科技术的能力	(1) 能配合完成患者出入室交接流程，患者病情交接，患者的身份识别 (2) 能配合完成患者的PACU基础监测技术：生命体征、脉搏血氧饱和度仪、呼气末二氧化碳监测 (3) 能配合完成患者病情观察、皮肤护理、伤	在导师的指导下能完成以下工作 (1) PACU患者护理工作：患者的身份识别、病情观察、交接、安全给药、皮肤护理、出入量的记录、保温及安全护理 (2) 专科护理操作：吸痰、拔气管导管、面罩及鼻导管吸氧 (3) 管道护理：静脉通路、胃管、导尿管、引流管等的护理 (4) 正确使用麻醉信息系统，准确执行医嘱，记录患	(1) 能完成PACU患者的常规护理 (2) 管道护理：能完成气管插管、胃管、导尿管、引流管等护理 (3) 并发症护理：能学习分析患者术后躁动、谵妄、疼痛、舌后坠、喉痉挛的原因并实施护理 (4) 能正确使用麻醉信息系统，完成患者的麻醉相关文书记录	(1) 能完成PACU护理工作并指导下级护士工作 (2) 独立完成ASA分级Ⅰ~Ⅲ级患者PACU护理，当病情发生变化时有综合应急能力 (3) 能正确观察麻醉药、镇痛药及拮抗药使用后的效果 (4) 能完成PACU患者术后麻醉并发症及手术的护理及处理原则，	(1) 能处理护理技术难题 (2) 检查、督促、指导护士对患者实施的护理情况 (3) 能在PACU工作中起到中心指挥和协调的作用 (4) 评估管道护理存在的风险并提出预见性干预措施 (5) 评估患者的病情并提出正确的护理措施，指导下级护士完成	(1) 能对麻醉护理工作进行质量监控，根据检查结果，制订培训计划，对各级护士进行培训 (2) 能根据科室实际情况，修订完善护理工作流程，提高护理质量 (3) 能了解麻醉技术新进展，并对各级护士进行培训 (4) 掌握各系统疾病特点和麻醉手术后病情变化特点，并对各级护士进行培训

续表

职级	N0级		N1级	N2级	N3级	N4级
	N0a级 试用期护士	N0b级 助理护士	初级责任护士	准高级责任护士	高级责任护士	专科组长
掌握和运用专科技术的能力	口及引流管的护理、安全给药等 (4) 能配合完成镇痛泵的制及患者术后痛访视工作 (5) 学习麻醉仪、监护仪、血气分析仪、注射泵的使用	者生命体征等 (5) 术后镇痛泵的配制及镇痛访视工作 (6) 学习各系统疾病中的急危重症病例的病因、病理生理、临床表现 (7) 学习配合临床麻醉	(5) 能学习识别或调节麻醉机、呼吸机、监护仪、注射泵等仪器的常用模式、基本参数、监测界限、监测波形 (6) 掌握各系统常见危急重症病例的病因、病理生理、临床表现、治疗及护理 (7) 能完成手术间临床麻醉的协助配合及协助麻醉医师进行无痛诊疗	并指导下级护士完成 (5) 能根据PACU患者术后常见心理反应给予心理护理 (6) 能完成纤维支气管镜检查治疗、BIS监测、呼气末二氧化碳监测、心排血量监测等技术的配合 (7) 能分析麻醉机、监护仪、注射泵等常用模式、基本参数、报警界限、监测波形	(6) 评估疼痛级别并提出相应的护理措施 (7) 能评估PACU患者的心理反应，并针对性地给予心理护理 (8) 协助医师完成ASAⅠ～Ⅵ级患者麻醉操作 (9) 对下级护士使用麻醉仪、监护仪、注射泵等的监测能力进行监测和指导 (10) 能对患者检查结果进行分析，并指导护士进行护理	(5) 熟悉各系统疾病的患者术后病理、生理等医学知识，能全面了解患者的检查、检验结果分析并进行临床护理工作

续表

职级	N0级		N1级	N2级	N3级	N4级
	N0a级 试用期护士	N0b级 助理护士	初级责任护士	准高级责任护士	高级责任护士	专科组长
应急与协调能力	(1) 学习并了解麻醉科常用急救药物名称、剂量及使用方法 (2) 学习并熟悉心肺复苏理论知识 (3) 能学习PACU各项应急预案的理论知识 (4) 了解PACU护理工作中常见差错事故的预防措施	(1) 熟悉麻醉科常用急救药物名称、剂量及使用方法 (2) 熟悉急救科室急救物品的放置位置及使用方法 (3) 掌握心肺复苏理论知识 (4) 在导师的指导下可完成胸外心脏按压技术，正确使用除颤器，简易呼吸器使用，吸痰、吸氧、拔等急救技术 (5) 能配合完成PACU常见差错事故的预防方法	(1) 掌握麻醉科常用急救药物名称、剂量及使用方法 (2) 掌握急救物品的使用方法 (3) 能对患者实施基本生命支持急救技术：徒手心肺复苏术、简易呼吸器使用、吸痰、吸氧、快速建立外周静脉通道及外周动脉置管 (4) 能完成基本监测技术：生命	(1) 具备观察、评估患者窒息、心脏停搏、心律失常、大出血、休克等病情变化的能力，并根据病情紧急情况，及时提出与实施护理措施 (2) 能协助麻醉医师进行手术室内、外急救技术 (3) 能正确评估血气分析检测结果并初步判断	(1) 能独立处理PACU各种应急情况，并指导下级护士，评估下级护士应急能力，督导下级护士完成各项急救技术 (2) 能检查、指导、组织下级护士处理与护理危重症患者 (3) 具有组织、协调，指挥护士对患者抢救的能力 (4) 具备调配人力资源及急救物资的能力	(1) 具备指导培训各级护士心肺复苏技术的能力 (2) 具备对各级护士进行实施技术，监测技术新进展培训的指导能力 (3) 制订PACU突发事件处理的工作流程及应急预案，评价实施效果，对护士进行培训 (4) 具备一定的管理能力，在科室工作中起到核心作用

续表

职级	N0级		N1级	N2级	N3级	N4级
	N0a级 试用期护士	N0b级 助理护士	初级责任护士	准高级责任护士	高级责任护士	专科组长
应急与协调能力		(6) 能配合完成PACU各项应急预案的处理流程	体征、心电图、脉搏血氧饱和度、呼气末二氧化碳监测、血气分析、微量血糖 (5) 能配合医师完成外周动脉穿刺置管与监测、中心静脉置管与监测、气管插管、气管切开、人工气道建立、除颤器使用等急救技术 (6) 能对窒息、心脏骤停、心律失常、大出血、休克等危重患者进行观察	(4) 能根据各项急救技术及急救流程，配合完成麻醉手术中各种意外情况的救治 (5) 能正确、有效地做好PACU各种差错事故的防范工作	(5) 对各级护士使用急救设备及物资等进行检查与指导 (6) 具备对各级护士进行心肺复苏技术、各项急救技术及监测技术新进展培训的能力 (7) 能及时发现和防范PACU存在的安全隐患 (8) 能评估PACU可能出现的意外情况，及时提供有效的反馈信息并采取相应的护理措施	(5) 能分析引起投诉或纠纷的原因，制订防范措施及工作指引 (6) 能指导制订应急预案及应急预案演练流程

续表

职级	N0 级		N1 级	N2 级	N3 级	N4 级
	N0a 级 试用期护士	N0b 级 助理护士	初级责任护士	准高级责任护士	高级责任护士	专科组长
应急与协调能力			(7) 在导师护士指导下能独立完成各项差错事故的防范工作 (8) 能配合完成 PACU 各种应急情况的处理 ① 停电的处理 ② 停气的处理 ③ 休克患者的处理 ④ 心搏、呼吸骤停的急救 ⑤ 输血、输液反应及药物过敏反应的处理 (9) 遇到投诉或纠纷时，能及时寻求帮助		(9) 参与 PACU 护理应急预案的制订 (10) 参与对各级护士进行应急预案培训，并参与组织应急预案演练	

续表

职级	N0a级 试用期护士	N0b级 助理护士	N1级 初级责任护士	N2级 准高级责任护士	N3级 高级责任护士	N4级 专科组长
教育培训 科研与质控能力	(1) 参与院内及科室的业务学习，了解其相关内容，并对学习内容进行归纳总结 (2) 参与麻醉业护理培训，并能完成相关培训任务及对学习内容进行归纳总结 (3) 在导师带教	(1) 参与院内及科室的业务学习，熟悉及掌握相关内容答并对学习进行归纳总结 (2) 参与护理业务学习、业务查房及教学查房，了解相关内容答并对学习进行归纳总结 (3) 在导师指导下，能按麻醉专业护理工作制度、流程、指引及质量标准进行工作	(1) 参加护理业务学习、业务查房及教学查房，掌握其相关内容答并对学习内容答进行归纳总结，完成学习笔记 (2) 能按要求完成继续教育培训 (3) 熟悉护士带教方法，对护士带教步骤及知识内容有初步的了解	(1) 在上级护士指导下能完成护理业务查房、教学查房 (2) 参加院内外麻醉专业护理相关的继续教育培训，并对学习内容归纳总结，在科室进行学习交流与分享 (3) 能对下级护士进行技术操作示范	(1) 能组织科内的护理业务学习及护理教学查房 (2) 参加省级、国家级麻醉专业继续教育培训，掌握重点内容，对学到的知识进行分析，归纳，总结和分享 (3) 参与护士培训计划的制订，并负责实施，反馈实施效果	(1) 能组织特殊、危重病例的讨论及护理查房 (2) 能组织开展新技术、新业务的护理及教学查房 (3) 参加省级、国家级麻醉专业培训的继续教育培训，掌握其内容，并对各级人员进行培训 (4) 承担各层级护士培训工作，并评价培训效果

续表

职级	N0 级		N1 级	N2 级	N3 级	N4 级
	N0a 级 试用期护士	N0b 级 助理护士	初级责任护士	准高级责任护士	高级责任护士	专科组长
教育培训 科研与质控能力	下,能按麻醉专业护理工作制度、流程、指引及质量标准进行工作		(4) 熟悉护理查房程序及疑难病例讨论程序 (5) 能为实习护士、见习护士进行麻醉专业护理基础技能操作示范 (6) 能按麻醉专业护理工作制度、流程、指引及质量标准独立进行工作	(4) 能承担实习护士、见习护士的临床带教工作 (5) 掌握护理科研的基础知识及论文撰写方法 (6) 掌握护理质量管理的概念及麻醉专业护理质量管理原则	(4) 承担新护士、护理进修生、轮科人员及实习、见习护士的带教,参与教学计划的制订,具有一定的授课能力 (5) 能撰写麻醉专业护理论文 (6) 参与麻醉护理质量管理小组工作,能对下级护士的工作质量进行督导、评价、反馈 (7) 协助完成麻醉专业护理工作质量控制	(5) 能发掘护理人员的个人特质及护理强项弱点,做出针对性的培训方案 (6) 能撰写较高质量的麻醉专业护理论文,并在公开刊物上发表 (7) 能组织下级护士进行专科护理科研工作 (8) 能指导麻醉专业护理质量控制工作,定期检查落实情况并评价实施效果

☆☆☆☆

第四节　麻醉专业护士核心能力训练模块

核心能力训练模块培训内容中的知识目标包括记忆事实性知识和理解概念性知识两个方面，即理论知识。技能目标为应用程序性知识，一般定义为经过学习和练习而获得某种任务的动作方式和心智活动方式，主要为做事的方法和步骤，即动手操作能力。

一、N0 级麻醉专业护士核心能力训练模块

N0 级麻醉专业护士分为两个阶段：第一阶段 N0a 级为试用期护士；第二阶段 N0b 级为助理护士。

（一）N0a 级试用期护士核心能力训练模块

N0a 级试用期护士核心能力训练模块见表 3-3。

表 3-3　N0a 级试用期护士核心能力训练模块

核心能力	培训内容					
	知识目标	技能目标	培训方法			
			自学	讲授	示教	实践个案
掌握和运用科室的设置与管理的能力	(1) 环境管理能力 ① 熟悉医院环境 ② 熟悉麻醉科环境、布局及麻醉物资放置 ③ 了解麻醉科手术室的分级、区域划分及环境管理	(1) 环境管理能力 ① 短时间内能找到麻醉相关的科室的位置 ② 熟悉麻醉科环境、区域划分、布局及麻醉物资的放置，在短时间内取到所需要的物资	✓	✓	✓	
	(2) 规章制度学习的能力 ① 熟悉医院规章制度 ② 熟悉护理核心制度 ③ 了解及逐步熟悉麻醉专科护理制度	(2) 能遵守医院及护理核心制度，在麻醉专科护理制度的指导下进行工作及执行本阶段的岗位工作职责	✓	✓		
	(3) 了解麻醉专科护理工作流程 ① 麻醉药品的发放、补充、回收、清点、请领流程 ② 麻醉物品的发放、补充、回收、清点、请领流程 ③ 麻醉物品的清洁、消毒灭菌流程 ④ 镇痛泵的配制流程 ⑤ 术后镇痛回访流程	(3) 能根据工作流程完成该岗位的工作	✓		✓	

☆ ☆ ☆ ☆

续表

核心能力	培训内容					
	知识目标	技能目标	培训方法			
			自学	讲授	示教	实践个案
专业基础知识与技能的掌握与应用能力	(1) 了解及逐步熟悉麻醉物资管理规范	(1) 在导师带教下按照物资管理规范进行麻醉物资的管理	✓		✓	配合完成 (1) 物资管理 > 30 例（1 天为 1 例） (2) 物资消毒 > 30 例 (3) 镇痛泵管理 > 30 例 (4) 麻醉机使用 > 30 例 (5) 消毒机使用 > 30 例 (6) 配合完成患者的基本监测 > 30 例
	(2) 了解及逐步熟悉麻醉无菌物品的清洁、消毒灭菌规范	(2) 配合完成麻醉物品、耗材、器械的清洁、消毒灭菌			✓	
	(3) 了解及逐步熟悉麻醉常用药及急救药的名称、规格	(3) 了解常用麻醉药及急救药的名称及剂量	✓			
	(4) 了解常用麻醉物品的名称、型号、用途	(4) 了解常用麻醉物品的名称、型号	✓		✓	
	(5) 了解麻醉科常用仪器设备的使用及基本监测技术	(5) 在导师带教下学习使用科室仪器设备 ① 使用消毒机进行麻醉设备、器械的消毒 ② 患者自控镇痛泵的使用 ③ 麻醉机、监测仪、注射泵的基本使用 ④ 监测仪的基本监测技术（生命体征、脉搏血氧饱和度、呼气末二氧化碳监测）		✓	✓	
	(6) 了解麻醉物资的管理、发放、回收、补充及消毒工作	(6) 在导师带教下学习麻醉物资的管理、发放、回收、补充及清洁、消毒灭菌工作			✓	
	(7) 了解镇痛泵的发放、回收、清点、记录、维护等工作	(7) 在导师指导下学习镇痛泵的发放、回收、清点、记录、维护等工作			✓	

☆☆☆☆

续表

核心能力	培训内容					
	知识目标	技能目标	培训方法			
			自学	讲授	示教	实践个案
安全管理能力	(1) 了解标准预防的概念及相关技术	(1) 在导师指导下做好工作中的标准预防及相关技术	✓	✓		配合完成 (1) 患者身份识别＞50例 (2) 谵妄、躁动患者的护理＞5例 (3) 患者的安全转运＞10例
	(2) 了解清洁消毒麻醉后用物和护理传染病患者时自我防护的原则及方法	(2) 在导师带教下正确处理麻醉后用物及接触传染病患者时能做到自我防护			✓	
	(3) 了解职业暴露处理流程及上报流程	(3) 参与完成职业暴露处理及上报		✓	✓	
	(4) 了解麻醉恢复室患者身份识别方法	(4) 参与麻醉恢复室患者的身份识别		✓		
	(5) 了解麻醉恢复室患者安全给药、输液、输血的操作流程	(5) 学习并参与安全给药、输液、输血操作技术	✓	✓	✓	
	(6) 了解患者皮肤保护的护理及压疮的临床表现及预防的相关知识	(6) 学习并参与保护患者皮肤及预防压疮的护理	✓		✓	
	(7) 了解术后谵妄、躁动患者的护理	(7) 学习并参与术后谵妄、躁动患者的护理		✓	✓	
	(8) 了解患者的安全转运知识	(8) 参与患者的安全转运			✓	
掌握和运用专科技术的能力	(1) 了解麻醉恢复室患者基本护理 ① 患者出入室交接流程、患者病情交接十知道、患者的身份识别 ② 患者病情观察、管道、皮肤、切口敷料的护理等	(1) 在导师带教下学习并完成 ① 麻醉恢复室患者的交接（接收患者、患者病情十知道交接及患者的身份识别） ② 患者病情观察、管道、皮肤、切口敷料的护理等		✓	✓	配合完成 (1) PACU患者护理＞50例 (2) 镇痛泵的配制及患者术后镇痛回访各＞200例
	(2) 了解正确执行医嘱流程	(2) 能协助导师正确执行医嘱			✓	
	(3) 在导师指导下了解患者自控镇痛泵的配制及患者术后镇痛回访工作	(3) 能协助导师完成患者自控镇痛泵的配制及患者术后镇痛回访工作			✓	

☆ ☆ ☆ ☆

续表

核心能力	培训内容					
	知识目标	技能目标	培训方法			
			自学	讲授	示教	实践个案
应急与协调能力	(1) 了解麻醉科急救药物名称、规格	(1) 熟悉麻醉科急救药物名称、规格	✓			参与应急预案的演练 >5 次
	(2) 了解麻醉科急救物品名称	(2) 学习使用麻醉科急救物品	✓	✓		
	(3) 学习及熟悉心肺复苏理论知识	(3) 学习心肺复苏技术	✓	✓		
	(4) 了解麻醉护理工作中常见差错事故的预防方法	(4) 能学习麻醉护理工作中常见差错事故的预防方法			✓	
	(5) 了解麻醉恢复室各项应急预案的理论知识	(5) 学习并参与麻醉恢复室各项应急预案的演练		✓	✓	
教育、培训、科研与质量监控能力	(1) 参加院内、科室业务学习，了解其相关内容	(1) 了解业务学习相关内容，并能对学习进行总结归纳				(1) 参加院内、科室业务学习 >20 次 (2) 参与麻醉护理专业培训及护理查房 >10 次
	(2) 参与麻醉护理专业培训及护理查房，并完成相关培训任务	(2) 参加麻醉护理专业培训及护理查房并完成相关培训任务，能对知识进行归纳总结并完成学习笔记			✓	
	(3) 在导师带教下，学习麻醉护理工作指引、流程及质量标准	(3) 在导师带教下，能按麻醉护理工作指引、流程及质量标准进行工作			✓	
推荐自学书籍	(1) 掌握《三基护理》最新版	(1) 将理论知识与实际工作相结合			✓	
	(2) 学习《临床麻醉护理学》《临床麻醉学》《临床专科护理技术操作规程》	(2) 建立临床麻醉专科护理的概念，熟悉护理范畴及内容			✓	

☆★☆☆

（二）N0b 级助理护士核心能力训练模块

N0b 级助理护士核心能力训练模块见表 3-4。

表 3-4　N0b 级助理护士核心能力训练模块

核心能力	培训内容					
	知识目标	技能目标	培训方法			
			自学	讲授	示教	实践个案
掌握和运用科室的设置与管理的能力	(1) 环境管理能力 ① 掌握医院环境 ② 能明确麻醉科手术室环境、区域划分、布局及功能 ③ 掌握麻醉科物资存放场所	(1) 环境管理能力 ① 能很迅速到达医院各科室部门完成工作 ② 能明确麻醉科各个区域划分、布局及功能 ③ 掌握麻醉物资的放置，协助医师进行麻醉物资的取放		✓	✓	
	(2) 规章制度学习的能力 ① 熟悉护理核心制度及麻醉护理专科制度，履行相应的岗位职责 ② 熟悉麻醉护理各班次工作职责、工作流程、指引及考核标准	(2) 遵守护理规章制度，履行相应的岗位职责。在导师指导下正确按照工作职责、工作流程、指引完成岗位工作	✓	✓	✓	
	(3) 熟悉麻醉护理工作流程及了解麻醉护理各班次工作职责 ① 麻醉药品的发放、补充、回收、清点、请领流程 ② 麻醉物品的发放、补充、回收、清点、请领及清洁、消毒灭菌流程 ③ 镇痛泵的配置及镇痛患者回访流程 ④ 术后患者入麻醉恢复室的入室流程 ⑤ 术后患者出麻醉恢复室的出室流程 ⑥ 熟悉麻醉物资管理五常法	(3) 在导师指导下按照工作流程及各班次职责完成以下工作 ① 麻醉药品的发放、补充、回收、清点、请领及管理 ② 麻醉物品的发放、补充、回收、清点、请领及清洁、消毒灭菌 ③ 镇痛泵的配置及镇痛患者回访 ④ 术后患者入麻醉恢复室的入室护理 ⑤ 术后患者出麻醉恢复室的出室护理 ⑥ 熟悉麻醉物资管理五常法	✓	✓		

☆ ☆ ☆ ✩

续表

核心能力	培训内容					
	知识目标	技能目标	培训方法			
			自学	讲授	示教	实践个案
专业基础知识与技能的掌握与应用能力	(1) 掌握麻醉物资管理规范	(1) 按照规范进行物资管理	✓		✓	在导师指导下完成 (1) 物资管理 > 30 例(1 天为 1 例) (2) 物资消毒 > 30 例 (3) 镇痛泵管理 > 30 例 (4) 生命体征基础监测 > 180 例 (5) 麻醉机使用 > 60 例 (6) 呼吸机使用 > 20 例 [外科重症监护室 (SICU) 完成] (7) 消毒机使用 > 50 例
	(2) 掌握麻醉无菌物品消毒规范及流程	(2) 按照消毒规范及流程对麻醉物品进行清洁、消毒灭菌	✓	✓	✓	
	(3) 掌握麻醉常用药物、急救药物的名称、规格	(3) 熟悉麻醉常用药物、急救药物的名称、剂量	✓	✓	✓	
	(4) 掌握常用麻醉物品的名称、型号	(4) 熟悉常用麻醉物品的名称、型号	✓			
	(5) 熟悉监测仪、麻醉机的常用模式及基本参数设置	(5) 学习监测仪、麻醉机、呼吸机、血气分析仪的使用			✓	
	(6) 了解监测技术相关知识(生命体征、脉搏血氧饱和度、有创动脉压、中心静脉压、呼气末二氧化碳监测、血气分析)	(6) 学习监测技术(生命体征、脉搏血氧饱和度、有创动脉压、中心静脉压、呼气末二氧化碳监测、血气分析)	✓	✓	✓	
	(7) 在导师指导下学习以下工作流程 ① 麻醉物资的管理 ② 完成镇痛泵的管理	(7) 在导师指导下完成以下工作 ① 物资管理、发放、补充、清洁、消毒、清点及请领等工作 ② 镇痛泵的发放、回收、清点、记录及维护等工作			✓	

☆★☆☆

续表

核心能力	培训内容					
	知识目标	技能目标	培训方法			
			自学	讲授	示教	实践个案
安全管理能力	(1) 掌握标准预防的概念及相关技术	(1) 在工作中实施标准预防及相关技术	✓	✓	✓	在导师指导下完成
	(2) 熟悉处理麻醉后用物及自我防护的方法及流程	(2) 在导师指导下能正确处理麻醉后用物及护理传染病患者时能做好自我防护			✓	(1) 职业暴露事件的处理>1例
	(3) 熟悉针刺伤等各类职业暴露事件处理流程	(3) 在导师指导下能按流程处理针刺伤等各类职业暴露事件		✓	✓	(2) 患者的身份识别>30例
	(4) 掌握麻醉恢复室患者的身份识别方法	(4) 能使用正确方法对麻醉恢复室患者进行身份识别			✓	(3) 安全给药>20例
	(5) 掌握安全给药、输液、输血的操作制度及流程	(5) 按制度及流程完成安全给药、输液、输血等技术操作		✓	✓	(4) 患者皮肤保护>30例
	(6) 掌握患者皮肤保护、压疮的预防及护理知识	(6) 能配合做好患者皮肤保护、压疮的预防及护理			✓	(5) 谵妄、躁动的护理>5例
	(7) 掌握患者谵妄、躁动的原因、病情观察及安全护理措施，熟悉患者安全防护用具的使用	(7) 能配合完成谵妄、躁动患者的安全护理：防护栏、约束、镇静、安抚患者情绪			✓	(6) 保暖设备的使用>5例
	(8) 了解体温调节机制的相关知识及麻醉科保暖设备的使用方法和注意事项	(8) 在导师指导下完成对患者实施的保温措施	✓		✓	(7) 安全转运患者>20例
	(9) 在导师指导下学习患者的安全转运流程	(9) 协助导师完成患者的安全转运			✓	

☆ ☆ ☆ ☆

续表

核心能力	培训内容					
	知识目标	技能目标	培训方法			
			自学	讲授	示教	实践个案
掌握和运用专科技术的能力	(1) 在导师指导下了解并熟悉以下护理程序 ① 术后患者入麻醉恢复室的十知道交接、生命体征监测及病情观察 ② 专科护理操作：吸痰、拔管、面罩及鼻导管吸氧 ③ 管道护理：气管导管、静脉通路、动脉置管、胃管、导尿管、引流管等的护理 ④ 患者出入量（输液量、输血量、尿量、引流液量）统计与记录 ⑤ 正确执行医嘱 ⑥ 患者的保温及保护患者隐私护理 ⑦ 正确使用麻醉信息系统或手工记录患者生命体征及医嘱等 ⑧ 患者术后镇痛泵的配置及镇痛回访	(1) 在导师指导下能完成以下工作 ① 术后患者入麻醉恢复室的十知道交接、生命体征监测及病情观察 ② 正确的专科护理技术操作：吸痰、拔除气管导管、开放气道的方法、面罩及鼻导管吸氧、辅助通气等 ③ 管道护理：气管导管、静脉通路、动脉置管、胃管、导尿管、引流管等 ④ 患者出入量（输液量、输血量、尿量、引流液量）的统计与护理 ⑤ 正确执行医嘱 ⑥ 给患者穿衣、盖被 ⑦ 能正确使用麻醉信息系统或手工记录患者生命体征及医嘱等 ⑧ 患者术后镇痛泵的配置及镇痛回访工作	✓ ✓	✓ ✓ ✓ ✓ ✓ ✓ ✓ ✓ ✓	 ✓	在导师指导下完成 (1) 患者交接 > 180 例 (2) 病情观察 > 180 例 (3) 吸痰 > 180 例 (4) 在医师指导下拔除气管导管 > 60 例 (5) 面罩或鼻导管吸氧 > 180 例 (6) 出入量统计 > 100 例 (7) 麻醉信息系统使用 > 60 例 (8) 镇痛泵配置及镇痛患者回访各 > 100 例 (9) 急危重症患者的护理 > 30 例（SICU 完成） (10) 临床麻醉配合 > 180 例
	(2) 在重症监护室导师指导下学习各系统常见急危重症的病因、病理生理、临床表现、治疗及护理知识	(2) 在重症监护室导师指导下熟悉各系统常见急危重症的病因、病理生理、临床表现、治疗，并完成急危重症患者的护理工作	✓	✓	✓	
	(3) 学习并熟悉临床麻醉配合	(3) 在麻醉医师指导下完成临床麻醉配合	✓			

⭐☆☆ ☆

续表

核心能力	培训内容					
	知识目标	技能目标	培训方法			
			自学	讲授	示教	实践个案
应急与协调能力	(1) 熟悉麻醉科常用急救药物名称、剂量及使用方法	(1) 能陈述麻醉科常用急救药物名称、剂量及使用方法			✓	在导师指导下完成 (1) 简易呼吸器的使用>30例 (2) 参与意外应急处理>2例 (3) 参与应急预案演练>5例
	(2) 熟悉急救物品的放置位置及使用方法	(2) 能陈述急救物品的放置位置及使用方法	✓		✓	
	(3) 掌握心肺复苏理论知识	(3) 学习心肺复苏技术并通过考核	✓	✓		
	(4) 熟悉胸外心脏按压技术流程；熟悉使用除颤器、简易呼吸器等急救设备；熟悉吸氧、吸痰等急救技术流程	(4) 在导师指导下可配合完成胸外心脏按压技术，正确使用除颤器、简易呼吸器等急救设备，在导师指导下完成吸氧、吸痰等急救技术			✓	
	(5) 熟悉麻醉恢复室常见差错事故的知识及预防措施	(5) 在导师指导下参与麻醉恢复室常见差错事故的预防措施的实施			✓	
	(6) 熟悉并掌握坠床、脱管、拔管等意外的应急预案	(6) 能配合做好坠床、脱管、拔管及气源、电源、仪器设备故障等意外的应急处理		✓	✓	
	(7) 熟悉各种麻醉相关气源、电源、仪器设备故障等的应急预案	(7) 参与各项应急预案演练		✓	✓	
教育、培训、科研与质控能力	(1) 参加院内、科室业务学习，熟悉并掌握其相关内容	(1) 能参加院内、科室业务学习，熟悉并掌握相关内容，对学习内容进行归纳总结并完成学习笔记				

☆ ☆ ☆ ☆

续表

核心能力	培训内容				
	知识目标	技能目标	培训方法		
			自学	讲授	示教	实践个案

核心能力	知识目标	技能目标	自学	讲授	示教	实践个案
教育、培训、科研与质控能力	(2) 了解护理业务学习、护理业务查房、教学查房及相关内容	(2) 参与护理业务学习、护理业务查房及教学查房，能对学习内容进行归纳总结并完成学习笔记		✓	✓	
	(3) 在导师指导下，熟悉麻醉护理工作指引、流程及质量标准进行工作	(3) 在导师指导下，能按麻醉护理工作指引、流程及质量标准进行工作			✓	
推荐自学书籍	(1) 掌握《三基护理》 (2) 学习《临床麻醉护理学》《临床麻醉学》、《临床专科护理技术操作规程》《临床护理技术服务规范及标准》《实用医院感染防控手册》	(1) 将理论知识应用到实际工作中 (2) 建立临床麻醉专科护理的概念，熟悉护理范畴及内容	✓ ✓			

二、N1 级麻醉专业护士核心能力训练模块

N1 级麻醉专业护士核心能力训练模块见表 3-5。

表 3-5　N1 级麻醉专业护士核心能力训练模块

核心能力	培训内容				
	知识目标	技能目标	培训方法		
			自学	讲授	示教	实践个案

核心能力	知识目标	技能目标	自学	讲授	示教	实践个案
掌握和运用科室的设置与管理的能力	(1) 环境管理能力 ① 掌握麻醉恢复室的概念、功能、布局 ② 掌握麻醉设备、物资环境、麻醉恢复室环境的管理	(1) 学习环境管理能力 ① 能陈述麻醉恢复室的概念、功能及布局 ② 参与麻醉设备、物资环境、麻醉恢复室环境的管理，并能快速、准确地取放设备及物品	✓		✓	

☆☆☆☆

续表

核心能力	培训内容					
	知识目标	技能目标	培训方法			
			自学	讲授	示教	实践个案
掌握和运用科室的设置与管理的能力	(2) 规章制度学习的能力 ① 掌握护理核心制度 ② 掌握麻醉护理专科制度	(2) 能自觉、正确遵守和执行规章制度，履行相应的岗位职责	✓		✓	
	(3) 掌握麻醉护理工作流程，熟悉麻醉护理各班次工作职责、工作流程、指引及考核标准	(3) 能正确地按各班次工作职责、工作流程、指引完成护理工作及执行护理工作流程	✓		✓	
专业基础知识与技能的掌握与应用能力	(1) 掌握麻醉常用药物、急救药物的用药方法、药物的作用、副作用及配伍禁忌、用药观察要点	(1) 能遵医嘱正确安全使用麻醉常用药物、急救药物并能进行用药后观察	✓	✓	✓	(1) 监护仪使用 > 180 例 (2) 麻醉机使用 > 180 例 (3) 注射泵使用 > 20 例 (4) 呼吸机使用 > 20 例（SICU 完成） (5) 血气分析仪的使用 > 20 例 (6) 脑电双频谱指数（BIS）监护仪的使用 > 5 例 (7) 患者疼痛的护理 > 5 例
	(2) 掌握常用麻醉物品的用途、不良反应及禁忌证	(2) 能配合完成常用麻醉物品的使用，并对使用后的效果进行观察			✓	
	(3) 掌握监护仪、麻醉机、呼吸机、除颤器、注射泵、血气分析仪、电子镇痛泵的使用及维护	(3) 能独立完成麻醉科各种仪器设备的使用及基础维护			✓	
	(4) 掌握麻醉常用监测技术	(4) 能配合医师完成科室常用监测技术		✓	✓	
	(5) 熟悉疼痛的概念、引起疼痛的原因及疼痛的护理措施	(5) 能配合完成患者疼痛的基本处理			✓	
	(6) 熟悉机体对水和电解质的需求、分布、调节及液体管理原则	(6) 能配合完成麻醉恢复期患者的液体管理：输液顺序安排、速度的调节及输液量的记录	✓	✓		

☆ ☆ ☆ ☆

续表

核心能力	培训内容					
	知识目标	技能目标	培训方法			
			自学	讲授	示教	实践个案
专业基础知识与技能的掌握与应用能力	(7) 掌握麻醉恢复期患者常见的心理特点及引起患者不良心理反应的原因	(7) 能根据患者心理反应实施相应的心理护理	✓			(8) 患者心理护理 > 5 例
	(8) 掌握麻醉信息系统的维护	(8) 参与麻醉信息系统的维护			✓	
	(9) 掌握体温调节机制的相关知识及麻醉科保暖设备的使用方法、使用注意事项	(9) 对患者实施正确的保温措施	✓	✓		
	(10) 掌握麻醉科物资管理	(10) 参与麻醉科物资管理的工作			✓	
安全管理能力	(1) 掌握职业安全防护用具的使用方法	(1) 能正确使用职业安全防护用具			✓	(1) 防护用具的使用 > 20 例
	(2) 熟悉针刺伤处理流程及各类职业暴露事件处理流程	(2) 能按流程初步处理针刺伤等各类职业暴露事件		✓	✓	(2) 职业暴露事件的处理 > 1 例
	(3) 熟悉麻醉恢复期患者可能出现的压疮,并掌握如何实施保护性措施及正确使用保护工具	(3) 在上级护士指导下能对麻醉恢复期患者可能出现的压疮进行评估,并根据受压部位使用正确的保护工具,并采取相应的保护性措施			✓	(3) 皮肤压疮的护理 > 2 例 (4) 保温护理 > 2 例 (5) 患者安全转运 > 30 例
	(4) 掌握正确使用保温设备知识	(4) 能根据患者年龄、手术部位及病情等,正确使用保温设备			✓	
	(5) 掌握病情稳定患者的病情交接及安全转运流程	(5) 具备对病情稳定患者的病情交接及安全转运的能力			✓	

续表

核心能力	培训内容					
	知识目标	技能目标	培训方法			
			自学	讲授	示教	实践个案
安全管理能力	(6) 掌握评估患者谵妄、躁动的原因、病情观察及安全护理措施，掌握安全保护用具的使用	(6) 能完成谵妄、躁动患者安全护理：防护栏、约束、镇静（安抚患者情绪）	✓	✓	✓	
掌握和运用专科技术的能力	(1) 掌握麻醉恢复室患者的入室病情并知道交接、观察病情、皮肤护理、吸痰、拔除气管导管、面罩吸氧、鼻导管吸氧等专科护理	(1) 具备独立完成患者入麻醉恢复室的病情十知道交接、病情观察、皮肤护理、吸痰、拔除气管导管、面罩吸氧、鼻导管吸氧等专科护理的能力	✓	✓	✓	(1) 患者交接及病情观察各>200例
	(2) 掌握管道护理：气管导管、静脉通路、胃管、导尿管、引流管的护理	(2) 具备独立完成管道护理：气管导管、静脉通路、胃管、导尿管、引流管的护理的能力	✓		✓	(2) 吸痰、面罩或鼻导管吸氧各>200例
	(3) 掌握 PACU 患者出入量（输液量、输血量、出血量、尿量、引流液量）的统计与记录	(3) 能正确地统计并记录 PACU 患者出入量（输液量、输血量、出血量、尿量、引流液量）	✓		✓	(3) 医师指导下拔除气管导管>100例 (4) 出入量统计 > 150例
	(4) 正确执行医嘱	(4) 具备正确执行及完成医嘱的能力			✓	(5) 配合舌后坠患者的处理 > 5例
	(5) 掌握患者的保温及保护隐私的护理	(5) 给患者着衣裤、盖被子，必要时使用屏风或拉帘			✓	(6) 配合喉痉挛患者的处理 > 2例
	(6) 熟悉患者术后麻醉及手术并发症的护理及处理原则	(6) 具备独立完成患者术后麻醉及手术并发症的护理及处理	✓	✓	✓	(7) 配合手术并发症患者的处理>1例

☆ ☆ ☆ ★

续表

核心能力	培训内容					
	知识目标	技能目标	培训方法			
			自学	讲授	示教	实践个案
掌握和运用专科技术的能力	(7) 掌握麻醉信息系统使用，完成麻醉文书及相关文书	(7) 能正确使用麻醉信息系统，完成麻醉文书及相关文书			✓	(8) 麻醉信息系统使用 >100 例 (9) 急危重症患者的护理 >30 例（SICU 完成） (10) 临床麻醉配合 >200 例（含无痛门诊）
	(8) 熟悉调节麻醉机、呼吸机、监测仪、注射泵（靶控泵）等仪器的常用模式、基本参数，识别报警原因、监测波形	(8) 具备调节麻醉机、监测仪、注射泵（靶控泵）等仪器的常用模式、基本参数，识别报警原因、监测波形的能力	✓		✓	
	(9) 在 SICU 导师指导下熟悉各系统常见急危重症的病因、病理生理、临床表现、治疗及护理	(9) 具备对危重病患者病情观察、护理的能力	✓	✓	✓	
	(10) 掌握临床麻醉配合	(10) 能配合麻醉医师完成临床麻醉			✓	
	(11) 熟悉门诊无痛诊疗工作	(11) 具备协助门诊医师完成无痛诊疗工作的能力			✓	
应急与协调能力	(1) 掌握麻醉科常用急救药物名称、剂量、用法、药物的作用和副作用及配伍禁忌，熟悉用药后的观察要点	(1) 能遵医嘱正确、安全使用常用、急救药物并观察效果	✓	✓		(1) 用药后的病情观察 >100 例 (2) 简易呼吸器的使用 >50 例 (3) 快速建立静脉通道 >2 例 (4) 动脉穿刺及行血气分析 >20 例
	(2) 掌握急救物品的使用方法	(2) 能正确配合医师完成急救物品的使用及效果观察			✓	
	(3) 掌握基本生命支持急救技术（徒手心肺复苏术、简易呼吸器使用、吸痰、吸氧、快速建立外周静脉通道及外周动脉置管等）	(3) 具备徒手心肺复苏、简易呼吸器使用、吸痰、吸氧及快速建立外周静脉通道等技能	✓	✓	✓	

☆☆☆☆

续表

核心能力	培训内容		培训方法			
	知识目标	技能目标	自学	讲授	示教	实践个案
应急与协调能力	(4) 掌握基本监测技术 (生命体征、脉搏血氧饱和度、呼气末二氧化碳监测、血气分析、微量血糖)	(4) 具备实施生命体征、脉搏血氧饱和度、呼气末二氧化碳监测、血气分析、微量血糖等的监测技能		✓	✓	(5) 配合完成动脉、中心静脉置管及CVP、有创动脉压监测各>10例
	(5) 熟悉动脉及中心静脉置管、人工气道建立 (气管插管、气管切开)、电除颤、有创动脉压及中心静脉压监测等急救技术	(5) 能配合医师完成动脉及中心静脉置管、人工气道建立、电除颤、有创动脉压及中心静脉压监测等急救技术			✓	(6) 配合完成气管插管>20例
	(6) 熟悉对危重病患者紧急情况 (窒息、心脏停搏、心律失常、大出血、休克等) 的观察	(6) 具备对危重病患者紧急情况 (窒息、心脏停搏、心律失常、大出血、休克等) 观察的能力	✓	✓	✓	(7) 患者发生紧急情况的处理>1例
	(7) 在导师指导下学习并熟悉各项差错事故的防范措施	(7) 在导师指导下能做好各项差错事故的防范工作		✓	✓	(8) 不良事件上报>1例
	(8) 熟悉麻醉恢复室各种应急情况的处理流程① 气源、电源、抢救仪器故障的处理② 脱管或意外拔管的处理③ 患者出现休克的处理④ 心搏、呼吸骤停的急救处理⑤ 输血、输液反应及药物过敏反应的处理	(8) 参与麻醉恢复室各种应急情况的处理① 气源、电源、抢救仪器故障的处理② 脱管或意外拔管的处理③ 患者出现休克的处理④ 心搏、呼吸骤停的急救处理⑤ 输血、输液反应及药物过敏反应的处理	✓	✓	✓	(9) PACU各种应急情况处理>3例
	(9) 了解遇到投诉或纠纷时的处理流程	(9) 遇到投诉或纠纷时，能及时寻求帮助			✓	

☆ ☆ ☆ ☆

续表

核心能力	培训内容					
	知识目标	技能目标	培训方法			
			自学	讲授	示教	实践个案
教育、培训、科研与质控能力	(1) 参加院内、科室的业务学习，熟悉并掌握其相关内容	(1) 参加院内、科室业务学习，熟悉并掌握其相关内容，并通过考核。能对学习内容进行分析、归纳、总结并能对学习内容进行知识分享与交流				
	(2) 参与护理业务学习、护理业务查房及教学查房，掌握其相关内容并熟悉护理查房程序及疑难病例讨论程序	(2) 掌握护理业务学习、护理查房及教学查房的知识内容并能对学习内容进行分析、归纳、总结及完成学习笔记				
	(3) 完成继续教育培训	(3) 能按要求完成继续教育培训及考核并对学习内容进行归纳、总结及完成学习笔记				
	(4) 了解并熟悉带教概念、程序	(4) 观摩临床带教，形成初步的带教概念、程序和方法				
	(5) 掌握正确的麻醉护理基础技能操作示范	(5) 能为实习护士、见习护士进行正确麻醉护理基础技能操作示范				
	(6) 熟悉并掌握麻醉护理工作指引、流程及质量标准	(6) 在导师指导下，能按麻醉护理工作指引、流程及质量标准进行工作				

☆☆☆☆

续表

核心能力	培训内容					
	知识目标	技能目标	培训方法			
			自学	讲授	示教	实践个案
推荐自学书籍	学习及掌握《临床麻醉护理学》《急危重症护理学》《麻醉药理学》《麻醉设备学》《临床麻醉学》《临床专科护理技术操作规程》《医院感染防控手册》	(1) 将理论知识应用到实际工作中 (2) 建立临床麻醉专科护理的概念，熟悉护理范畴及内容			✓ ✓	

三、N2 级麻醉专业护士核心能力训练模块

N2 级麻醉专业护士核心能力训练模块见表 3-6。

表 3-6　N2 级麻醉专业护士核心能力训练模块

核心能力	培训内容					
	知识目标	技能目标	培训方法			
			自学	讲授	示教	实践个案
掌握和运用科室的设置与管理的能力	(1) 掌握麻醉科物资、设备环境管理，麻醉恢复室设置及要求，人员设置及要求和设备的相关知识	(1) 能管理麻醉科物资、设备、环境 ① 具备为护士介绍麻醉科环境、布局、设置及要求、人员设置及要求的能力 ② 具备对麻醉物资环境、麻醉恢复室工作环境提出建设性建议的能力	✓		✓	(1) 参与环境介绍 > 1例 (2) 对科室的规章制度、班次职责、工作流程、指引、考核标准提出改进性建议 > 2次
	(2) 掌握并运用麻醉护理工作制度及岗位职责	(2) 具备参与制订麻醉护理制度及岗位职责，提出改进建议的能力			✓	
	(3) 掌握麻醉护理各班次工作职责、工作流程、指引及考核标准	(3) 能参与制订麻醉护理各班次工作职责、工作流程、指引及考核标准，并能提出改进建议			✓	

续表

核心能力	培训内容					
	知识目标	技能目标	培训方法			
			自学	讲授	示教	实践个案
专业基础知识与技能的掌握与应用能力	(1) 熟悉并逐步掌握麻醉各类药物的药理作用	(1) 能正确安全使用麻醉科各类药物及进行药效观察,并能给护士讲解药物的作用及用法	✓	✓	✓	(1) 对护士进行麻醉耗材作用培训>2次 (2) 对护士进行麻醉仪器设备的使用、维护培训>1次 (3) 评估患者疼痛级别并进行护理>5次 (4) 评估患者的不良心理反应,并给予针对性的护理>10次
	(2) 掌握常用麻醉物品的作用原理	(2) 能正确配合使用常用麻醉物品,并能针对物品的用途及作用原理对护士进行培训			✓	
	(3) 熟悉麻醉物资的出入库管理	(3) 具备指导护士管理麻醉物资的能力			✓	
	(4) 掌握科内所有麻醉仪器的使用、管理、维护	(4) 具备对科内所有麻醉仪器的使用、管理、维护的能力,并能对护士进行培训			✓	
	(5) 熟悉疼痛的评估方法及相关知识	(5) 具备正确评估疼痛级别并提出相应护理的能力	✓	✓		
	(6) 熟悉引起麻醉恢复期患者不良心理反应的原因及个体特点的相关知识	(6) 具备对麻醉恢复期患者不良心理反应做出评估,并给予针对性的心理护理的能力	✓			
安全管理能力	(1) 掌握各种保护用具的使用方法	(1) 针对患者性别、年龄、手术部位、麻醉方式等有针对性地使用保护用具的能力	✓		✓	(1) 能对患者有针对性地使用保护用具>5例 (2) 急危重症患者的病情交接及转运>1例
	(2) 掌握急危重症患者的病情交接和安全转运流程	(2) 能完成并指导护士完成急危重症患者的病情交接及协助安全转运		✓	✓	

☆☆☆☆

续表

核心能力	培训内容		培训方法			
	知识目标	技能目标	自学	讲授	示教	实践个案
安全管理能力	(3) 掌握基础护理的评估方法及可能出现的安全风险的相关知识	(3) 具备评估麻醉恢复期患者护理工作中存在的安全隐患，并进行有效的预防及处理的能力				
	(4) 掌握麻醉恢复室患者管道护理的临床风险及相应护理措施的相关知识	(4) 具备评估管道护理存在的风险并提出预见性干预措施的能力	✓	✓		
掌握和运用专科技术的能力	(1) 掌握麻醉专科护理工作内容及流程	(1) 具备独立完成麻醉专科护理工作及指导护士工作的能力	✓	✓		(1) PACU患者护理>100例 (2) 危重病患者护理>2例 (3) 舌后坠患者的处理>5例 (4) 喉痉挛患者的处理>12例 (5) 其他麻醉并发症的观察及处理>5例 (6) 患者心理护理>20例 (7) 协助麻醉医师完成专科技术操作及检测技术>各10例
	(2) 掌握监测技术和相关知识（生命体征、脉搏血氧饱和度、血气分析、微量血糖）及动脉置管、中心静脉置管、人工气道建立（气管插管、喉罩置入）、有创动脉压监测、中心静脉压监测、心排血量监测、电除颤的操作程序	(2) 具备独立完成监测技术（生命体征、脉搏血氧饱和度、血气分析、微量血糖）及配合完成动脉置管、中心静脉置管、人工气道建立（气管插管、喉罩置入）、有创动脉压监测、中心静脉压监测、心排血量监测、电除颤的能力	✓	✓	✓	
	(3) 掌握麻醉恢复室危重病的护理	(3) 具备独立完成或指导完成麻醉恢复室危重病的护理工作的能力	✓	✓	✓	
	(4) 掌握麻醉药、镇痛药及拮抗药的使用剂量及作用	(4) 能遵医嘱正确使用麻醉药、镇痛药及拮抗药，并观察药效	✓	✓		
	(5) 掌握麻醉恢复期麻醉并发症及手术并发症的护理及处理原则	(5) 具备对患者麻醉恢复期麻醉并发症及手术并发症的观察及护理的能力	✓	✓	✓	

☆ ★ ☆ ☆

续表

核心能力	培训内容					
	知识目标	技能目标	培训方法			
			自学	讲授	示教	实践个案
掌握和运用专科技术的能力	(6) 掌握纤维支气管镜使用及 BIS 监测、呼气末二氧化碳监测、心排血量监测等技术的操作程序	(6) 具备协助麻醉医师完成纤维支气管镜检查治疗技术及 BIS 监测、呼气末二氧化碳监测、心排血量监测等技术的能力		✓	✓	(8) 动脉穿刺置管及血气分析＞20 例
	(7) 掌握麻醉机、监护仪、注射泵等仪器常用模式、基本参数、报警界限、监测波形的相关知识	(7) 具备正确分析及处理麻醉机、监护仪、注射泵等仪器报警，以及识别异常心电图的能力	✓	✓	✓	
应急与协调能力	(1) 掌握观察并评估危重患者病情紧急情况（窒息、心脏停搏、心律失常、大出血、休克等），提出护理问题	(1) 具备观察并评估危重患者病情紧急情况，提出护理问题并实施护理措施的能力	✓ ✓	✓	✓ ✓	参与科室急救或患者出现紧急情况的配合＞2 例
	(2) 掌握血气分析、血糖、电解质等检验指标的危急值	(2) 具备评估血气分析、血糖、电解质等危急值指标，并能协助处理的能力	✓	✓		
	(3) 掌握各项急救技术及急救流程	(3) 具备根据各项急救技术及急救流程，配合完成麻醉及手术中各种意外情况救治的能力	✓		✓	
	(4) 掌握麻醉护理中各种差错事故的防范措施	(4) 具备正确评估麻醉护理工作中差错事故的隐患并实施防范措施的能力	✓			

☆☆☆☆

续表

核心能力	培训内容					
	知识目标	技能目标	培训方法			
			自学	讲授	示教	实践个案
教育、培训、科研与质控能力	(1) 了解并熟悉护理业务查房、教学查房的内容及流程	(1) 在上级护士指导下能完成护理业务查房、教学查房			✓	(1) 完成护理查房及技术示范各≥1次
	(2) 参加院内、市内麻醉护理专业及相关的继续教育培训	(2) 具备参加院内、市内麻醉护理专业及相关的继续教育培训并获取证书，并对学习内容进行分析、重点提炼、总结及学习汇报、交流的能力				(2) 完成带教≥2人次 (3) 完成论文≥1篇
	(3) 熟悉临床带教的目的，掌握带教的方法、内容及重点	(3) 具备对下级护士进行技术示范和完成麻醉专科临床护理实习带教和技术示范的能力	✓		✓	
	(4) 掌握护理科研的相关知识及撰写论文的方法	(4) 具备参与科内科研项目及论文撰写能力	✓			
	(5) 掌握护理质控管理的概念及麻醉护理质量管理原则	(5) 具备麻醉护理质控管理的能力，并能提出建议性意见	✓			
推荐自学书籍	学习并掌握《临床麻醉护理学》《急危重症护理学》《麻醉药理学》《麻醉设备学》《临床麻醉学》《临床专科护理技术操作规程》《医院感染防控手册》	(1) 将理论知识应用到实际工作中			✓	
		(2) 建立临床麻醉专科护理的概念，熟悉护理范畴及内容			✓	

四、N3 级麻醉专业护士核心能力训练模块

N3 级麻醉专业护士核心能力训练模块见表 3-7。

表 3-7　N3 级麻醉专业护士核心能力训练模块

核心能力	培训内容					
	知识目标	技能目标	培训方法			实践个案
			自学	讲授	示教	
掌握和运用科室的设置与管理的能力	(1) 掌握环境安全风险的评估内容、方法及相关护理管理措施	(1) 具备评估环境安全，并进行检查、监督、指导的能力			✓	(1) 评估环境安全并进行检查、监督、指导≥5 次 (2) 制订与完善核心制度、工作流程、岗位职责≥5 次
	(2) 掌握麻醉护理核心能力内容	(2) 针对麻醉护理核心制度提出改进性意见并具备完善及修订的能力			✓	
	(3) 掌握护理组长工作职责、方法及护理工作质量标准	(3) 具备对岗位职责、护理质量评价标准及工作流程进行检查、监督、指导并提出整改意见的能力			✓	
专业基础知识与技能的掌握与应用能力	(1) 熟悉并掌握麻醉物资理论知识的轻、重点	(1) 具备把握物资理论知识的轻、重点，并能给予下级护士指导能力	✓	✓		(1) 护理工作质量监控并提出改进建议≥10 次 (2) 指导评估及完成患者疼痛的护理>5 人次 (3) 对患者进行心理测评并针对性实施心理护理>5 例
	(2) 掌握麻醉恢复期护理质控管理的相关知识	(2) 具备安排并指导麻醉恢复期患者的护理工作，并进行质量监控的能力	✓			
	(3) 熟悉护理文书书写、管理规范、常见问题及处理原则	(3) 具备检查、指导、质控、改进麻醉护理文书的能力	✓	✓		
	(4) 掌握疼痛的评估方法及相关知识	(4) 具备对患者疼痛进行评估，指导护士实施护理措施，并对护理效果评价的能力	✓	✓	✓	
	(5) 掌握麻醉科急救药、新药、特殊专科药物作用、副作用及用药后的观察要点	(5) 具备正确指导下级护士使用各类药物的能力	✓			
	(6) 熟悉心理量表的使用方法及分析标准，熟悉心理干预的相关知识	(6) 能正确运用心理量表对患者进行测评，并针对性实施心理护理	✓		✓	

☆ ☆ ☆ ☆

续表

核心能力	培训内容					
	知识目标	技能目标	培训方法			
			自学	讲授	示教	实践个案
安全管理能力	(1) 掌握分析患者转运过程中存在或潜在的安全隐患	(1) 具备分析患者转运过程中存在或潜在的安全隐患,并指导下级护士采取预见性护理措施,防止意外发生的能力		✓	✓	指导护士对患者进行安全隐患的评估及做好安全防护工作≥5人次
	(2) 熟悉麻醉复苏期患者安全质量管理相关知识	(2) 具备检查、指导、督促落实安全护理措施的能力	✓			
	(3) 掌握职业安全防护工作流程	(3) 具备参与职业安全防护工作流程制订的能力	✓	✓		
掌握和运用专科技术的能力	(1) 掌握特殊疑难病例护理或护理技术难题处理的程序	(1) 具备独立完成特殊、疑难病例的护理及护理技术难题的能力	✓		✓	(1) 完成特殊、疑难、病例的护理＞2人次 (2) 处理护理技术难题＞5人次 (3) 指导完成管道护理风险评估及处理＞各5次 (4) 检查指导护士使用麻醉机、监测仪、注射泵的监测能力＞10例
	(2) 熟悉麻醉护理工作的质控制度及流程	(2) 具备协助完成麻醉护理质控管理的能力	✓			
	(3) 掌握沟通、指挥和协调的相关知识	(3) 能在麻醉护理工作中起到中心指挥和协调作用	✓			
	(4) 掌握管道护理质量标准的相关知识	(4) 具备评估管道护理存在的风险并提出预见性干预措施的能力	✓			
	(5) 掌握检查、督促、指导护士对患者病情变化进行处理与护理的流程和方法	(5) 具备检查、督促、指导护士对患者病情变化进行处理与护理的能力	✓			

☆ ☆ ☆ ☆

续表

核心能力	培训内容					
	知识目标	技能目标	培训方法			
			自学	讲授	示教	实践个案
掌握和运用专科技术的能力	(6) 熟练掌握监测技术的相关知识(生命体征、脉搏血氧饱和度、血气分析、微量血糖)及动脉置管、中心静脉置管、人工气道建立、呼吸机准备、床旁心电图、有创动脉压监测、中心静脉压监测、心排血量监测、电除颤的操作程序	(6) 具备完成监测技术(生命体征、脉搏血氧饱和度、血气分析、微量血糖)及动脉置管、中心静脉置管、人工气道建立、呼吸机准备、床旁心电图、有创动脉压监测、中心静脉压监测、心排血量监测、电除颤的配合能力,并能指导护士完成	✓	✓	✓	(5) 检查、督促、指导护士对患者病情变化观察要点及处理>10例
	(7) 掌握危重病患者麻醉的配合流程	(7) 具备配合医师完成危重病患者麻醉的能力		✓	✓	(6) 检查、督促、指导护士对患者检查结果进行分析,并进行护理>10例
	(8) 掌握麻醉科各种仪器的使用、维护、报警、故障的处理等相关知识	(8) 具备检查、指导护士使用麻醉科仪器的能力			✓	(7) 协助危重病患者麻醉>5例
	(9) 掌握患者检查的相关知识	(9) 具备检查、指导护士对患者检查结果进行分析并实施相关护理的能力	✓	✓		
应急与协调能力	(1) 掌握麻醉恢复室可能出现的意外情况	(1) 具备评估麻醉恢复室可能出现的意外情况,及时提供有效的信息并采取相应的护理措施的能力	✓			(1) 检查、指导、组织下级护士对危重患者病情变化进行处理与护理>2次
	(2) 掌握麻醉恢复室各项急救技术	(2) 能处理麻醉恢复室各种紧急情况,并具备指导护士处理各种应急情况及完成各项急救技术,以及对效果进行评估的能力	✓	✓	示	(2) 组织、协调、指挥下级护士对急危重

☆☆☆☆

续表

核心能力	培训内容					
	知识目标	技能目标	培训方法			
			自学	讲授	示教	实践个案
应急与协调能力	(3) 熟练掌握危重患者病情变化观察及处理相关知识	(3) 具备检查、指导、组织护士对危重患者病情变化进行处理与护理能力	✓	✓		症患者抢救＞2人 (3) 协助麻醉医师进行急救＞2例 (4) 对护士使用急救设备、物品等进行检查与指导＞2例 (5) 对护士各项急救技术、检测技术新进展进行的培训＞2例
	(4) 掌握对急危重症患者抢救的流程	(4) 具备组织、协调、指挥护士对急危重症患者抢救的能力			✓	
	(5) 掌握手术室内外急救的技术与流程	(5) 具备协助麻醉医师进行手术室内外急救的能力	✓			
	(6) 熟悉麻醉护理人力应急预案、抢救时护理人力及急救物品调配方案	(6) 具备根据患者情况合理调配人力资源及急救物品的能力	✓			
	(7) 掌握急救设备及物品使用方法	(7) 对各级护士使用急救设备及物品进行检查与指导	✓			
	(8) 熟练掌握急救技术及相关知识（徒手心肺复苏术、简易呼吸器使用及快速建立静脉通道等）	(8) 具备检查、指导、监督急救技术（徒手心肺复苏术、简易呼吸器使用及快速建立静脉通道等）执行情况的能力		✓	✓	
	(9) 掌握各项急救技术及麻醉监测技术新进展	(9) 具备对护士进行各项急救技术及麻醉监测技术新进展培训的能力	✓	✓	✓	
	(10) 参与麻醉护理应急预案的制订	(10) 参与麻醉护理应急预案的制订	✓			

续表

核心能力	培训内容					
	知识目标	技能目标	培训方法			
			自学	讲授	示教	实践个案
教育、培训、科研与质控能力	(1) 掌握护理业务学习及护理查房流程及要求	(1) 具备组织科室内的护理业务学习及护理查房的能力		✓		(1) 组织病例讨论≥1次 (2) 组织护理业务学习≥2次 (3) 组织教学查房≥1次 (4) 科内培训授课≥2次 (5) 带教≥2人次 (6) 见习护生带教＞2次 (7) 完成论文≥2篇
	(2) 参加省级、国家级麻醉专业的继续教育培训	(2) 能参加省级、国家级麻醉专业继续教育培训，能掌握其内容。能对学习内容进行分析、重点提炼并能进行科内授课		✓		
	(3) 熟悉教学目的，掌握教学技巧与方法	(3) 具备参与培训计划及实施计划的制订并反馈实施效果的能力，具备一定的授课能力	✓			
	(4) 掌握临床带教知识和方法	(4) 具备承担护士、护理进修生、轮训护士、实习及见习护生临床教学计划的制订，完成临床教学的组织、协调、带教工作	✓			
	(5) 熟悉撰写专业论文的相关知识	(5) 能撰写一定水平的专业论文	✓			
	(6) 熟悉并掌握麻醉护理质控工作内容及流程	(6) 参与麻醉护理质量监控小组工作，能对护士的护理工作质量进行评价、反馈和指导	✓			
推荐自学书籍	《临床麻醉护理学》《急危重症护理学》《现代麻醉学》	将理论知识与实际工作相结合并具备给下级讲授的能力	✓			

☆☆☆☆

五、N4 级麻醉专业护士核心能力训练模块

N4 级麻醉专业护士核心能力训练模块见表 3-8。

表 3-8　N4 级麻醉专业护士核心能力训练模块

核心能力	培训内容					
	知识目标	技能目标	培训方法			
			自学	讲授	示教	实践个案
掌握和运用科室的设置与管理的能力	(1) 环境管理能力 ① 了解科室建设与管理的新进展，能为改善麻醉环境，更有利于工作而提出前瞻性建议及措施 ② 掌握评估环境与工作流程的最佳适配度	(1) 环境管理能力 ① 具备改善麻醉环境，更有利于工作而提出前瞻性建议及措施，并参与或协助整改的能力 ② 能评估环境与工作流程的最佳适配度，提出建设性建议并参与或协助护士长进行整改	✓		✓	(1) 参与环境评估与整改并提出改进建议≥2 次 (2) 评价并完善麻醉护理核心制度及岗位职责、工作流程及护理质量评价标准≥2 次
	(2) 熟练掌握麻醉护理核心制度、岗位职责、质量评价标准及工作流程	(2) 具备评价并完善麻醉护理核心制度及岗位职责、工作流程及护理质量评价标准的能力	✓		✓	
专业基础知识与技能的掌握与应用能力	(1) 掌握麻醉物资品种、功能上的变化与更新	(1) 具备应对物资品种、功能上的变化与更新，提出调整相应的管理流程与措施的能力	✓		✓	
	(2) 掌握专科仪器设备的管理要求	(2) 能根据专科发展特点及需要，进行仪器设备的调配或提出仪器、设备的订购建议	✓			
	(3) 掌握护理记录文书书写的质量要求	(3) 具备对麻醉护理记录文书的书写进行持续质量控制的能力	✓	✓	✓	

☆ ☆ ☆ ☆

续表

核心能力	培训内容					
	知识目标	技能目标	培训方法			
			自学	讲授	示教	实践个案
安全管理能力	(1) 掌握职业安全防护工作流程及职业暴露安全工作流程	(1) 能分析职业安全防护工作流程中存在的问题，提出改进意见，并完善职业暴露安全工作流程	✓	✓	✓	对各级人员进行各种职业安全防护流程、应急预案的培训及组织应急预案演练 ≥ 2 次
	(2) 掌握麻醉恢复室可能出现的安全隐患	(2) 具备预见和及时消除麻醉恢复室安全隐患，参与制订相应的应急预案的能力	✓			
	(3) 熟练掌握职业安全防护流程、应急预案	(3) 具备对护士进行职业安全防护、应急预案培训，并组织、指导应急预案演练的能力		✓	✓	
掌握和运用专科技术的能力	(1) 掌握麻醉专科护理发展动态	(1) 能完善、改进麻醉专科各项护理工作流程，定期检查落实情况并评价实施效果	✓			(1) 对麻醉护理工作进行质量监控，根据检查结果，制订培训计划进行培训 ≥ 2 次 (2) 对各级护士进行监测技术新进展培训 ≥ 1 次
	(2) 掌握科室实际情况及护理工作流程的适配度	(2) 具备根据科室实际情况，完善护理工作流程，提高护理质量能力	✓			
	(3) 掌握麻醉专科护理新技术、新业务	(3) 能制订、完善麻醉专科护理新技术、新业务的实施流程及工作指引，并对各级护士进行培训	✓	✓	✓	
	(4) 掌握监测技术新进展	(4) 掌握监测技术新进展，并对各级护士进行培训	✓	✓	✓	

续表

核心能力	培训内容					
	知识目标	技能目标	自学	讲授	示教	实践个案
掌握和运用专科技术的能力	(5) 掌握各系统疾病特点及疾病术后病情变化特点	(5) 针对各系统疾病特点及疾病术后病情变化特点,对各级护士进行培训的能力	✓			(3) 对各系统疾病及疾病术后病情变化特点进行各级护士培训≥2次
	(6) 熟悉各疾病术后患者病理、生理等医学知识	(6) 具备各疾病术后患者病理、生理等医学知识。能全面了解患者的检查结果,并进行分析和指导护士进行护理的能力	✓	✓		
应急与协调能力	(1) 熟练掌握心肺复苏技术	(1) 具备指导培训心肺复苏技术的能力	✓	✓	✓	对护士进行心肺复苏技能及各项急救技术、监测技术新进展进行的培训≥2次
	(2) 掌握各项急救技术、监测技术新进展	(2) 具备指导对护士进行各项急救技术、监测技术新进展培训的能力		✓	✓	
	(3) 掌握麻醉恢复室突发事件处理的工作流程及应急预案	(3) 具备制订麻醉恢复室突发事件处理的工作流程及应急预案,并评价实施效果,对护士进行相应培训的能力	✓			
	(4) 熟悉护理管理知识	(4) 具备一定的护理管理能力,在护理工作中起核心作用	✓			
	(5) 熟悉引起投诉或纠纷的原因及防范措施	(5) 能分析引起投诉或纠纷的原因,并制订相应的防范措施及工作指引	✓			

续表

核心能力	培训内容					
	知识目标	技能目标	培训方法			
			自学	讲授	示教	实践个案
教育培训科研与质量监控能力	(1) 掌握危重病患者、特殊病例的病例讨论及护理查房的流程及要点	(1) 具备组织危重病患者、特殊病例的病例讨论及护理查房的能力	✓	✓	✓	(1) 组织病例讨论 ≥ 3 次 (2) 组织护理业务学习 ≥ 3 次 (3) 组织教学查房 ≥ 3 次 (4) 科内培训授课 ≥ 3 次 (5) 完成论文 ≥ 3 篇
	(2) 掌握新技术、新业务的护理业务查房及教学查房	(2) 具备组织开展新技术、新业务的护理业务查房及教学查房能力	✓			
	(3) 了解麻醉护理专业的继续教育培训并能掌握其内容	(3) 参加省级、国家级麻醉护理专业继续教育培训，掌握其内容。并能对学习内容进行分析、归纳、重点提炼及将学习内容制成课件对护士进行讲授的能力	✓			
	(4) 掌握各级护士培训的相关知识	(4) 能承担各级护士的培训工作，并能对培训效果进行评价	✓			
	(5) 掌握护理人员的个人特质及护理强弱点，掌握个性化培训方案的制订	(5) 能发掘护理人员的个人特质及护理强弱点，制订个性化的培训方案	✓			
	(6) 掌握撰写论文的方法，了解科研课题研究的相关知识	(6) 能撰写较高水平的论文，并在公开刊物上发表，参与科研课题研究	✓	✓		

☆☆☆☆

续表

核心能力	培训内容					
	知识目标	技能目标	培训方法			
			自学	讲授	示教	实践个案
教育培训科研与质量监控能力	(7) 掌握麻醉护理工作的质控管理	(7) 具备对麻醉护理工作进行质控管理，根据质控结果，制订相应培训计划，并对护士进行培训的能力	✓	✓		
	(8) 掌握麻醉护理各项工作制度、流程、指引及麻醉护理质量标准	(8) 能参与制订、完善麻醉护理各项工作制度、流程、指引及麻醉护理质量标准等，定期检查落实情况并评价实施效果	✓			
推荐自学书籍	《临床麻醉护理学》《急危重症护理学》《现代麻醉学》《临床专科护理技术操作规程》《实用医院感染防控手册》	将理论知识与实际工作相结合并具备对各级护士进行讲授的能力	✓	✓		

第五节　麻醉专业护士核心能力评价模块

一、N0a 级培训评价标准

N0a 级培训评价标准见表 3-9。

表 3-9 N0a 级培训评价标准

评价项目			评价标准	当年评价结果 达标要求	评价部门
岗位工作实践时间			≥ 3 个月	≥ 3 个月	科室
培训时间			≥ 5 小时（每月）	≥ 5 小时（每月）	
核心 能力	理论考核成绩		≥ 80 分为合格 ≥ 85 分为良 ≥ 95 分为优	≥ 80 分	科室、医院
	临床 护理 实践	技能考核 成绩	≥ 80 分为合格 ≥ 90 分为良 ≥ 95 分为优	≥ 80 分	科室
		临床护理 工作例 数积累	按照大纲要求完成临床 护理工作例数的积累	临床护理例数达到 规定要求，护理 工作质量良好	
年度总评价			优、良、合格、不合格	良以上	科室

二、N0b 级培训评价标准

N0b 级培训评价标准见表 3-10。

表 3-10 N0b 级培训评价标准

评价项目			评价标准	当年评价结果 达标要求	评价部门
岗位工作实践时间			≥ 6 个月	≥ 6 个月	科室
培训时间			≥ 5 小时（每年）	≥ 5 小时（每年）	
核心 能力	理论考核成绩		≥ 80 分为合格 ≥ 85 分为良 ≥ 95 分为优	≥ 80 分	科室、医院
	临床 护理 实践	技能考核 成绩	≥ 80 分为合格 ≥ 90 分为良 ≥ 95 分为优	≥ 80 分	科室
		临床护理 工作例 数积累	按照大纲要求完成临床 护理工作例数的积累	临床护理例数达到 规定要求，护理 工作质量良好	
继续教育学分			≥ 5 分（专业学分）	≥ 5 分（专业学分）	医院
年度总评价			优、良、合格、不合格	良以上	科室

三、N1 级培训评价标准

N1 级培训评价标准见表 3-11。

表 3-11　N1 级培训评价标准

评价项目			评价标准	当年评价结果 达标要求	评价部门
岗位工作实践时间			≥ 3 年	≥ 1 年	科室
培训时间			≥ 50 小时（每年）	≥ 50 小时（每年）	
核心 能力		理论考核成绩	≥ 60 分为合格 ≥ 80 分为良 ≥ 90 分为优	≥ 60 分	科室、医院
	临床 护理 实践	技能考核成绩	≥ 80 分为合格 ≥ 90 分为良 ≥ 95 分为优	≥ 80 分	科室
		临床护理工作例数积累	按照大纲要求完成临床护理工作例数的积累	临床护理例数达到规定要求，护理工作质量良好	
继续教育学分			≥ 5 分（专业学分）	≥ 5 分（专业学分）	科室、医院
年终考评			优、良、合格、不合格	良以上	科室

四、N2 级培训评价标准

N2 级培训评价标准见表 3-12。

表 3-12　N2 级培训评价标准

评价项目		评价标准	当年评价结果 达标要求	评价部门
岗位工作实践时间		≥ 5 年	≥ 1 年	科室
培训时间		≥ 40 小时（每年）	≥ 40 小时（每年）	
核心 能力	理论考核成绩	≥ 60 分为合格 ≥ 80 分为良 ≥ 90 分为优	≥ 60 分	科室、医院

续表

评价项目			评价标准	当年评价结果 达标要求	评价部门
核心 能力	临床 护理 实践	技能考核 成绩	≥ 80 分为合格 ≥ 90 分为良 ≥ 95 分为优	≥ 80 分	科室
		临床护理 工作例 数积累	按照大纲要求完成临床护 理工作例数的积累	临床护理例数达到 规定要求，护理 工作质量良好	
		临床培训	按要求完成临床培训课时	培训课时及 PPT 达 到规定要求	
继续教育学分			≥ 5 分（专业学分）	≥ 5 分（专业学分）	科室、医院
年度总评价			优、良、合格、不合格	良以上	科室

五、N3 级培训评价标准

N3 级培训评价标准见表 3-13。

表 3-13　N3 级培训评价标准

评价项目			评价标准	当年评价结果 达标要求	评价部门
岗位工作实践时间			≥ 5 年	≥ 1 年	科室
培训时间			≥ 30 小时（每年）	≥ 30 小时（每年）	
核心 能力		理论考核成绩	≥ 60 分为合格 ≥ 80 分为良 ≥ 90 分为优	≥ 60 分	科室、医院
	临床 护理 实践	技能考核成 绩	≥ 80 分为合格 ≥ 90 分为良 ≥ 95 分为优	≥ 80 分	科室
		临床护理工 作例数积 累	按照大纲要求完成临床 护理工作例数的积累	临床护理例数达到 规定要求，护理 工作质量良好	
		临床培训与 科研	按要求完成临床培训课 时及科研论文的撰写	培训课时、PPT 及 科研论文达到规 定要求	
继续教育学分			≥ 5 分（专业学分）	≥ 5 分（专业学分）	科室、医院
年终考评			优、良、合格、不合格	良以上	科室

六、N4 级培训评价标准

N4 级培训评价标准见表 3-14。

表 3-14 N4 级培训评价标准

评价项目			评价标准	当年评价结果达标要求	评价部门
岗位工作实践时间			≥ 3 年	≥ 1 年	科室
培训时间			≥ 30 小时（每年）	≥ 30 小时（每年）	
核心能力	理论考核成绩		≥ 60 分为合格 ≥ 80 分为良 ≥ 90 分为优	≥ 60 分	科室、医院
核心能力	临床护理实践	技能考核成绩	≥ 80 分为合格 ≥ 90 分为良 ≥ 95 分为优	≥ 80 分	科室
		临床护理工作例数积累	按照大纲要求完成临床护理工作例数的积累	临床护理例数达到规定要求，护理工作质量良好	
		临床培训与科研	按要求完成临床培训课时及科研论文的撰写	培训课时、PPT 及科研论文达到规定要求	
继续教育学分			≥ 5 分（专业学分）	≥ 5 分（专业学分）	科室、医院
年终考评			优、良、合格、不合格	良以上	科室

第六节 N5 级麻醉专业护士培训计划

一、培训目标

1. 具有先进的护理理念、丰厚的专科护理内涵和较高的综合素质，掌握国内外专科前沿理论、技能及发展动态。

2. 在护理部、科主任、科护士长指导下开展新业务和新技术。

3. 应用护理程序解决指导临床疑难复杂护理问题，参加 ASA 分级Ⅳ级～Ⅴ级手术患者的麻醉复苏护理，协助麻醉医师完成疑难患者的麻醉操作，指导抢救工作。

4. 指导并开展临床护理教学、科研工作；胜任疑难复杂病例讨论、查房、会诊。

5. 参与并组织专科护理质量管理和持续质量改进。

6. 胜任对 N4 级麻醉专业护士的专科护理指导。

二、培训内容与要求

（一）培训方式

在医院护理部和科主任领导下进行专科学习（临床、教学、科研、管理）。

1. 组织业务学习及技能训练

（1）组织业务学习，至少 1 次 / 月。

（2）组织业务查房和病例讨论。

（3）护理部组织三基技能培训。

（4）参与护理部、科、区业务学习及病例讨论。

2. 临床综合能力培训

（1）运用护理程序解决疑难复杂病例问题，积累护理个案。

（2）参与技术帮扶。

（3）开展专科护理、护理科研。

（4）举办省级以上继续教育项目、参与省级以上学习班授课。

3. 书面作业　每年完成工作总结 1 篇，撰写论文至少 1 篇；任期内完成撰写综述、申报课题、申报成果 1 份。

（二）培训内容

1. 评估 N4 级知识模块掌握情况，未掌握者加强培训。

2. 疑难复杂手术的麻醉配合（麻醉前的病情评估及物品准备、麻醉方案的选择、术中麻醉管理及术后处理）。

3. 专科核心理论及技能：护理管理、护理查房、护理科研、护理教学及国内外麻醉专科护理前沿知识。

4. 开展麻醉护理新业务、新技术，指导解决临床疑难复杂护理问题，在查房过程中能及时发现患者存在问题，并对下级护士进行指导。

5. 开展 PACU 患者专科护理质量指标监测、分析和持续改进；开展麻醉护理科研，具备麻醉药品临床试验研究资格证书，独立承担护理相关管理。

6. 制订专科护理工作流程、指引、标准，并编写专著，开展循证护理。

7. 承担国家级继续教育项目及参与院级以上学习班授课。

8. 参与全院护理会诊，完成专科护理查房、专科护理门诊、咨询服务（按实际安排），护理研究指导和研究生培养等。

☆☆☆☆

三、技能培训要求

技能培训要求见表 3-15。

表 3-15　技能培训要求

项目	要求	项目	要求
业务查房（护理程序的应用）	≥ 4 次 / 年	临床小课	≥ 2 次 / 年
临床综合能力考核	≥ 4 次 / 年	病例讨论	≥ 2 次 / 年
撰写论文	≥ 1 篇 / 年	参与省级以上学习班授课	≥ 1 次 / 年
工作总结	≥ 1 篇 / 年	技术帮扶	按实际安排
专科门诊	按实际安排	护理会诊	按实际安排

四、考核内容与达标要求

考核内容与达标要求见表 3-16。

表 3-16　考核内容与达标要求

考核内容	分值	考核方式 / 评价标准	考核频次	考核时间	考核结果
理论与技能	≥ 80 分	选择题、问答题	护理部 1 次 / 年（与三基考试同步）	11 月前	成绩记录在《技能考核记录本》
综合评价	≥ 80 分	无差错、事故，无工作态度、沟通能力、组织纪律、合作精神相关投诉。岗位工作不良记录 < 2 次 / 年	科室 1 次 / 年	12 月	
岗位职责审核	≥ 80 分		1 次 / 年	12 月	

第七节　麻醉科新入职护士序贯式培训

为了加快麻醉专业护士的成长，借鉴其他专科护士培训经验并结合麻醉专科特点，采用以 "SICU 护理—麻醉科物资管理—临床麻醉配合—PACU 护理" 序贯的方法对麻醉专业 N0b 级和 N1 级新入职护士进行加强培训。

随着护理专业的快速发展和医学模式的转变，为了提高护理人员的专业素质和综合水平，不断适应麻醉护理的专业发展需要，加强对护理人员系统、规范化的培训，要求 N0 级、N1 级新入职护理人员要进行相关专业科室的轮转培训。建议轮转培训科室：SICU、手术室、手术科室等。轮转培训时间为 3～6 个月，轮转结束后由轮转科室进行考核。序贯式培训与轮转可共同进行，如轮转科室与序贯式培训参加科室相同，序贯式培训中则可不再参加该科室的培训，但在该科室的轮转时间要延长。

一、培训计划

麻醉专科护士长制订整体培训计划。采用"SICU 护理—麻醉科物资管理—临床麻醉配合—PACU 护理"序贯法，该培训分 SICU 护理、麻醉物资管理、临床麻醉配合、PACU 护理四个阶段，每个学习阶段为"一对一"带教模式，时间为 3 个月，总时长 1 年。每个阶段均设定培训内容和考核内容，该阶段考核及带教老师评定均合格后，才进入下一阶段的学习。

二、培训对象

培训对象为麻醉专科 N0b 级助理护士和 N1 级护士。

三、师资

各阶段的导师均为一对一带教，培训期间非特殊情况建议不更换导师。

1. SICU 护理　选择从事 SICU 临床护理 5 年以上，综合素质强的护师担任导师。

2. 麻醉物资管理　选择从事麻醉护理工作 2 年以上、麻醉物资管理工作满 1 年以上、综合素质强的护士担任导师。

3. 临床麻醉配合　选择从事临床麻醉 10 年以上、综合素质强的主治及以上的麻醉医师担任导师。

4. PACU 护理　选择从事麻醉护理工作 5 年以上、PACU 护理工作满 3 年以上、综合素质强的护师担任导师。

四、培训内容

结合麻醉专科特点，贴近核心能力的要求，制订出与麻醉专科知识相关的护理培训，每个阶段需掌握的内容，并根据掌握内容的主次侧重带教安排、学时分配、考核方法。各阶段的主要培训内容及学时见表 3-17。

☆☆☆☆

表 3-17　各培训阶段的主要培训内容与学时

培训阶段	培训内容（主要）	学时		
		讲授	示教	实践
重症监护	（1）重症监护基础知识	2		
	（2）各系统常见急危重症的病因、病理生理、临床表现、治疗及护理	2	2	≥ 30 例
	（3）重症监护室常用设备的操作：监测仪、呼吸机、血气分析机等	1	2	各 ≥ 20 例
	（4）重症监护室常见护理技术操作：中心静脉压测定、有创动脉压监测等	1	2	各 ≥ 20 例
麻醉物资管理	（1）手术室环境的相关知识：层流手术室、区域划分，无菌、消毒的概念等	1	1	
	（2）麻醉常用药品的名称、分类、剂量、使用、存储方法及简单的药理知识	2		
	（3）麻醉常用耗材的名称、分类、型号、用途、使用方法等	2	2	
	（4）麻醉物资管理的流程：麻醉药品及精神药品的管理、急救药品的管理、麻醉耗材的管理	1	2	各 ≥ 50 例
	（5）感染控制：手卫生；麻醉物品、器械、设备消毒灭菌等			
临床麻醉配合	（1）各类麻醉方式的解剖、病理生理等基础知识和围手术期知识	2		
	（2）各类麻醉方式的具体步骤、流程	2	1	
	（3）各类麻醉物品、药品准备及麻醉体位摆放	1	2	≥ 120 例
	（4）麻醉中的监测观察、文书记录	1	1	≥ 120 例
	（5）麻醉常用设备的操作：麻醉机、监测仪、注射泵、靶控泵、脑电监测仪等	1	1	各 ≥ 60 例
麻醉恢复期护理	（1）麻醉恢复期的概念及麻醉恢复室各项转入、转出标准、流程	1	1	
	（2）全身麻醉及硬膜外麻醉等各类麻醉的恢复期护理	1	2	≥ 180 例
	（3）麻醉恢复期常见并发症护理	1	2	≥ 70 例
	（4）麻醉恢复期患者的管道护理、手术切口的观察及护理等	1	2	≥ 180 例
	（5）麻醉恢复期护理专科技术：气道开放、吸痰、吸氧等	1	2	各 ≥ 100 例

五、培训方法

1. 自学与讲授 培训资料包括《医学临床"三基"训练护理分册》《危重病护理学》《临床麻醉护理学》《麻醉科护理基本知识与技术》及医院、科室的药品、耗材、物资管理规章制度，护理部规章制度与麻醉专业护理规章制度。根据培训计划的要求，导师讲授部分内容，其余部分按进度自行学习。

2. "一对一"实践带教 每个阶段的导师在实践带教过程中根据遇到的情况进行教学讲解和示教，同时进行提问，观察培训护士的学习状态和掌握程度。

3. 专题讲座 科室每周一次为麻醉住院医师培训课，是由高年资麻醉医师就基础麻醉知识进行专题讲座，要求初级麻醉护士（N0级）参加所有课程，学习及提高基础麻醉知识。

4. 沟通与个人总结 麻醉专科护士长每月组织一次与培训护士的面对面沟通，了解培训过程中遇到的问题、培训程度，及时向带教导师修正和改进下一步培训重点和内容。每阶段结束进行书面的自我评价、总结，带教导师批阅后麻醉专科护士长再批阅。

六、培训考核

1. 理论考核 各阶段培训结束后各进行 1 次理论考核，根据各阶段所需掌握的主要内容为考试内容，理论为百分制计算。

2. 技术操作考核 各阶段培训结束后进行一次操作考核，操作分为两项，一项必考，另一项抽签选取。两项操作考核的平均成绩作为技术操作考核成绩。

七、评价

1. 理论成绩和技术操作考核成绩均在 80 分以上为合格。

2. 每阶段考试合格者才能由带教老师给予综合能力评价，采用自行设计的培训后临床综合能力评价表对培训护士进行护理操作能力（25 分）、临床思维能力（25 分）、沟通能力（25 分）、管理能力（25 分）四个方面进行评价，80分以上为合格。

3. 理论考核、操作考核及能力评价合格者才可进入下一阶段的培训，不合格者继续该阶段学习 1 个月，之后复考。

4. 序贯式培训评价根据序贯式培训评价表（表 3-18）进行评价考核。

表 3-18   序贯式培训评价表

培训阶段	培训内容（主要）	分值	得分	导师评价	老师签名
重症监护	(1) 重症监护基础知识 (2) 各系统常见急危重症的病因、病理生理、临床表现、治疗及护理 (3) 重症监护室常用设备的操作：监测仪、呼吸机、血气分析仪等 (4) 重症监护室常见护理技术操作：中心静脉压测定、有创动脉压监测等	25 分			
麻醉物资管理	(1) 手术室环境的相关知识：层流手术室，区域划分，无菌、消毒的概念等 (2) 麻醉常用药品的名称、分类、剂量、使用、存储方法及简单的药理知识 (3) 麻醉常用耗材的名称、分类、型号、用途、使用方法等 (4) 麻醉物资管理的流程：麻醉药品及精神药品的管理、急救药品的管理、麻醉耗材的管理 (5) 感染控制：手卫生；麻醉物品、器械、设备消毒灭菌等	25 分			
临床麻醉配合	(1) 各类麻醉方式的解剖、病理生理等基础知识和围术期知识 (2) 各类麻醉方式的具体步骤、流程 (3) 各类麻醉物品、药品准备及麻醉体位护理 (4) 麻醉中的监测观察、文书记录 (5) 麻醉常用设备的操作：麻醉机、监测仪、注射泵、靶控泵、脑电监测仪等	25 分			
麻醉恢复期护理	(1) 麻醉恢复期的概念及麻醉恢复室患者转入、转出标准、流程 (2) 全身麻醉及硬膜外麻醉等各类麻醉的恢复期护理 (3) 麻醉恢复期常见麻醉并发症及手术并发症护理 (4) 麻醉恢复期患者的管道护理、手术切口的观察及护理等 (5) 麻醉恢复期护理专科技术：气道开放、吸痰、吸氧等	25 分			
总得分					

（丁　红　肖伦华　叶　丽　黄慧慧　朱述侠
　　章绵华　李　芳　罗永丽　陈慕瑶）

第 4 章
麻醉专业护士理论知识培训

第一节 麻醉学专业基础知识

一、麻醉与呼吸系统

（一）呼吸系统的解剖

1. 气道 又称呼吸道，是气体进入肺的通道，包括鼻、咽、喉、气管、左右主支气管及其分支。喉以上部分为上呼吸道，声门以下部分为下呼吸道。保持气道通畅是麻醉呼吸管理中的重要工作。气道阻力值在气道全程的分布是不均匀的，了解这种差异，对于临床处理决策非常重要。气道横截面积越大，通过截面的流量越大，因而其阻力就越小，从口、鼻、咽、喉开始的气道中横截面积的总趋势是逐步递增的，故而阻力值逐步递减。其中口鼻腔占总阻力的50%，声门占25%。

气管逐级分支形成各级支气管，以气管为 0 级，主支气管为 1 级，以此类推，共分为 23 级。随着气道的分支，气道口径变小，软骨逐渐减少消失，平滑肌相对增多，16 级以前无气体交换功能，为传导区。其中内径小于 2mm 的非呼吸性细支气管称为小气道，受神经体液因素的调控，是气道阻力调节的活跃部分，也是小气道阻力增高性疾病的常发部位。在气道阻力方面，气管和管径大于 2mm 的支气管占比 15%，气管和管径小于 2mm 的小气道占比 10%。

2. 肺与肺泡 在气管分级中，17～19 级为呼吸性细支气管，20～22 级为肺泡管，23 级为肺泡囊。呼吸性细支气管、肺泡管、肺泡囊，以及所属的肺泡，共同构成一个肺功能单位。肺泡管控制肺泡的开口处有环形平滑肌，收缩时肺泡管紧缩，肺泡变扁，使肺容积和肺顺应性降低，影响肺的弹性阻力。

3. 胸廓 由 12 块胸椎骨、12 对肋骨、1 块胸骨和肋间肌构成的骨性结构，因此具有一定的强度，可以保护位于其中的重要脏器，同时也具有一定的灵活性，在呼吸运动中起到类似风箱的作用。膈肌位于胸腔下缘，起到分隔作用。

在呼吸运动时，吸气运动为主动过程，膈肌和肋间外肌收缩，使胸廓扩大产生胸膜腔负压，产生吸气动作；平静呼气为被动过程，依靠肺本身的弹性回缩力完成，无肌肉运动参与；而在用力呼气时，腹壁肌肉和肋间内肌收缩，使胸廓进一步缩小，增加肺内压，加速气体排出。

（二）呼吸功能

呼吸是机体与环境之间进行气体交换的过程，包括外呼吸、气体在血液中运输和内呼吸，任何一个环节发生障碍，必将导致呼吸功能紊乱或呼吸效率降低，导致缺氧或二氧化碳蓄积，增加呼吸系统的并发症。

肺通气是肺与外界环境之间气体交换的过程，气道、肺泡与胸廓均参与其中，气道为其通道，保持通畅非常重要；胸廓节律的呼吸运动则是实现呼吸的动力，胸廓的完整性和呼吸肌的肌力是重要影响因素；肺泡为气体与血液交换的场所，因此需要保持适度膨胀，避免肺泡萎陷。

肺换气是肺泡与肺毛细血管之间的气体交换，吸入的氧气在压力的驱动下由肺泡向毛细血管扩散，组织产生的二氧化碳则由毛细血管向肺泡扩散。影响换气的主要因素有呼吸膜的厚度、呼吸膜的面积及通气血流比值。

（三）呼吸功能的监测

呼吸功能的监测是围手术期监测中最重要的内容之一，其目的在于保证机体氧气的摄入和二氧化碳的排出。在围手术期，多种因素影响患者的呼吸功能。在全身麻醉的诱导和维持阶段，使用辅助通气和机械通气代替患者自主呼吸，通过呼吸功能的监测，调整呼吸参数的设置，保障患者的氧气供应和二氧化碳排出。在全身麻醉复苏阶段，患者逐渐恢复自主呼吸，这时气道通畅程度、自主呼吸的潮气量、呼吸频率、保护性反射的恢复是呼吸功能监测的重点。而在区域阻滞中，麻醉平面过高和镇静药物的使用均会影响患者气道通畅、自主呼吸的潮气量和呼吸频率。因此呼吸功能的监测贯穿于整个围手术期，对于保障患者的安全极为重要。目前呼吸功能监测的指标繁多，可以分为监测通气功能的指标和监测换气功能的指标，而在临床工作实践中两种呼吸功能障碍经常同时发生，并且无论哪种呼吸功能障碍，最终均表现为缺氧和二氧化碳的蓄积。在临床的监测和诊断过程中通常从呼吸运动和呼吸结果这两方面来观察和评估呼吸功能。

1. 呼吸运动的监测　呼吸运动的监测是呼吸功能监测最实用且可靠的指标，呼吸运动的变化反映了呼吸中枢功能、呼吸肌功能、胸廓完整性、肺功能、循环功能的好坏。呼吸运动的一般性观察在临床上简单方便、直观、综合性强，是围手术期监测的重要项目，应贯穿于整个围手术期。

呼吸运动的监测主要包括以下三个方面。

（1）呼吸频率：是指每分钟的呼吸次数，在自主呼吸中反映了呼吸中枢的兴奋性，是反映通气功能的重要指标。正常成人为 10～18 次/分，<6 次/分或>35 次/分均提示呼吸功能障碍。小儿随着年龄减小而增快，静息状态下 8

☆　☆　☆　☆

岁儿童约为 18 次 / 分，1 岁儿童约为 25 次 / 分，新生儿约为 40 次 / 分。

呼吸频率的监测可采用简单的目测计数法，围手术期使用的多功能监测仪和麻醉机多数可以进行电子测定。

（2）呼吸的幅度、节律和呼吸周期比：呼吸的幅度是指患者呼吸运动时胸腹部起伏的大小，大致反映自主呼吸或机械通气设置的潮气量的大小。常用监测方法是直接目测法，但该方法比较粗略。自主呼吸时可接麻醉机，观察气囊的活动情况，麻醉机也可提供相对准确的监测数据。机械通气时，尽管潮气量由麻醉机提供，但仍应监测呼出潮气量和目测胸腹部起伏。正常成人潮气量为 $6 \sim 8ml/kg$。

呼吸的节律是指呼吸的规律性，呼吸的周期是指呼吸周期中吸气和呼气的比值。通过目测可以大致了解，精确数据可以通过呼吸功能监测仪获得。吸呼比正常为 1 ：（$1 \sim 1.5$），在机械通气时为设定值。对于特殊呼吸系统疾病患者可以根据血气监测结果调整吸呼比设置。在自主呼吸时，通过监测呼吸节律和吸呼比，可以发现异常呼吸类型，提示病变部位。临床常见类型有狭窄型呼吸、窘迫型呼吸、异常型呼吸。狭窄型呼吸表现为伴有喘鸣和呼气延长，多见于慢性阻塞性肺疾病；窘迫型呼吸表现为呼吸频率快、潮气量小且无气道狭窄和阻塞，多见于肺、胸廓限制性通气障碍、急性呼吸窘迫综合征等；而异常型呼吸，如库斯莫尔（Kussmual）呼吸、比奥（Biot）呼吸多在危重病患者中出现。

（3）呼吸运动的观察：胸式呼吸是以胸廓运动为主的呼吸，腹式呼吸是以膈肌运动为主的呼吸。在实际中，膈肌是呼吸运动的主要肌肉，很少有两种呼吸模式单独存在。在临床中主要通过目测法来进行监测，主要观察胸腹式呼吸是否同步，呼吸时左右胸廓是否对称、有无异常呼吸体征等。影响呼吸运动的主要因素是气道的通畅程度和呼吸肌的力量。

反映气道通畅程度的指标是气道阻力和肺顺应性。其中气道阻力主要反映大气道的通畅程度，气道阻力增加可见于气道分泌物增加、气管黏膜水肿、支气管痉挛、气道异物和气管内肿瘤等。肺顺应性反映肺组织弹性，并受小气道阻力的影响。上呼吸道梗阻的临床表现为"三凹征"，下呼吸道梗阻的临床表现为呼气性呼吸困难。

呼吸肌功能监测的指标是最大吸气压、最大呼气压和最大跨膈压。这三个数据的监测均需要采用呼吸功能监测仪的特殊监测配件。在临床工作中主要是通过观察自主呼吸的潮气量、胸腹起伏的幅度、胸腹呼吸是否同步来判断呼吸肌力量的恢复。

2. 呼吸结果的监测　呼吸运动的最终结果是导向吸进氧气和排出二氧化碳，临床上常用的反映氧气摄入的指标包括脉搏血氧饱和度（SpO_2）、动脉血氧分压（PaO_2）和氧合指数（PaO_2/FiO_2）；反映二氧化碳排出的指标包括呼气末二氧化碳分压（$PetCO_2$）和动脉血二氧化碳分压（$PaCO_2$）。

☆☆☆☆

(1) SpO_2：是使用脉搏血氧饱和度仪经皮测得的动脉血氧饱和度值，是临床最常用的评价氧合功能的指标，也是临床麻醉围手术期常规监测项目之一。正常 $SpO_2 > 94\%$，若 $SpO_2 < 90\%$ 常提示低氧血症。

(2) PaO_2 和氧合指数（PaO_2/FiO_2）：是常用于评价肺氧合和换气功能的指标，通过动脉血气分析获得。氧合指数在吸入氧浓度变化时能反映肺内气体交换情况，其临床意义更大。氧合指数（PaO_2/FiO_2）正常 $> 300mmHg$，其降低提示有肺换气功能障碍。

(3) $PaCO_2$：反映肺通气功能，通过动脉血气分析获得数据，临床常用于评价患者通气量，指导机械通气。

(4) $PetCO_2$：是指患者呼气终末部分气体中的二氧化碳分压。目前在临床上可使用监测仪模块连续监测。在无明显心肺疾病的患者中，$PetCO_2$ 的高低与 $PaCO_2$ 数值接近，可反映肺通气功能状态。呼气末二氧化碳监测属于无创监测，可以提供呼气末二氧化碳数值、呼气末二氧化碳波形及其趋势图，在临床上应用广泛。除了反映肺通气和二氧化碳产生量以外，还可以反映循环功能、肺血流情况、气管导管的位置、人工气道的状态、及时发现麻醉机故障、指导通气参数的调整和协助判断气管拔管。

（四）麻醉期间呼吸功能的变化

麻醉期间使用的药物和选用的麻醉方法均可能对肺通气功能造成不良影响，在围手术期应加强监护。

常用的吸入麻醉药物和静脉麻醉药物都是肺通气的抑制药物，其抑制程度和表现因药物的不同和剂量的大小而异，通常随着剂量的增加，抑制随之加深。在麻醉恢复期，患者神志恢复后仍可能存在麻醉药物的残留，并引起缺氧和二氧化碳的蓄积。

麻醉期间患者体位的改变也会对通气功能造成不良影响。头低足高位可降低胸廓和肺顺应性，造成潮气量和肺活量减少，即便是仰卧位也可造成功能余气量的减少。

麻醉过程中硬膜外麻醉平面过高可减少肺活量，全身麻醉可以使潮气量减少。麻醉回路故障，气管导管过长、过细或扭曲会增加呼吸道阻力。麻醉回路增加无效腔，而气管内插管或造口则可减少解剖无效腔。麻醉期间任何原因导致肺血流量减少均可导致肺表面活性物质的减少，肺顺应性下降。肺血流量减少会造成通气血流比例失调，增加肺泡无效腔。

二、麻醉与循环系统

（一）心脏的电活动

1.心肌细胞的电生理特性　心肌具有兴奋性、自律性、传导性和收缩性 4 种生理特性。前三种特性是以肌细胞膜生物电活动为基础的，总称为电生理特性。心房肌细胞和心室肌细胞具有收缩和舒张功能，称为工作细胞。这类细胞缺乏自律性，也称为非自律细胞，但能接受外来刺激产生并传导兴奋。还有一类特殊分化了的心肌细胞构成心内特殊传导系统，包括窦房结、房室交界、房室束（希氏束）及其分支和浦肯野纤维，大多具有自律性，而无收缩性，称为自律细胞，其主要功能是产生和传播兴奋。当心肌细胞的兴奋性、自律性和传导性发生异常时即导致心律失常的发生。

兴奋性是指心肌细胞受到刺激时产生动作电位的能力。阈强度大，表示兴奋性低；反之，兴奋性高。兴奋性的不均一性、动作电位时程、有效不应期的变化均会导致心律失常的发生。

自律性的改变包括正常自律性改变、异常自律性和触发活动。正常自律性改变包括窦性心动过速（指安静时心率大于 100 次 / 分）、窦性心动过缓（指安静时心率低于 60 次 / 分）和窦性心律不齐。异常自律性是指心室肌、心房肌可发生 4 期自动除极而表现出自律性。浦肯野细胞也存在异常自律性。触发活动由后除极引起。后除极是指在动作电位复极化过程中或复极化完毕后出现的膜电位振荡。后除极发生于复极化 2 期和 3 期，称早期后除极。发生于动作电位复极化完毕后（4 期）称为延迟后除极。缺氧、高碳酸血症和儿茶酚胺等因素可诱发早期后除极。洋地黄、缺氧和儿茶酚胺可诱发延迟后除极。

心肌细胞具有传导兴奋的能力，称为传导性。正常情况下，窦房结产生的兴奋，经心房肌传至房室交界，再经房室束及左右束支传到浦肯野纤维网，最终传到心室肌。兴奋在心房和心室内传导快，使心房肌或心室肌可以几乎同步的发生收缩，有利于射血。房室交界区兴奋传导慢，延搁时间长，可使心房兴奋和收缩先于心室，有利于心室血液充盈。房室交界区容易发生传导阻滞。传导性降低可造成传导阻滞或兴奋折返形成心律失常。心肌组织在有效不应期内不能产生扩布性兴奋和传导，在相对不应期内则兴奋的传导减慢。因此，提前传来的兴奋落在前一次兴奋的有效不应期或相对不应期内，就会引起传导中断或减慢。某处的兴奋传出后，又从另一条途径折返回原处，使该处再次兴奋，称为兴奋折返。

2. 麻醉与心律失常　麻醉期间发生心律失常的主要原因包括自主神经平衡失调、电解质紊乱和麻醉用药。术前恐惧和焦虑、手术创伤后的应激反应、麻醉操作（如气管插管）、缺氧和二氧化碳蓄积均可引起交感神经兴奋，促进心律失常的发生。胆囊、胆总管区域的手术刺激，肠系膜牵拉，压迫眼球均可反射性引起迷走神经兴奋，降低窦房结自律性，减慢房室传导，导致心动过缓。严重高钾血症使静息电位显著降低，不应期缩短，传导减慢，引起心律失常甚至心脏停搏。低钾血症使细胞膜静息电位降低，有效不应期缩短，易发生传导减慢和兴奋折返。麻醉用药对心脏电活动的影响可通过直接作用于心肌细胞或通过神经体液因素间接影响心肌细胞。此外，手术直接刺激心脏，术中急性心肌供血不足、缺氧、低温、洋地黄等均可诱发心律失常。

心律失常主要的表现方式：心率过快或过慢和节律的异常，后者包括房室顺序失调和心室收缩顺序异常。心律失常对血流动力学的影响，取决于心律失常的性质和持续时间，同时与心脏的基本状况有关。对血流动力学影响较严重的心律失常主要包括房室传导阻滞、阵发性室上性心动过速、心房颤动、室性心动过速、心室扑动和心室颤动。

围手术期心律失常的治疗特点是要迅速正确地做出诊断，了解并消除引起心律失常的病因和诱因，选择适当的抗心律失常的方法。其治疗原则：①严重或恶性的心律失常必须立刻处理，甚至需要紧急处理，包括心室颤动、心室扑动、室性心动过速、尖端扭转型室性心动过速、多源性室性期前收缩、R-on-T 现象及三度房室传导阻滞；②当心律失常伴有对血流动力学显著影响时，也应及时治疗；③在治疗心律失常的同时，要分析心律失常的病因和诱因，并设法消除诱因；④当心律失常对血流动力学影响轻微且尚能维持稳定时，就应积极查找引起心律失常的病因和诱因，并消除诱发因素，然后或同时进行适当的治疗。

心律失常的治疗方法包括电学治疗和药物治疗两大类。电学治疗包括起搏、复律和除颤，电学治疗的优点在于治疗迅速，起搏方式、次数和电流量易于调整。药物治疗不易达到所预期的效果，有时反而能引起或加重心律失常。此外，药物作用消失慢，效应时间比所希望的时间长，不易调控。

抗心律失常的药物可分为抗快速性心律失常药物和抗缓慢性心律失常药物两大类。抗快速性心律失常药物主要用于治疗快速性室上性心律失常和快速性室性心律失常，目前依据 Vaughan Williams 分类法将其分为以下四类：Ⅰ类，钠通道阻滞药，如利多卡因、普罗帕酮等；Ⅱ类，β 肾上腺素能受体阻滞药，如普萘洛尔和美托洛尔等；Ⅲ类，钾通道阻滞药，如胺碘酮等；Ⅳ类，钙通道阻滞药，如维拉帕米、地尔硫䓬等。此外，有些药物如洋地黄、腺苷、硫酸镁等也有抗快速性心律失常的作用。抗缓慢性心律失常药物主要包括 β 肾上腺素能受体兴奋药、M 受体阻滞药及非特异性兴奋传导促进药如氨茶碱等。

由于围手术期患者的病情不稳定，且有一些特定的原因易触发心律失常，包括紧张情绪、术前已存在的电解质紊乱、缺氧及二氧化碳蓄积等，均应及时发现并及早处理。

（二）心脏泵血功能

1.心肌细胞的收缩特点　心肌细胞的收缩呈现"全或无"式的特点，整个心房或整个心室肌细胞形成功能上的合胞体。可以几乎同步地参与收缩。在刺激强度达到阈值时产生最大收缩，并不因刺激强度的增大而收缩增强。同时心肌细胞不发生强直收缩，由于心肌兴奋后有效不应期特别长，故心肌不发生完全强直性收缩，有利于心室的充盈和泵血功能。

2. 心排血量　一侧心室每分钟射出的血液量称为每分心排血量，简称心排血量。心排血量是衡量心脏泵血功能的重要指标。每分心排血量等于一侧心室每次射出的血量（每搏输出量）与心率的乘积。正常成人在安静状态下约为 5L/min，两室心排血量基本相等。但支气管静脉有极少量血直接进入肺静脉，心脏最小静脉也有部分血液直接流入心室，故左心室排血量较右心室排血量略多 1%～2%。心排血量除以每平方米体表面积称为心排血指数。一般身材的成人安静空腹时心排血指数为 3.0～3.5L/（min·m^2）。

3. 影响心排血量的因素

（1）前负荷：心肌收缩前承受的负荷称为前负荷，它决定心肌收缩前的长度（初长度）。完整心脏的心室肌初长度取决于心室收缩前的容积，即心室舒张期末容积。临床常用心室舒张期末压来反映前负荷。肺毛细血管楔压（PCWP）可反映肺毛细血管的压力，正常值为 5～12mmHg。PCWP 可间接反映左心房压力，通过左心房舒张期末压（左房压）可间接反映左心室舒张期末压。右心室舒张期末压可通过中心静脉压来估计。

在一定范围内，前负荷增加，心肌初长度增加，收缩张力增大这种通过心肌细胞初长度改变而引起心肌收缩强度的变化称为异长自身调节。异长自身调节在维持每搏输出量与静脉回流量之间的平衡中起重要作用。在一定范围内，静脉回心血量增加时，心脏可通过异长自身调节机制将其泵出，不至于淤积于心房或心室，使每搏输出量与心室舒张期末容积比值（即射血分数）保持恒定。

（2）后负荷：心肌开始收缩时遇到的负荷或阻力称为后负荷。在前负荷固定的条件下逐渐增加后负荷，则心肌收缩产生的张力逐渐增大，但开始缩短的时间越来越迟，缩短的速度及缩短的距离也越来越小。心室后负荷为射血时所遇到的阻力。通常动脉压的高低反映后负荷的大小。外周阻力下降时，若心室射血增多，则平均动脉压可以不变。因此，平均动脉压代表后负荷不完全可靠，以外周阻力来代表后负荷更为合适。

动脉血压突然升高引起的心肌收缩力增强现象，称为 Anrep 效应。这种与初长度无关而改变心肌收缩性能的调节，称为等长自身调节。

（3）心肌收缩能力：是指心肌不随前、后负荷而改变其力学活动的一种内在特性。决定心肌收缩强度的关键因素是肌浆内 Ca^+ 浓度，这也是决定缩短速度的关键因素之一。

（4）心率：心率过快（> 180 次/分）会引起心室快速充盈时程缩短，每搏输出量明显减少，心排血量降低。心率过慢（心率< 40 次/分）时心排血量也会降低。

（5）心室收缩的同步性：正常心脏，心房的兴奋和收缩在先，心室的兴奋和收缩在后。心室兴奋过程通过希氏束和浦肯野纤维网快速传播，心室肌几乎同步地收缩，使心室内压迅速增高，射出血液。若发生心室扑动和心室颤动，

☆☆☆☆

整个心室不能同步收缩，则完全丧失射血能力。肾上腺素和去甲肾上腺素可加速心肌兴奋的传导速度，可使各部分心室肌收缩的同步性增高而有利于心室射血。

4. 心泵血功能的神经调节

(1) 心交感神经起自脊髓胸段 1、5 节灰质侧角，节前纤维为胆碱能纤维，节后纤维为肾上腺素能纤维，释放的去甲肾上腺素作用于心肌细胞的肾上腺素能受体，引起心率加快（正性变时作用）、心肌收缩力增强（正性变力作用）、房室交界传导速度加快（正性变传导作用），使心排血量增加。给予 β 受体阻滞药可致心率减慢、心肌收缩能力减弱和心排血量减少。右心交感神经主要支配窦房结和心房，兴奋时主要影响心率；左心交感神经主要支配房室交界区和左心室，兴奋时主要增加心脏泵血功能。

(2) 心迷走神经起自延髓迷走神经背核和疑核，支配窦房结、房室交界、房室束和心房肌，心室肌也有少量纤维支配。其节前和节后纤维均为胆碱能纤维，末梢释放的乙酰胆碱作用于心肌 M 受体，可引起心率减慢（负性变时作用）、心肌收缩能力降低（负性变力作用）和房室传导减慢（负性变传导作用）。阿托品阻滞心脏 M 受体后，可引起心率加快。正常情况下心迷走神经紧张占优势，此现象随年龄的增长而减弱，故阿托品加快心率的作用，青年人比老年人明显。

5. 心功能不全和心力衰竭　心力衰竭是指在有适当静脉回流的情况下，心排血量绝对或相对减少，不能满足机体代谢需要的病理生理状态。心力衰竭常发生于心功能不全的晚期。循环衰竭是指心血管系统功能障碍，不能保证机体代谢需要的病理生理状态，包括心力衰竭和周围循环衰竭。两者既可单独存在，也可先后合并发生。引起心力衰竭的原因可分为三大类：原发性心肌舒缩性能减弱，心脏前、后负荷过大和心室舒张充盈受限。其中，原发性心肌舒缩功能受损是心力衰竭最常见的原因。左心衰竭时，由于左心排血量不足，可致肺循环充血，出现呼吸困难、肺水肿等表现。右心衰竭时，主要表现为静脉充盈、肝脾大、水肿、腹水等体循环充血的综合征。

6. 麻醉对心排血量的影响　麻醉药物除本身对心脏直接作用外，还可通过自主神经对心肌发挥间接影响。几乎所有的吸入麻醉药物对心肌功能都有直接抑制作用。吸入麻醉药物对心肌功能的抑制程序：氧化亚氮＜乙醚＜氟烯醚＜甲氧氟烷＜环丙烷＜异氟烷＜安氟烷＜氟烷。氯胺酮对心肌也具有直接抑制作用，但可通过中枢性交感神经兴奋和内源性儿茶酚胺释放增加，对心脏具有间接兴奋作用。病情危重、出血性休克、感染性休克或强烈应激反应状态下，心血管功能维持在临界水平或儿茶酚胺已明显耗竭时，氯胺酮对心肌的抑制作用即可显示出来。麻醉药物还可通过静脉血管的舒缩活动而影响静脉回流血量，间接影响心排血量。例如，高平面椎管内麻醉时，大量血液淤积于静脉，回心血量将显著减少，心排血量会剧降，若再取头高卧位，回心血量和心排血量减少更明显。

（三）血流动力学

血流动力学主要研究血压、血流阻力、血流量与血流速度，以及它们之间的相互关系。血液流变学是研究血液及其成分的流变性质及其变化规律的科学。

1. **血流量**　是指单位时间内流经血管某一横截面的血量，通常以每分钟的毫升数（或升数）来表示。就整个循环系统而言，单位时间的血流量即心排血量，以某一部分而言，单位时间流经某器官的血流量称器官血流量。血流速度是指单位时间内血液某一质点在血管中的流动距离，即线速度。在血流量恒定的条件下，血流速度随血管横截面积的增大而降低，毛细血管中血流缓慢，有利于血液和组织液之间的物质交换。泊肃叶定律指出，单位时间内液体的流量与压力差及管道半径的 4 次方成正比，与管道长度和液体黏度成反比。在其他因素不变的条件下，管道半径缩小一半，流量将减少至原水平的 1/16。血管半径只要缩小 16%，就足以使血流量减少一半。在临床麻醉中，常采用血管扩张药主动降低动脉血压，以减少术中出血，这种方法称为控制性降压。虽然血压下降显著，但是只要血管内径扩大，仍可保证组织血流量不变甚至增加。

2. **血流阻力**　血液在血管内流动时所遇到的阻力称为血流阻力。血流阻力与血管半径的 4 次方成反比，血流阻力与血液黏度、血管长度成正比。影响血流阻力的主要因素是血管半径和血液黏滞度。血流阻力一般不能直接测量，可通过测量血液在血管中流动时的血流量（Q）与血管两端的压力差（AP）来计算。循环系统中小动脉、微动脉是产生外周阻力的主要部位（特别是微动脉），称为阻力血管。

3. **血液的流变学特性**　物体在适当的外力作用下能流动或变形的特性称为物体的流变性。血液的流变性包括血液的黏度、黏弹性和触变性等。黏度是由液体分子的内摩擦力造成的，黏弹性和触变性均与红细胞聚集形成的缗线状叠连有关。

影响血液黏度的因素有血细胞比容、红细胞的聚集性和变形性、血流速度和血管口径及温度。血液黏度随血细胞比容的增加而增高。红细胞聚集可致血液的黏度增高。血浆纤维蛋白原和球蛋白的增高及红细胞表面负电荷的减少均促进红细胞的聚集。pH 和氧分压降低时红细胞变形性下降，血液黏度增高。血流速度增快时，血液黏度降低，如休克时血流速度明显减慢，血液黏度增高。血液在微动脉内流动时，随着血管口径的进一步变小，血液的黏度也变低，这一现象称为法 - 林效应。该效应有助于降低小血管中的血流阻力，减轻心脏的负担。但当血管直径小于临界值（正常为 1.5 ～ 7μm）时，血液黏度反而急剧增高，称为法 - 林效应的逆转，是由于红细胞变形能力有一定限度，超过此限度血液黏度就会骤增，血液黏度随着温度的降低而升高。

血液稀释疗法的生理学基础是血液稀释可降低血细胞比容、血浆纤维蛋白

☆☆☆☆

原和球蛋白的浓度，使红细胞的聚集性降低，减轻血液高黏滞状态，对微循环障碍的恢复十分有益。

4.血压　是指血管内的血液对血管壁的侧压强。血压是血流动力学中的重要参数。血压分为动脉血压和静脉血压。

（1）动脉血压及意义：动脉血压是指动脉内的血液对血管壁的侧压强。在心动周期中心室射血时主动脉压升高，所能达到的最高值称为收缩压。心室舒张时动脉血压下降，所能达到的最低值称为舒张压。收缩压和舒张压的差值称为脉压。动脉血压随心动周期波动，其平均值称为平均动脉压，等于舒张压加1/3 脉压。动脉血压形成的前提是在心血管系统内有足够的血液充盈，心室射血和外周阻力是形成动脉血压的两个根本因素。维持一定范围的动脉血压保持血管开放，推动血液流动，才能保证全身各器官的血液供应。动脉血压降低时，组织供血减少。若动脉血压持续增高，如高血压病，可增加心脏负担，造成心、脑、肾等重要器官损害。因此，维持正常的动脉血压具有重要的生理意义。

（2）静脉血压及意义：通常将右心房和胸腔内大静脉的血压称为中心静脉压，正常变化为 4～12cmH_2O，压力的高低取决于心脏射血能力和静脉回心血量之间的相互关系。心脏射血能力减弱或静脉回心血量增多均可使中心静脉压增高。

（3）动脉血压的调节机制：包括神经调节和体液调节。

主要的神经调节有压力感受器反射、化学感受器反射、脑缺血反射和其他心血管反射。

① 压力感受器反射：起自颈动脉窦和主动脉弓壁上的压力感受器，当动脉血压升高时，促使动脉血压下降。反之，动脉血压降低时，促使动脉血压回升。压力感受器反射的有效调节范围有限，动脉血压低于 60mmHg 或高于 180mmHg 时则失去相应作用。正常人平均动脉血压约为 100mmHg，处于压力感受器反射最敏感的范围，动脉血压的调节相对稳定，纠正血压偏离的能力最强。

② 化学感受器反射：起自颈动脉体和主动脉体内的化学感受器，当血液氧分压降低或二氧化碳分压、H^+ 浓度增高时，均可刺激颈动脉体和主动脉体内的外周化学感受器，反射性引起动脉血压升高。但动脉血压在正常范围内波动时，化学感受器反射不参与血压的调节。该反射的有效调压范围是 40～80mmHg。

③ 脑缺血反应：脑血流量减少时，脑内代谢产物可直接兴奋交感缩血管中枢使外周血管强烈收缩致动脉血压升高。动脉血压低于 50mmHg 时，此反应才发挥调压作用。颅内高压患者常以动脉血压升高、心率减慢为特征。

④ 其他心血管反射

Bainbridge 反射：麻醉动物经快速输液或输血时，可反射性地心率增快。该反射的感受器位于左、右心房，传入途径为迷走神经有髓纤维，传出途径为心交感神经。

眼心反射：压迫眼球可反射性地引起心率减慢，甚至心脏停搏。临床上压迫眼球的方法对室上性心动过速有一定疗效。

体液调节：包括肾上腺素与去甲肾上腺素、肾素 - 血管紧张素系统、血管升压素和甲状腺素等。

肾上腺素与去甲肾上腺素主要来源于肾上腺髓质，交感神经兴奋可使之分泌增多，肾上腺素主要作用于 β 受体，通过兴奋心脏而影响动脉血压，以收缩压升高，脉压增大为特点。去甲肾上腺素主要作用于 α 受体，通过广泛的血管收缩而影响动脉血压，以舒张压升高，脉压减小为特点。注射去甲肾上腺素，可因强烈升压作用而激活压力感受器反射使心率减慢。

肾素 - 血管紧张素系统：血管紧张素 Ⅱ 具有强烈的缩血管作用。当动脉血压下降或血容量减少时，激活肾素 - 血管紧张素系统。血管紧张素 Ⅱ、Ⅲ 可刺激醛固酮的分泌，以促进肾对钠、水的重吸收，使血容量增加，也有助于血压的恢复。

血管升压素：正常情况下，血浆中的血管升压素浓度很低，不参与对血压的调节，主要发挥抗利尿效应，故又称为抗利尿激素。当失血使血压低于 50mmHg 时，血管升压素的释放于数分钟内即可使动脉血压恢复到正常值的 75%。

甲状腺激素：可直接作用于心肌，使心率增快，心肌收缩力增强，心排血量增多。甲状腺素还可促使小动脉血管扩张，外周阻力下降。甲状腺功能亢进患者收缩压增高，舒张压降低，脉压增大。

血管内皮生成的血管活性物质：包括前列腺环素 PG12、内皮细胞衍生舒张因子 EDRF 和内皮素等。PG12 和 EDRF 具有强烈的扩张血管、抗血小板聚集作用，可以防治血栓形成。EDRF 的主要成分是一氧化氮（NO），NO 通过激活血管平滑肌的鸟苷酸环化酶，使 cGMP 浓度升高，继而血管扩张。内皮素是已知作用最强的缩血管物质。

（四）冠脉血流与脑血流

1. 冠脉血流的特点　冠脉血流丰富，静息状态下，冠脉血流为 60 ~ 80ml/min，心肌活动增强时，依赖冠状动脉扩张来增加血流量，满足心肌对氧供的需求。心肌舒缩对冠脉血流有明显影响，尤其是对左冠状动脉血流的影响更明显。心室舒张时，冠脉血流量增加。心室舒张期的长短和动脉舒张压的高低是影响冠脉血流量的重要因素。心率增快时心室舒张期缩短或主动脉瓣关闭不全时舒张压下降，均可引起冠脉血流减少。

（1）冠脉血流的调节：与物理因素、心肌代谢因素和神经因素有关。

① 物理因素：冠脉血流量的多少取决于冠状动脉的有效灌注压和冠脉血流的阻力。冠状动脉的有效灌注压为冠状动脉流入端与流出端之间的压力差。冠脉血流阻力除取决于冠状动脉小动脉平滑肌的舒缩和血液黏度以外，还受心肌内压的影响。通常情况下，右房压变化较小，冠状动脉的有效灌注压主要取决

于主动脉血压。当灌注压波动在 60 ～ 180mmHg 时，冠状动脉血管平滑肌将发生相应舒缩反应，冠脉血流可保持相对恒定。

② 心肌代谢因素：心肌本身的代谢水平是调节冠脉血流量的最重要因素。心肌代谢增强时局部组织代谢可产生使血管扩张的物质（其中主要是腺苷），使冠状动脉扩张。因此，影响心肌活动，改变其代谢水平，可间接影响冠脉血流量，维持冠脉血供应量与心肌氧耗量间的相对平衡。

③ 神经因素：交感神经兴奋时，通过释放去甲肾上腺素作用于 α 肾上腺素能受体而直接引起冠状动脉收缩；另外，交感兴奋加快心率，促进心肌收缩而提高心肌的代谢水平，由此而引起的间接舒张血管效应可掩盖交感兴奋的直接缩血管作用，结果使冠脉血流增多。迷走神经的兴奋对冠脉血流影响较小。

（2）心肌缺血与心功能：心肌是体内耗氧最多的组织。心肌代谢有三个基本特点：心肌可利用各种营养物质供能，正常心肌能量 60% 来自于脂肪酸的氧化，28% 来自于葡萄糖，11% 来自于乳酸。空腹时以脂肪酸为主，进食后以葡萄糖为主；心肌代谢几乎完全依靠有氧代谢，供能多，耗能也多；心肌氧储备及能量储备均少。

心肌缺血造成心肌细胞氧的供需失衡和代谢产物消除不良，心肌的收缩功能和舒张功能均会明显变化。心肌保护的基本原则是减少心肌能量消耗，增加能量供应。术前应用葡萄糖、胰岛素和氯化钾（GIK 疗法）静脉输注，可增加心肌糖原含量，提高心肌对缺氧的耐受能力。减少心肌能量消耗的主要方法为减慢心率和降低体温。

2. 脑血流　脑由颈内动脉和椎动脉供血，它们进入颅内后，在脑基底部形成动脉环，其分支分别分布于脑的各个部分。

脑氧耗量接近全身氧耗的 20%，脑血流量约占心排血量的 15%。安静状态下，成人脑血流量为 55ml/100g。大脑对低血糖和缺氧极为敏感。脑血流停止 5 ～ 10 秒即可使意识丧失，5 分钟以上有可能造成不可逆性脑损害。脑缺血对大脑皮质的损伤最为严重。脑位于骨性颅腔内，容积固定，脑血管舒缩的程度受到限制。血液和脑组织之间存在血脑屏障，此屏障的存在，对维持中枢神经系统内环境的相对稳定有重要意义。

脑血流的调节机制包括自身调节、化学性调节、代谢性调节、神经调节，也受到颅内压的影响。

（1）自身调节：脑血流量与脑灌注压成正比，与脑血管阻力成反比。脑灌注压等于平均动脉压与颅内压之差。正常情况下，脑血流量主要取决于平均动脉压的高低，平均动脉压在一定范围内变动时，脑血管的自身调节机制可保持脑血流量相对恒定。脑血流自身调节还受血气、交感神经、组织 pH 值及挥发性麻醉药物的影响，$PaCO_2$ 增高或 $PaCO_2$ 降低都可使自身调节能力减弱甚至消失。酸中毒患者脑血流自身调节能力丧失；慢性高血压病患者脑血流的自身调节曲线右移，能耐受较高的动脉血压，因此，高血压治疗不宜将患者血压完全降至正常水平。

（2）化学性调节：化学调节因素主要包括 CO_2、O_2、pH 值、K^+ 及腺苷等，其中 CO_2 是最重要的调节因素。$PaCO_2$ 增高可引起脑血管显著扩张，血流阻力降低，脑血流量增大。颅脑手术麻醉中，采用适当过度通气，使 $PaCO_2$ 降低至 35mmHg，可降低颅内压。若极度过度通气使 $PaCO_2$ 降至 25mmHg 以下时，有脑缺血的危险。同时，由于血液 pH 值增高，氧解离曲线左移，氧合血红蛋白不易释放氧，可加重脑缺氧。CO_2 对脑血流的作用还受麻醉、年龄和血压等因素的影响。缺氧对脑血流的调节作用通常要在 $PaCO_2$ 低于 50mmHg 时，脑血流才明显增加。

（3）代谢性调节：脑活动增强时，局部代谢产物如 H^+、CO_2、腺苷等，以及细胞外 K^+ 浓度增加，可致局部血管扩张，血流增多。

（4）神经调节：神经因素在脑血管活动的调节中所起的作用很小。

颅内压的异常升高会造成大脑血流量的下降，同时大脑过度充血也会引起颅内压的升高。

3. 麻醉对冠脉循环、脑血流的影响

（1）麻醉与冠脉循环：氟烷、甲氧氟烷和安氟烷等都可增加冠状动脉阻力，减少冠脉血流量。乙醚能使冠状动脉扩张，但心肌氧耗量也有增加。硫喷妥钠等静脉麻醉药可使冠脉血流及心率增加。全身麻醉药除直接对心肌产生抑制以外，还可通过对自主神经的作用而对心脏产生影响，特别是浅麻醉时为甚。蛛网膜下腔阻滞时，动脉血压下降，可致冠脉血流减少。中位脊麻时冠状动脉氧供应量减少 29%，但心肌氧耗量减少可高达 65%，故冠状血管血流灌注量在一定范围内的减少，不致发生心肌缺血表现。

（2）麻醉与脑血流：麻醉可通过多种途径直接或间接影响脑血流量。麻醉中动脉血压波动、缺氧、CO_2 蓄积或过度通气均可影响脑血流量。低温、巴比妥类药物可降低脑的代谢率，间接降低脑血流量和颅内压。吸入麻醉药虽可抑制脑的代谢率，但具有扩张血管的作用，可使脑血流量增加，颅内压升高，其效应与剂量或浓度有关。麻醉性镇痛药具有呼吸抑制作用，可使 $PaCO_2$ 升高而致脑血流和颅内压增加。氯胺酮是目前唯一增加脑氧代谢的麻醉药，可使脑血流量及颅内压升高。若过度通气或预先使用硫喷妥钠，可以预防颅内压的升高。

三、麻醉与肝功能

（一）肝功能

肝主要的生理功能包括储存和过滤血液，分泌胆汁参与食物消化，参与多种物质的分解、合成、转化、储存等代谢过程，屏障吞噬功能和生物转化解毒

☆☆☆☆

功能。与临床麻醉关系最为密切的是胆红素代谢，蛋白质和多种凝血物质的合成，纤维蛋白溶解作用，同时肝是许多麻醉药物分解代谢的场所。

（二）肝功能的评估

1. 与蛋白质有关的肝功能试验

（1）血清总蛋白：其正常值为 60 ～ 80g/L，其中白蛋白 35 ～ 50g/L，球蛋白 20 ～ 30g/L，白 / 球为（1.5 ～ 2.5）：1。肝病时合成白蛋白减少，但球蛋白增多，血清总蛋白量常无显著变化。血清总蛋白减少至 60g/L 以下，表明可能有肝坏死，预后不良。血清白蛋白减少是肝功能低下的表现，可作为肝炎严重程度及预后判断的指标。

（2）血氨的测定：血氨由氨基酸分解而来，也可来自肠道。氨是有毒物质，主要在肝内经鸟氨酸循环合成尿素，再由尿排出体外。测定血氨主要用于估计肝损害程度及其预后。

（3）血清酶的测定：肝细胞受损使肝内酶释放入血或因胆道梗阻使酶排出障碍而引起血清内酶含量明显变化。其中，以丙氨酸转氨酶（ALT）[也称为谷丙转氨酶（GPT）] 和门冬氨酸转氨酶 [也称为谷草转氨酶（GDT）] 最为重要。GPT 正常值为 5 ～ 25Karman 单位，GDT 为 8 ～ 28Karman 单位，ALT 较为敏感，实用价值较大，可早期发现轻度肝炎和隐性感染患者。

2. 胆红素代谢试验检查胆红素代谢对黄疸鉴别具有重要意义

（1）血清总胆红素测定：为直接胆红素和间接胆红素之和，正常值 < 17.1 μ mol/L。

（2）血清直接胆红素测定：正常人通常不超过 3.4 μ mol/L，阻塞性黄疸及肝细胞性黄疸直接胆红素增高。血清总胆红素与直接胆红素含量之差即为间接胆红素量。溶血性黄疸和肝细胞性黄疸间接胆红素增高。

（3）尿胆红素测定：正常人尿中无胆红素，如果尿中出现胆红素即为直接胆红素，表明有肝胆疾病。

3. 凝血酶原时间（PT）　测定正常值为 12 ～ 16 秒，延长 3 秒以上为异常。PT 可用来鉴别肝细胞性黄疸和阻塞性黄疸，后者由维生素 K 吸收障碍所致，给予维生素 K 后，PT 可恢复正常，而前者维生素 K 治疗无效。

4. 脂质和脂蛋白代谢试验　肝是合成、储存、转运和分解脂质的重要器官。测定血清脂质和脂蛋白的变化可反映肝胆系统的情况。血清胆固醇正常值为 3.3 ～ 5.5mol/L，胆道阻塞时血清胆固醇增多。肝硬化、严重肝实质疾病血清胆固醇减少。各种肝病时血清三酰甘油升高。

（三）麻醉对肝功能的影响

围手术期使用的麻醉药物和采用的麻醉方法均可能对肝功能造成不同程度的损害。大多数的麻醉药物都需要在肝中降解，目前已证实的对肝功能有明确损害的药物只有氯仿，其他药物大多数仅引起肝功能的暂时抑制，出现胆红素增高，血清酶升高，但均属可逆，不会造成永久性损害。

麻醉方法主要是通过改变肝血流量而影响肝功能。肝血流的自我调节机制可以保障收缩压不低于 80mmHg，使肝血流稳定；而当收缩压低于 80mmHg 时，肝血流量会随之减少。临床麻醉中有许多因素可以引起肝血流的减少，包括缺氧、使用 β 受体阻滞药、药物直接抑制心肌、正压通气、二氧化碳过度排除、高位脊髓麻醉等。而手术牵拉、挤压内脏、失血失液过多导致血压下降均可能使肝血流量减少，引起继发肝功能的损伤。

在临床实践中，麻醉药物和方法在围手术期对肝功能的影响多属可逆，但对于术前已存在肝功能损害和并存心肺疾病的患者，应维持充足的心排血量和稳定的血压，及时预防肝血流量的减少和缺氧的发生。

四、麻醉与肾功能

（一）肾功能

肾的生理功能包括泌尿排泄代谢产物，调节水、电解质、酸碱平衡及产生内分泌激素。肾在维持机体内环境稳定中发挥重要作用。

1. 肾的泌尿排泄功能　成人每日尿量为 1500ml 左右，正常饮食下尿量少于 400ml 或多于 2500ml 均异常，尿比重为 1.015 ～ 1.025。

2. 调节水、电解质和酸碱平衡　肾对水、电解质和酸碱平衡的调控，使机体内环境理化性质如 pH 值、渗透压、各种离子浓度等保持相对稳定。

（1）肾对水的调节：大量发汗、严重呕吐或腹泻等机体失水时，血浆晶体渗透压升高，可引起抗利尿激素分泌增多，尿量减少。相反大量饮水，尿量增加。

（2）肾对细胞外液钠浓度和渗透压的调控：正常情况下，钠的排出量与摄入量是保持平衡的。肾主要靠渗透压 - 钠感受器 - 抗利尿激素系统和渴觉机制两个系统调节细胞外液钠浓度，两者合称为抗利尿激素 - 渴觉系统。

（3）肾对细胞外液钾浓度的调控：肾小管对 K^+ 既可重吸收，又可分泌。调节钾平衡主要依赖改变肾小管对 K^+ 的分泌量。由于机体缺钾初期肾小管仍能继续分泌，故不能进食的患者易发生缺钾，应注意补钾。临床上长期应用抗醛固酮利尿药螺内酯时必须注意其引起的高钾血症。酸中毒时，肾小管 H^+-Na^+ 交换增多、K^+-Na^+ 交换减少，K^+ 排出减少，常伴有血钾过高的现象。相反，碱中毒时，肾分泌的 H^+ 减少，K^+ 大量排出常伴发低钾血症。

（4）肾调节酸碱平衡的作用：动脉血的 pH 值为 7.35 ～ 7.45。肾主要通过排出固定硫酸、磷酸、乳酸、乙酰乙酸、羟丁酸、尿酸等，并使血浆 Na^+ 增多来调节酸碱平衡。

3. 肾的内分泌功能

（1）肾素 - 血管紧张素 - 醛固酮系统对正常血压的调节作用并不重要，但

☆☆☆☆

在急性失血使血压下降而致肾血流量减少时，可促使肾素大量分泌，发挥收缩血管和恢复血容量的调节作用，是机体应激反应中的重要调节之一。

（2）活性维生素 D（1，25-OH$_2$-D$_3$）促进小肠黏膜对钙、磷吸收，增加血钙、血磷含量，促进骨盐沉积和骨的形成。

（3）促红细胞生成素主要由肾产生，促进骨髓内红细胞生成和成熟。

（4）肾皮质近曲小管细胞合成并分泌激肽释放酶，使激肽原生成激肽，激肽中以缓激肽扩血管效应最强。

（5）肾髓质间质细胞可合成大量前列腺素（PG），其中 PGE2、PGA2 和前列环素（PG12）使肾血流量明显增加。

（二）肾功能的监测

1.血浆清除率　是指肾在单位时间（每分钟）内能将多少毫升血浆中所含的某种物质完全清除出去，被完全清除了某种物质的血浆毫升数称为该物质的血浆清除率，单位为 ml/min。正常人内生性肌酐清除率可达 175.38ml/min。若男性降至（140.28±27.24）ml/min、女性降至（112.2±20.39）ml/min 时表示肾小球滤过功能已减退。

2.血中含氮物质浓度的测定　血浆非蛋白氮物质（NPN）包括尿素、尿酸、肌酐、肌酸、氨、氨基酸，还有一部分"残留氮"如谷胱甘肽、核苷酸和组胺等。临床上测定血尿素氮（BUN）可初步了解肾功能。正常人清晨空腹 BUN 为 3.57～7.14mmol/L，急性肾功能不全少尿期或慢性肾功能不全的晚期 BUN 增高。

3．尿的浓缩与稀释试验

（1）尿比重：一般正常人尿的比重最低可达 1.003，最高可达 1.020～1.025。

（2）尿渗透压：生理状态下，人尿渗透压波动在 360～1450mmol/L。肾小管受损时，尿浓缩功能明显减弱，尿渗透压低于 350mmol/L。

（三）麻醉对肾功能的影响

全身麻醉和椎管内麻醉均会造成肾小球率过滤下降、尿量减少和电解质排出暂时性的抑制，造成这种影响的因素是多方面的包括麻醉药物对循环和肾功能的影响、麻醉深度、手术类型、手术时间的长短、患者术前的生理状态等。

1.麻醉药物对肾功能的影响　麻醉药物可直接影响肾小管对钠的主动转运，也可通过循环功能的障碍间接影响肾血流和肾小管功能。

（1）多数吸入麻醉药物对肾功能有抑制，其中以氧化亚氮最轻微。甲氧氟烷对肾有毒性作用，可造成肾近曲小管肿胀与坏死，发生急性肾衰竭。

（2）静脉麻醉药物中硫喷妥钠可使血压下降，对肾功能有一过性轻微抑制，恢复较快。氯胺酮兴奋交感神经使肾血管明显收缩，肾血流量相应减少，但时间短暂。羟丁酸钠几乎全部在体内代谢，对肾无毒性作用。依托咪酯、丙泊酚主要在肝内代谢对肾也无毒性作用。

（3）镇痛药物中吗啡、哌替啶主要在肝内降解，并随尿排出，并用硬膜外麻醉时，可因血压下降继发肾血流量、肾小球滤过率和尿量减少。芬太尼对血流动力学和肾功能影响很轻微。

（4）肌肉松弛药中右旋筒箭毒碱主要由肾排出，因其使外周血管扩张及组胺释放可引起血压降低，肾小球滤过率和尿量随血压下降而减少。泮库溴铵主要由肾排出，应慎用于肾病患者。维库溴铵部分经肾排出，重复使用时蓄积较少。阿曲库铵完全不依靠肝、肾排泄，故可用于肾衰竭的患者。琥珀胆碱可使 K^+ 由细胞内向细胞外转移，导致血清钾增高，应慎用于少尿患者。

（5）阿托品和东莨菪碱对肾功能影响很小。阿托品可引起膀胱逼尿肌松弛、膀胱内括约肌收缩而出现尿潴留。

2. 麻醉期间肾功能的变化　硬膜外麻醉平面超过胸 4 水平、血压显著下降时，肾血流量和尿量可相应减少，一旦血压回升，肾血流量和尿量可立即恢复。

麻醉期间血压低于 80mmHg 时，肾血流量和尿量逐渐减少。低至 35mmHg 时排尿完全停止。2 小时之内的肾缺血对肾损害多为功能性的；缺血 3 小时以上肾即可有一定器质性变化，肾功能减退需 2 ～ 3 周才能恢复；缺血 4 小时以上，可出现肾小管变性、坏死等器质性改变，常导致因急性肾衰竭、尿毒症而死亡。

体温下降后，肾小球滤过率和肾血流量也降低，但低温可直接抑制肾小管的酶活性，降低肾小管的重吸收能力，因而尿量未见减少反而增加。

长时间进行间歇正压通气或呼气末正压通气，由于胸膜腔内压增高，腔静脉回心血量减少，可使肾血流量降低和尿量减少。

PaO_2 低于 30mmHg，肾皮质血流量减少并使尿量减少。长时间慢性缺氧可引起肾实质损害，甚至出现肾衰竭。

3. 手术对肾功能的影响　大型手术（尤其是腹部大手术）、长时间手术，过度牵拉内脏并发低血压，术中大量出血、渗血及液体丢失，快速大量输入异型血出现溶血等情况下，均可使肾血流量锐减，如果未能及时纠正，通常因肾血流量长时间减少，导致肾小管缺血性损害，严重者可发展为急性肾功能不全。

围手术期出现少尿的常见原因有肾前性、肾性和肾后性三类。肾前性可因低血容量或心排血量过低所致，术前准备措施如禁食、洗胃、灌肠减压等均可导致低血容量和水电解质紊乱，影响肾功能。肾性少尿的原因常是由于肾前性原因引起肾长期缺血或误用对肾有毒性的药物，两者均可因肾小管坏死而少尿。肾后性少尿由双侧输尿管梗阻或膀胱内导管梗阻或尿液引流不畅等引起。

五、围手术期液体管理与血液保护

（一）围手术期液体管理

1. 围手术期液体评估　液体治疗是麻醉手术期间保证循环血容量正常，维持良好的组织灌注、内环境和生命体征稳定的重要措施，适当的液体治疗，有

☆☆☆☆

赖于对患者血容量状态的正确评估。

围手术期血容量状态的评估依据包括病史、体格检查及相应的实验室检查。需要询问的病史内容包括最后进食时间；呕吐、腹泻、出汗、发热等情况；尿量（利尿药、糖尿病、尿崩症）；术前服用泻药，术前肠道准备（可导致 2 ～ 4L 体液丢失）；烧伤、腹膜炎、肠梗阻、胰腺炎、创伤、出血、严重骨折或骨盆骨折等。体格检查包括意识、脉率、血压、血压的体位变化、颈静脉充盈度、甲床毛细血管充盈时间、皮肤弹性、体温、尿量及血流动力学状态。实验室检查包括血细胞比容、血钠、尿素、肌酐、尿比重。

2. 围手术期液体治疗　麻醉手术期间液体需要量包括：①每日正常生理需要量；②术前禁食所致的液体缺失量或手术前累计缺失量；③麻醉手术期间的液体再分布；④麻醉导致的血管扩张；⑤术中失血、失液量。应有针对性地进行液体治疗，才可达到维持有效血容量的同时确保氧转运量、凝血功能和水电解质正常及酸碱的平衡，并控制血糖于正常范围。

（1）每日正常生理需要量和术前禁饮食所导致的液体缺失量：麻醉手术期间的生理需要量计算应从患者进入手术室开始，直至手术结束送返病房停止。而术前禁饮和禁食后，由于机体的正常需要量未得到补充，因此，存在一定程度的体液缺失。

人体的每小时正常生理需要量的计算原则为 4-2-1 法则。此部分体液缺失量应以晶体液补充。以禁食 8 小时，体重 70kg 的患者为例，液体的缺失量约为 $(4 \times 10 + 2 \times 10 + 1 \times 50)$ ml/h $\times$ 8h=880ml。此量在麻醉开始后 2 小时内补充完毕，第 1 小时内补液量 =880ml/2+110ml=550ml，手术第 2 小时补液量也是 550ml，以后是 110ml/h 补液维持生理需要。由于睡眠时基础代谢降低及肾对水的调节作用，实际缺失量可能会少于此数值。

（2）手术前累计液体丢失量：部分患者术前存在非正常的体液丢失，如术前呕吐、腹泻、利尿及麻醉前的过度不显性失液，包括过度通气、发热、出汗等。理论上麻醉手术前的体液丢失量都应在麻醉前或麻醉开始初期给予补充，并采用与丢失的体液成分相近的液体，故主要选择晶体液（醋酸林格液或乳酸林格液），并根据监测结果调节 Na^+、K^+、Mg^{2+}、Ca^{2+}、HCO_3^- 的含量。如果因低血容量而导致血流动力学不稳定，应该给予胶体液。临床情况稳定的患者，可以在术前口服电解质液体治疗术前累计缺失量。而对于并发肺水肿患者不推荐使用晶体液治疗。胃肠手术患者术前肠道准备丢失的液体，则推荐采用晶体液体治疗。

（3）麻醉导致的血管扩张循环血容量减少：目前常用的麻醉药物和麻醉方法（区域阻滞麻醉和全身麻醉等）均会引起血管扩张，导致有效循环血容量减少，通常在麻醉开始即应遵循个体化的原则及时输注晶体液或胶体液，以维持有效循环血容量。一般而言，达到相同的容量效果，胶体液的用量明显少于晶体液。

但对于严重脓毒症患者麻醉手术期间不推荐采用胶体液治疗。

（4）术中失血量：手术失血主要包括红细胞和凝血因子丢失及血容量减少，需进行针对性的处理。精确评估失血量可采用称重法，切除的器官和组织则会影响失血量的估计。术中失血导致血容量减少，可输注晶体液和（或）人工胶体液维持血容量，必要时根据指征输注血液制品。在容量恢复方面人工胶体液优于晶体液，特别是在大量失血时，快速大量（＞ 4 ～ 5L）输注晶体液常导致明显组织水肿。

（5）第三间隙丢失量：手术操作可引起血浆、细胞外液和淋巴液丢失；炎症、应激、创伤状态下大量液体渗出至浆膜层或转移至细胞间隙（腹膜、肠系膜、网膜、胸膜、肠腔、腹腔、腹膜后腔和胸膜腔），这部分进入细胞间隙非功能区域内的液体视为进入"第三间隙"的液体，将减少循环血容量并加重组织水肿。术中缺氧可引起细胞肿胀，导致细胞内液体量增加，均须正确评估和对症处理。根据手术创伤的大小，第三间隙丢失量不同，应适量补充。近年来对是否需要补充第三间隙丢失及补充多少出现明显分歧，第三间隙补充量在"限制性补液治疗策略"中被视为零，在肺手术和脑外科手术中也被视为零。

3. 术中液体治疗的相关问题

（1）治疗液体的选择

① 晶体液：5% 葡萄糖溶液、电解质溶液、高张氯化钠溶液。优点是价格低、增加尿量，为"等张"液，所以主要可及时补充细胞外液和其中的电解质。缺点为扩容效率低（每 3 ～ 4ml 晶体液可补充 1ml 血浆）、效应短暂（晶体液血管内半衰期 20 ～ 30 分钟），可引起外周水肿、肺水肿。

5% 葡萄糖溶液：由于葡萄糖最终被机体代谢，生成二氧化碳和水，因此其被视为无张液体，含有大量的"自由"水，可从血管内迅速向血管外扩散至组织间，再进入细胞内。静脉输入后仅有 1/14 可保留在血管内。5% 葡萄糖溶液适合补充机体水分及配制各种低张液。应注意的是术中除新生儿和 1 岁以内婴儿以外的患儿和成人很少出现低血糖（因为紧张和应激，血糖通常会有所升高），且糖利用受限及高血糖对缺血性神经系统的不利影响都限制术中使用葡萄糖溶液。

电解质溶液：静脉输入后大部分将分布到细胞外液，仅有 1/5 可留在血管内。乳酸林格液含有与血浆相近的电解质，pH 值为 6.5，渗透浓度为 273mOsm/L，乳酸盐不能完全离子化时，渗透浓度为 255mOsm/L，成为低渗液体，故对严重颅脑损伤、脑水肿和严重肝功能受损患者不宜选用，可给予最接近血浆成分和理化特性的醋酸林格液（pH 值为 7.4，渗透浓度 294mOsm/L）。

高张氯化钠溶液：Na^+ 浓度为 250 ～ 1200mmol，高张氯化钠溶液的渗透梯度使水分从血管外间隙向血管内移动，减少细胞内水分，可减轻水肿的形成，兴奋 Na^+ 敏感系统和延髓心血管中枢，适用于烧伤和水中毒等患者，使用量通常不能超过（7.5%）4ml/kg，过量使用会因高渗透性引起溶血。

☆★☆☆

② 胶体溶液：羟乙基淀粉、琥珀明胶、胶体复方电解质溶液、人血浆白蛋白。主要适用于循环血容量严重不足的患者和麻醉期间需补充血容量的患者。胶体液的优点是维持血管内容量效率高（1ml 胶体液可补充血浆 1ml）、持续时间长、外周水肿轻；缺点为价格高、可引起凝血功能障碍或肾功能损害，还可引发过敏反应。非严重脓毒症患者，非严重肾功能损害患者，麻醉期间采用羟乙基淀粉、琥珀明胶等人工胶体液是合理和有益的。但不推荐对严重肾功能损害患者使用羟乙基淀粉溶液。

明胶由牛胶原水解而制成，改良明胶具有较好补充血容量的功效。国内常用 4% 明胶，分为琥珀明胶 [商品名佳乐施（Gelofusine）] 和尿联明胶 [商品名海脉素（Haemaccel）]，分子量约 35kDa，血浆半衰期 2 ～ 3 小时，不影响凝血的级联反应。佳乐施在体外实验显示有抗血小板作用，海脉素不影响血小板的聚集功能。明胶对肾功能影响较小，但应注意可能引起的过敏反应。最大日剂量尚无限制。

羟乙基淀粉（hydroxyethyl starch，HES）是支链淀粉经部分水解后，在其葡萄糖分子环的 C2、C3、C6 位点进行羟乙基化后的产物。体外平均分子量（70 ～ 450kDa），羟乙基取代水平和羟乙基化的模式决定其容量效能、作用时间和副作用。羟乙基淀粉主要用于补充血浆容量，应根据失血量和速度、血流动力学状态及血液稀释度决定给予的剂量和速度，HES（200/0.5）每日用量成人应不超过 33ml/kg；HES（130/0.4）每日用量成人应不超过 50ml/kg，是目前唯一能够用于儿童的人工胶体液，但 2 岁以下儿童每日用量应不超过 16ml/kg，2 ～ 12 岁儿童每日用量应不超过 36ml/kg，12 岁以上儿童剂量与成人相同。其静脉输注后能够维持相同容量的循环血容量至少达 6 小时，输注的 HES 分子量小于 60kDa 直接经肾排出，大分子量 HES 经 α - 淀粉酶分解成小分子量后逐渐经肾排出，72 小时内 65%HES 经肾排出。HES 主要的不良反应是引起凝血障碍，引起重症患者特别是脓毒症患者肾损害，甚至导致其死亡。渗透性肾衰竭是包括 HES 在内的胶体影响肾功能的病理生理学基础。任何非滤过胶体物质在血浆中的蓄积，均可能导致肾小球滤过的下降，甚至停止；当胶体液浓度较高，胶体在体内的分子量较大时，其在血浆中蓄积，导致胶体渗透压升高的危险性较大；机体脱水，静水压明显减少时，肾小球滤过明显减少，老年人、脓毒症患者和大量给予 HES 时，更易出现少尿或无尿，引起肾功能损害。HES 禁用于脓毒症和进入 ICU 的重症患者，以及有肾损伤的患者，一旦出现肾损伤要终止其使用。使用 HES 的患者应在其后 90 天内监测肾功能。如出现凝血功能障碍，须终止 HES 的使用。

胶体复方电解质溶液：长期以来，胶体溶液主要是某种胶体物质溶解在生理盐水中形成的溶液，这样，在使用胶体溶液进行液体治疗时，给予某种胶体的同时也输注了氯化钠，研究显示，如果 1 小时内输注 2L 含有生理盐水的胶体溶液，就不可避免地会出现高氯性酸血症，减少肾动脉平均血流速率，抑制肾皮质的功能，减少尿量。因此，近年来将胶体物质溶解在醋酸林格液，如 HES（130/0.4/9 ∶ 1）醋酸林格液，明显提高了 HES 注射液的安全性，在有效维持血浆容量的同时，可以避免可能出现的高氯性酸血症和对肾的不利影响，从而更好地维持酸碱平衡、维持凝血功能正常、维持肾功能、更少出现术后恶心呕吐。

人血浆白蛋白：分子量约 69kDa。从人的血浆中制备。5% 的浓度为等张溶液，25% 为高渗溶液。可将组织液的水吸入到血管内，补充血容量。快速输入 25% 的白蛋白会导致心力衰竭患者发生肺水肿。

（2）重症患者和复杂手术的液体治疗：重症患者和复杂手术患者的不良转归与输液不足或过度输液有关。术中输液不足导致有效循环血容量减少，组织器官灌注不足，器官功能受损，而过量输液则可引起组织水肿，损害患者的心、肺等脏器功能。

液体治疗的目标是维持与患者心血管功能状态匹配的循环容量，获取适宜心排血量、组织灌注和器官功能。满意的循环血容量能够保证足够的麻醉深度以对抗手术创伤对机体产生的不良影响，避免循环血容量不足。为获得适当的血压，盲目减浅麻醉，手术创伤应激导致血管极度收缩，组织灌注受损，影响器官功能。

主张对重症患者和复杂手术患者实施目标导向个体化的输液策略。输液的速度和剂量应是维持心率和收缩压不低于术前的 20%，中心静脉压（CVP）在 6 ～ 8mmHg，尿量不少于 0.5ml/（kg·h），混合静脉血氧饱和度不低于 75%，血乳酸不大于 2mmol/ml，SW 不大于 13%。

脓毒症、休克、烧伤、肠梗阻、肝衰竭、心力衰竭、多器官衰竭、颅脑损伤、成人呼吸窘迫综合征的患者及重度妊娠高血压综合征孕妇等复杂手术的液体治疗，应首先判定患者的病理生理特点，综合动态监测的结果，采用适当种类的液体，并针对术中液体的实际需要量进行积极治疗。

（3）麻醉手术前建立满意的静脉通路：满意的静脉通路是术中进行快速补充血容量的先决条件。复杂手术术前须常规建立 1 ～ 2 条满意的外周静脉通路，宜选择 18G 或 16G 留置针，必要时选择 14G 留置针，中心静脉通路应选择置入双腔或三腔中心静脉导管。

对于可能发生大出血的复杂手术或紧急大出血的病例，应经皮深静脉置入 12Fr 或 14Fr 导管，建立快速输液系统（RIS），其输液速度可达 1000 ～ 1500ml/min。快速输注的液体必须加温，以避免患者术中发生低体温；还须及时补充钙剂，避免枸橼酸中毒。在快速输注液体过程中，应严密观察，预防空气栓塞。

（二）围手术期血液保护

1. 输血与成分输血　现代医学尤其是外科学的发展，在一定程度上是在输血疗法的基础上发展起来的，但是输血可能出现感染、输血反应、免疫抑制等并发症，甚至直接危害患者生命，因此要严格掌握输血的指征，杜绝不合理用血。

输血的目的是补充血液中缺乏的某些成分，其中最主要的目的是补充红细胞，提高组织供氧能力。成分输血是指将全血中各种成分分离出来，制成一定的标准制品，根据患者病情进行选择性输注。血液制品包括浓缩红细胞、新鲜冷冻血浆、血小板和冷沉淀等。

红细胞的主要作用是与氧结合，以保证维持组织的氧供。人体对失血有一定的代偿能力，当红细胞下降到一定程度时才需给予补充。临床研究证实，手术患者在血红蛋白（Hb）100g/L 或血细胞比容（Hct）0.30 以上时可安全耐受麻醉手术，Hb < 70g/L（Hct < 0.21）必须立即输血，重症患者建议维持 Hb > 100 ～ 120g/L（Hct > 0.30）。麻醉手术中可按下述公式约测算浓缩红细胞的补充量：

浓缩红细胞补充量 =（Hct 实际值 ×55× 体重）/0.60。

不推荐没有监测血红蛋白和（或）血细胞比容情况下输注浓缩红细胞。

术中大失血所致凝血功能紊乱的处理主要是针对不同原因治疗，必要时补充一定凝血成分，以维持机体凝血功能正常。凝血因子、血小板的补充主要依靠输注新鲜冷冻血浆（FFP）、冷沉淀和血小板（PLT）。据北美洲、欧洲国家的资料，体内仅需 30% 的正常凝血因子或 5% ～ 20% 的不稳定凝血因子即可维持正常的凝血功能。但我国尚无这方面的研究资料，还需根据临床症状和监测结果及时进行对症处理。

FFP 含有血浆中所有的蛋白成分和凝血因子，其治疗适应证包括血小板明显缺少（≤ $50×10^9$/L）和血小板功能异常时，应补充浓缩血小板。出血量 > 5000ml 的大量失血补充 FFP 后，术野仍明显渗血时，应输注浓缩血小板。每单位浓缩血小板可使血小板增加（7.5 ～ 10）× 10^9/L。

冷沉淀主要含有Ⅷ 因子、ⅩⅢ 因子、血管性血友病因子(vWF)和纤维蛋白原。一个单位 FFP 可分离出一个单位冷沉淀，不需行 ABO 配型，溶解后立即使用。一个单位冷沉淀约含250mg 纤维蛋白原，使用 20U 冷沉淀可使纤维蛋白原严重缺乏患者恢复到必需水平。

大量输血（MBT）的处理：大量输血的定义为 3 小时内输入相当于全身血容量 50% 以上的血制品或输血量 > 150ml／min，常见于严重创伤、复杂心血管手术、产科急诊手术及原位肝移植手术等危重情况。大量输血可导致凝血功能异常、低体温、严重酸中毒。大量出血时，应积极维持正常血容量，维持 Hb > 70g/L，确保患者的组织氧供正常，并及时补充 FFP、浓缩血小板或冷沉淀，同时注意补充 Ca^{2+}，维持正常的凝血机制。

2. 自体输血　是指将患者预先采集储存的血液或血液成分，输回体内的一种输血方法。它的优点在于安全、节约血资源，反复小量放血还可刺激骨髓的造血功能，对于特殊血型患者，避免了找血源的困难。

自体输血的主要方式包括术前预存输血、急性血液稀释自身输血、血液回收。

六、围手术期体温管理

体温是重要的生命体征，体温监测是临床常规的监测项目。除疾病对体温的影响外，手术麻醉期间多种因素均可影响体温，如术前用药抑制汗腺分泌、麻醉药物对体温中枢的影响、手术室环境温度、手术敷料覆盖、大量输血输液、术中并发恶性高热、甲状腺危象等，均可使体温发生变化，而危重患者通过动态监测中心温度与皮肤温度的梯度差，可判断末梢循环状态是否改变，休克是否纠正。因此，体温监测对判断病情及指导治疗，以及确保患者安全具有重要的意义。

（一）体温监测的方法和部位

现在常用的体温监测设备有玻璃内贡温度计和电子温度计，在围手术期电子温度计已经广泛使用。测量体温部位可分为中心和体表两部分，其中机体内部的温度称为中心温度，机体内部因血液循环丰富，受环境因素影响小，故机体内部的温度较为准确。而体表各部位的温度温差很大，应测 10 个点取平均值，仍具有临床意义。在临床工作中应注意依据病情选择不同的监测部位，同时也应注意由于监测部位不同，体温数据的临床意义也不相同。围手术期常使用的体温监测部位有口腔、鼻咽、鼓膜、直肠、食管、腋窝、皮肤等其他部位。

1. 口腔温度　口腔温度测定部位为舌下，正常值为 37.2 ～ 38.0℃，张口呼吸可使其降低。

2. 鼻咽温度与鼓膜温度　测量部位分别为鼻咽和鼓膜，测量部位接近颅内，反映脑的温度，且此温度随血液变化迅速，是目前测量中心温度较为准确的部位。但在放置探头时应避免损伤。

3. 直肠温度与食管温度　这两部位的体温测定均与探头置入深度有关。直肠温度监测探头置入深度小儿为 2 ～ 3cm，成人为 6 ～ 8cm，直肠温度反映腹腔温度，在体温迅速改变时（如体外循环降温和复温）变化较慢。食管温度探头的理想放置部位为食管下 1/3 处，位置邻近心房，测量的温度可反映心脏和主动脉血温度，对体温迅速变化反应敏感，适用于体外循环期间使用。

4. 腋窝温度和皮肤其他部位　腋窝是临床常用的测量体温部位，因其靠近腋动脉，因此测得的温度接近于中心温度，其正常值范围低于口腔温度，为 36.0 ～ 36.7℃。其他部位的皮肤温度的监测可以反映所测区域外周灌注情况，在临床上依据需要选用。

（二）体温监测的临床意义及处理

人体体温保持恒定有赖于自主性的体温调节和有意识的行为，以此来适应

☆☆☆☆

周围环境。自主性体温调节是在下丘脑体温调节中枢的控制下，通过神经体液因素调节产能和散热的过程，从而维持体温恒定。围手术期患者由于体温调节功能紊乱、内环境的改变均可导致体温过高或过低。

一般认为，腋下体温大于37.0℃，或口腔温度大于37.5℃，即认为患者体温升高。常见的原因为感染性疾病和非感染性疾病。围手术期感染性疾病导致发热可由各种病原体引起，诱因明确，容易预测和处理。而非感染性疾病诱发的发热容易被忽视，早期诊断有赖于常规的体温监测。围手术期常见诱因包括输血反应、药物热、甲状腺功能亢进、重度失水、脑科手术、二氧化碳严重蓄积、恶性高热等，婴幼儿还要注意由于覆盖物太多和保温措施本身造成的体温过高。围手术期体温升高的处理，首先应明确病因，积极纠正诱因，然后积极对症处理。体温升高以物理降温的方法为主，包括降低室温、大动脉处放置冰袋，紧急情况下也可采用冰盐水灌肠；同时应注意由于体温升高造成的水、电解质紊乱，积极补充纠正，液体治疗以晶体液为主。

中心温度低于35.0℃称为体温过低。老年患者、婴幼儿、危重病患者自身调节功能较弱，是围手术期体温降低的高发人群；而环境温度过低、长时间胸腹部手术、大量液体丧失、脑科疾病及甲状腺功能低下等会引起体温进一步下降。低体温对于机体极为不利，可诱发和加重疾病，应予以高度重视。对于高发人群的手术麻醉应常规进行体温监测。低体温的处理重在预防，避免环境温度过低，输血输液及冲洗液体应加热，采用主动保温装置如加温毯等，同时应注意低体温会造成严重的循环抑制，应积极采取支持治疗。

低温治疗是使用人工的方法提供理疗设施，以求达到降低机体代谢，保持和延缓机体细胞活力的目的。围手术期低温治疗用于体外循环转流期间的脑保护和心脏停搏等意外事件发生时的脑保护。

（郭隽英）

第二节　麻醉分类与麻醉技术

一、麻醉分类

根据麻醉药物作用的部位，将麻醉主要分为全身麻醉、局部麻醉、椎管内麻醉和周围神经阻滞。麻醉方式的选择取决于患者的病情、手术方法、麻醉设备。

（一）全身麻醉

麻醉药物经呼吸道吸入、静脉注射、肌内注射进入人体，产生中枢神经系统的抑制，表现为意识丧失、感觉丧失、遗忘、反射抑制和一定程度的肌肉松弛，这种方法称为全身麻醉。麻醉药物对中枢神经系统的抑制与血药浓度呈剂量依赖性，并且可控。这种抑制作用是可逆的，当全身麻醉的药物经体内代谢或排出后，患者的神志、感觉、反射、肌力逐渐恢复。为了确保安全，全身麻醉时一般都要求建立人工气道。对于短小手术、容易保持气道通畅者，也可不建立人工气道。由于不建立人工气道的全身麻醉患者气道的通畅性没有保障，且不易实施有效的人工通气，因此可能更危险。全身麻醉不等同于普通的睡眠，全身麻醉对于中枢神经系统、呼吸系统、循环系统及机体对伤害性刺激的反应等均产生不同程度的抑制，故全身麻醉患者需要严密监测生命体征，维持基本的组织器官代谢和功能。

（二）局部麻醉

局部麻醉是指用局部麻醉药暂时阻断身体某一区域的神经传导的麻醉方式。感觉神经被阻滞时，产生局部痛觉和感觉的减弱或消失；运动神经被阻滞时，产生肌肉运动减弱或完全松弛，这种阻滞是暂时的、完全可逆的。狭义的局部麻醉包括表面麻醉、局部浸润麻醉、区域阻滞和静脉局部麻醉。广义的局部麻醉还包括椎管内麻醉和周围神经阻滞。

1. **表面麻醉**　将渗透作用强的局部麻醉药与皮肤黏膜表面接触，使其透过皮肤黏膜而阻滞其下方的神经末梢产生无痛的方法称为表面麻醉。表面麻醉多用于眼、鼻腔、咽喉、气管、尿道等处的浅表手术或内镜检查。

2. **局部浸润麻醉**　将局部麻醉药沿手术切口分层注射至手术区的组织内，阻滞组织内的神经末梢，称为局部浸润麻醉。注入组织的局部麻醉药物需要有一定的容积，使其在组织内形成张力性浸润，以增强麻醉效果。感染及肿瘤部位不宜使用局部浸润麻醉。

3. **区域阻滞**　围绕手术区，在其四周和基底部注射局部麻醉药物，暂时阻滞进入手术区的神经纤维传导，称为区域阻滞。主要优点在于避免穿刺病理组织。

4. **静脉局部麻醉**　是指在肢体近端安置止血带，由肢体远端静脉注入局部麻醉药，局部麻醉药从外周血管床弥散至伴行神经，阻滞止血带以下部位肢体的麻醉方法。主要用于成人上肢或下肢的手术，手术时间一般不超过 45 分钟。合并有肢体缺血性疾病的患者不宜使用此方法。

（三）椎管内麻醉

椎管内麻醉包括硬膜外麻醉、蛛网膜下腔麻醉（简称腰麻）、腰硬联合麻醉、骶管麻醉。

1. **硬膜外麻醉**　是将局部麻醉药物注入硬膜外间隙，暂时阻断脊神经传导的方法。所需的药量和容积较大，可反复追加药物。

2. **蛛网膜下腔麻醉（腰麻）**　是将局部麻醉药物注入蛛网膜下间隙，暂时阻断脊神经传导的方法，所需的药量和剂量较小，但能使运动和感觉神经阻滞

☆☆☆☆

完善，效果确切。

3. 腰硬联合麻醉　蛛网膜下腔和硬膜外联合阻滞，简称腰硬联合麻醉。

4. 骶管麻醉　经骶裂孔穿刺，将局部麻醉药物注入骶管腔内以阻滞骶神经的传导，属于硬膜外阻滞。

（四）周围神经阻滞

周围神经阻滞是指将局部麻醉药物注射到周围神经干（丛）附近，通过暂时阻断神经冲动的传导，使该神经所支配的区域达到无痛的方法。由于神经干（丛）是混合性的，所以阻滞部位除了感觉神经被阻滞，运动神经和自主神经也不同程度地被阻滞。

常用的神经阻滞有颈神经丛阻滞、臂神经丛阻滞、腰神经丛阻滞、椎旁神经阻滞、肋间神经阻滞、股神经阻滞、坐骨神经阻滞、腘窝神经阻滞、尺神经阻滞、腹横肌平面阻滞、髂筋膜阻滞等。

神经定位的方法：异感定位、神经刺激仪定位、超声定位。

二、麻醉前评估与准备

麻醉前评估和准备的主要目的是减轻患者焦虑，降低围手术期并发症的发生率和死亡率。术前 30 天内需完成病史的采集和体格检查，了解患者需进行手术治疗的外科疾病和其他系统疾病，制订围手术期手术麻醉方案，取得患者及其家属的知情同意。

（一）病史采集

先回顾病历再访视患者，可以消除患者的疑虑。

1. 外科疾病　了解现有外科疾病的现病史，诊断和治疗方案及疗效，患者的生命体征和液体平衡。

2. 并存疾病　可能会增加手术麻醉的风险，注意病情的变化和治疗的方案及效果，必要时请相关科室会诊。

3. 列出所有的用药和剂量方案　注意特殊用药对手术麻醉的影响，包括抗高血压药、抗心绞痛药、抗心律失常药、抗凝药、抗惊厥药、抗精神病药、内分泌系统用药等。对使用特殊药物的患者，应与相关科室根据患者的病情共同讨论，权衡利弊来决定是否继续使用。

4. 变态反应和药物反应

（1）变态反应：用药后出现皮肤黏膜的红肿或气道的痉挛甚至休克，应考虑为变态反应。

① 抗生素：最常见的诱因，尤其是磺胺类、青霉素类、头孢类。

② 食物：对蛋黄、豆油等过敏的患者应避免使用丙泊酚。

③ 局部麻醉药物：酰胺类局部麻醉药很少引起变态反应，酯类局部麻醉药

（普鲁卡因）易发生过敏反应。

④ 含碘制剂：注意对含碘消毒剂过敏的患者避免使用含碘注射剂。

⑤ 乳胶制品：对香蕉、鳄梨、栗子、杏子、猕猴桃、番茄、葡萄、芹菜、木瓜等过敏的患者，经常接触乳胶制品的患者，肢体萎缩、脊柱裂的患者，接触乳胶制品后可能会发生交叉过敏反应。

（2）不良反应和副作用

① 氟烷和琥珀胆碱：应特别注意可能会发生恶性高热、氟烷性肝炎、术后肌肉阻滞恢复延迟。

② 麻醉性镇痛药：可致眩晕、恶心、呕吐、皮肤瘙痒。

③ 麻醉性镇静药：可致嗜睡、眩晕。

④ 抗胆碱药：可致视物模糊、口干、眩晕、发热。

（3）药物相互作用：使用单胺氧化酶抑制剂的患者合用哌替啶后会诱发高血压危象，硫喷妥钠可诱发致命的急性间歇性卟啉症，某些药物可延长肌肉松弛药的作用时间。

5. 麻醉史　回顾既往的麻醉记录单，询问患者，包括和患者有血缘关系的家属既往对麻醉药物的反应，有无术中和术后的不适、并发症或其他特殊情况等。

（1）术前用药、麻醉药的种类和反应。

（2）开放静脉通路和有创监测的类型及过程是否顺利。

（3）机械通气的相关内容：面罩通气的难易程度、困难气道的证据、通气和插管的方法、麻醉喉镜片的大小和类型、喉镜下声门显露的情况、气管导管的型号和放置的深度、牙齿有无损伤、颞下颌关节有无脱位。

（4）围手术期并发症：药物不良反应、术中知晓、术后难治性恶心呕吐、声音嘶哑、寒战、循环和呼吸不稳定、心肌梗死或充血性心力衰竭、非计划进入 ICU、苏醒延迟、需要再次气管插管、小儿喉痉挛。

（5）术中和术后麻醉性镇痛药的用量。

6. 手术史　既往手术可能增加此次手术麻醉的风险和难度，影响麻醉方式的选择。例如，有脊柱手术史的患者不能在原手术切口使用椎管内麻醉或术后镇痛。

7. 个人史

（1）烟酒史：吸烟和饮酒的时间、量等。

（2）药物史：有无滥用兴奋剂、迷幻剂、苯二氮䓬类、阿片类等药物。

（3）妊娠：育龄期女性应询问末次月经时间，确定是否妊娠，麻醉药物、术前用药可能致畸或致流产。

8. 家族史　家族成员中出现麻醉后不良反应的患者应高度注意，特别注意家族中有无恶性高热的成员。

☆ ☆ ☆ ☆

（二）体格检查

体格检查应该全面而有重点，重点检查生命体征、气道、心、肺、神经系统。当实施区域阻滞时，应仔细检查脊柱和四肢的情况。

1. 生命体征和一般情况

（1）身高、体重及生命体征。

（2）总的外观：如虚弱、肥胖、体形和实际年龄是否相符。

（3）精神功能分级：如觉醒、定向力、能否配合等。

（4）疼痛部位的定位。

2. 气道评估

（1）张口度。

（2）Mallampati 分级。

（3）甲颏距离。

（4）颈部活动度：注意前屈、后仰、旋转的范围。

（5）牙齿：有无松动、义齿、缺损。

（6）气管：有无移位，气管旁是否存在颈部包块。

（7）胡须：长胡须和络腮胡子都会影响面罩通气的气密性。

3. 心脏　心率、心律、心音、杂音。

4. 肺脏　听诊有无喘鸣、干湿啰音、鼾声，观察胸廓是否对称、呼吸动度、呼吸是否顺畅，有无呼吸困难。

5. 腹部　注意有无腹胀、腹水、腹部包块，此类患者最易发生反流误吸和限制性通气障碍。

6. 脊柱四肢　是否有肌肉萎缩、肌无力、杵状指、发绀、皮肤缺损和感染、瘀斑、紫癜。

7. 神经系统　意识状态、认知功能、脑神经功能、周围神经的运动感觉功能。

8. 血管　颈静脉怒张、颈动脉杂音、评估建立静脉通路的条件。

（三）辅助检查

应当在患者的病情和手术类型的基础上有选择地进行。

1. 血常规。

2. 凝血功能。

3. 血小板功能。

4. 血生化：肾衰竭的患者，接受补钾治疗的患者，应用利尿药、地高辛、类固醇激素治疗的患者，慢性肾病、心血管疾病、肝病、颅内疾病、糖尿病患者。

5. 心电图：有心血管病史的患者，有心血管症状的患者，病态肥胖、年龄＞50岁或年龄＜50岁有缺血性心脏病风险的患者，年龄＞20岁的糖尿病患者。

6. 早孕检查：孕龄期未行绝育手术的女性。

7. X 线检查：年龄超过 50 岁的患者，有心肺疾病或有肺功能不全但缺乏 1 年内的 X 线片检查结果的患者，既往有心肺疾病且此次手术危险性高的患者。

8. 肺功能检查：可评估肺部疾病的严重程度。

（四）各系统评估

1. 全身一般情况（表 4-1）

表 4-1　ASA 身体状态分级系统（2014）

分级	定义	举例（包含，但不局限于下列例子）
ASA Ⅰ	健康的患者	健康、不吸烟、不饮酒或少量饮酒
ASA Ⅱ	轻度系统病变的患者	轻度系统病变（无功能受限），包括吸烟，应酬性饮酒，妊娠，肥胖（$30 < BMI < 40$），控制良好的糖尿病、高血压、轻度的肺部疾病
ASA Ⅲ	严重系统病变的患者	功能受限，一个或多个中到重度的系统疾病：未控制的糖尿病、高血压，慢性阻塞性肺疾病，病态肥胖（$BMI > 40$），活动性肝炎，酒精依赖、酗酒，置入起搏器，中度的射血分数减少，规律透析的终末期肾病，早产儿（孕龄 < 60 周），陈旧性的心肌梗死（> 3 个月），脑血管意外，短暂的脑缺血发作，冠心病、支架置入
ASA Ⅳ	生命经常受到疾病威胁的患者	近期的心肌梗死（< 3 个月），脑血管意外，短暂的脑缺血发作，冠心病、支架置入，心肌缺血持续发作，严重的瓣膜疾病，严重的射血分数减少，败血症，DIC，急性呼吸窘迫综合征，未规律透析的终末期肾病
ASA Ⅴ	只有手术可以挽救的濒死患者	胸、腹主动脉瘤，严重创伤，占位效应的颅内出血，缺血性肠病合并心肌损害或多器官、系统功能障碍
ASA Ⅵ	捐献器官的脑死亡患者	

分级前加 E 表明是急诊手术

急诊是指延迟手术会导致死亡或功能障碍

2. 心血管系统

（1）接受非心脏手术的冠心病患者存在因缺血性心脏事件而引起的围手术期并发症及死亡风险（表 4-2）。

⭐⭐☆☆

表 4-2　非心脏手术的冠心病患者心脏风险分级

心脏风险分级 *	非心脏手术类型
高心脏风险（* 常＞ 5%）	急诊大手术，尤其是老年患者
	大动脉或其他大血管手术
	周围血管手术
	非预期的手术时间延长合并有大量液体转移和（或）失血
中等心脏风险（* 一般＜ 5%）	颈动脉内膜剥脱术
	头颈部手术
	腹腔内及胸腔内手术
	骨科手术
	前列腺手术
低心脏风险 +（* 一般＜ 1%）	内镜手术
	浅表手术
	白内障手术
	乳腺手术

* 指心源性死亡及非致死性心肌梗死的并发症发生率
+ 指这些手术通常不需要进一步的围手术期心脏评估

　（2）围手术期心脏事件，如心肌梗死、不稳定型心绞痛、充血性心力衰竭及心律失常等，是导致围手术期死亡的首要原因（表 4-3）。

表 4-3　潜在的心血管疾病患者的心脏风险指征

心脏风险程度	临床指征
高危	不稳定冠脉综合征
	30 天内的心肌梗死
	不稳定或严重的心绞痛
	久坐患者的稳定型心绞痛
	失代偿的慢性心力衰竭
	明显的心律失常
	严重的房室传导阻滞
	合并有潜在的心脏疾病的有症状的室性心律失常
	心室率未控制的室上性心律失常
	严重的瓣膜疾病

续表

心脏风险程度	临床指征
中危	轻微的心绞痛
	既往心肌梗死或病理性 Q 波
	代偿性或既往慢性心力衰竭
	糖尿病
低危	高龄
	异常心电图（左心室高电压、左束支传导阻滞、ST-T 异常）
	非窦性心律（心房颤动）
	低功能储备
	卒中病史
	未控制的系统性高血压病

（3）功能储备可以通过 MET（代谢当量）值来表示：一个 MET 表示静息状态下的氧耗；当活动耐量＜ 4 个 MET 时，定义为功能储备差（表 4-4）。

表 4-4　评估不同活动需要的能量值

代谢当量（MET）	活动
1	您能否照顾自己
	您能否自己吃饭、穿衣及如厕
	您能否在室内活动
	您能否以 2 ～ 3 英里 / 小时的速度在平地行走 1 ～ 2 个街区
4	您能否做一些轻的家务活，如抹灰或洗盘子
	您能否爬上一段阶梯或步行上山
	您能否以 4 英里 / 小时的速度在平地上行走
	您能否做短距离的跑步
	您能否做一些重的家务活，如擦地或搬动重家具
	您能否参与一些缓和的休闲活动，如高尔夫、保龄球、跳舞、网球双打或投篮、踢球
＞ 10	您能否参与激烈的运动，如游泳、网球单打、足球、篮球、滑雪

（4）为了进一步诊治，有时心脏科会诊是必要的

① 运动负荷试验可以评估功能储备、心电图改变及血流动力学反应（表 4-5）。

☆☆☆☆

表 4-5　踏车试验反映了严重多支病变和（或）左主干冠脉疾病的先兆

心电图变化

　　ST 段改变

　　弓背向下

　　抬高

　　ST 段压低 2.5mm

　　在心率较低（120 ～ 130 次 / 分）情况下发生严重的室性心律失常

　　缺血性 ST 段压低或抬高的早期发生（最初 3 分钟）

　　缺血性 ST 段压低的试验后恢复期延长（≥ 8 分钟）

非心电图的诊断标准

　　达到心率过低（≤ 120 次 / 分）

　　低血压 *（收缩压下降≥ 10mmHg）

　　舒张压升高（≥ 110 ～ 120mmHg）

　　达到心率 – 压力乘积过低（≤ 15 000）

　　无法测试超过 3 分钟

* 指未服用抗高血压药或无任何原因导致的低血容量

② 心肌核素显像以评估心肌灌注、梗死及功能。

③ 超声心动图。

3. 呼吸系统

（1）哮喘

① 在术前 4 周内加重或新发作喘鸣的患者，可能需要推迟择期手术。

② 哮喘控制不良的患者术前需联系呼吸科医师以改善其情况。

③ 相关病史：吸入性药物的使用频率、近期是否发生过喘鸣、多久需要因喘鸣去急诊或住院、是否曾使用类固醇药物、是否因哮喘而行气管插管。

（2）慢性阻塞性肺疾病（COPD）

① 慢性阻塞性肺疾病是麻醉中最常遇到的肺部异常。

② 相关病史：①是否使用辅助氧疗、量是多少；②吸烟史是怎样的；③是否感到气短；④呼吸困难有无加重；⑤是否有连续 3 个月咳嗽并咳痰；⑥近期的痰量是否有所增加？

③ 术前 COPD 控制：戒烟至少 2 个月；支气管扩张疗法（吸入 β₂肾上腺素受体激动剂、糖皮质激素、溴化异丙托铵）；合并慢性支气管炎加重的患者可能需要抗生素；参考呼吸科医师的意见以改善呼吸状态。

（3）吸烟

① 患者插管时可能有喘鸣。

② 因为分泌物而有更高的肺不张风险。

③ 术后咳嗽增加。

④ 相关病史：吸烟的量及时间，最近是否仍吸烟，今天是否仍吸烟，是否有慢性、活动性咳嗽，是否有痰。

⑤ 术前吸烟者的控制：减少或停止吸烟至少 2 个月。

（4）上呼吸道感染

① 可能增加黏液阻塞、肺不张。

② 无发热、无鼻塞、肺功能良好的患者，可行全身麻醉。

③ 若合并以下情况，手术需推迟：①脓性鼻涕；②咳嗽咳痰；③发热；④鼾音、喘鸣或明显哮喘病史。

（5）阻塞性睡眠呼吸暂停（OSA）

① 气道塌陷、对镇静药敏感、麻醉药对气道影响的风险增加。

② 术前应仔细评估 OSA 的严重程度以预测术中管理方式及预留 ICU 床位。

③ 相关病史：是否打鼾，白天是否嗜睡；睡眠期间有无呼吸暂停，睡眠中有无呼吸困难，是否经常从睡眠中醒过来，是否做过睡眠呼吸监测、结果如何；若曾确诊过 OSA 则需评估轻度或重度、是否使用 CPAP 或 BiPAP。

④ 体格检查可能出现：BMI 增加、颈围增加、软腭不可见、舌大、扁桃体肥大。

⑤ 儿童 OSA 的生理学指标与成人不同。

⑥ 术前控制：可考虑术前开始 CPAP；对于使用 CPAP 反应不佳的患者可考虑使用负性吸入正压通气；根据术式和术后阿片类药物的使用，可预约 ICU。

⑦ 合并肺部疾病患者所需的辅助检查

a. 胸片：疑有肺部感染，有喘鸣音或捻发音，或有肺功能不全。

b. 动脉血气分析：对于严重的 OSA 患者，拟行急诊手术且合并哮喘的患者，以确定通气、氧合、二氧化碳潴留的情况。

c. 肺功能试验：肺部症状体征明显的患者。

d. 睡眠呼吸监测。

4. 中枢神经系统

（1）癫痫

① 苯二氮䓬类药物可明显提高癫痫发作的阈值。

② 七氟醚可诱发癫痫发作，在癫痫患者身上应小心使用。

③ 相关病史

a. 最近一次癫痫发作的时间。

b. 在近期的治疗方案下癫痫控制的情况。

c. 若患者使用苯妥英、卡马西平、苯巴比妥，应检查药物的血药浓度；尤其是考虑药物中毒或癫痫控制不佳时。

（2）重症肌无力

① 肌肉松弛药物可致重症肌无力患者术后需要继续机械通气。

☆ ☆ ☆ ☆

② 相关病史

a.近期是否发作。

b.哪些肌群受累。

c.呼吸情况。

d.在近期的治疗方案下症状控制的情况。

③ 肌力减弱的体征

a.眼肌：上睑下垂；复视。

b.延髓肌：构音困难；咀嚼及吞咽困难；颈肩部的近端肌肉无力；呼吸肌无力。

c.血浆交换及静脉注射免疫球蛋白的指征是术前呼吸及口咽肌群受累的患者。

（3）帕金森病

① 避免使用吩噻嗪类、苯丁酮类（氟哌利多）及甲氧氯普胺，因其抗多巴胺活性可能致患者症状加重。

② 相关病史

a.症状情况。

b.在目前的治疗方案下症状控制的情况。

（4）多发硬化

① 手术及麻醉的应激可能加重多发硬化患者的症状，或使他们的基础功能水平较术前降低。

② 在多发硬化加重的情况下，应避免行择期手术。

（5）脑血管病

① 脑血管病患者存在脑血管事件的风险。

② 术前及围手术期的最佳血压控制是必要的。

③ 相关病史

a.是否曾有卒中或短暂性脑缺血发作（TIA）。

b.卒中是哪种类型的。

c.是否有神经障碍。

d.是否应用抗凝药。

e.最近一次使用抗凝药的时间。

f.血压控制情况。

④ 脑血管病患者应当检查颈动脉杂音是否存在。

⑤ 对于梗死性疾病的患者，如有卒中或短暂性脑缺血发作病史，应行颈动脉超声检查。

⑥ 对于有卒中或短暂性脑缺血发作病史，同时应用抗凝治疗的患者应检查凝血功能。

（6）颅内肿瘤和（或）颅内压升高。

① 相关病史

a. 最近是否有头痛和（或）癫痫发作。

b. 认知功能是否有改变。

c. 有无新发的神经功能障碍。

d. 有无颅内压升高的症状（体征）。

e. 有无人格的改变或意识水平的改变。

f. 有无呼吸模式的改变。

g. 有无行分流术。

② 合并有颅内肿瘤的患者的 CT 及 MRI 扫描及报告，以评估可能存在的颅内高压。

（7）其他

① 脊髓损伤，卒中，智力减退。

② 慢性疼痛，神经病理性疼痛，感觉异常。

③ 肌病，肌萎缩。

④ 晕厥。

⑤ 听力或视力缺损。

⑥ 眩晕 / 运动病，术后易发生恶心呕吐。

5. 肾

（1）我国慢性肾病的发生率约为 10.8%，如肾功能障碍则将增加并发症的发生率及死亡率。

（2）急性肾衰竭

① 定义：血清肌酐 48 小时内上升 ≥ 0.3mg/dl 或血肌酐 7 天内上升 ≥ 50%，或尿量持续 < 0.5ml/（kg•h）超过 6 小时。

② 肌酐清除率是评估剩余肾功能水平的最优方案。

③ 术后肾功能不全与消化道出血、呼吸系统感染及败血症相关。

④ 急性肾功能不全的病因：肾前性、肾性、肾后性。肾前性最常见的原因是循环血容量降低或心功能降低或低血压，早期纠正病因可使肾功能恢复，但是持续低灌注可造成肾损害。肾性最常见的原因是急性缺血性肾小管坏死，其他原因如中毒、急性肾小球肾炎、间质性肾炎。肾后性见于梗阻性病变，如肾结石、神经源性膀胱、前列腺疾病及肿瘤等。

⑤ 肾功能不全或衰竭的表现：血容量过高、高血压、外周水肿、钾潴留、药物排出障碍。

（3）慢性肾病

① 慢性肾病的原因：高血压、糖尿病、慢性肾小球肾炎、小管间质性肾病、肾血管疾病、多囊肾。

② 慢性肾病的临床特征

☆ ☆ ☆ ☆

a. 心脏：血容量过高、高血压、慢性心力衰竭、水肿、加速动脉粥样硬化、冠状动脉疾病、心包炎及心包积液。

b. 代谢：高钾血症、高镁血症、低钠血症、低钙血症、高磷血症、代谢性酸中毒、葡萄糖不耐受、高三酰甘油血症。

c. 血液：慢性贫血、血小板功能障碍。

d. 胃肠：胃容量及酸性产物增加、胃排空延迟、恶心呕吐、消化性溃疡。

e. 神经系统：神志改变、脑病、水肿、周围及自主神经系统病变。

f. 感染：易感性增加。

③ 慢性肾病的症状：多尿、多饮、排尿困难、少尿、水肿、呼吸困难。注意将患者安排在透析治疗后一日进行择期手术。

(4) 体格检查

① 耐心评估动静脉瘘（检查震颤或传导是否存在）。

② 静脉通路的建立及血压的测量应在动静脉瘘的对侧肢体进行。

(5) 实验室检查

① 尿及血清的检查：以确定肾前性、肾性、肾后性的病因。

② 尿液检查（除非患者无尿）

a. 因肾病导致的异常结果表现为蛋白尿、脓尿、血尿、管型尿及异常比重尿。

b. 尿电解质、渗透压及尿肌酐水平提示血容量状态及肾浓缩能力，并可用于鉴别肾前性及肾性疾病。

③ 血尿素氮（BUN）是肾小球滤过率一个不敏感指标，因为其易受到容量状态、心排血量、节食及体质的影响。血尿素氮/血肌酐的比值正常为 (10 ～ 20) ：1；血尿素氮不成比例的增高常受到血容量过低、低心排血量、消化道出血或类固醇药物的影响。

④ 血肌酐水平通常在 0.6 ～ 1.2mg/dl，但是受到患者骨骼肌容量及活动水平的影响，肌酐清除率可用于评估肾小球滤过率，并且提供了对肾储备的最佳评估手段（正常值 80 ～ 120ml/min）。

⑤ 除非是严重的肾衰竭，血清 Na^+、K^+、Cl^- 及 HCO_3^- 浓度应保持正常。钠分次排泄率（FENa）的计算可以用于鉴别由肾前性因素导致的肾功能紊乱。

$$FENa=[（尿钠 × 血肌酐）÷（血钠 × 尿肌酐）]×100\%$$

FENa（%）< 1，提示肾前性疾病。

FENa（%）> 2，提示肾性疾病。

对于使用利尿药的患者，该方法不成立。当血清 Na^+ 浓度 > 150mmol/L 或 K^+ 浓度 > 5.9mmol/L 时，应仔细评估择期手术的风险与收益。

⑥ 血液学检查可能显示贫血及凝血异常。

⑦ 心电图可以提示心肌缺血、梗死；心包炎及电解质紊乱。

⑧ X 线片：可显示液体超负荷、心包积液、感染、尿毒症肺病或心影增大。

（6）肾病患者的最优选择：行血液透析的患者应在术前安排一次透析；若患者应用连续性肾脏替代治疗（CRRT），在手术过程中是否继续 CRRT 治疗应当基于应用 CRRT 的原因、手术时间的长短、手术的类型；大部分患者可以耐受 CRRT 在术前中断并于术后恢复；大手术或时间很长的手术可能需要术中 CRRT。

6. 内分泌系统

（1）糖尿病：围手术期最常遇见的是内分泌功能紊乱。由于各类应激激素的释放，血糖水平在术中及术后常升高，围手术期血糖水平的控制对伤口的愈合和减少感染至关重要。在相关病史方面需要了解患者是否曾诊断过糖尿病的并发症（如眼、肾、手足的感觉障碍），在目前的治疗方案下，血糖的控制情况，是否有胃食管反流病或胃灼热，合并有高血糖的 1 型糖尿病患者可能发生以活动受限为表现的关节综合征。在麻醉时，糖尿病患者易表现出血流动力学不稳，如需要升压药的低血压、阿托品无效的心动过缓等。年龄＞20 岁的糖尿病患者，麻醉前应行 ECG 检查。若术前 ECG 检查示 ST-T 异常，无症状的心肌缺血及心肌梗死的发生率升高。糖尿病患者在术前及术后都应立即测定其血糖水平，在术前也可测定糖化血红蛋白水平。在评估肾灌注不足的程度时，血尿素氮及血肌酐的水平有一定的提示。

（2）肾上腺皮质功能紊乱或慢性类固醇类药物治疗史：在过去的 6～12 个月中，因各类不同的非内分泌紊乱治疗而使用类固醇类药物＞1 个月的患者，在术中可能需要静脉使用"应激剂量"的类固醇类药物。对于时间短、创伤小的手术，继续口服日常剂量的类固醇激素就足够了。真性肾上腺功能减退的患者术前必须接受糖皮质激素的补充治疗和（或）盐皮质激素的替代治疗。氢化可的松最常规的用法是术前 50～100mg，根据手术应激大小，术后 1～3 天 100mg，每 8 小时 1 次。血生化检查可提示患者合并有肾上腺功能紊乱。由于糖皮质激素的盐皮质激素活性，库欣综合征患者可合并有低钾代谢性酸中毒。

（3）甲状腺功能障碍：该类患者应当推迟择期手术，通过药物治疗直至患者的临床及血液检查均显示甲状腺功能正常。甲状腺功能不全患者采集相关病史见表 4-6。

表 4-6　甲状腺功能不全患者的相关病史询问

甲亢患者	甲减患者
心动过速	心动过缓
体重下降	体重增加
怕热	怕冷
肌无力	肌疲劳
腹泻	便秘
反射亢进	反射减低
焦虑	昏睡
震颤或感到紧张	抑郁

合并有气道压迫的巨大甲状腺肿增加了困难气道的风险。需要胸部 X 线片或胸部 CT 以确定是否有气道受压。合并有甲状腺功能不足的患者，复查其TSH，总 T_3、T_4，以及游离 T_3、T_4 水平，以确定是否需要进行药物治疗。术前这些结果都应是正常的。甲亢患者应行心电图检查，以评估是否合并窦性心动过速或心房颤动，而甲状腺功能减退的患者则合并心动过缓或交界性心律。

7. 肝

(1) 对酗酒的患者，应考虑到酒精性心肌病的可能。

(2) 风险评估（表 4-7）。

表 4-7　改良的 Child-Pugh 评分系统

参数	改良的 Child-Pugh 评分分值		
	1	2	3
白蛋白（mg/dl）	> 3.5	2.8 ～ 3.5	< 2.8
凝血酶原时间延长秒数	< 4	4 ～ 6	> 6
胆红素（mg/dl）*	< 2	2 ～ 3	> 3
腹水	无	轻度	中度～重度
脑病	无	Ⅰ～Ⅱ级	Ⅲ～Ⅳ级

* 针对胆汁淤积性疾病（如原发性胆汁性肝硬化），胆红素水平与肝功能受损的程度不一致，故采用一个变通的计算方法：在这些情况下，胆红素水平 < 4mg/dl 为 1 分，4 ～ 10mg/dl 为 2 分，> 10mg/dl 为 3 分（表 4-8）

表 4-8　胆汁淤积性疾病评分系统

总分	分级	1 年生存率	2 年生存率
5 ～ 6	A	100%	85%
7 ～ 9	B	81%	57%
10 ～ 15	C	45%	35%

(3) 相关病史

① 黄疸、瘙痒、全身乏力、食欲减退、出血倾向。

② 肝炎或肝硬化的病史。

③ 药物、酒精、肝炎病毒的暴露史。

(4) 体格检查

① 寻找肝病的特征性表现：肝大、脾大、黄疸、巩膜黄染、腹水、外周水肿、蜘蛛痣、睾丸萎缩、海蛇头、痔疮、扑翼样震颤、男性乳腺发育、消瘦。

② 关注因肝功能障碍而导致的其他系统受累。

(5) 实验室检查：肝功能，血清胆红素、白蛋白、总蛋白、凝血酶原时间；

肝酶学检查；血液学检查；肝炎标志物检查；心肺肾的评估。

8. 消化道

(1) 上消化道出血：病因学有食管炎、胃炎、胃及十二指肠溃疡、静脉曲张、食管贲门黏膜撕裂。患者麻醉前确定血红蛋白水平，并假定患者存在误吸风险。

(2) 误吸：胃内容物 > 25ml (0.4ml/kg) 及胃 pH 值 < 2.5 均属误吸高风险的患者，对有胃液反流、异常咽部或食管解剖（食管裂孔疝、咽食管憩室、硬皮病）、胃部受压（腹水、妊娠、肥胖）、饱胃、胃排空减慢（糖尿病、应激、疼痛）、肠梗阻、上消化道出血患者需要预防误吸。预防误吸的药物有 H_2 受体拮抗药、甲氧氯普胺、抗酸药、质子泵抑制药。

9. 血液系统及肿瘤

(1) 凝血异常：可以是获得性的、遗传性的或由于药物治疗而导致的，使用慢性抗凝药物治疗的患者建议术前停药，必须继续抗凝治疗的患者（如使用人工心脏瓣膜患者）需提前入院，以行肝素替代治疗，在术前 4 ~ 6 小时暂停抗凝药使用。由于硬膜外血肿的风险，对于接受抗凝治疗或血小板减少（功能异常）的患者，避免应用中枢神经阻滞。麻醉医师应当评估患者术前及术中的血液制品需求。

① 相关病史：是否有出血或易淤血的病史、最后一次使用抗凝治疗的时间、过去是否接受过输血治疗。

② 体格检查：应当检查患者是否有渗血和（或）淤血的部位。

③ 实验室检查：全血细胞计数、血小板计数、凝血酶原时间（PT）、活化的部分凝血活酶时间（APTT）、国际标准化比值（INR）。

(2) 贫血：通过检查黏膜是否苍白、检测血红蛋白（Hb）了解贫血病史。对合并有镰状细胞贫血的患者建议请血液科会诊。

(3) 放疗、化疗病史：头、颈部接受过放射治疗可能存在气道解剖结构异常。若接受过有心脏毒性的药物治疗，需进行超声心动检查以评估心室功能，检查全血细胞计数、血小板计数、PT、APTT、INR。

(五) 术前医嘱

1. 禁食、禁饮　胃内容物误吸入肺可导致并发症发生率和死亡率显著增高。误吸入 30 ~ 40ml 的胃内容物就可导致严重的肺损伤，术前禁食、禁饮的目的就是减少胃内容物（表 4-9）。

表 4-9　美国麻醉医师协会（ASA）术前禁食、禁饮指南

年龄段	清淡液体 (h)	母乳 (h)	非母乳 / 清淡快餐 (h)	油炸 / 脂类 / 肉类食物 (h)
婴儿	2	4	6	8
儿童	2	4	6	8
成人	2	—	6	8

2. 术前停药

(1) 抗凝药物术前停用 2 周以上。

(2) 口服降糖药物至少术前 8 小时停用。

(3) 胰岛素术晨停用。

(4) 利尿药术晨停用（除非是慢性心力衰竭患者的处方药）。

(5) 中草药至少术前 24 小时停用。

3. 继续服药　除了上述需停用的药物外，所有的用药都应当在手术当日继续服用。

(1) 心血管药物：抗心律失常药、β 受体阻滞药、地高辛、钙通道阻滞药、血管紧张素转化酶抑制药（ACEI）、他汀类。

(2) 阿司匹林：除非外科医师要求停用，可继续服用至术晨。

(3) 胃食管反流病用药。

(4) 哮喘用药：吸入制剂改为喷雾剂；类固醇激素在过去的 6 个月被用于哮喘的控制和（或）在过去的 2 个月内有活动性喘鸣，建议术前 3 日开始，每日应用 1mg/kg 泼尼松，并于手术当日再用一次。

(5) 神经系统用药。

(6) 精神疾病用药。

(7) 抗甲状腺药。

（六）麻醉前用药

术前给予镇静药物和镇痛药物有助于减轻患者焦虑，减少血管穿刺、局部麻醉、神经阻滞、安置体位带来的疼痛与不适。对于具有较高的胃食管反流风险的患者术前给予一定的药物可以减少反流误吸的风险。而对于拟行择期手术的健康患者，不推荐常规使用抗胆碱药。

（七）儿童患者术前麻醉的特殊准备

1. 门诊手术的筛选标准

(1) 进行手术时至少出生 48 周，无明确内科问题的足月儿（出生时胎龄 ≥ 37 周）。

(2) 进行手术时已出生 ≥ 60 周的早产儿（出生时胎龄 < 37 周）。

(3) 出生在 52 ～ 60 周的早产儿，同时不合并任何内科问题。

(4) 出生时需要吸氧或监护的婴儿必须已无症状，无须吸氧或监护至少 6 个月并在手术进行时已出生 ≥ 60 周。

(5) 合并明确内科疾病的年长儿需谨慎评估能否行门诊手术。

2. 围术期会诊　合并内科疾病的患儿，如气道解剖结构异常或合并困难气道的综合征；有严重威胁生命的围手术期并发症；囊性纤维化；系统性心脏病或心力衰竭；器官移植；肾衰竭；血红蛋白病；脊柱侧弯；骨骼发育异常；神经肌肉功能紊乱；代谢紊乱；需要氧疗或接受家庭通气的患儿；曾经是早产儿，目前仍需要氧疗或合并严重的肺部疾病；先天性心脏病的患儿，请心脏科医师会诊给出最新的心脏评估报告。

（八）知情同意

1. 以非专业人士可以理解的方式就麻醉方式，备选方案，可能的并发症及其发生率，以及风险和收益与患者及其家属进行讨论，并取得知情同意。

2. 特殊紧急情况下可以在未取得知情同意下进行麻醉。

3. 签署知情同意书的时候不能由儿童担任翻译。

4. 特别注意患者有无个人或宗教信仰。

（九）取消或延期手术

1. 因为无论手术与否患者都有可能死去，而取消手术是非常困难的，但是仍需提醒患者及其家属，如果进行手术可能会剥夺患者与其家属在一起的最后几个小时或几天的时间。

2. 以下情况需延期手术，即近期心肌梗死（7～30 天）、新发的不稳定性心律失常、凝血异常、不明原因的低氧血症。

（十）择期手术后进入 ICU 的标准

1. 手术本身决定：大血管的手术、某些胸科或上消化道的手术、大范围的盆腔或脊柱手术等。心脏手术和神经外科手术的患者通常会送往单独的监护室。

2. 严重并发症的患者。

3. 个别手术或科室政策。

手术当天如果没有 ICU 床位，最好取消大手术，而不要勉强手术导致术后不能有效的管理患者。预约床位时应告知 ICU 的医护人员，患者进入 ICU 的原因，需要进行的监测、报警、通气、输液等情况。

（十一）围手术期身体饰品的管理

围手术期患者身体上的饰品需在术前去除的包括：

①有被心电图导线、手术被单、手术器械等钩住或撕裂的饰品；②下巴、嘴唇、舌上的饰品；③手术切口附近的饰品；④有感染迹象的饰品；⑤由于体位的原因，术中会被压迫的饰品；⑥导电的饰品。

对于患者身体上保留的饰品应用胶布或绷带固定住，把饰品的性质和位置记录在术前的清单上，术后应检查、确定饰品是否在原位。

三、气道评估和管理

（一）气道评估

1. *病史*　既往有困难气道处理史是最好的预测指征，有可能累及气道的病史需特别重视。应询问气道可能受累的特殊症状体征，如声音嘶哑、喉鸣、喘鸣、吞咽困难、呼吸困难、体位性气道梗阻。

2. 与困难气道相关的疾病（表 4-10）

表 4-10 与困难气道相关的疾病

先天性	获得性
Pierre-Robin 综合征	病态肥胖
Treacher-Collins 综合征	肢端肥大症
Goldenhar 综合征	累及气道的感染
黏多糖病	累及气道的肿瘤
软骨发育不全	创伤（气道，颈椎）
小颌畸形	类风湿关节炎
唐氏综合征	强直性脊柱炎
	阻塞性睡眠呼吸暂停

3. 体格检查

（1）提示困难气道的特殊体征有不能张口、颈椎活动困难、颏退缩、舌大、门齿突出、颈短、颈围大。

（2）必须检查面、颈或胸部的损伤，以评估其对呼吸道的影响。

（3）头颈部检查包括鼻、口腔、颈部、Mallampati 气道分级。

① 鼻：评估鼻道的通畅度对于经鼻气管插管尤为重要。

② 口腔：明确有无舌大，张口受限，牙列不齐，松动的牙和义齿。

③ 颈部：甲颏距离 < 6cm，窥及声门困难。检查喉部的活动度，颈部是否有瘢痕，甲状腺是否增大，气管旁有无肿块，放疗后有无硬化组织；颈椎活动度 < 90°预示气管插管困难；气管切开术后可能有声门下狭窄或既往有气道并发症。

④ Mallampati 气道分级：分四级。

Ⅰ级：可见软腭、咽腭弓、悬雍垂。

Ⅱ级：可见软腭、咽颚弓。

Ⅲ级：仅可见软腭，预示气管插管困难。

Ⅳ级：软腭也不可见，预示气管插管困难。

4. 特异性检查 喉镜检查、胸部或颈部 X 线检查、气管 CT 检查、肺功能检查和流速 - 容积曲线、动脉血气分析。

（二）面罩通气

1. 面罩通气困难的危险因素 ①长须、络腮胡子；②肥胖；③缺牙；④颈部活动受限，是指不能将下颌触及胸或后仰。

2. 面罩通气适应证

（1）预充氧：气管插管前对患者给氧去氮。

（2）辅助通气：复苏初期或气管插管前，进行通气。

（3）吸入麻醉：无反流误吸风险的患者可行吸入麻醉。

3. 面罩通气应用

（1）选择紧贴口、鼻梁、面颊的透明面罩。

（2）可用单手、双手或头带固定的面罩。

（3）保持气道通畅：颈部后仰，向上向前提起下颌或将头转向一侧，也可置入口咽通气管或鼻咽通气管。

4. 面罩通气并发症

（1）面罩可引起口、下颌、眼或鼻等周围软组织的压伤。

（2）气道不通畅时，可引起喉痉挛或呕吐，面罩通气不能防止反流误吸。

（三）喉罩通气

1. 喉罩通气适应证

（1）喉罩通气是面罩通气和气管插管通气的替代通气方式，但不能完全替代气管插管。

（2）可用于处理困难气道。

（3）复苏时未清醒患者的气道处理。

2. 喉罩通气禁忌证

（1）有反流误吸风险的患者（紧急情况除外）。

（2）呼吸系统顺应性下降的患者。

（3）需要长时间机械通气的患者。

（4）上呼吸道反射存在的患者，插入喉罩可致喉痉挛。

3. 喉罩通气应用

（1）儿童和成人使用的不同型号喉罩见表 4-11。

表 4-11　喉罩通气的型号

年龄 / 体重	型号	气囊充气量	气管导管型号（ID）
新生儿，低于 5kg 婴儿	1.0	4ml 以下	3.5
婴儿，5 ～ 10kg	1.5	7ml 以下	4.0
婴儿、儿童，10 ～ 20kg	2.0	10ml 以下	4.5
儿童，20 ～ 30kg	2.5	14ml 以下	5.0
儿童，30kg ～小体重成人	3.0	20ml 以下	6.0 有气囊
一般成人	4.0	30ml 以下	7.0 有气囊
大体重成人	5.0	40ml 以下	7.5 有气囊

☆ ★ ☆ ☆

（2）保证气囊已放气并润滑，避免润滑喉罩的内侧面。

（3）需要常规监测和预给氧。

（4）患者的头部处于嗅物位。

（5）插入喉罩，充胀气囊，当喉罩位置正确时可在甲状软骨上方见到卵圆形膨胀组织。

（6）喉罩的插入方法见图 4-1。

（7）监测通气，可保留自主呼吸或机械通气，但要保证通气充分。

（8）患者复苏满意，上呼吸道反射恢复后，可抽空气囊拔除喉罩。

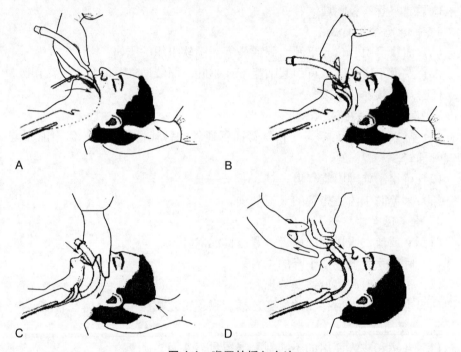

图 4-1　喉罩的插入方法

A. 将头部伸展，颈部屈曲，将喉罩尖端从口正中对向硬腭方向；B. 沿着硬腭、软腭方向，用示指将喉罩向喉部推进；C. 保持示指对导管的压力，将喉罩推进下咽部直至遇到阻力为止；D. 左手固定喉罩，退出右手，给气囊充气

（四）气管插管

1. 气管插管适应证

（1）患者有反流误吸风险。

（2）难以用面罩维持通气。

（3）需要长时间的机械通气。

（4）某些特殊的手术：头、颈、胸腔或腹腔的操作。

2. 气管插管技术

(1) 通常使用直接喉镜实施气管插管。

(2) 患者头部处于嗅物位。

(3) 左手在喉镜柄和喉镜片的结合处的上方持喉镜，用右手拇指和示指呈剪形打开口腔，喉镜从患者的右侧口角进入，同时把舌体推向左侧。注意避免将唇舌压在喉镜和牙齿之间。镜片沿中线进入口腔直至看见会厌。向上向前提起喉镜，显露声门，不要以上门齿为支点，像杠杆样使用喉镜翘起会厌，以防损伤牙齿或牙龈。

(4) 根据患者的年龄、体型及手术类型选择适宜的气管导管。通常成人女性选择内径 7.5mm 的导管，男性选择内径 8.0mm 的导管。右手以执笔式持气管导管，从右侧口角经口腔进入声门。如声门显露不完全，可以在环状软骨和（或）甲状软骨外加压，有助于显露声门。气管导管气囊的近端应位于声门下方。气囊的充气量以囊内压为 20 ～ 30cmH$_2$O 为宜。气管插管的深度以门齿到导管尖端的长度来计算。

(5) 通过监测呼气末二氧化碳或呼出混合气体及胃部听诊有无气过水声，双肺有无呼吸音来证实气管导管是否进入气管。若仅在一侧肺部听到呼吸音，表明导管进入一侧主支气管，应退回导管直至双肺呼吸音对称。

(6) 用胶带固定好导管，最好固定在骨性结构上面的皮肤上。

3. 气管插管并发症　常见口、唇、舌、牙齿、咽或气管的损伤，偶可发生勺状软骨脱位或声带的损伤（图 4-2）。

(五) 困难气道

1. 定义　美国麻醉医师协会(ASA)认为应用常规喉镜插管 3 次失败和（或）应用常规喉镜插管 10 分钟以上失败者为困难气道患者。

2. 困难气道麻醉注意事项　对于已知的、可以预见的困难气道，可选择椎管内麻醉或周围神经阻滞，但是应考虑到有改为全身麻醉的可能；或由于手术时间长，或可能危及患者的气道，则不应使用椎管内麻醉或周围神经阻滞。

3. 困难气道处理　2013 年，ASA 推荐困难气道处理流程如下（图 4-3）。

(1) 评估气道管理的可能困难或影响因素。

① 患者不合作，不同意。

② 面罩通气困难。

③ 声门上通气困难。

④ 喉镜检查困难。

⑤ 气管插管困难。

⑥ 外科建立气道困难。

(2) 在困难气道的处理过程中积极地寻找给氧途径。

(3) 考虑各种基本方法的相对优点和可行性。

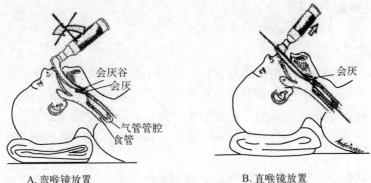

A. 弯喉镜放置　　　　　　　　　　B. 直喉镜放置

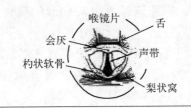

C. 弯喉镜置入时可显露的解剖结构

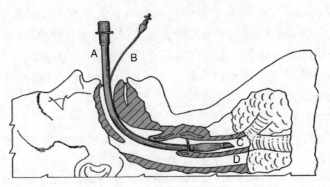

图 4-2　气管插管并发症

① 清醒气管插管 vs 全身麻醉诱导后插管。

② 首次插管使用无创技术 vs 有创技术。

③ 将视频喉镜作为首选的方法。

④ 保留自主呼吸 vs 打断自主呼吸。

(4) 提出主要的和可选择的策略。

四、中心静脉穿刺与测压

1. 中心静脉穿刺置管适应证

(1) 监测：中心静脉压、放置肺动脉导管。

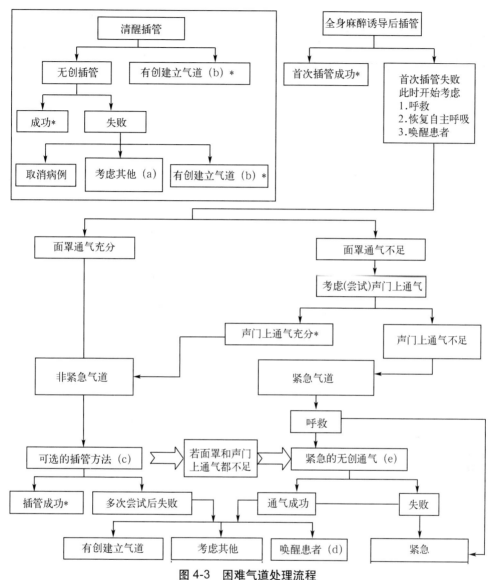

图 4-3　困难气道处理流程

* 使用呼气末二氧化碳来确认通气，气管插管或声门上通气成功

a. 其他的方法包括（但不限于）：手术使用面罩或声门上气道麻醉（如喉罩、插管喉罩、喉管），局部浸润麻醉或神经阻滞。使用上述方法麻醉通常意味着面罩通气不是问题。因此，这些方法可能在流程图中到紧急气道这一步骤时将会应用受限

b. 有创建立气道包括气管切开，经皮穿刺，喷射通气，逆行插管

c. 可选的气管插管方法包括（但不限于）：使用视屏喉镜，其他的喉镜片，声门上气道（如喉罩、插管喉罩）作为插管的通道（使用或不使用纤维支气管镜引导），纤维支气管镜插管，插管管芯或导管交换器，光棒，经口或经鼻盲插

d. 考虑重新准备清醒插管或取消手术

e. 紧急的无创通气包括声门上通气

（2）治疗：血液透析，置入临时起搏器，静脉营养，输注血管活性药物，长期输液或用药，大量、快速输血或补液，重复采集血样，抽出气栓，静脉-静脉转流。

2. 穿刺部位的选择（表4-12）

表4-12　穿刺部位的选择

穿刺部位	优点	缺点
右颈内静脉	解剖位置明确，易于定位 容易压迫止血 穿刺路径短 近床头易于管理	容易损伤动脉、臂神经丛
左颈内静脉	解剖位置明确，易于定位 容易压迫止血 穿刺路径短 近床头易于管理	容易损伤动脉、臂神经丛 有损伤胸导管可能 刺破胸膜顶，会引起气胸
锁骨下静脉	位置相对固定 患者携带方便，较颈内静脉舒适	易引起气胸 损伤动脉时，不易压迫止血 穿刺路径长
颈外静脉	表浅	导管不易放入中心循环
肘前静脉	安全，并发症少	导管不易放入中心循环
股静脉	位置相对固定 穿刺成功率高 远离心肺等重要器官	容易感染 易形成血栓 不易护理 影响下肢活动

3. 中心静脉穿刺置管禁忌证

（1）凝血功能障碍或全身肝素化的患者。

（2）胸部畸形、解剖标志不清或严重肺气肿患者，肺尖部位过高易发生气胸者。

（3）躁动不安无法约束者。

（4）不能取肩高头低位的呼吸急促患者应尽量避免行锁骨下静脉穿刺。

（5）曾有手术史、解剖位置发生明显改变者及局部有感染灶者。

4. 中心静脉穿刺置管并发症

（1）发生于穿刺过程中：气道或肺损伤；出血、血肿；乳糜；动脉损伤；神经损伤；空气栓塞；心律失常。

（2）发生于置管过程中：心律失常；导管断裂；血栓栓塞；感染；血管、心脏穿孔；胸腔积液、纵隔积液。

5. 中心静脉压监测波形分析（表 4-13、图 4-4）

表 4-13　中心静脉压监测波形组成及分析

波形	对应心动周期	对应心脏运动	临床常见异常波形
a 波	舒张末期	右心房收缩	a 波抬高：提示右心衰竭、三尖瓣狭窄和反流、心脏压塞、缩窄型心包炎、肺动脉高压、容量负载等
c 波	收缩早期	右心室等容收缩，三尖瓣膨出	
x 降支	收缩中期	右心房舒张	
v 波	收缩晚期	右心房开始充盈	v 波抬高：提示三尖瓣反流、缩窄型心包炎等
y 降支	舒张早期	三尖瓣开放，右心房排空	

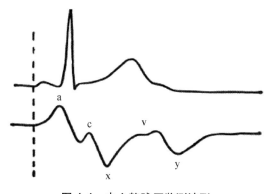

图 4-4　中心静脉压监测波形

（1）中心静脉压范围：为了减少呼吸的影响，应在呼气末 a 波和 v 波之间测量中心静脉压，正常值在 6 ～ 12cmH₂O。

（2）中心静脉压降低：心功能增强，回心血量减少或血容量减少。当中心静脉压降低同时伴有血压的降低，则是血容量不足或回心血量减少。

（3）中心静脉压升高：心功能减弱，回心血量或血容量增加。中心静脉压升高伴血压升高，外周血管阻力不变，提示血容量或回心血量增加。若中心静脉压升高而血压下降，提示心功能受损。

（4）正压通气：呼气末正压通气（PEEP）可影响心排血量和回心血量。中心静脉压随 PEEP 的增加而增加。

★☆☆☆

五、动脉穿刺与测压

1. 适应证

(1) 各类危重患者。

(2) 预计血压波动较大的患者。

(3) 体外循环期间。

(4) 需要精确反复测压者。

(5) 需要反复测血气者。

2. 禁忌证

(1) Allen 试验阳性。

(2) 局部感染。

(3) 凝血功能障碍。

(4) 血栓形成。

3. 并发症

(1) 动脉供血区的缺血。

(2) 血栓。

(3) 血肿。

(4) 动脉瘘或动脉瘤。

(5) 感染。

4. 动脉穿刺部位的选择（表4-14）

表 4-14　动脉穿刺部位的选择

穿刺动脉	临床考虑
桡动脉	最常选择的部位，表浅，相对固定且侧支循环丰富，术前需做 Allen 试验，评价尺侧循环
尺动脉	手掌血供的主要来源
肱动脉	内侧为正中神经
股动脉	血流量较低时选用，有局部血肿和腹膜后血肿的危险
足背动脉	测量值偏高

5. 动脉测压波形（图4-5）分析

(1) 随着穿刺部位与心脏的距离增加，收缩压升高，舒张压降低，而平均动脉压变化不大。

(2) 波形过度衰减可使测量值偏低。原因有动脉阻塞、测压导管阻塞、测压管道过长、三通连接过多、测压导管打折、测压导管内有气泡等。

(3) 波形衰减不足可使测量值偏高。原因有测压管道过软或压力波反射增强。

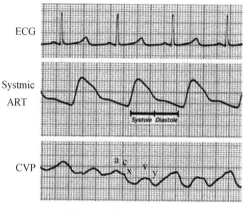

图 4-5 动脉测压波形

（4）波形组成

① 收缩压波峰：也称上升支，最高点为收缩压。始十主动脉瓣开放，反映左心室最大收缩压。

② 重搏切迹：始于主动脉瓣关闭，标志着收缩期结束，舒张期开始。

③ 舒张压：也称下降支，最低点为舒张压。与大血管回缩和动脉血管收缩有关。

（5）异常动脉压波形的临床意义（表 4-15）

表 4-15 异常动脉压波形的临床意义

异常动脉压波形	临床意义
收缩压抬高	高血压，动脉硬化，主动脉瓣关闭不全
收缩压下降	主动脉狭窄，心力衰竭，低血容量
脉压增宽	高血压，主动脉瓣关闭不全
脉压变窄	心脏压塞，主动脉狭窄，充血性心力衰竭，心源性休克
双波脉	主动脉瓣关闭不全，梗阻性肥厚型心肌病
奇脉	心脏压塞，慢性阻塞性肺疾病，肺栓塞
交替脉	充血性心力衰竭，心肌病

六、椎管内穿刺技术（蛛网膜下腔、硬膜外腔）

（一）脊髓及椎管内解剖（图 4-6）

1. 成人脊髓终止于第 1、2 腰椎之间，婴儿脊髓终止于第 3 腰椎。

2. 脊髓由三层脊膜包绕，即硬脊膜、蛛网膜、软脊膜。

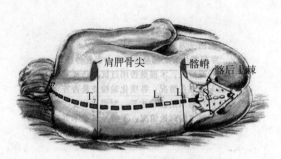

图 4-6　脊柱的骨性标志

3. 棘突由三条椎间韧带连接，即棘上韧带、棘间韧带、黄韧带。黄韧带在颈部较薄，在腰部最厚，可达 2 ～ 5mm。

4. 两侧髂嵴最高点的连线对应腰 3 和腰 4 间隙。

5. 蛛网膜与其深面的软脊膜之间的空隙即蛛网膜下腔，其内充满了脑脊液。

6. 蛛网膜下腔在成人终止于第 2 骶椎，而儿童则更低。

7. 硬脊膜与蛛网膜之间存在潜在的间隙，即硬膜下隙，此间隙在颈部最宽，因此在颈部穿刺时易误入此间隙。

8. 硬膜外腔位于黄韧带和硬脊膜之间，是潜在的低压腔隙，内含疏松的结缔组织及脂肪组织，并有极为丰富的静脉丛。

（二）椎管内麻醉的适应证

1. 蛛网膜下腔阻滞（腰麻）的适应证

（1）下腹部及盆腔手术：阑尾切除术、疝修补术、剖宫产术、膀胱及前列腺手术、子宫及附件手术等。

（2）下肢手术：下肢骨折、截肢、血管、植皮等手术，镇痛效果比硬膜外阻滞更完全，并且可避免止血带不适。

（3）肛门及会阴部手术：痔切除术、肛瘘切除术、直肠息肉摘除、阴茎及睾丸手术等。

（4）与全身麻醉联合应用可减轻上腹部手术的疼痛刺激，但通常不单独应用于上腹部手术。

2. 硬膜外阻滞的适应证

（1）外科手术：理论上除头部以外的手术均可使用。但从安全的角度考虑，硬膜外阻滞主要应用于腹部及以下的手术。颈部、胸部及上肢虽然可以使用，但管理复杂。凡是适用于蛛网膜下腔阻滞的手术均可使用硬膜外阻滞。

（2）镇痛：分娩镇痛、术后镇痛，一些慢性疼痛的镇痛常用硬膜外阻滞。

（三）椎管内麻醉的禁忌证

1. 相对禁忌证

（1）败血症。

（2）患者不配合。

（3）既往存在神经功能障碍。

（4）瓣膜狭窄性心脏病。

（5）严重脊柱畸形。

2. 绝对禁忌证

（1）患者拒绝。

（2）穿刺部位感染。

（3）严重的血容量不足。

（4）凝血功能障碍或其他出血体质。

（5）颅内高压。

（6）严重主动脉瓣狭窄。

（7）严重二尖瓣狭窄。

3. 有争议的禁忌证

（1）穿刺部位既往有手术史。

（2）无法与患者交流。

（3）复杂手术：时间长的手术、大量失血、损伤呼吸功能的手术。

（四）蛛网膜下腔阻滞操作

1. 体位　患者取坐位或侧卧位。

2. 定位　两侧髂嵴最高点的连线与腰椎棘突连线的交点即 $L_{3,4}$ 间隙（但通常有较大的变异）。

3. 穿刺方法

（1）穿刺点常规消毒铺巾后，行局部浸润麻醉，根据患者的不同，选择 25 ～ 29G 穿刺针，若穿刺困难的老年患者可选用 22G 穿刺针。穿刺可采用直入法或侧入法穿刺。

直入法：在所选择的棘突间隙正中进针，穿刺针尖向患者头端倾斜 15° 刺入，直至出现阻力突然消失的落空感，刺入深度通常为 4 ～ 6cm。

侧入法：在所选择的棘突上缘旁开 1 ～ 2cm，穿刺针垂直刺入到达椎板后，稍退针，针尖向中线倾斜 15°，向头端倾斜 30°，继续进针直至越过椎板，出现阻力突然消失的落空感。

（2）见到脑脊液流出后即可注入已准备好的药物，注药完毕后再次检查有无脑脊液流出。

4. 影响麻醉平面的因素

（1）主要因素

① 局麻药的比重：等比重液不受患者体位的影响，轻比重液流向脑脊液的最高处，重比重液流向脑脊液的最低处。

② 药物剂量：麻醉平面与剂量呈正相关。

③ 药物容量：麻醉平面与容量呈正相关

④ 患者的体位：不影响等比重局麻药的扩散。

（2）次要因素

① 脑脊液湍流：可加速药物的扩散，增宽麻醉平面。

② 脑脊液容量：与局麻药的扩散呈负相关。

③ 腹内压增加：可增加下腔静脉的压力，从而使硬膜外静脉丛的血流量增加，脑脊液的容积减少，导致局麻药扩散更广。

④ 脊柱弯曲：平卧位脊柱的最高点是 L_3 椎体，最低点是 T_6 椎体，这种脊柱的弯曲，可影响重比重液的扩散。

5. 并发症

（1）神经系统：主要是局麻药的毒性、意外带入有害物质或穿刺损伤所致。

① 腰麻后头痛：主要是脑脊液从穿刺孔漏出引起颅内压下降和颅内血管扩张所致。

② 脑神经受累。

③ 假性脑脊膜炎。

④ 粘连性脑脊膜炎。

⑤ 马尾神经综合征。

⑥ 背痛。

⑦ 短暂的神经综合征（TNS）。

⑧ 脊髓血肿。

⑨ 血性穿刺液。

（2）心血管系统：低血压、心动过缓。

（3）呼吸系统

① 呼吸困难：主要发生于麻醉平面过高时。

② 呼吸停止：主要发生于严重的低血压或全脊麻时。

（4）内脏：尿潴留、恶心呕吐。

（5）其他：感染、瘙痒、寒战。

（五）硬膜外阻滞

1. 体位　患者取坐位或侧卧位。

2. 定位　穿刺点根据手术部位选定，一般取支配手术区域中央的脊神经相对应的棘突间隙为穿刺点。

3. 穿刺方法　直入法和侧入法，无论使用哪种方法，穿刺针都需由中线进入硬膜外腔，操作方法基本同腰麻。

4. 硬膜外间隙的确定

（1）阻力消失法：用低阻力注射器抽吸 2～3ml 生理盐水或空气接于穿刺针尾，边缓慢进针，边推动注射器活塞测试阻力，当进入硬膜外腔时阻力明显消失。注入的空气尽量要少，避免颅内积气和空气栓塞。

（2）悬滴法：在穿刺针尾悬浮一滴液体，当穿刺针突破黄韧带后，悬浮在针尾的液体会被吸入。

5. 连续硬膜外置管的方法　硬膜外腔放入导管可反复注药，以满足长时间手术的需要，并可用于术后镇痛。硬膜外置管时，操作者一手固定好穿刺针尾部，另一手将导管缓慢置入。理想情况下，导管应超过穿刺针尖 3 ～ 4cm。如果置管太深，也有误入侧方或穿出椎间孔的可能。置管时若有异感持续存在，应重新置管。如果操作中需要拔出导管，应与穿刺针一并拔出，以免穿刺针尖斜面割断导管。

6. 影响麻醉平面的因素

（1）局麻药容量：容量越大，扩散的范围越广。

（2）年龄：老年人和新生儿，局麻药容量应减少约 50%。

（3）妊娠：孕妇使用局麻药的量应减少约 30%。

（4）注药速度：快速注射不如 0.5ml/s 缓慢注射的效果可靠。

（5）患者体位：患者对麻醉平面的影响较轻微，坐位时药物易向尾端扩散。

（6）硬膜外药物的扩散：在注药部位阻滞效果最先出现，最完善。

7. 并发症

（1）穿破硬脊膜。

（2）血性穿刺液。

（3）置管并发症：置管困难、导管误入硬膜外静脉、导管误入硬膜下腔、导管在硬膜外腔打折或折断。

（4）药物误入蛛网膜下腔、药物误入血管。

（5）局麻药过量。

（6）脊髓直接损伤。

（7）硬膜穿破后头痛。

（8）硬膜外脓肿、硬膜外血肿。

（9）霍纳综合征。

（牛丽君）

第三节　手术麻醉患者围手术期护理基本知识与技能

一、神经外科手术围手术期护理特点

（一）神经外科手术的麻醉特点

一般成年人颅内压的正常值为 10 ～ 15mmHg，超过 15mmHg 可认为颅内

☆☆☆☆

压增高。麻醉手术后所产生的低血压、低氧血症或高碳酸血症均会降低颅脑的顺应性，对神经系统功能的恢复不利。此外，颅内压增高、脑血流量下降，继而压迫重要的生命中枢，导致脑疝形成。因此，在PACU应尽量平稳复苏，一旦怀疑颅内压增高，应立即报告麻醉医师及外科医师，及时处理。

（二）术后复苏及护理

1. 护理评估

（1）评估患者病史，如有无颅脑外伤、颅内感染、脑肿瘤、高血压、脑动脉硬化、颅脑畸形等。

（2）评估患者有无其他系统疾病，如呼吸道梗阻、咳嗽、便秘、癫痫等导致颅内压增高的诱因。

（3）观察颅内压增高"三主征"，即意识、瞳孔、生命体征及有无脑疝的表现。

（4）观察营养状况及精神变化。

（5）观察尿的颜色、性状、量，严格记录出入量，评估出入量是否平衡。

（6）监测血电解质，预防电解质紊乱。

（7）观察头部伤口引流是否通畅及引流液的颜色、性状、量。

（8）评估皮肤的完整性。

（9）注意体温的变化。

2. 护理措施

（1）常规护理：PACU患者常规护理包括血压、心电图、心率、SpO_2、体温监测，气道护理、体位皮肤护理、疼痛护理、输液护理、管道护理等。

（2）严密监护：密切观察患者意识水平、肢体运动能力、应答能力、瞳孔大小是否对称、对光反射灵敏度等；必要时遵医嘱行血气分析；颅内压增高时禁忌行腰椎穿刺。

（3）疼痛护理：术后患者定时进行疼痛评估，遵医嘱应用镇痛药，但注意慎用吗啡、哌替啶，以免抑制呼吸中枢。

（4）引流管护理：引流管的放置应根据外科手术要求妥善固定，保持头部引流管的通畅，避免扭曲打折；烦躁患者给予四肢约束，避免因患者躁动造成意外脱落、意外拔管等危险。

（5）心血管系统并发症：低血压、高血压和心律失常是神经外科手术患者在PACU常见的并发症。术后常因血压下降、颅内压升高或脑血管痉挛使脑组织的灌注和氧合能力下降；血肿压迫脑组织并使颅内压增高，以及脑水肿和颅内积气使神经功能恶化，患者苏醒困难，因此，患者在PACU期间应连续动态监测血压，当血压波动幅度高于或低于基础血压20%时应及时处理。

（6）呼吸系统并发症：术后呼吸功能不全及其他麻醉相关原因所导致$PaCO_2$升高、PaO_2下降时，脑血管扩张，脑血流量增加，从而增加血脑屏障的通透性，增加脑组织的含水量，容易产生脑水肿，颅内压增高。因此要严格掌握拔管的指征，并在麻醉医师的指导下拔除气管导管，避免低氧血症的发生。

二、甲状腺、乳腺外科手术围手术期的护理特点

（一）甲状腺手术

1. 甲状腺手术的麻醉特点　甲状腺手术麻醉方法的选择应考虑以下几种因素：甲状腺疾病的性质和手术范围；甲状腺功能状况；有无声带麻痹，气管、大血管和神经受压及对通气功能的影响；患者全身状况及其他并发症；患者的精神状况和合作程度。

2. 术后复苏及护理

（1）护理评估

① 患者病情、手术方式、麻醉方式、术中特殊情况。

② 患者意识状况、生命体征、呼吸状况、动脉血气分析结果、给氧方式。

③ 伤口敷料是否干燥，各种引流管是否通畅及固定情况，引流液的颜色、性状、温度和量。

④ 颈部是否肿胀，口唇皮肤颜色，苏醒后发音，有无手足发麻、抽搐。

⑤ 若为甲状腺功能亢进症患者注意观察有无高热、抽搐、大汗、心动过速等表现，警惕甲状腺危象发生。

⑥ 特殊病情、特殊用药情况。

（2）护理措施

① 常规护理：执行 PACU 一般护理常规。

② 气道护理：当患者完全清醒时，咽喉保护性反射恢复，达到拔管的指征后，在麻醉医师的指导下可考虑气管导管拔除。对疑有气管壁软化的患者，手术后待患者完全清醒，先将气管导管退至声门下，观察数分钟，若无呼吸道梗阻出现，才可拔出气管导管。如果双侧喉返神经损伤所致呼吸道梗阻，则应行紧急气管切开术。因此，患者在 PACU 准备拔管前，应再次评估气道情况，并准备好再次插管或气管切开等抢救物品。

③ 颈部护理：观察伤口敷料、负压引流量，测量颈围是发现皮下血肿的重要方法。术后进入 PACU 即予测量颈围，通过与入 PACU 时的基础颈围比较，动态观察皮下出血量。通过观察伤口敷料及负压引流情况，及时发现术后出血症状，避免拔管后出现血肿压迫导致呼吸困难。对不合作的患者应进行适当约束，避免因患者躁动造成意外脱落、意外拔管等危险。

④ 眼部护理：甲状腺功能亢进症患者可合并突眼症，故围手术期眼部保护尤为重要。在麻醉恢复期，给予生理盐水纱布湿敷眼部或眼膏涂眼。当患者清醒后，及时为患者擦拭眼部药膏，保持眼部清洁，减少患者的心理不适感。

⑤ 并发症的观察与处理。

☆☆☆☆

a. 喉返神经或喉上神经损伤：当喉返神经前支损伤时声带外展；喉返神经后支损伤时声带内收；若两侧喉返神经主干被损伤，则可出现呼吸困难，甚至窒息，需立即行气管造口以解除呼吸道梗阻。若为暂时性喉返神经损伤，经理疗及维生素等治疗后，一般 3～6 个月可逐渐恢复。喉上神经内支损伤使喉部黏膜感觉丧失，容易发生呛咳；喉上神经外支损伤则使环甲肌瘫痪而使声调降低，同样经理疗或神经营养药物治疗后可自行恢复。

b. 手足抽搐：因手术操作误伤甲状旁腺或使其血液供给受累所致血钙浓度下降至 2.0mmol/L 以下，导致神经肌肉的应激性增高而在术中发生手足抽搐，严重者可发生喉和膈肌痉挛，引起窒息，甚至死亡。发生手足抽搐后，应立即静脉注射 10% 葡萄糖酸钙 10～20ml。

c. 甲状腺危象：是甲状腺功能亢进症术后的严重并发症之一，可危及患者生命，病死率高达 20%～50%。临床表现为术后 12～36 小时患者出现高热（体温＞39℃）、脉快而弱（脉搏＞120 次/分）、大汗、烦躁不安、谵妄，甚至昏迷。

d. 呼吸困难或窒息：内出血或敷料包扎过紧而压迫气管、喉头水肿、气管塌陷、喉痉挛、双侧喉返神经损伤等，均可能发生呼吸困难或窒息。应迅速报告麻醉医师，除遵医嘱处理外，同时做好抢救准备，包括气管插管、气管切开物品和药物。

（二）乳腺手术

1. 乳腺手术的麻醉特点　对于全身状况良好且配合的患者，乳腺肿块小、乳腺纤维瘤、急性乳腺炎脓肿切开引流等可采用局部浸润麻醉，对病情复杂或伴有全身器质性疾病或不合作患者选用全身麻醉或高位硬膜外麻醉。

2. 术后复苏及护理

（1）护理评估

① 患者病情、手术方式、麻醉方式、术前合并症。

② 患者意识状况、生命体征、呼吸状况、动脉血气分析结果、给氧方式。

③伤口敷料是否干燥，各种引流管是否通畅及固定情况，引流液的颜色、性状、量。

④ 评估乳腺癌患者的皮瓣和切口情况，有无出血、皮下积液；患侧上肢有无水肿，肢端血液循环情况。

⑤ 评估皮肤完整性。

⑥ 评估特殊病情、特殊用药情况。

（2）护理措施

① 常规护理：执行 PACU 一般护理常规。

② 加强病情观察：严密观察患者生命体征变化，观察伤口敷料渗血、渗液情况。乳腺癌扩大根治术有损伤胸膜可能，持续观察患者血氧饱和度变化，以便更早期发现和协助处理肺部并发症，如气胸等。

③ 加强伤口护理，保持皮瓣血供良好。

a. 手术部位常用弹性绷带加压包扎，包扎的松紧度，一般以容纳一手指、能维持正常血供、不影响患者呼吸为宜。

b. 观察患侧上肢远端血液循环情况，若手指麻木、皮温下降、皮肤发绀、动脉搏动不能触及，则提示腋窝部血管受压，应及时调整伤口处绷带包扎的松紧度。

c. 观察皮瓣颜色，正常皮瓣的温度较健侧低，颜色红润，并与胸壁紧贴；若皮瓣颜色暗红，则提示血供欠佳，有可能坏死，应报告手术医师及时处理。

④ 维持有效引流

a. 引流管保持有效的负压吸引，若引流管接负压吸引球，应注意负压吸引球与引流管连接是否紧密，吸引球内应保持适宜的负压。

b. 妥善固定引流管，引流管长度要适宜，妥善固定，防止患者苏醒期躁动导致引流管意外脱落。

c. 保持引流管通畅，防止引流管受压和扭曲。

d. 观察引流液的颜色和量，及时发现术后出血先兆，并做好处理。

⑤ 预防患侧上肢肿胀

a. 勿在患侧上肢测量血压、抽血、做皮下或静脉注射等。

b. 患者拔除气管导管苏醒后，指导其活动手指及腕部，如伸指、握拳、屈腕等。

三、腹部手术围手术期的护理特点

（一）腹部手术的麻醉特点

普通外科手术包括胃肠道、胆道、消化道及急腹症等，当手术范围大，术中出血量多，容易导致电解质酸碱平衡紊乱，造成血流动力学的明显变化。此外，胃液、血液、胆汁、肠内容物都有被误吸的可能，一旦发生，可导致急性呼吸道梗阻、吸入性肺炎或肺不张等严重后果。因此，麻醉手术中应对患者的各项生命体征及出入量进行严密监测，必要时进行有创动脉血压及中心静脉压监测，并在术前对病情做出全面评估和准备，选择适合于患者的麻醉方式和麻醉用药，以保证患者生命安全和手术顺利进行。

（二）术后复苏及护理

1. 护理评估

（1）基本情况评估：年龄、性别、体重、有关病史、诊断、手术名称、手术并发症、麻醉方法、麻醉药物、肝肾功能。

（2）患者意识情况，生命体征，动脉血气分析结果，给氧方式。

（3）评估术中镇痛是否充足。

（4）评估伤口情况：敷料是否干燥，有无渗血、渗液，评估腹腔各种引流管是否通畅，并观察引流物的颜色、性状、量。

（5）评估胃肠减压是否有效，观察引流物的颜色、性状、量。

（6）评估患者是否有苏醒延迟。

（7）评估手术麻醉药物对肝肾的影响，最后一次使用药物的时间。

（8）评估水、电解质是否平衡，有无酸碱平衡紊乱。

（9）评估特殊病情、特殊用药情况。

2. 护理措施

（1）常规护理：执行 PACU 一般护理常规。

（2）病情观察：术后常规动态监测血压、脉搏、心率、SpO_2、体温等生命体征，拔管前要密切观察患者有无自主呼吸、是否达到拔管标准。拔管后持续给氧，观察 SpO_2 变化，观察患者呼吸的节律、频率、方式及有无呼吸困难。观察伤口敷料是否干燥，引流液的颜色、性状、量，注意血压的变化。在 PACU 期间要注意有无水、电解质、酸碱平衡紊乱，根据血气分析结果及时给予纠正，维持血流动力学稳定。

（3）维持有效胃肠减压：有效的胃肠减压可防止胃肠内积液、积气，减轻胃肠内压力，有利于胃肠吻合口愈合和胃肠功能的恢复。

胃肠减压的护理

①妥善固定胃管和防止滑脱：胃管固定床旁时，应留有足够长度，以免将胃管拽出；若胃管不慎脱出，嘱患者及时告知，避免将其自行插回。

②保持通畅：胃肠减压期间，避免胃管因受压、扭曲、折叠而引起不畅。

③观察引流液的性状、颜色及量：正常胃液的颜色呈无色透明，混有胆汁时呈黄绿色。

（4）腹腔引流的观察：腹部手术后腹腔会留置多根引流管，各部位管道标识清晰，保持引流通畅，观察并记录腹腔引流液的性状、颜色及量。若术后持续从腹腔引流管引出大量新鲜红色血性液体，应怀疑有腹腔出血，须立即通知麻醉医师及手术医师。

（5）尿量观察：妥善固定导尿管，防止扭曲、受压，观察尿量的颜色、性状、量。

（6）疼痛护理：腹部手术多因伤口大、患者耐受差而感到剧烈疼痛，麻醉结束前可行多模式镇痛，并留置术后镇痛泵，防止患者清醒后因疼痛而引起躁动，避免意外拔管和腹腔引流管意外脱落。指导清醒患者使用患者自控镇痛。

（7）安全护理：对于不能完全合作的患者应给予适当约束，必要时遵医嘱使用镇静药，防止意外脱管及坠床的发生。

四、胸部手术围手术期护理特点

（一）肺部手术

1. 肺部手术的麻醉特点　肺切除术常包括肺叶、肺段切除术，左全肺切除术和右全肺切除术。维持患者术中及术后的呼吸功能和循环系统稳定是围手术期的重点。肺部手术在术中常实行双肺隔离和单肺通气，使用双腔气管插管下麻醉。又因手术需要改变患者体位、手术中牵拉等因素可使双腔支气管导管位置发生改变，从而影响正常通气。因此，插管后使用纤维支气管镜检查是双腔支气管导管定位的金标准。

2. 术后复苏及护理

（1）护理评估

① 基本情况评估：年龄、性别、体重、病史、诊断、手术名称、手术并发症、麻醉方法、麻醉药物、肺功能。

② 患者意识情况，生命体征，动脉血气分析结果，给氧方式。

③ 评估术中镇痛是否充足。

④ 评估伤口与引流情况：伤口敷料有无渗血、渗液，胸腔闭式引流是否通畅，引流瓶内水柱波动情况，并观察引流物的颜色、性状、量。

⑤ 评估有无水、电解质紊乱，有无酸碱平衡紊乱。

⑥ 评估患者是否有苏醒延迟。

⑦ 评估特殊病情、特殊用药情况。

（2）护理措施

① 常规护理：执行 PACU 一般护理常规。

② 病情观察：术后常规动态监测血压、脉搏、心率、SpO_2、体温等生命体征，拔管前要密切观察患者有无自主呼吸，是否达到拔管标准。拔管前常规吸入纯氧 3 分钟，并遵医嘱吸痰、胀肺。拔管后持续给氧，注意 SpO_2 变化，观察患者呼吸的节律、频率、方式及有无呼吸困难。在 PACU 期间要注意有无水、电解质、酸碱平衡紊乱，根据血气分析结果及时给予纠正，维持血流动力学稳定。

③ 胸腔闭式引流的护理

a. 妥善固定引流管、引流瓶，防止脱管。

b. 引流瓶的位置应低于胸腔水平 60～100cm。

c. 保护胸腔引流系统密闭，移动患者或更换引流瓶时，应双重夹闭引流管，防止空气进入胸腔。

d. 保持引流管通畅：定时挤压胸腔引流管，防止阻塞、扭曲和受压。密切观察引流瓶内长玻璃管中水柱随呼吸上下波动情况。通常水柱上下波动范围为 4～6cm。若水柱波动范围过大，提示可能存在肺不张；若水柱无波动，提示引流不通畅或肺已完全扩张。观察引流液的颜色、性状、量。

④ 全肺切除术特殊护理：全肺切除术后患者所置的胸腔闭式引流管，一般呈钳闭状态，以保证术后患侧胸腔内有一定量的渗液，以维持气管、纵隔于中间位置。根据气管位置酌情开放胸腔引流管，每次开放时，速度要缓慢，放液量不宜超过 100ml，避免快速多量放液引起纵隔突然移位，导致心脏停搏。一

☆★☆☆☆

般于术后第 1 天于患者床旁复查胸部 X 线片，了解患者胸腔内液平面高度及有无气管、纵隔移位。患者胸腔内液平面高度宜低于支气管残端水平，这样可避免纵隔、气管明显移位及健侧肺过度代偿。一般于术后 3 ～ 5 天再次复查胸部 X 线片，若无特殊情况可拔除胸腔闭式引流管。对于全肺切除术后的患者，在搬动患者和改变患者体位时，注意操作轻柔，避免纵隔摆动对生命体征的影响。

⑤ 液体管理：术后恢复期按 4-2-1 原则补充生理需要量 [即人体每日生理需要量输入速度按体重估算，第一个 10kg，按 4ml/（kg·h）；第二个 10kg，按 2ml/（kg·h）；以后每个 10kg，按 1ml/（kg·h）]，严密监测中心静脉压，避免输注液体过多引起肺水肿。全肺切除后，相当于瞬间缺失了一个低阻高容的容量器官，健侧肺要承担全身循环血量，故输液量应加以控制。左肺功能占 45%，右肺功能占 55%，右全肺切除术比左全肺切除术更易引起血流动力学改变和心功能障碍。因此，右全肺切除术更应慎重输液量的选择，以满足机体最低有效灌注量为目标，成人 24 小时液体量一般控制在 1500 ～ 2000ml。

⑥ 气道护理：气道内适时吸引。在改变体位、处理气管后患肺复张前，都应常规行气道内吸引。吸引时注意无菌操作，使用双腔支气管导管配套的非黏附性吸引管，且健侧肺与患侧肺吸痰时应该使用不同的吸痰管。

⑦ 并发症的预防：心律失常为全肺切除术后最常见的并发症，以快速型心房颤动及室上性快速心律失常为主。一侧全肺切除，术中及术后液体的输入是引起手术后并发症及死亡的另一个危险因素，引起手术死亡最直接的原因是肺水肿，单侧全肺切除术后，另一侧肺循环血流骤然增加，压力上升形成肺动脉高压，如果心脏做功未能同步增大，且未控制液体的输入，则容易导致肺水肿的发生。

⑧ 疼痛护理：肺部手术可以行开胸手术或胸腔镜下手术，无论是哪种手术方式，都应尽可能为患者缓解疼痛。患者入 PACU 时，评估镇痛是否充足。若术中已充分镇痛，患者清醒后仍主诉疼痛，可采取转移患者注意力的方式缓解疼痛。按照 VAS 疼痛评分，及时将疼痛评估结果报告麻醉医师，以便行多模式镇痛。

⑨ 安全护理：对于未清醒患者、不合作患者、疼痛躁动患者应给予适当约束，必要时遵医嘱使用镇静药，防止意外拔管、意外脱管及坠床。

（二）食管手术

1. 食管手术的麻醉特点　食管手术的麻醉应考虑患者的病理生理、合并的疾病和手术性质。大部分食管手术操作复杂，胸段食管手术需开胸。因左侧开胸受主动脉解剖位置影响，一般采取右侧开胸手术，且置入左侧双腔支气管导管行单肺通气。食管疾病患者术前常伴吞咽困难与胃食管反流，反流误吸可能造成呼吸功能损伤，食管疾病本身影响进食造成营养不良。因而，气道保护是食管麻醉应考虑的重点。

☆ ☆ ☆ ☆

2. 术后复苏及护理

（1）护理评估

① 一般情况：评估患者的年龄、性别、体重、术前疾病、诊断、手术名称、手术并发症、麻醉方法、麻醉用药、肺功能。

② 评估患者意识状况、生命体征、动脉血气分析结果，给氧方式。

③ 评估术中出血、输液、输血情况。

④ 评估患者意识是否清醒，有无自主呼吸、胸廓起伏、呼吸频率。

⑤ 评估患者伤口与引流情况：伤口敷料有无渗血、渗液，胸腔闭式引流是否通畅，引流瓶内水柱波动情况，引流固定是否正确，并观察引流物的颜色、性状、量。

⑥ 评估特殊病情、特殊用药情况。

（2）护理措施

① 常规护理：执行 PACU 患者一般护理常规。

② 机械通气护理

a. 根据医嘱设置呼吸机参数和报警值；密切观察患者生命体征的变化，观察有无自主呼吸，及时调整呼吸机参数；观察呼吸机有无报警，分析报警原因，并采取相对应措施。

b. 妥善固定双腔支气管导管，标记插管深度，防止导管脱出、弯曲、受压，对于短时内未能拔管的患者，应考虑将双腔气管导管更换为单腔气管导管。

c. 双腔气管导管气囊压力管理：掌握气囊的充气量，双腔支气管导管在不需要肺隔离后，应将侧管套囊放气。放气前要充分吸除口鼻腔分泌物，以免分泌物流入肺内继发肺部感染。

d. 听诊双肺呼吸音，按需要及时清理气道内分泌物。吸除呼吸道及口鼻腔内分泌物时，尽量让患者处于充分镇静状态。吸痰前先给予患者吸纯氧 3 分钟，防止吸痰过程中缺氧，密切观察生命体征及患者面色。达到拔管指征时，遵医嘱拔管。拔管后继续面罩供氧，观察 SpO_2 的变化，同时做好再次气管插管的准备。

③ PACU 患者拔管前评估

a. 确保拔管后呼吸道通畅；准备加压面罩和口 / 鼻咽通气道，必要时备喉罩；在气管导管拔管前应在一定麻醉深度下清除呼吸道分泌物，包括气管、支气管和口腔，必要时进行气管镜检查。

b. 确保气管导管拔管后能够保证足够的通气与氧合，带管自主呼吸如下：自主呼吸恢复平稳，呼吸频率 12 ～ 20 次 / 分，潮气量大于 8ml/kg；尚未拮抗肌松药如四个成串刺激（TOF）在 0.75 ～ 0.9，可拮抗一次，使 TOF 大于 0.9，气体交换达标；$FiO_2$40% 时的血气分析 $PaCO_2$ 小于 45mmHg，PaO_2 大于 100 ～ 200mmHg，SpO_2 为 95% ～ 100%。

☆☆☆☆

c. 气管导管拔管前吸纯氧，遵医嘱适当膨肺，气管导管拔管后面罩吸氧，如患者已清醒，可鼓励其深吸气、咳嗽交替进行后行面罩吸气。

d. 循环系统：气管导管拔管前要求血流动力学稳定，无明显活动性出血，胸腔引流量小于 100ml/h。关于 PACU 患者的气管拔管时机是选择清醒拔管还是非清醒拔管，要充分考虑个体差异及开放气道的难易程度，其次要考虑患者的心脏能否承受气管导管刺激所致的应激反应。

④ 循环系统的观察：PACU 可以通过监测心电图、血压、中心静脉压及观察患者的末梢循环等来判断患者的循环功能，其中胸腔引流液的量、色是观察重点。拔管前后的吸痰过程要注意充分、彻底清除分泌物，同时防止患者剧烈咳嗽造成血管结扎线脱落。血压是反映循环功能的综合指标，患者出现血压降低一定要查明原因，切忌仅用升压药治标，如果血压突然下降，首先要排除出血，若出现大出血，需立即开胸止血。此外，胸部手术中较常见的是心律失常，在 PACU 中首先调整其内环境，包括水电解质、酸碱平衡、温度等。

⑤ 胸腔闭式引流的护理（同"肺部手术"胸腔闭式引流的护理）。

五、耳鼻咽喉及口腔颌面部手术围手术期护理特点

（一）耳鼻咽喉及口腔颌面部手术的麻醉特点

在口腔、鼻、咽、喉或气管内进行手术时，麻醉的呼吸道管理与手术操作合用同一气道，手术操作和头位的改变均可能导致气管导管移位，甚至导管脱出；头面外伤及面颊缺损有可能导致麻醉困难插管，所以，应加强术前访视及全面评估；耳鼻咽喉及口腔颌面部手术时为减少术野渗血，常于局部使用肾上腺素，若复合吸入麻醉药如氟烷时可诱发心律失常；此外，病变部位的脓液和手术出血及分泌物等都可能积聚在咽喉部，进入胃或被吸入肺，临床上常在咽腔填塞纱条。因此，患者气管导管的拔除需在达到拔管指征、清除呼吸道分泌物、麻醉医师的指导下进行。

（二）术后复苏及护理

1. 护理评估

（1）神志评估：评估患者对呼唤有无反应，有无自主呻吟。注意意识反应，有无与人交流的愿望或指出疼痛感觉的意愿。

（2）呼吸评估：是否依赖辅助呼吸，自主呼吸恢复情况，有无呼吸道梗阻现象及缺氧的表现。在观察呼吸的同时给予低流量吸氧。

（3）肌肉张力：观察有无自主的四肢关节屈曲、伸开等活动。有无指令下四肢运动能力。

（4）肤色评估：正常应为红润，如肤色发绀、苍白除考虑术中失血循环不良外，应考虑呼吸功能异常。

（5）循环系统评估：若出现低血压，应考虑血容量不足，对术中出血、失液多而容量不足者，须及时补充。

（6）苏醒期躁动：做好患者四肢约束，加强安抚措施，避免意外拔管及坠床。对可能发生的躁动原因进行分析，对症处理。

（7）评估特殊病情、特殊用药情况。

2. 护理措施

（1）常规护理：执行 PACU 一般常规护理。

（2）正确判断气管拔管时机。

① 完全清醒，定向力恢复。

② 在无额外刺激的安静状态下测量通气量达最满意程度，成人呼吸频率>10 次 / 分，小儿呼吸频率> 20 次 / 分。

③ 喉反射完全恢复，有正常的咽反射；肌张力恢复良好，无明显舌后坠。

（3）急救器械准备：气管导管拔除后还可以因咽喉或颈部肿胀、出血而阻塞呼吸道，故气管导管拔除前必须准备气管插管、气管切开和人工呼吸等急救器械。为减轻咽喉部肿胀，可使用地塞米松或氢化可的松进行治疗。

（4）预防喉头水肿：喉头水肿一般发生在术后 24 小时内，症状出现较早患者通常病情发展迅速，症状严重常需要紧急气管切开；而症状出现较晚者临床表现较轻，发展缓慢，非手术治疗常可缓解。小儿气管插管后喉水肿的预防主要在于气管导管型号的选择及规范的术中管理，术后应常规使用肾上腺皮质激素及抗生素的雾化吸入治疗。

（5）镇静、镇痛和镇吐：术后因疼痛引起的躁动可使用曲马多和氟比洛芬酯镇痛；小量咪达唑仑、异丙酚有助于患者对导管的耐受，且有很好的镇吐作用。盐酸托烷司琼和甲氧氯普胺也有良好的镇吐作用。需注意的是，在术中及术后，要及时清除咽腔的分泌物及血液。

（6）需要加强的术后监护项目

① 中枢神经系统功能监测：对伴有颅脑挫裂伤的颌面部复合伤应注意颅内压的监测。特别是瞳孔大小、对光反射及其他反射、意识状况的改变等。

② 呼吸监测：对行耳鼻咽部手术患者，常存在肺部感染的可能；对喉部手术患者，应防止术后喉梗阻的发生；气管镜检查取异物术患者，应严密观察有无喉水肿及呼吸困难的征象。除监测患者呼吸节律、频率和幅度及呼吸状况外，肺部听诊也是十分必要的。此外，根据病情，必要时行血气分析。

六、小儿手术围手术期护理特点

（一）小儿手术的麻醉特点

小儿与成人在解剖、生理、药理和心理方面存在巨大的差异，年龄越小，

☆ ☆ ☆ ☆

差异越明显，至年龄达到 10 ～ 12 岁，才逐渐接近成人。因此，应采取对应的措施，确保小儿麻醉安全。

（二）小儿术后复苏及护理

1. 护理评估

（1）评估神志：评估患者对呼唤有无反应，有无自主呻吟、哭闹、烦躁不安。

（2）呼吸评估：是否依赖辅助呼吸，自主呼吸恢复情况，有无呼吸道梗阻现象及缺氧的表现。

（3）评估液体输注：根据患儿的病情程度、年龄、体重、心肺功能等计算输液速度和时间。

（4）评估皮肤颜色及完整性：小儿患者皮肤极易发生破损，应详细交接班；肤色正常应为红润，如肤色发绀、苍白除考虑术中失血循环不良外，还可能有呼吸功能异常等。

（5）评估体温：入室患儿常规监测体温，一旦发现患儿体温过低，应及时采取保暖措施。对于少数术后发生高热的患儿，应及时降温，避免发生高热惊厥。

（6）评估患儿合作程度：复苏期患儿常规保护性约束，避免意外拔管及坠床。对于有一定合作能力患儿应做好安抚措施，对躁动患儿除做好正确约束外，应分析发生躁动的原因，进行对症处理。

（7）评估特殊病情、特殊用药情况。

2. 护理措施

（1）常规护理：执行 PACU 一般常规护理。

（2）气道护理：带气管导管入 PACU 的患儿，遵医嘱调节呼吸机参数，并连接呼吸机进行辅助呼吸，动态监测呼吸、血压、心律、心率、脉搏血氧饱和度变化。符合气管导管拔除的指征时，在麻醉医师的指导下进行拔管，必要时应用口咽通气管。密切观察有无喉痉挛或声门水肿，拔管后有无舌后坠等上呼吸道梗阻症状，拔管前准备抢救物品如小儿简易呼吸器、小儿吸痰管、小儿气管插管用具、负压吸引装置等。

（3）气管拔管指征：患儿清醒，或哭声、自主呼吸恢复，咳嗽、吞咽反射恢复；自主呼吸时潮气量大于 8ml/kg；小儿呼吸频率 20 ～ 30 次 / 分；吸入空气时，当 $SpO_2 > 94\%$，$PaO_2 > 80mmHg$，$PaCO_2 < 45mmHg$ 时，可考虑为患儿拔除气管导管。拔管前须充分清理口咽分泌物。

（4）引流管道护理：恢复期间观察伤口敷料有无渗血、渗液及松脱等情况，保持各种引流通畅，防止堵塞、受压、扭曲。观察并记录引流液的颜色、量及性状。

（5）体位护理：患儿麻醉未清醒前去枕平卧，必要时根据手术性质及病情需要安置患儿体位。患儿清醒后，若无手术禁忌，可采用舒适体位。

（6）安全护理：专人护理，严密观察病情及生命体征变化，特别是神志、血氧饱和度、末梢循环，尽早发现窒息、休克、出血等并发症，及时处理。实施保护性约束时，约束带捆扎要松紧适宜，每 2 小时松解 1 次。密切观察局部皮肤血液循环状况，避免损伤皮肤。

（7）体温管理：PACU 室温保持在 24～26℃，湿度为 50%～60%。发现患儿体温低于 36℃，应及时采取保暖措施。对于少数术后发生高热的患儿，应及时降温，避免发生高热惊厥。

（8）疼痛护理：由于小儿对疼痛的性质、部位的描述不清楚，所以在给药前和给药后必须加强观察。常用的镇痛方法有口服、静脉或经肛门给药。常用药物曲马多从 1～2mg/kg 起静脉给药，起效 20 分钟，持续 4～6 小时。5 岁以上的患儿可以考虑使用自控镇痛（PCA），但是自控镇痛操作需要护士或父母控制。

（9）并发症的护理：喉头水肿是常见并发症，也最危险。观察患儿时，应注意患儿是否发生呼吸困难，有无明显的呼吸三凹征。若发生呼吸困难，应及时辨别呼吸困难类型，以判断水肿部位。喉头水肿常发生于术后 2～4 小时，故术后常规备气管切开包，必要时行气管切开术。

（10）心理护理：患儿完全清醒后，可允许有父母的陪护，以减轻患儿术后对陌生环境的恐惧心理。

（三）小儿特殊手术术后复苏护理

1. 先天性食管闭锁术后复苏护理

（1）常规护理：见本节小儿术后复苏及护理部分相关内容。

（2）特殊护理

① 胃管护理：胃管对食管闭锁术后的患儿相当重要，主要起两个作用，一是作为食管支架；二是胃肠减压和胃肠营养管。防止胃管滑脱相当重要，关系手术的成功与否。因此，患儿复苏护理过程中应标记胃管插入的深度，并在显著位置标注"胃管为支架"，可使用透明敷贴和防水胶布将胃管妥善固定在患儿的一侧面部，以减少胃管的滑动，防止胃管滑脱，保持通畅，避免打折。注意观察胃液的颜色、性状和量。患儿转出 PACU 时要与病房护士交接胃管护理情况。

② 胸腔引流管护理：妥善固定胸腔引流管，防止受压、折叠、扭曲和滑脱，保持引流通畅，密切观察引流液的颜色、性状和量，同时注意有无皮下气肿和气胸的发生。

③ 呼吸道管理：按需吸痰，吸痰时负压不宜过大，插入不宜过深，吸痰管的外径应小于气管插管内径的 1/2，否则易导致缺氧和吻合口损伤。

2. 小儿先天性膈疝术后复苏护理

（1）常规护理：按本节小儿术后复苏一般护理常规进行。

（2）特殊护理

① 先天性膈疝患儿常因脱水造成血容量不足、肺发育不良，而纵隔移位及贫血又会导致心功能不良，所以术后复苏期应严密动态监测血压、血氧饱和度、

☆☆☆☆

呼吸及末梢循环的变化。对伴有肺高压患者，应遵医嘱使用镇静、肌松药，防止患儿躁动导致氧耗增加。

② 呼吸机准备：先天性膈疝患儿尽量使用高频呼吸机以减少气胸的发生。

③ 胃管护理：先天性膈疝患儿术后均留置胃管，应定时抽吸，持续行胃肠减压。持续胃肠减压既可减轻肺受压所引起的通气功能障碍，又可减少胃肠内气体、液体潴留，从而降低胃肠道压力，以利于术后胃肠功能早日恢复。胃管应妥善固定，定时检查胃肠减压装置有无漏气，保持负压状态。若引流出血性胃液，应及时告知医师，及时处理。

④ 胸腔引流管护理：新生儿膈疝术后留置胸腔引流管，以利于胸腔负压的恢复及肺扩张。胸腔引流管应妥善固定，避免扭曲受压，每小时挤压引流管 1 次，以免管口被血凝块堵塞。挤压时护士站在患儿引流管侧，双手握住引流管距插管处 10 ～ 15cm，挤压时用力适宜，频率要快，使气流反复冲击引流管口，防止血凝块形成堵塞管口，放开管道后，可使胸腔积液自引流管排出。观察引流液的量、性状及颜色，若发现引流液大于 5ml/（kg·h）或引流管被堵塞时，应及时报告医师。

⑤ 防止膈疝复发：避免引起腹内压增高的因素。患儿麻醉清醒后给予头高足低位，头部抬高 20°～ 30°，以降低腹压；保持有效的胃肠减压，每隔 30分钟抽吸胃管 1 次；避免患儿剧烈的哭闹，必要时遵医嘱使用镇静药。

七、脊柱、四肢手术围手术期护理特点

（一）骨科手术的麻醉特点

常见骨科手术有全髋置换术、全膝置换术、颈椎手术、胸椎手术、腰椎手术、骨盆或骶骨切除术、骨折内固定。脊柱和四肢手术的麻醉可选用区域麻醉、全身麻醉或两者联合的方法。PACU 护士除了解常规的麻醉方法外，还需要掌握休克的紧急处理、自体输血方法、急性溶血知识等。另外，对患者的体位、体液平衡、末梢血供及特殊的并发症等也应足够重视。骨骼为运动系统中的主要支撑和活动结构，任何部位的损伤和病变都可以导致运动功能障碍。

（二）骨科手术后复苏及护理

1. 护理评估

（1）基本评估：年龄、性别、体重、病史、诊断、手术名称、手术并发症、麻醉方法、麻醉药物，手术中输液量、输血量、尿量。

（2）有无慢性肺疾病、畸形性骨炎（Paget 病）、导致呼吸功能障碍的疾病等，这与围手术期的呼吸管理和循环支持有关。

（3）评估肝肾功能：肝肾功能异常患者，可能影响麻醉药物的代谢，延缓患者的苏醒，所以使用镇痛药物应该慎重评估，根据评估结果酌情使用。

☆　☆　☆　☆

（4）评估患者意识、生命体征、动脉血气分析结果、给氧方式，评估术中镇痛是否充足。

（5）评估石膏固定的松紧；皮肤色泽、温度、末端血液循环；颈托固定的患者应注意观察颈部皮肤有无受压，是否采用减压措施；评估切口有无出血、渗血，观察引流情况。

（6）评估特殊病情、特殊用药情况。

2. 护理措施

（1）常规护理：执行 PACU 一般护理常规。

（2）病情观察：密切观察患者的意识程度、定向力、四肢的运动和感觉情况。颈椎手术的患者若感觉活动异常，提示颈髓水肿；若突然出现呼吸困难，提示有活动性出血，应立即报告医师进行处理。必要时进行连续有创动脉压、中心静脉压和尿量监测。

（3）保持呼吸道通畅：与麻醉医师详细交接班，术前是否有困难气道，严格掌握气管拔管指征，拔管前准备好重新插管的用物。复苏期随时清理气管导管及口腔分泌物，拔管后持续中流量吸氧。

（4）切口及引流的观察护理：术后观察切口有无出血、渗血、渗液，敷料有无脱落迹象。患者入 PACU 后应妥善固定引流管，保持引流管通畅，防止扭曲、受压、脱落。观察并详细记录引流液的颜色、性状、量。颈椎后路手术的患者注意观察有无脑脊液漏，如引流液颜色转为淡红色或淡黄色，清亮而量增多，则提示脑脊液外漏，应改负压引流为正压引流，并及时报告医师。

（5）体位护理：下肢骨折患者入 PACU 后，其患肢保持外展中立位；腓总神经损伤患者术后患肢保持中立位，禁止外旋，防止发生再损伤；颈椎手术的患者，术后搬运时患者要戴好颈托，头部由专人负责，动作协调一致，保持其头、颈部置于中立位，水平搬运至病床；髋关节置换术后患者置于外展中立位，用"T"形枕固定在两下肢之间，以避免患者在苏醒过程中发生髋关节极度屈曲、内收、内旋，而造成髋关节脱位；脊柱手术的患者注意保持有效呼吸，搬运时保持头部位于中立位，保护好颈椎；注意观察患侧肢体的皮肤色泽、温度、末端血液循环。

（6）疼痛护理：疼痛一直被认为是术后影响舒适的主要原因。采用术后持续镇痛泵镇痛，根据疼痛程度调节药量，以确保患者达到有效镇痛作用。必要时根据对患者的疼痛评估遵医嘱给予镇痛药物，并注意观察镇痛效果及不良反应。

（7）并发症的预防及护理

① 颈深部血肿：术后严密观察呼吸和血压的变化，如出现渐进性呼吸困难，并伴有颈部增粗、血压下降、四肢感觉活动异常，应立即报告医师，颈深部血肿多发生在术后 12 小时内。

② 喉返神经、喉上神经损伤：多见于颈前路手术，术后气管拔管后，立即

☆☆☆☆

诱导患者大声讲话，以了解声音有无异常。

③ 高血压：抗高血压药和麻醉药之间存在协同作用，目前多数主张应继续使用至术日清晨，术前停药有可能促使高血压反跳。在 PACU 要连续动态监测血压，发现异常血压及时报告麻醉医师处理，以避免脑血管意外和心力衰竭。

八、妇科手术围手术期护理特点

（一）妇科手术的麻醉特点

妇科手术的入路主要以经腹和经阴道为主。近年来，越来越多的妇科手术可以在腹腔镜下进行，但由于腹腔镜手术需要人工气腹条件，大量气体的存在使腹压增高，对麻醉和术后恢复期的管理都造成了一定的影响。体位较为特殊，常在膀胱截石位或头低臀高仰卧位下进行，PACU 护理人员应注意了解此类特殊体位对呼吸、循环及血流动力学的影响，并了解因长时间压迫尤其神经和肌肉损伤而引发的并发症。

（二）术后复苏及护理

1. 护理评估

（1）基本评估：患者病情、手术方式、麻醉方式。

（2）意识、生命体征、呼吸、给氧方式评估，动脉血气分析结果。

（3）伤口及引流评估：观察患者伤口敷料是否干燥，有无渗血、渗液，各种引流管是否通畅及固定情况，引流物颜色、性状、量。

（4）阴道评估：评估阴道分泌物性状、量，判断有无阴道出血，伴随症状。

（5）皮肤、肌肉评估：评估患者皮肤完整性及肌肉疼痛程度，尤其是术中使用人工气腹的患者。

（6）评估特殊病情、特殊用药情况。

2. 护理措施

（1）常规护理：执行 PACU 一般护理常规。

（2）管道护理：妥善固定引流管并保持引流管通畅，密切观察引流液的量、颜色、性状，烦躁患者给予适当约束，避免引流管意外脱出。

（3）体位护理：依据手术及麻醉方式决定术后体位。全身麻醉患者未清醒前通常采用平卧位。若患者已拔除气管导管，可取半坐卧位或舒适体位。行蛛网膜下腔阻滞麻醉患者，术后去枕平卧 6 ~ 8 小时，行硬膜外阻滞麻醉患者术后平卧 4 ~ 6 小时。

（4）观察尿量：术后保持导尿管通畅，观察尿量及性状。术后患者每小时尿量至少 50ml 以上，当患者每小时尿量少于 30ml，伴血压逐渐下降、脉搏细数、烦躁不安，或拔管后诉说腰背疼痛，或肛门处下坠感等，应考虑有腹腔内出血的可能。患者通常于术后 24 小时拔除导尿管，体弱者可延长至术后 48 小时后拔除导尿管。

（5）阴道护理：妇科手术多涉及子宫及其双附件，术后苏醒期除了观察腹腔引流液的情况外，更要关注阴道出血情况，及时记录阴道分泌物性状、量。

（6）皮下气肿护理：患者入 PACU 后应评估有无皮下气肿，并根据血气分析结果，调节呼吸机参数，及时纠正酸碱失衡。患者清醒后，嘱深呼吸以促进二氧化碳的排出。患者离开 PACU 前再次评估皮下气肿情况，并与接患者的医师做好交接工作，以便术后继续观察处理，减少意外的发生。

（7）疼痛护理：准确评估患者的疼痛强度，分析疼痛的原因，根据患者的具体情况，及时给予有效镇痛处理，以保证患者在舒适状态下配合完成护理工作。

九、泌尿外科手术围手术期护理特点

（一）泌尿外科手术的麻醉特点

泌尿系统疾病可伴有肾功能损害，水、电解质和酸碱失衡，心血管系统、代谢及造血系统的病理改变，应熟悉各种麻醉药物和麻醉方法对肾功能的影响。肾作为维持机体内环境相对稳定的重要器官，全身麻醉尽量选用对肾功能、循环功能影响较小的全身麻醉药，术中避免低血压、低血容量。通过建立中心静脉导管监测中心静脉压，调整输液量和输液速度。

（二）术后复苏及护理

1. 护理评估

（1）基本评估：年龄、性别、体重、病史、诊断、手术名称、手术中并发症、麻醉方法、麻醉药、肝肾功能等。

（2）评估患者意识、生命体征、给氧方式，分析动脉血气结果。

（3）镇痛评估：评估疼痛程度，了解术中镇痛是否充足。

（4）切口及引流评估：评估切口敷料是否干燥，有无渗血、渗液，各种引流管是否通畅，引流物的颜色、性状、量。

（5）尿量评估：观察尿的颜色、性状、量，评估患者术中出入量是否平衡。

（6）其他评估：麻醉手术药物对肝、肾的影响，患者是否存在苏醒延迟，水电解质是否平衡，有无酸碱失衡等。

（7）评估特殊病情、特殊用药情况。

2. 护理措施

（1）常规护理：执行 PACU 一般护理常规。

（2）监测与护理：术后常规动态监测血压、脉搏、心率、SpO_2 等生命体征，符合拔除气管导管标准后在麻醉医师的指导下拔管。拔管后选择合适的给氧方式，注意 SpO_2 变化，观察患者呼吸的节律、频率、方式及有无呼吸困难。观察切口敷料是否干燥，引流液的颜色、性状、量，注意血压的变化。

☆☆☆☆

（3）嗜铬细胞瘤患者术后护理：嗜铬细胞瘤围手术期病情凶险，在 PACU 期间应重点关注以下几个方面。

① 术后监护：嗜铬细胞瘤患者术后血流动力学仍不稳定，由于肿瘤切除后内源性儿茶酚胺突然降低，常表现为血压骤然下降，所以应密切监护心血管及其他生理参数，包括血压、脉搏、心电图、SpO_2、中心静脉压或有创动脉压、尿量、血糖、血气分析。

② 术后血容量的补充：嗜铬细胞瘤患者术后存在血容量不足的情况，瘤体切除后儿茶酚胺急剧下降，加上术中失血、术前 α 受体阻滞药的影响，术后血容量更加不足，应迅速予以补充。输液速度依据中心静脉压、尿量及患者对输液的反应而定，除存在急性心功能不全，一般术后应保持液体正平衡 $1000 \sim 1500ml$。

③ 糖皮质激素的补充：双侧肾上腺嗜铬细胞瘤术后患者出现倦怠、腹胀、心动过速、血压下降通常提示肾上腺皮质功能降低，糖皮质激素补充不足，应给予氢化可的松。

④ 低血糖的纠正：由于儿茶酚胺调节的胰岛 B 细胞抑制被中止，可能出现术后低血糖，所以在术后应继续补充含糖液体，补充液体量的多少应根据血糖浓度而定。

（4）观察尿量：妥善固定导尿管，防止扭曲、受压，观察尿量的颜色、性状、量。

（5）镇痛护理：患者入 PACU 后，按照 VAS 疼痛评分标准，评估术后镇痛是否充足，及时汇报麻醉医师，遵医嘱给予充分镇痛，防止患者清醒时因疼痛而引起躁动，避免意外拔管和引流管脱落。

十、眼科手术围手术期护理特点

（一）眼科手术的麻醉特点

不同的眼科手术对麻醉的要求不同。外眼手术麻醉的重点在于完善的镇痛，预防眼心反射，内眼手术麻醉的重点为防止眼压升高和保持眼压稳定。多数眼科浅表手术的全身麻醉不要求术中控制呼吸，但要求麻醉清醒快而完全，无呛咳和躁动，尤其复杂的眼底手术在清醒期更要平顺；对于复位困难和视网膜脱落手术，术毕要求立即或尽可能短时间内改为侧卧位，以提高复位手术的成功率，而常规全身麻醉似乎难以达到此要求，因此，局部麻醉复合镇静药物、镇痛药物在一定程度上可显示其优越性。

（二）术后复苏及护理

1. 护理评估

（1）基本评估：了解患者病情及术前合并疾病、手术方式、麻醉方式。

（2）评估患者意识状况、生命体征、呼吸状况、给氧方式。

（3）伤口评估：观察患者伤口敷料是否干燥。

（4）评估特殊病情、特殊用药情况。

（5）眼部症状、体征评估：如患者出现下述情况，应及时与手术医师联系，及时处理。

① 视功能障碍：视力下降、视野缺损、色觉障碍、视物变形、复视。

② 视觉异常：眼痛、眼干、眼痒、异物感、畏光。

③ 外观异常：眼红、眼睑肿胀、眼部分泌物增多、眼球突出或凹陷、瞳孔改变。

④ 眼部体征：充血、眼压变化等。

2. 护理措施

（1）常规护理：执行 PACU 一般常规护理。

（2）专科护理：眼科手术精细，眼球是非常敏感的器官，眼内压和眼心反射会严重影响患者苏醒期的舒适程度，有时会出现心律失常等更严重的并发症。在 PACU 期间，应动态监测患者生命体征及病情变化。对全身麻醉患者遵医嘱给予氧气吸入及心电监护；观察术眼敷料有无渗血及松紧度，保持术眼敷料在位、干燥，预防伤口感染；对传染性眼病患者实行接触性隔离；若患者出现眼痛，应立即评估疼痛的性质、部位和伴随症状并报告医师，密切观察其变化，必要时遵医嘱给予镇痛药、镇静药和高渗脱水药。按照麻醉方式、术式，准备用物及抢救药品和器械，并遵医嘱采取适当卧位。

十一、心血管手术围手术期护理特点

（一）心血管手术的麻醉特点

心脏和大血管病变可分为先天性和后天性两大类。心血管手术涉及生命重要的器官，病情复杂多变，手术死亡率显著高于无心血管疾病的患者。麻醉医师必须对心血管疾病学、手术学、药理学、体外循环技术、重症监测与治疗等有深入的了解，做好充分的术前评估和准备，熟练运用相关的麻醉原则与技术，并与心外科医师、心内科医师、ICU 医师通力协作才能保证每例心血管手术取得最佳疗效，减少麻醉意外和术中、术后并发症。

（二）术后复苏及护理

1. 护理评估

（1）基本评估：年龄、性别、体重、诊断、手术名称、手术并发症、麻醉方法、麻醉用药；正确评估患者术前心功能，了解患者术前用药。

（2）评估患者意识、术前心电图、术中动脉血气分析结果、给氧方式；评估术中水、电解质、酸碱平衡情况。

（3）评估术后患者动脉血压、脉搏搏动情况，以及皮肤与黏膜的完整性、

☆☆☆☆

颜色和温度。

（4）大血管手术需严格评估术中出血量，是否需要继续输血处理。

（5）伤口及引流评估：观察切口敷料是否干燥，有无渗血、渗液，各种引流管是否通畅，引流物的颜色、性状、量。

（6）尿液评估：观察尿液的颜色、性状、尿量。

（7）苏醒评估：了解手术麻醉药物对肝肾功能的影响，评估患者是否存在苏醒延迟。

（8）评估特殊病情、特殊用药情况。

2. 护理措施

（1）常规护理：执行 PACU 一般护理常规。

（2）入室前准备：与麻醉医师沟通患者手术麻醉情况，准备麻醉所需的仪器、设备和麻醉药，同时准备血管活性药物以备紧急情况下应用。

（3）术后监测：除 PACU 常规监测患者的生命体征外，还应根据不同手术要求监测不同部位的动脉血压、中心静脉压，颈内动静脉血氧饱和度，血气分析，脑诱发电位、脊髓诱发电位等。

（4）保持呼吸道通畅：与麻醉医师详细交接班，根据麻醉医师的医嘱设置呼吸机参数，明确患者术前是否存在困难气道，根据血气分析的结果，待患者完全清醒、潮气量 > 6ml/kg，达到气管拔管指征后，清理气管导管及口腔分泌物，在麻醉医师指导下拔除气管导管，拔管后持续吸氧。拔除气管导管前准备重新插管的用物。

（5）观察病情：密切观察患者的心电图、意识、定向力、四肢的运动和感觉情况，发现患者病情变化及时报告麻醉医师和外科医师。

（6）切口及引流的观察和护理：术后观察切口有无出血、渗血、渗液，敷料有无脱落及感染迹象。妥善固定引流管，保持引流管通畅，防止扭曲、受压、脱落。详细记录引流液的颜色、性状、量，如发现异常，及时报告医师。

（7）维持循环稳定：根据患者术前心功能、术中出入量、血气分析结果，调整输液速度。对于大量失血、肺动脉高压的患者，宜通过中心静脉压监测，及时遵医嘱调整输液速度和量，避免加重心脏负担。

（8）体位护理：未拔除气管导管的患者，宜采取去枕平卧位；拔除气管导管后，无手术禁忌证的患者，可适当抬高床头15°。大血管手术尤其注意动脉穿刺口的压迫及穿刺侧肢体的制动。

（9）疼痛护理：根据疼痛评估结果及患者的自我感觉，遵医嘱给予镇痛药物，同时观察镇痛效果及不良反应。

（10）并发症的预防及护理：出血和心律失常是术后最严重的并发症，因此应特别注意血容量的补充与调整，并保证快速输液、输血通路畅通；同时连续动态监测心电图，发现心率和心律的改变，及时报告医师处理。

（11）心理护理：紧张焦虑情绪可引起患者术后心率加快，应做好心理安抚，必要时遵医嘱使用药物处理。

十二、非住院手术患者围手术期护理特点

（一）非住院手术患者的麻醉特点

非住院手术患者的病种，原则上选择创伤小，对生理影响少，术后不会发生严重并发症，病情不十分复杂，ASA 分级Ⅰ级和Ⅱ级，手术时间在 1 小时之内，年龄在 6 个月～ 70 岁较合适。由于与患者接触时间短，对患者身体状况了解少，手术麻醉并发症难以预计，且麻醉条件及工作环境受限，因此需对患者常规询问病史和体检，注意有无发生新的疾病。术前评估对减少患者的焦虑，确保合理的术前用药很必要，常在麻醉门诊进行。

（二）麻醉选择与麻醉管理

1. 术前禁食　成人禁食 8 小时，儿童术前禁食标准目前推荐为小于 6 个月者术前 2 小时可饮清亮液体（非奶制品），大于 6 个月者术前 3 小时可饮清亮液体。

2. 术前用药

（1）抗焦虑药：必要时可以使用小剂量咪达唑仑。

（2）预防误吸：常用的麻醉药物有 H_2 受体拮抗药、甲氧氯普胺、非特异性抗酸药。

（3）镇痛药，成人术前可用芬太尼 50 ～ 100 μg。

3. 术中监测　与住院患者手术一样。

（1）全身麻醉监测指标包括心电图（ECG）、血压（BP）、呼吸（R）、脉搏血氧饱和度（SpO_2）、呼气末二氧化碳分压（$PerCO_2$）和吸入气氧浓度（FiO_2）。

（2）区域麻醉的监测指标包括 ECG、BP、R、SpO_2。

4. 麻醉选择　全身麻醉、区域阻滞、局部麻醉。

（1）全身麻醉

① 全身麻醉诱导：由于丙泊酚半衰期短，呕吐发生率低，因而最常用于成人行门诊手术全身麻醉的诱导。为减轻其注射疼痛，可在丙泊酚 200mg 中加入利多卡因 20mg，也可在静脉注射前使用小剂量镇痛药，如芬太尼。其他麻醉诱导药物还包括硫喷妥钠、依托咪酯。小儿可以吸入氟烷或七氟烷诱导。

② 全身麻醉气道管理：根据手术部位、手术时间长短及患者气道情况选择合适的面罩和喉罩或气管导管。对手术时间短者常用琥珀胆碱辅助气管插管，预先应用小剂量非去极化肌松药可减轻应用琥珀胆碱后引起的术后肌痛。对手术时间较长者，可用插管剂量的短效非去极化肌松药，如罗库溴铵。全身麻醉一般需要在麻醉前或气管插管后放置胃肠减压以排空胃内容物。

③ 全身麻醉维持：可用吸入麻醉药或合用氧化亚氮维持麻醉，也可静脉滴

☆☆☆☆

注丙泊酚加镇痛药或复合吸入麻醉药维持麻醉。此外，复合应用区域阻滞或局部浸润麻醉可减少全身麻醉药用量并提供术后早期镇痛。

（2）区域阻滞：常用的阻滞方法包括蛛网膜下腔阻滞、硬膜外阻滞和周围神经阻滞，均按住院患者麻醉管理。

（3）局部麻醉：部分手术可以在麻醉管理及监测下行局部麻醉。若术中使用镇静药和（或）镇痛药，应按全身麻醉常规监测，并做好气管插管下全身麻醉准备。

（三）术后管理

所有患者术后均应进入 PACU，连续监测心电图、血压、脉搏、呼吸、SpO_2，每 15 分钟记录 1 次，直至生命体征稳定。需特殊处理的问题包括疼痛、恶心、呕吐、出院标准、离院指导。

1. 疼痛　患者进入 PACU 后如出现疼痛，可静脉给予芬太尼或吗啡，患者清醒后无手术禁忌证，可口服非甾体抗炎药（NSAID）或阿片类药物，如可待因、吗啡缓释片等。

2. 恶心、呕吐　麻醉后恶心、呕吐的患者给予中流量吸氧，遵医嘱使用镇吐药，严重呕吐者应住院观察治疗。

3. 出院标准

（1）手术部位无明显肿胀、出血。

（2）血压、心率恢复水平于术前比较相差在 20% 以内。

（3）意识清醒、定向力恢复到手术前水平，没有明显头晕、恶心呕吐，行走步态稳定。

（4）疼痛视觉模拟评分 ≤ 3 分。

4. 离院指导

（1）术后饮食指导：告知患者先禁饮，无恶心呕吐不适后可从流质饮食逐渐过渡至正常饮食。

（2）离院需要有能力的成人护送，并告知患者 24 小时内禁止驾车、登高和操作机械，不能签署重要文件（如商业合同、遗嘱），24 小时后仍有头晕、恶心呕吐、肌肉痛等不适要即刻回医院复查。

十三、麻醉恢复期主要并发症与处理

（一）麻醉恢复期呼吸系统并发症

1. 麻醉恢复期呼吸道梗阻

（1）舌后坠：是麻醉期间最常见的上呼吸道梗阻。多发生于全身麻醉和区域阻滞中辅助使用了镇静药物或镇痛药物，而术后尚未达到完全清醒的患者。

处理：①调整患者头部的位置，将患者置于侧卧头后仰位，提下颌或牵出舌头，放置口咽通气道或鼻咽通气管，直至气道通畅为止；②如果梗阻不能解除，

☆ ☆ ☆ ☆

可置入喉罩或重新插入气管导管；③不管是全身麻醉还是区域阻滞，术毕及时停用麻醉药，尤其是术前存在鼾症的患者。

（2）分泌物、异物阻塞气道：常见于吸入对气道有刺激性的麻醉药，有吸烟史患者，以及肺部、鼻、咽、口腔、唇裂手术患者，或手术麻醉中脱落的牙齿、义齿阻塞气道。

处理：①减少呼吸道分泌物，术前嘱患者戒烟，积极治疗上呼吸道感染；②对于唾液分泌旺盛的小儿，术前使用抗胆碱类药物，及时清理呼吸道分泌物或血液，必要时采用翻身、叩背、咳嗽、吸引等方法；③对活动牙齿或义齿，麻醉前取出，妥善固定松动的牙齿，以防止脱落误入气管内。

（3）反流、误吸：反流物误吸，可造成下呼吸道严重阻塞，常见于应用抗胆碱类药物、阿片类药物，特别是使用肌松药后，食管入口周围软组织松弛，致胃内容物反流，尤易发生于饱胃及腹内压增高（如肠梗阻、产妇）患者。

处理：①择期手术禁饮禁食，成人禁饮禁食 8～12 小时，小儿禁饮禁食 8 小时，以保证胃彻底排空；②麻醉前准备吸引装置，对已放置鼻胃管患者，开放吸引减压；③术后置患者头部于侧位，及时清理上呼吸道内分泌物、血液及异物；④术前有急症饱胃或肠梗阻患者，采用清醒拔管方法，并在拔管前 15 分钟静脉注射地塞米松 5～10mg，预防呕吐，防止误吸；⑤一旦发生呕吐物和反流物误吸，立即将患者置于头低位，并将头偏向一侧，以利于分泌物或胃内容物排出；⑥同时将口咽腔及气管内呕吐物和反流物吸出；⑦面罩给予纯氧吸入，缺氧严重或面罩吸氧不合作者，立即行气管插管，持续正压通气，并给予必要的呼吸支持。

（4）喉痉挛：是喉头肌肉痉挛使声门关闭而引起上呼吸道功能性梗阻，是呼吸道的保护性反射——声门闭合反射过度亢进的表现，表现为吸气性呼吸困难，可伴有高调的吸气性哮鸣音。喉痉挛常见于浅麻醉状态下的各种操作、口咽部分泌物与反流的胃内容物刺激咽喉部、低氧血症、高碳酸血症可诱发喉痉挛。

处理：①喉痉挛重在预防，避免在浅麻醉下插入喉罩或气管导管或进行手术操作；气道应激性增高如原有呼吸道炎症或哮喘等患者，术后在保持一定麻醉深度，但自主呼吸恢复良好的情况下尽早拔除气管导管，尽量避免使用口咽通气道等装置；术后避免低氧和二氧化碳蓄积，及时清除咽喉部渗血和分泌物。②轻度喉痉挛患者在去除局部刺激后，托起下颌或面罩吸氧后即可解除。③中度喉痉挛患者需用面罩加压供给 100% 的氧气。④重度喉痉挛患者静脉注射肌松药（如琥珀胆碱或罗库溴铵）迅速解除痉挛，然后面罩加压供氧；或立即行气管插管进行人工通气，并按医嘱使用地塞米松等激素。

（5）支气管痉挛：多因异物刺激气管或支气管引起，术前有哮喘病史的患者及过敏体质者。表现为呼气性呼吸困难、呼气期延长、费力而缓慢，听诊肺部出现哮鸣音，或呼吸音消失气道阻力和峰压升高；SpO_2 持续下降；PaO_2 下降而 $PetCO_2$ 升高；心率增速，甚至心律失常。

☆☆☆☆

处理：①轻度支气管痉挛手控呼吸即可改善。②严重支气管痉挛常需使用
β_2受体兴奋药（如异丙肾上腺素、舒喘宁等）治疗。③缺氧与二氧化碳蓄积诱
发的支气管痉挛，施行间歇正压通气（IPPV）即可缓解。

（6）咽喉水肿及气管受压：常见于咽喉部手术后创面渗血，局部黏膜充血
水肿；甲状腺手术中损伤两侧喉返神经容易发生喉阻塞；甲状腺手术后出血压
迫气管；气管插管对气管黏膜的损伤或刺激引起气管黏膜水肿，易造成呼吸道
阻塞等；颈部肿块使气管长期受压者，肿物切除后气管周围组织所致的支架作
用缺失，可发生气管塌陷，造成气道阻塞。

处理：①口腔或咽喉部手术术后及时清除积血和分泌物，可按医嘱给予适
量激素等药物，减轻局部黏膜的水肿。②颈部手术后特别注意保持引流通畅，
防止血肿形成压迫气管；局部出现气管软骨软化的患者，在行肿物切除术后，
床旁常规备气管切开包，以便紧急情况下施行气管切开术。③对已发生过敏性
喉头水肿患者，应迅速给予抗过敏药物治疗并加压供氧，若仍不能及时使SpO_2
得到改善，应报告外科医师，立即行气管切开术。

2. 麻醉后低氧血症　低氧血症是指$SpO_2 < 90\%$，$PaO_2 < 60mmHg$，低氧
血症是麻醉手术后常见的并发症。其常见原因包括术前因素，如心血管疾病、
呼吸系统疾病、神经系统疾病等；麻醉手术因素：如椎管内麻醉平面过高，使
呼吸受到抑制，手术后此作用尚未消退到维持正常呼吸功能的安全状态；气管
插管下全身麻醉可致肺功能残气量降低20%；静脉麻醉药、肌松药的残留作用
可使术后呼吸功能恢复减慢；手术操作的直接影响和术后疼痛。

处理：①对任何原因引起的低氧血症，均应立即行有效人工通气，将
PaO_2、$PetCO_2$维持于正常范围。控制呼吸：成人呼吸频率为10～15次/分，
小儿20～30次/分，婴儿30～40次/分。潮气量8～12ml/kg，呼气时完全
放松，吸呼比保持在1：1.5或1：2。②不能行深呼吸训练、咳嗽无效或肺不
张的高危患者给予持续气道正压通气（CPAP）。③针对性应用拮抗药，纳洛酮
可有效拮抗麻醉镇痛药引起的呼吸抑制作用；苯二氮䓬类受体拮抗药氟马西尼
可以拮抗苯二氮䓬类药物引起的中枢呼吸抑制作用；抗胆碱酯酶药可拮抗去极
化肌松药残留引起的呼吸肌功能减退，临床常用的有新斯的明。④术后给予完
善的镇痛可以消除大部分因疼痛所致的肌肉强直，有利于患者深呼吸和咳嗽排
痰，改善通气功能，尤其对于胸科手术患者显得更为重要。

3. 高二氧化碳血症　是指$PaCO_2 > 50mmHg$。常见麻醉因素有蛛网膜下腔
阻滞或硬膜外阻滞平面过高易引起术后低通气，导致二氧化碳蓄积或术后镇静
药、镇痛药、肌松药残余作用，术后剧烈疼痛影响患者的胸廓活动。

处理：①保持呼吸道通畅，及时清除上呼吸道分泌物或异物，放置口咽或
鼻咽通气道。②解除气道痉挛。③有效的拮抗。④密切监测患者的神志，定期
做血气分析，如果患者清醒合作，即使$PaCO_2$升高较多，嘱患者深呼吸，可暂

不考虑气管插管和机械通气。⑤高碳酸血症同时伴低氧血症，仍不能改善者需要进行气管插管和机械通气。

4. 急性肺水肿 是指各种病因导致超常的液体积蓄于肺间质和（或）肺泡内，形成间质性、肺泡性肺水肿的综合征。患者临床表现为烦躁不安、面色苍白、心动过速、血压升高、出冷汗、呼吸急促，继而出现呼吸困难、端坐呼吸、发绀、颈静脉怒张、喘鸣、剧烈咳嗽、涌出大量粉红色泡沫痰、血压下降，严重者可出现心源性休克、神志模糊、心律失常等。听诊：呼吸 30～40 次／分，心率增快 > 100 次／分，肺水肿早期可闻及干啰音和少量湿啰音，晚期两肺闻及大量湿啰音、捻发音。

处理：①安慰患者，通知医师，患者取端坐位或半坐卧位，两腿下垂，必要时用止血带轮扎四肢。②充分供氧和呼吸支持，氧流量为 8～10L/min，20%～30% 酒精湿化吸氧，每次 < 20 分钟。③控制输液量，保持出入量平衡。④严密监护，连续监测生命体征、SpO_2、心电图，定期行血气分析。④药物使用，镇静药可减少呼吸做功；强心药洋地黄制剂和能量合剂，利尿药可减轻心脏负荷，首选药物是呋塞米，剂量可选 0.25～0.5mg/kg 静脉注射，按需要重复。

（二）麻醉恢复期循环系统并发症

1. 低血压 是指收缩压下降至 10.7kPa（80mmHg）或较麻醉前下降幅度大于 25%。几乎所有的全身麻醉药物都有不同程度的心血管抑制作用，造成每搏量降低、心排血量降低、血压下降，血压下降幅度与麻醉深度直接相关。手术因素的术中失血过多，补充不足；术中过多的第三间隙液体的流失，估计不足，未及时补充液体；手术操作压迫心脏或大血管，以及直视心脏手术，术后活动性出血，均可造成不同程度低血压。

处理：①血容量不足，可扩容处理，加快输液速度，输入代血浆制剂更有利于血压回升。②如果经扩容处理后血压回升效果不佳，而且血压难以维持，应考虑可能存在活动性出血；如果排除活动性出血，使用血管活性药物效果不佳时应考虑酸中毒。③如果患者血压降低，还伴有心率增快、呼吸困难、颈动脉怒张等现象，应考虑心功能不全，及时使用强心药。④对于椎管内麻醉所致的低血压，可加快输液速度，患者采用轻度头低位，一般经快速输液 300～500ml 后即可好转，必要时静脉注射麻黄碱 15～20mg。⑤一旦测不到血压，无论什么原因，均应立即行胸外心脏按压，实施心脏复苏。

2. 高血压 是指血压升高幅度超过麻醉前的 20% 或血压升高达 160/95mmHg 以上，其发生率可高达 50%，甚至更高。术后疼痛刺激、气管插管的刺激、吸痰或气管拔管反应、膀胱过度充盈或导尿管刺激、缺氧、二氧化碳蓄积等均可引起心率增快、血压升高。

处理：①完善术后患者自控镇痛（PCA）及术后患者自控硬膜外镇痛（PCEA）可降低术后疼痛刺激。②避免术后缺氧和二氧化碳蓄积，对缺氧及二氧化碳蓄

☆☆☆☆

积性高血压，应在加大通气量同时提高吸入气体氧浓度。③尿潴留使膀胱过度膨胀引起的血压升高，及时导尿。④遵医嘱使用降压药，如为明显应激反应，可根据情况给予 α、β 受体阻滞药或血管平滑肌松弛药（如硝酸甘油）降低血压。

3. 心律失常　最常见的心律失常是窦性心动过速、窦性心动过缓，麻醉苏醒期心律失常的发生率高达 1.7% ～ 7.9%，缺氧、二氧化碳潴留、血压波动、手术创伤、低体温和电解质、酸碱度的改变是术后发生心律失常的主要原因。

处理：①去除病因，遵医嘱给药，严密监测并观察用药后反应。②出现严重心律失常需紧急处理，包括室性期前收缩大于 5 次 / 分或多源性室性期前收缩或其 R 波落在前一个心动的 T 波上的室性期前收缩；心室率快的心房颤动或心房扑动、房室连接区性心动过速；室上性心动过速伴低血压；室性心动过速；窦性心动过缓伴低血压；三度房室传导阻滞。

（三）麻醉恢复期中枢神经系统并发症

麻醉药物在产生麻醉作用的同时，脑血流和脑代谢也随之发生剧烈改变。术前用药、麻醉诱导用药及维持用药均可对中枢神经系统产生影响。尽管绝大部分麻醉药物本身可产生脑保护作用，但麻醉药物与麻醉相关技术也可能引起中枢神经系统的兴奋或抑制及损伤，从而产生一系列可逆或不可逆的中枢神经系统并发症。

1. 苏醒延迟　麻醉苏醒期是指始于停止给麻醉药物，止于患者能对外界言语刺激做出正确反应。全身麻醉后超过预期苏醒的时间仍未苏醒者，称为苏醒延迟。苏醒延迟常见于麻醉药物过量、电解质紊乱、代谢性酸中毒、低体温和术中发生严重并发症。

处理：①监测 ECG、NBP 或 IBP、SpO_2、$PetCO_2$、体温及肌松情况，定期行动脉血气分析、血清电解质和血糖检查；②观察神志、瞳孔、皮肤温度；③根据病因处理，纠正低氧血症、二氧化碳蓄积，避免过度通气，及时纠正水电解质酸碱失衡和糖代谢的紊乱；④注意保温，适当提高体温；⑤特异性拮抗剂的应用，能逆转麻醉性镇痛药和抗胆碱能药物引起的中枢神经系统抑制。

2. 术后躁动　全身麻醉苏醒期躁动为麻醉苏醒期的一种不恰当行为，表现为兴奋、躁动和定向障碍并存，出现不适当行为。流行病学的研究表明，术后躁动成人发生率约 5.3%，儿童 12% ～ 13%，老年人的发生率也较高。术后躁动常见于麻醉用药、术后伤口疼痛、术后不良刺激、术后并发症、术后催醒药物使用。

处理：①术前心理干预，术前和患者进行良好沟通与麻醉知识教育，消除其对麻醉和手术的不解及恐惧。②药物预防，手术结束前 5 分钟，给予右美托咪定 0.15μg/kg 能有效地抑制术后躁动；在拔除气管导管前静脉给予曲马多 1 ～ 2mg/kg，可以预防手术拔管期躁动。③不良刺激处理与约束，对气管导管的刺激、尿潴留及留置导尿管的不良刺激，及时给予对症处理；对患者的身体及四肢适当约束固定，防止坠床及意外事件的发生。④良好术后镇痛，根据患者的情况采用静脉镇痛、硬膜外镇痛或其他的给药方式，观察患者对镇痛药物的反应。⑤消除病因，保证供氧及呼吸道的通畅。

3. 术后谵妄（POD）　是由意识状态不稳定所造成的紊乱，全身麻醉后意识恢复不久即发生的谵妄称为急症谵妄。急症谵妄是老年患者手术后最常见的术后并发症。术后谵妄最突出的特征是定向力障碍、注意力分散，不能记住当前所发生的事，且以后回忆起来又不能保持一致的思维。术后谵妄常见于高龄，明显的功能损害和认知障碍，失眠患者，术中循环、代谢异常患者。近年来，术后谵妄越来越受到人们的重视。

处理：①术前评估可能发生术后谵妄风险因素。②麻醉期间预防和处理低氧血症、低血压及电解质紊乱，慎用抗胆碱能药物有益于减少术后谵妄的发生率。③术后维持足够的氧供、液体和电解质平衡。

（四）麻醉恢复期胃肠道系统并发症

1. 恶心、呕吐　常发生在术后 24 小时内，总发生率在 14% ～ 82%，其发生与患者个人情况、麻醉、手术及术后诸多因素有关。文献显示，小儿术后恶心呕吐的发生率是成人的 2 倍，成年女性患者术后恶心呕吐的发生率比男性患者高 2 倍，术前胃排空延迟（包括术前饱胃、胃肠道梗阻、幽门狭窄）、有术后恶心呕吐病史或晕动症的患者恶心、呕吐的发生率高出其他患者 2 ～ 3 倍。

处理：①术前严格禁食 8 小时，禁饮 6 小时。②胃肠减压，术前置入胃管行胃肠减压可明显缓解胃肠道手术术后胃肠膨胀。③减少咽喉部刺激，手术麻醉结束，尽早拔除气管导管及胃管，避免咽喉部过度刺激。拔除气管导管时给予适当的镇静，能有效减少咽喉部刺激。④术后镇痛可避免患者因术后疼痛呻吟而造成的胃胀气，从而减少术后呕吐的发生。⑤按医嘱应用镇吐药物 5-HT$_3$ 受体拮抗药，如舒欧亭。

2. 反流　麻醉恢复期反流的严重后果在于胃内容物的误吸，以致造成急性上呼吸道梗阻和 Mendelson 综合征，其中有 62% ～ 72% 的反流出现可发生误吸。反流误吸常见于急重症饱胃患者；面罩加压给氧或喉罩正压通气患者；未清醒拔管患者；吞咽呛咳保护反射未恢复患者；老年人、后脑脑神经功能受损，咽部保护性反射较弱患者。

处理：①胃肠减压，术前严格禁食 6 ～ 8 小时，减少胃内容物，提高胃液 pH 值。②对于饱胃而必须手术患者，麻醉方式首选局部麻醉或椎管内麻醉。③全身麻醉手术患者选用带套囊的气管导管以堵塞呕吐通道或选用双管喉罩插管麻醉；用药物提高胃液 pH 值和减少胃液的分泌，如 H$_2$ 受体拮抗药奥美拉唑。④保护气道，采取快速麻醉诱导，压迫环状软骨，采用低压、高容量套囊的气管导管等都对气道有保护作用。⑤右侧卧位、气管内吸引，保持左肺有效的通气和引流。⑥激素使用和呼吸机治疗。

☆☆☆☆☆

（五）麻醉恢复期的体温管理

1. 低体温　是指中心体温低于 36℃ 称为体温过低。全身麻醉可明显抑制正常的体温自身调节功能，使下丘脑调节机制、血管舒缩反应、寒战及其他反射均受到抑制，代谢率下降 40%～45%。尤其是小儿、老年人和手术时间长者为甚。

处理：①术前评估，术前根据患者病情、年龄、手术种类、胸腹腔内脏显露的面积、手术时间，制订保温措施，记录基础体温。②加强术中体温监测，调节室温维持在 24～26℃。③输血、输液使用加温仪将液体和库存血加温至 32～36℃ 后输注。④主动保温，温控仪是安全有效的体表主动保温设备，保温毯的温度调节 38～40℃。⑤体腔冲洗液的加温，冲洗液置于变温箱内加温至 40℃ 左右使用。

2. 体温升高　中心温度高于 37.5℃ 即为体温升高，常见于严重感染、败血症、甲状腺功能亢进、手术室室温过高和手术中保温措施不当等引起的体温升高。

处理：①连续监测体温，尤其对于小儿、老年人、休克、危重症等体温调节功能低下患者，应及早发现体温变化，及早处理。②严格控制手术室的温度和湿度，室温在 22～24℃，相对湿度在 50%～60%。③术中用于冲洗胸腹腔的各种冲洗液、输血、输液加温适度，避免医源性体温升高。④一旦发生高热可用冰袋置于大血管处，头部用冰帽、袋降温，使用 75% 乙醇溶液擦浴，有效地控制体温的升高。

（黄毓婵　马巧梅　毕月丽　陈旭素）

第四节　疼痛基础知识与术后镇痛护理知识

国际疼痛研究协会（IASP）将疼痛定义为伴随着组织损伤或潜在的组织损伤，并由这种损伤引起的一种不愉快的感觉和情感体验。根据疼痛的持续时间及损伤组织的愈合时间，将疼痛划分为急性疼痛和慢性疼痛。急性疼痛持续时间通常短于 1 个月，常与手术创伤、组织损伤或某些疾病状态有关；而慢性疼痛为超过正常组织愈合时间，一般为持续 3 个月或以上的疼痛，疼痛信号可以持续几周甚至数年。

一、疼痛产生的生理机制

疼痛源于伤害性感受器被激活。伤害性感受器是一些细小的感觉神经末梢的分支，传递痛觉的感觉神经包括有髓的 Aδ 纤维和无髓的 C 纤维，后者主要参与损伤、寒冷、热或化学方式等刺激信号的传递。当局部组织损伤和炎症激活伤害性感受器，使其直接产生神经冲动，同时也使其敏感化，导致阈值降低和对超阈值的反应性增强(痛觉过敏);组织损伤引起致痛和炎症介质产生、聚集,这些化学介质包括前列腺素、激肽、5-羟色胺、氢和钾离子、P物质、NO和其他一些细胞因子,兴奋神经末梢的感受器产生神经冲动,冲动传入脊髓后根的神经节细胞,经由脊髓丘脑侧束,进入内囊传至在脑皮质中央后回的第一感觉区,引起疼痛。

二、疼痛对机体的主要影响

机体在受到手术创伤、组织损伤或某些疾病刺激时产生的一系列反应,包括生理、心理和行为反应。

1. 增加氧耗量　交感神经系统的兴奋增加全身氧耗量,对缺血敏感脏器有不良影响。

2. 心血管系统　疼痛可兴奋交感神经,使患者血压升高,心率加快,心律失常,增加心肌氧耗量。尤其对伴有高血压、冠状动脉供血不足的患者极为不利。

3. 呼吸系统　手术创伤,尤其是腹部或胸部手术后,疼痛对呼吸功能影响较大。手术损伤后,激活伤害性感受器,能触发多条损害脊髓的反射弧,使膈神经兴奋的脊髓反射性抑制,引起肺功能降低。疼痛导致呼吸浅快,呼吸辅助肌僵硬致通气量减少,无法有力地咳嗽,无法清除呼吸道分泌物,积聚于肺泡和支气管内的分泌物不易排出,易并发肺不张和肺炎等肺部并发症。

4. 凝血机制　对凝血系统的影响包括使血小板黏附功能增强,纤溶功能减弱,使机体处于高凝。

5. 心理影响　短期急性疼痛可导致患者情绪处于兴奋、焦虑、睡眠障碍。长期慢性疼痛可导致患者抑郁,对环境淡漠、反应迟钝等行为改变,甚至自杀。

三、疼痛的评估方法

1. 视觉模拟评分法 (visual analogue scale, VAS)　采用一条 10cm 长的直标尺,两端分别标示"0"和"10","0"代表无痛、"10"代表最剧烈的疼痛,让患者根据自己疼痛程度,在直线上相应部位做记号,从"0"端至记号之间的距离表示评分值,评分值越高,表示疼痛程度越重 (图 4-7)。

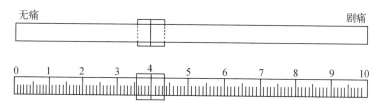

图 4-7　视觉模拟评分法

2. 数字等级评定量表（numerical rating scale，NRS）　用 0～10 数字的刻度标示出不同程度的疼痛强度等级，"0" 为无痛，"10" 为剧痛，4 以下为轻度痛，4～7 为中度痛，7 以上为重度痛（图 4-8）。

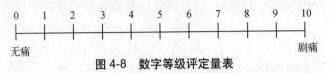

图 4-8　数字等级评定量表

3. 语言等级评定量表（verbal rating scale，VRS）　将描绘疼痛强度的词汇通过口述表达无痛、轻度痛、中度痛、重度痛、剧痛。

4. 面部表情量表评分法（wong-baker）　适用于交流困难，如小儿、老年人、意识不清或不能用言语表达的患者（图 4-9）。

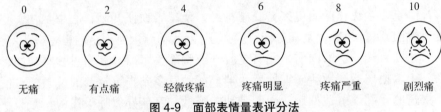

图 4-9　面部表情量表评分法

5. 综合评估患者其他指标的变化　综合监测患者生命体征、呼吸方式和幅度、血氧饱和度、局部肌肉及肢体的紧张度、出汗、瞳孔大小、肠鸣音情况的动态变化等可间接评估疼痛的程度。

四、术后镇痛的方法及常用药物

术后镇痛的方法：全身给药（口服、静脉注射、肌内注射）、局部给药（局部浸润、外周神经阻滞）、硬膜外给药。

1. 全身给药

（1）口服：适用于神志清醒的、非胃肠手术和术后胃肠功能良好患者的术后轻、中度疼痛的控制；也可在术后疼痛减轻后，以口服镇痛作为延续；用作其他给药途径的补充（如预先镇痛）或多模式镇痛的组成。常用口服药物包括对乙酰氨基酚、非甾体抗炎药、可待因、曲马多、羟考酮、氢吗啡酮、丁丙诺啡，以及对乙酰氨基酚与曲马多或羟考酮的口服复合制剂或上述药物的控、缓释制剂。

（2）肌内注射：适用于门诊手术和短小手术的术后单次给药，连续使用不超过 3～5 天。常用药物有非甾体抗炎药酮洛酸、氯诺昔康、美洛昔康、帕瑞昔布、曲马多，阿片类如哌替啶和吗啡的注射剂。

（3）静脉注射：单次或间断静脉注射给药，适用于门诊手术和短小手术，但药物血浆浓度峰谷比较大，易出现镇痛盲区，对术后持续痛者，需按时给药。常用药物有非甾体抗炎药氟比洛芬酯、氯诺昔康、帕瑞昔布，曲马多，阿片类如哌替啶、吗啡、芬太尼、舒芬太尼的注射剂。持续静脉注射给药，一般先给负荷量，迅速达到镇痛效应后，以维持量维持镇痛作用。

2. 局部给药

（1）局部浸润：简单易行，适用于浅表或小切口手术，如阑尾切除、疝修补术、膝关节镜检查术等，也可以在切口使用长效局麻药浸润，减少全身镇痛药的用量。局麻药中加入阿片类药物，可增强镇痛作用并延长镇痛时间。

（2）外周神经阻滞：适用于相应神经丛、神经干支配区域的术后镇痛，如肋间神经阻滞；上肢神经阻滞如臂神经丛阻滞、椎旁神经阻滞；下肢神经阻滞如腰丛、股神经、坐骨神经和腘窝神经阻滞等，由于患者可以保持清醒状态，对呼吸、循环功能影响小，特别适用于老年患者、正在接受抗凝治疗患者和心血管功能代偿不良患者。使用导管留置持续给药，可以获得长时间的镇痛效果。神经电刺激器和超声引导下的神经阻滞术可提高导管留置的精确性。

3. 硬膜外腔给药　适用于胸、腹部及下肢手术后疼痛的控制。其优点是不影响神志和病情观察，镇痛完善，也可做到不影响运动和其他感觉功能。手术后 $T_3 \sim T_5$ 硬膜外镇痛，不仅镇痛效果确实，还可以改善冠状动脉血流量，减慢心率，有利于纠正心肌缺血。腹部手术后硬膜外镇痛虽然可能导致胸部和下肢血管代偿性收缩，但可改善肠道血流，利于肠蠕动恢复，从而有利于肠功能恢复。术后下肢硬膜外镇痛，深静脉血栓的发生率较低。在下腹部和下肢手术，几乎可以完全阻断手术创伤引起过高的应激反应。术后硬膜外镇痛过去多采用单一局部麻醉药，如 0.2% 罗哌卡因和 0.15% 布比卡因，缺点是所需药物浓度较高，导致运动麻痹。而单纯使用 $1 \sim 4mg$ 吗啡硬膜外镇痛起效慢，可能带来延迟性呼吸抑制，加之作用时间长达 12 小时以上，调整剂量不易，已较少使用。目前常用的配伍是局麻药中加入阿片类药物，不仅可达到镇痛的协同作用，还可减低这两类药物的副作用，硬膜外给药多以患者自控方式给药。

五、术后镇痛泵类型与使用的注意事项

术后镇痛泵分电子镇痛泵、机械镇痛泵两种类型。

1. 电子镇痛泵　不同品牌电子镇痛泵的结构与参数均各不相同，但均包含以下几部分：储药袋、输注设备、自控按钮、患者自控镇痛程序、管道连接系统。

电子镇痛泵的优点是可以预先编程，具有多种给药模式，其参数的调整范围较广，适用范围也较广。

患者自控镇痛技术参数设置及使用的注意事项

☆☆☆☆

（1）患者自控镇痛负荷剂量（loading dose）设置：于术后立刻给予，药物需要起效快，剂量能够抑制术后疼痛，既要避免术后出现镇痛空白期，又不影响术后清醒和拔除气管导管，也可术前使用作用时间长的镇痛药物，起超前镇痛和覆盖手术后即刻痛的作用。

（2）持续剂量（continous dose）或背景剂量（background dose）：保证术后达到稳定的、持续的镇痛效果。静脉患者自控镇痛时，对芬太尼等脂溶性高、蓄积作用强的药物不用恒定的背景剂量或仅用低剂量。

（3）冲击剂量（bolus dose）：使用速效药物，迅速抑制爆发痛。一般冲击剂量相当于日剂量的 $1/12 \sim 1/10$。

（4）锁定时间（lockout time）：保证在给予第一次冲击剂量达到最大作用后，才能给予第二次剂量，避免药物中毒。有的镇痛泵还具备设定 1 小时限量（如吗啡 $10 \sim 12mg$）、4 小时限量双重保护等功能。

2. 机械镇痛泵 基本结构包括储液囊、流量限速器、患者自控表。其作用原理是利用硅胶储液囊的弹性回缩力提供动力，驱使镇痛药液通过导管进入人体，流量限速器控制输注速度，提供稳定精确的流速。

（1）机械镇痛泵类型：①无持续输注的单纯自控型，不设背景输注，其输入药量完全由患者自主控制。②不带自控装置的持续输注型，给药速度固定，均匀连续输入，镇痛药液不受患者调控。③带自控装置的持续输注型，设背景输注剂量，由患者自主决定是否增加药量，其总药量是背景输注量加上患者自主控制量。

（2）机械镇痛泵的技术参数包括容量、持续流速及自控量、锁定时间三方面。目前常见机械镇痛泵容量为 $50 \sim 275ml$，持续流速为 $0.5 \sim 8ml/h$，自控量为每次 $0.5 \sim 4ml$，锁定时间为 $10 \sim 15$ 分钟。根据容量及持续流速计算出机械镇痛泵的使用时间。锁定时间是指患者使用自控加药后一定时间内停止自控药量输入，是机械镇痛泵的重要安全设备。

（3）机械镇痛泵的使用方法及注意事项：机械镇痛泵种类、型号的选择根据所选用的镇痛方法及镇痛药液确定。临床上一般选择 $1 \sim 2ml/h$ 流速的机械镇痛泵，轻度至中度术后疼痛，镇痛时间选择 2 天者，容量选择 100ml；中度至重度术后疼痛，镇痛时间选择 3 天者，容量选择 150ml。若选用单纯的局麻药镇痛，镇痛泵宜选择 5ml/h 流速，容量 275ml 的机械镇痛泵。由于机械泵的管道有一定的空腔量，将镇痛药液充入储液囊，开放输注后，需要一段时间才能完全充盈管道，其所需时间与输入速度相关，一般需要数十秒至数分钟不等，所以必须待管道完全充盈药液后才可接入硬膜外管或静脉通路，避免镇痛泵管道内的气体进入硬膜外管或静脉通路。此外，部分品牌的机械镇痛泵配有停止误输装置，使用前必须打开防误输开关才能使用。

（罗文颖　黄毓婵）

第五节　麻醉科护理管理知识

一、麻醉科物资管理知识

（一）仪器设备管理知识

1. 建立科室仪器设备档案，内容包括设备名称、型号、规格、生产厂家、设备编号、购买日期、设备管理人、设备维修记录等。

2. 制订各种仪器设备使用操作流程（SOP），医护人员使用仪器设备前必须经过培训，了解仪器性能及操作规程、使用注意事项后才能操作仪器。部分仪器使用前除经过规范培训外，还需要经过考核合格，由相关职能部门授权并备案。

3. 建立仪器使用记录及维修记录，由专人负责定期对仪器设备进行基本保养，由设备部门负责各种仪器年度强检工作。有检修记录，确保仪器设备性能良好，处于备用状态。按照国家相关规范，大型医疗设备还应有每例患者使用记录。

4. 每种仪器设备定人、定位、定量、定期管理。

5. 购置与报废：麻醉仪器设备的购置由科室管理小组提出申请，经讨论同意，报医院医疗设备委员会审批，按照国家有关规定购置。仪器设备报废由医院维修部门鉴定，科室管理员填写报废申请单，科室管理小组确定，报医院设备管理部门审核。

（二）一次性无菌耗材管理知识

1. 由科室领导小组根据临床需要确定消耗材料的种类和规格、存放的数量。

2. 新技术或新业务需添置新耗材时，由科室 3 人以上领导小组讨论确定，向医院设备部门提出申请报告，获批准后进入常规耗材申领程序。

3. 科室设立耗材管理负责人，实行专人、专库、专柜管理，设立麻醉耗材出入库记录，包括耗材名称、规格、数量等，定期由专人盘点核对耗材种类和数量出入库是否一致。

4. 设立高值耗材专项记录，高值耗材品种界定由医院设备部门决定，设专用记录，准确记录入库和出库时间、数量、有效期、使用日期、使用的患者信息资料，确保账物相符。

5. 定期监督检查耗材的发放、领取、使用过程，及时反馈存在问题。发现耗材不良事件及时上报，定期与医院设备、物价管理部门沟通，及时查找原因。发现出入库数量不一致时，及时查找、分析原因，制订改进措施。

6. 耗材信息化管理：通过无线网络等方法建立"耗材超市"，优化管理流程，

☆☆☆☆

实现耗材闭环管理，提高工作效率。

（三）手术室外麻醉工作场所急救物品管理知识

手术室外麻醉工作场所包括产房、内镜室、超声检查室、CT室、各专科门诊手术室、麻醉门诊治疗室等，只要是开展麻醉及相关治疗的场所，均应该配置麻醉专用急救物品箱、车。固定位置放置，每天按设定的基数检查数量及性能，使用后及时补充。

二、麻醉科药品管理知识

（一）麻醉药品、第一类精神药品、毒性药品及药品类易制毒化学品管理知识

1. 根据《中华人民共和国药品管理法》《麻醉药品和精神药品管理条例》《处方管理办法》《医疗机构麻醉药品、第一类精神药品管理规定》《医疗用毒性药品管理办法》《药品类易制毒化学品管理办法》，结合医院实际，制订科室管理规定。

2. 由科室主任、护士长、医护人员、药师成立科室麻醉药品、第一类精神药品、毒性药品及药品类易制毒化学品管理工作小组，小组成员不少于3人。

3. 麻醉药品、第一类精神药品、毒性药品及药品类易制毒化学品管理工作小组的职责。

（1）制订科室麻醉药品、第一类精神药品、毒性药品及药品类易制毒化学品管理流程，指导、督促临床医护人员贯彻落实，定期组织检查，做好检查记录，对存在问题和隐患提出整改措施。

（2）负责有关麻醉药品、第一类精神药品、毒性药品及药品类易制毒化学品管理重大事件的调查处理。

（3）定期组织麻醉药品、第一类精神药品、毒性药品及药品类易制毒化学品管理工作会议。

（4）掌握麻醉药品、第一类精神药品、毒性药品及药品类易制毒化学品管理相关的法律和法规，熟悉此类药品的使用和安全管理工作。定期组织对医护人员的相关知识培训和考核，职业道德的教育等工作。

（5）指定专人负责麻醉药品、第一类精神药品、毒性药品及药品类易制毒化学品日常管理工作。

4. 麻醉药品、第一类精神药品、毒性药品及药品类易制毒化学品的"五专"管理：专人、专锁、专库、专册、专处方。有条件的医院手术室内设麻醉药房或智能药车。

（1）专人管理：科室指定专人管理麻醉药品、第一类精神药品、毒性药品及药品类易制毒化学品，负责管理的护理人员必须是具有护士执业资格的护理师及以上技术职称的护士。

（2）专锁、专库管理：麻醉药品、第一类精神药品、毒性药品及药品类易制毒化学品必须储存于有双锁的专库和专柜，专库必须安装监控摄像头等防盗报警装置；专柜必须使用保险柜，做到双人、双锁和摄像头等实时监控的安全防盗管理。

（3）专册管理：对进出药库专柜的麻醉药品、第一类精神药品、毒性药品及药品类易制毒化学品建立专用账册，进出库逐笔记录。专用账册的保存期限应当自药品有效期期满之日起不少于 5 年。

（4）专处方管理：麻醉药品、第一类精神药品、毒性药品及药品类易制毒化学品处方应使用专用处方。纸质处方为淡红底黑字，麻醉药品、毒性药品处方右上角标注有"麻"，第一类精神药品、药品类易制毒化学品处方右上角标注有"精一"字样。药学部对麻醉药品、第一类精神药品、毒性药品及药品类易制毒化学品处方统一按年月日逐日编制顺序号，单独存放、按月汇总，统一保存 3 年备查。

5．麻醉药品和第一类精神药品实行三级管理程序（图 4-10）。

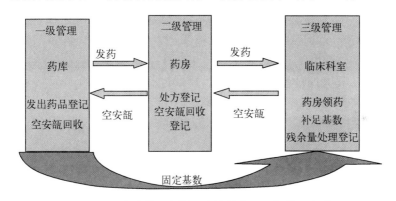

图 4-10　麻醉药品和第一类精神药品三级管理程序

（1）为保证临床麻醉工作需要，科室可申请保留一定数量的麻醉药品、第一类精神药品、毒性药品和药品类易制毒化学品作为基数。基数可定为 1 周用量，每周凭麻醉药品、第一类精神药品、毒性药品和药品类易制毒化学品专用处方、注射剂空安瓿和有关登记册到药房补充基数。

（2）麻醉科验收及入库管理：麻醉药品、第一类精神药品、毒性药品及药品类易制毒化学品入库验收必须实行货到即验，麻醉科护理人员与药学部人员双人验收，清点验收到最小包装，验收记录双人签字。在验收中发现缺少、破损，及时查询处理。

（3）麻醉科出库及发放管理：设立专册记录品名、剂型、规格、数量、批号、有效期，发药人、复核人和领用人必须签字，药品使用后，由科室向中心药房传送患者用药信息，专人持医师开具的规范的麻醉药品、第一类精神药品专用处方到中心药房领取，药师按规定凭药房打印的麻醉药品、第一类精神药品发药单进行调配，并核对发药单及处方无误后才可发放，并回收注射剂空安瓿和用过的贴剂，做到账、物、批号相符。

（4）药房凭请领单同时附上与请领单内容相符的麻醉药品、第一类精神药品、毒性药品和药品类易制毒化学品处方，空安瓿和用过的贴剂到药库领取药品。领用麻醉、第一类精神药品须专人领取，当面点收，复核签字。

6．麻醉药品、第一类精神药品、毒性药品及药品类易制毒化学品使用安全管理。

（1）执业医师经培训、考核合格后，才可取得麻醉药品、第一类精神药品、毒性药品和药品类易制毒化学品处方权。

（2）医师开具麻醉药品、第一类精神药品、毒性药品和药品类易制毒化学品处方时，处方必须严格按规定的格式逐项完整书写，不得缺项，不得涂改，特别是患者或亲属（监护人）姓名、身份证明名称、编号等身份资料。因意外事故等抢救手术情况，患方确无法提供身份证明情况的，医师必须在处方上写明情况并签字。

（3）开具麻醉药品、第一类精神药品、毒性药品和药品类易制毒化学品应使用专用处方。第一类精神药品、药品类易制毒化学品处方格式为淡红底黑字，处方右上角标注有"麻"；第一类精神药品、药品类易制毒化学品处方格式为淡红底黑字，处方右上角标注有"精一"字样。单张处方最大限量按照《处方管理办法》执行。手术麻醉患者单张处方为一人用量，药品仅限于医院内使用。

（4）医师不得为自己开具麻醉药品、第一类精神药品、毒性药品和药品类易制毒化学品处方。

（5）科室储存的麻醉药品、第一类精神药品、毒性药品和药品类易制毒化学品仅限于院内临床麻醉使用。如用于教学、科研的，按医院《教学和科研用麻醉药品、第一类精神药品和药品类易制毒化学品管理规定》办理。

（6）麻醉药品、第一类精神药品、毒性药品及药品类易制毒化学品储存各环节应当指定专人负责，明确责任，班班交接，做好交接班记录，做到账、物相符。

（7）对麻醉药品，第一类精神药品，毒性药品及药品类易制毒化学品的购入、储存、发放、调配、使用实行批号管理和追踪管理，以便必要时可及时查找或追回。

（8）对麻醉药品、第一类精神药品、毒性药品及药品类易制毒化学品处方统一编号，计数管理，建立处方保管、领取、使用、退回、销毁管理制度。

（9）麻醉科调配使用麻醉药品、第一类精神药品及药品类易制毒化学品注射剂时应收回空安瓿，核对批号和数量，并做记录。收回的空安瓿由药学部专人负责计数、监督销毁，并做记录。

（10）发现下列情况，应当立即报告医院保卫科、药学部。

① 在储存和保管过程中发生麻醉药品、第一类精神药品、毒性药品及药品类易制毒化学品的丢失、被盗、被抢或其他流入非法渠道情形时。

② 发现骗取或者冒领麻醉药品、第一类精神药品、毒性药品及药品类易制毒化学品时。

7. 麻醉药品、第一类精神药品及药品类易制毒化学品报残损、销毁管理。

（1）出现过期剩余的麻醉药品、第一类精神药品、毒性药品及药品类易制毒化学品应办理退库手续，由医院药学部填写销毁报废麻醉药品、精神药品申请表，上报并在辖区卫生行政部门监督下，清点后销毁。销毁方式：注射剂应该将安瓿打烂，贴剂应剪碎，片剂及其他剂型应该溶于水中并倒掉。

（2）临床使用过程中，不小心打烂麻醉药品、第一类精神药品及药品类易制毒化学品注射剂，当事人应小心收集打烂安瓿碎片，写明事情经过，同时有证明人签名，交护士长、科主任审核并签名后，将打烂安瓿及书面报告交科室，由科室上交药学部审查，最后药学部主任签字确认。填写销毁报废麻醉药品、第一类精神药品申请表报辖区卫生行政部门审核，审核后，药学部凭申请表及有科主任签名的报告补发药品，并将申请表及报告书按麻醉药品处方管理并进行登记，打烂的安瓿碎片按麻醉药品空安瓿管理和销毁。

8. 麻醉科常用麻醉药品、第一类精神药品及药品类易制毒化学品目录。

（1）药品类易制毒化学品目录：麻黄碱注射液。

（2）麻醉药品目录：芬太尼、舒芬太尼、瑞芬太尼、吗啡、哌替啶注射液。

（3）第一类精神药品目录：氯胺酮注射液。

9. 麻醉、精神药品设置统一警示标识（图 4-11）。

精神药品标识　　麻醉药品标识　　毒性药品标识　　易制毒药品标识

图 4-11　麻醉、精神药品标识

（二）第二类精神药品管理

第二类精神药品是临床广泛使用的特殊管理药品，为保证其使用安全，根据《处方管理办法》《麻醉药品和精神药品管理条例》制订相关制度。

1. 第二类精神药品采购计划由药库依据临床实际用量及各药房情况来制订。

2. 采购人员采购时须严格按照有关规定向有资质的第二类精神药品经营企

业进行采购。

3．第二类精神药品到货后由采购人员及库管人员双人验收、核对，要求注射剂验收到最小装量、单位，其他剂型验收至最小包装量。

4．第二类精神药品按药品说明书规定储存条件储藏，全院范围内第二类精神药品的存放处必须设置统一警示标识（图4-12）。

图 4-12　精神药品标识

5．第二类精神药品使用专用处方，白色处方，处方右上角标注有"精二"标识。

6．第二类精神药品处方一般不得超过 7 日常用量；对于慢性病或某些特殊情况的患者，处方用量可以适当延长至 14 日，医师应当注明理由并签字，才可调配。调剂时必须做到"四查十对"，严格按照规定的药品适应证、用法、用量使用药品，做好用药指导，对用药不合理的处方应拒绝发药。处方保存 2 年备查。

7．第二类精神药品应严格报损、销毁。各类报损、销毁报表应单独存放，保存时间不少于药品有效期后一年。

8．科室储存的第二类精神药品要求定基数，定期检查。

9．麻醉科常用第二类精神药品目录：地西泮（安定）注射液、咪达唑仑注射液、苯巴比妥（鲁米那）注射液、曲马多（舒敏）注射液、地佐辛注射液。

（三）高危药品管理

1．高危药品定义　美国医疗安全协会（Institute for Safe Medication Practices，ISMP）对高危药物给出的定义：高危药物（high-alert medication），亦称为高警讯药品，即若使用不当会对患者造成严重伤害或死亡的药物。2001 年，ISMP最先确定的前五位高危药物分别是胰岛素、安眠药及麻醉药、注射用浓氯化钾或磷酸钾、静脉用抗凝药（肝素）、高浓度氯化钠注射液（＞ 0.9%）。

（1）高危药物即药品本身毒性大，不良反应严重，或因使用不当极易发生严重后果甚至危及生命的药品。

（2）高危险药品是指药理作用显著且迅速、易危害人体的药品。

（3）高危药物尤指注射剂，因其给药方式使药品直接进入组织或血液中，吸收快，作用迅速，且用药量大，更具危险性。

2．高危药品管理制度

（1）参考 ISMP 的分类，由药剂科、护理部及医务科等相关部门共同制订适合各自医院的高危药品目录。

（2）建立高危药品清单、摆放及库存原则、管理原则及标准化操作规程，同时做好倡导教育工作。

（3）凡属高危药品，调剂处方应严格遵循"四查十对"，一查处方，对科别，对姓名，对年龄；二查药品，对药名，对剂量，对规格，对数量；三查配伍禁忌，对药品性状，对用法用量；四查用药合理性，对临床诊断。发放和使用要实行双人复核，在给药时，严格执行给药的5R原则，即患者对（Right patient）、药品对（Right drug）、剂量对（Right dose）、给药时间对（Right time）、给药途径对（Right route），确保正确给药。

（4）病区根据病种及麻醉要求保存一定数量的高危药品基数，使用时根据"先进先出、近期先用"原则，有计划提前在有效期内使用，剩余高危药品及时退回药房。根据院内药品变动及医疗需求及时更新高危药品信息。

（5）新引进高危药品要经过充分论证，引进后要及时将药品信息告知临床，促进合理用药。

（6）高危药品储存管理：高危药品应专柜（专区）存放，不得与其他药品混放，其中药品名称、外观或外包装相似，以及多规格、多剂型的高危药品，应错开摆放并贴上警示标识。高危药品应按储藏温、湿度要求，正确存储，需要冷藏保存的高危药品配备冰箱，对保管条件做好相关记录。对高危药品质量、数量、有效期进行定期（每月）检查，专册登记。同时做好防盗、防火、防潮、防腐、防鼠、防污染等工作。

3.高危药品警示标识（图4-13）

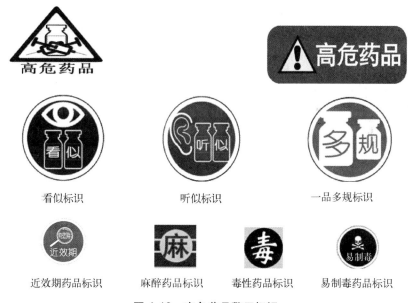

图4-13　高危药品警示标识

（四）急救药品的管理

1.由药学部和护理部共同拟定《急救药品目录》并经医院药事管理和药物治疗学委员会讨论确定。科室在医院《急救药品目录》中确定本部门的急救药物品种和数量，以满足临床急救需要。科室确定的急救药品清单报药学部和护理部备案，本科室同时留存一份。

2. 急救药品必须做到定位放置、专人管理。所有急救药物标签清晰、规范（要求有商品名、通用名、剂量、浓度等）。急救药品存放处有明显的标识。

3. 设立"急救药品检查记录本"，建立急救药品基数的质量检查制度，确保急救药品种类、数量、有效期与账目相符。责任护士每天检查，专项管理负责人每周检查一次，护士长每月检查一次。检查结果有记录。

4. 每一麻醉单元必须配备一套急救药品，急救药品使用后及时补充，保证处于应急、随时可用的状态。

5. 麻醉专科常用急救药品目录：盐酸肾上腺素注射液、重酒石酸去甲肾上腺素注射液、盐酸异丙肾上腺素注射液、重酒石酸间羟胺注射液（阿拉明）、盐酸多巴胺注射液、硫酸阿托品、胺碘酮注射液、盐酸利多卡因注射液、去乙酰毛花苷、5% 碳酸氢钠等。

（五）冷藏药品管理

1. 根据药品说明书要求分类保存冷藏药品。

2. 存放药品的冰箱必须有温度计显示冰箱内温度，一般冷藏格温度控制在 2～10℃。冰箱温度每日检查，记录结果。发现冰箱温度超出药品保存所需的温度范围，应立即检查原因，及时维修，同时妥善保存冰箱内药品。

3. 冰箱内药品保存要求：药品避免与冰箱内壁接触，药品分类放置，标识规范清晰，包括通用名、商品名、浓度、剂量。不同批号的药品分类放置，并按有效期先后顺序使用，标有"先用"或"后用"标识。开启后的药品应注明开启时间、开启后的有效时间，参照药学专业资料或药品说明书正确使用。

4. 冰箱内药品应设置登记本（卡），记录内容包括药品的名称、规格、剂型、数量、有效期等，每月检查、盘点。当药品有效期不足 3 个月或有质量问题时，应及时更换。

5. 冰箱内药品属高危药品应按高危药品管理制度管理，有明确的警示标识。

6. 麻醉科冰箱建议加锁管理。

三、麻醉科感染控制管理知识

科室成立 2 名以上（含 2 名）医师或护士作为感控员的消毒隔离与院内感染质量监控小组，主要负责麻醉科各项消毒隔离制度的落实及日常感染控制相关工作监控，定期检查，发现问题及时与医院感染控制管理科沟通并提出整改意见。

（一）麻醉科人员感染控制

1. 工作人员进入工作场所，必须更换手术室内用鞋、手术衣裤，衣领不可外露；进入手术区内麻醉工作室必须戴帽子、口罩；参加麻醉手术的人员不得戴手表和戒指、手链等饰物；外出时应更换外出衣及外出鞋。

2. 外来参观人员必须穿参观衣、手术裤、室内用鞋，戴帽子、口罩，在指定室间区域内参观。

3. 掌握手卫生知识，落实手卫生要求，严格执行各项无菌技术操作规程。

4. 接触患者的体液、血液及传染病患者要戴检查手套。

5. 如不慎被患者的体液、血液触及黏膜或破损的皮肤时，应及时用清水冲洗。

（二）麻醉科环境感染控制

1. 按污染区、清洁区、洁净区划分，区域间标识明确，布局合理，符合功能流程和洁污分开的要求。无菌储藏室应设在洁净区，麻醉恢复室设在洁净区或清洁区，办公室、敷料室、器械室应设在清洁区，洁净区与清洁区应有门相隔。

2. 天花板、墙壁、地面无裂痕，表面光滑，有良好的排水系统，便于清洁和消毒。

3. 及时清理室间污物、敷料及杂物，地面应采用含氯消毒液湿式清扫，每日 2 次，护理站台面、电话机等普通用品用含氯消毒液擦拭，每日 2 次。室内其他物品每日用清洁湿布擦拭。清洁区、污染区使用的清洁用具应标记，分开放置，分开使用，禁止混用。

4. 被患者血液、体液等污染的地面及物品及时用含氯消毒液进行擦拭。

（三）麻醉科器械感染控制

1. 喉镜的清洁与消毒　喉镜是进入患者黏膜的器械，属于中度危险物品，必须达到高水平消毒。

（1）普通喉镜：一次性使用的喉镜片按一人一用一丢弃，非一次性使用的喉镜片落实一人一用一消毒，使用后的喉镜片置医疗器械收集箱 / 袋中，统一送中心供应室集中消毒。通常非一次性金属光纤喉镜片采用高温消毒，独立包装，院内消毒物品建议有效时间 30 天。使用后的喉镜柄用消毒湿巾擦拭。

（2）可视喉镜：其喉镜片分一次性使用和非一次性使用，非一次性可视喉镜使用后按一人一用一消毒处理，采用过氧化氢低温等离子消毒或环氧乙烷气体消毒，喉镜显示器用消毒湿巾擦拭。一次性使用的喉镜片按一人一用一丢弃，弃于黄色医疗垃圾袋集中销毁处理。

2. 纤维支气管镜的清洁与消毒　按照国家《内镜清洗消毒技术操作规范》（2004 年版），使用后的纤维支气管镜立即用多酶溶液冲洗管腔内外进行预处理，然后再送中心供应室或内镜消毒中心统一消毒。纤维支气管镜按一人一用一消毒，每镜使用后均记录患者基本信息、消毒人、消毒时间。乙肝表面抗原阳性或其他特殊感染患者使用后的纤维支气管镜做好标识，分别单独清洗消毒。

（1）人工清洗消毒：用流动水冲洗镜子，并用纱布搓洗镜身，除去表面附着的污物，清洗刷洗腔道，水枪冲洗腔道，用灌注器快速取多酶溶液进行腔道灌注，共 2 分钟，水洗，擦干，在 0.55% 正 - 邻苯二甲醛消毒液中浸泡 5 分钟，净化水进行终末清洗 2 分钟，气枪吹干，约耗时 10 分钟。

☆ ☆ ☆ ☆

（2）自动消毒机清洗消毒：使用全自动消毒机，将酶液和消毒液按要求添加到槽内（八成即可）→镜子先手工清洗→与洗镜槽连接→按下启动键→自动程序（水洗 2 分钟→酶洗 3 分钟→水洗 2 分钟→消毒 20 分钟→水冲洗 3 分钟）完成。消毒后用气枪吹干腔道，垂直悬挂于消毒柜内备用。约耗时 30 分钟。

3. 监护仪的清洁与消毒　心电监护仪是与完整的皮肤接触而不与黏膜接触的器材，属于低危险医疗设备，落实清洁或低水平消毒方法。心电监护仪使用后，各连接导线可用清水擦拭，晾干备用。若被患者分泌物、血液污染，可先用含氯消毒液擦拭，再用清水擦拭，晾干备用。血压袖带定期用清水清洁或含氯消毒液消毒，晾干备用，每台心电监护仪应配有 2 套血压袖带，以便更换。心电监护仪保持清洁、整齐、性能良好，便于使用。处于备用状态的心电监护仪应定期充电，一般每周 1 次。使用中的心电监护仪每天检查，每月保养，每 6 个月强检。定期由专业维修人员进行性能检查，以保证其正常使用。

4. 麻醉机的清洁与消毒　麻醉机表面用清水或含氯消毒液擦拭，也可使用一次性消毒湿纸巾擦拭，按一人一用一清洁消毒。麻醉机外部回路可使用一次性管道，内部回路可使用过滤器保护，必要时使用麻醉机内部消毒机消毒。麻醉机过滤网定期用清水清洗维护。

5. 呼吸机的清洁与消毒　呼吸机表面用清水或含氯消毒液擦拭，也可使用一次性消毒湿纸巾擦拭。呼吸机外置回路部件包括螺纹管、湿化器、流量传感器、温度传感器，清洁消毒时应拆开各部件，流量传感器用 75% 乙醇溶液浸泡消毒，温度传感器用 75% 乙醇溶液擦拭消毒，空气过滤网采用流动水清洗。尽量选用一次性使用的螺纹管及过滤器，非一次性使用的硅胶螺纹管及湿化罐集中送中心供应室清洗消毒，通常采用高温消毒。呼吸机内置回路按照说明书定期保养维护，定期更换。建立呼吸机保养维护档案，记录更换的配件名称和更换时间，以备核查。

6. B 超仪的清洁与消毒　B 超仪表面用清水或含氯消毒液擦拭，也可使用一次性消毒湿纸巾擦拭。导线用清水擦拭清洁，探头用柔软清水湿布擦拭清洁或一次性消毒湿纸巾擦拭消毒，探头禁用油性消毒剂擦拭消毒。

（四）麻醉科物品感染控制

1. 简易呼吸器的清洁与消毒　将使用过的简易呼吸器置入污物箱／袋中，统一回收送消毒供应中心。清洗时将简易呼吸器各部位拆开，流动水下冲洗初步去除污染物。如有血迹、痰迹等肉眼可见污染，则先用多酶清洗液浸泡，去除污染物，然后再用新鲜配制的酸性氧化电位水流动浸泡消毒，球体、储气袋内注满水，最后用软棉刷在流动纯水下刷洗各部件，球体、储气袋再用灌洗方法进行清洗，高压气枪吹干球体内腔及氧气连接管内水分，干燥柜烘干备用。

2. 插管导丝的清洁与消毒　在使用插管导丝时有可能与患者黏膜接触，所以插管导丝应达到消毒水平。应落实插管导丝一人一用一消毒或选用一次性插管导丝、非一次性插管导丝使用后统一收集送中心供应室高温消毒。

3. 湿化瓶的清洁与消毒　一次性湿化瓶采用一人一用一丢弃，用完后置入黄色医疗垃圾袋丢弃。对于采用聚丙烯、PET 等耐高温材料制成的可重复使用的湿化瓶，落实一人一用一消毒，每例患者使用后回收，集中送中心供应室清洗消毒，通常采用高温消毒方法，独立包装，医院中心供应室消毒的物品建议有效期 30 天。

（五）特异性感染患者感染控制

外科特异性感染是指由梭菌（厌氧菌）产生的多种酶所引起的感染性疾病，主要包括破伤风、气性坏疽（梭菌性肌坏死）等，也称为厌氧芽孢杆菌感染。厌氧芽孢杆菌感染疾病，因为芽孢型细菌远比繁殖型细菌抵抗力强，芽孢对高温、干燥、消毒剂都有强大的抵抗力，且传染性极强，故遇特异性感染患者手术麻醉时，应制订特殊感染管理制度，严格执行消毒隔离要求，强化感染控制意识，实施重点环节管理等，有效地预防与控制医院感染，以保护其他患者和工作人员的安全与健康。

1. 严格特异性手术的排查制度　在进行破伤风类、气性坏疽类手术之前，医护人员一定要做好准备措施，充分了解患者感染情况。针对开放性损伤患者，必须对其大块肌肉及大血管损伤情况进行仔细检查，以确认是否存在开放性骨折、异物残留盲管伤及深度穿入性伤情况。进行局部检查工作时，医护人员要对患者肿胀肢体恶臭伴随捻发感、黑紫色现象高度警惕，当患者出现以上临床症状时，则初步判断其为气性坏疽。若患者是破伤风类的手术，尤其是需要急诊手术的患者，必须在术前仔细询问其手术史，包括受伤场所、污染程度、是否同时存在其他外伤及发病经过等，对其受伤情况进行认真检查，密切观察患者是否存在牙关紧闭、抽搐现象。

2. 建立特异性手术管理流程　针对特异性手术，医护人员必须给予高度重视，发现特异性感染患者或疑似病例患者，必须及时报告，请求专业人员现场监督指导，采样鉴定，以便为后期临床诊断和治疗提供技术帮助。特异性感染患者手术，由外科临床部、微生物科、感染管理科等共同讨论制订管理流程。特异性手术感染潜伏期较长，针对疑似感染患者的手术安排在层流净化手术间进行，针对严重开放伤急诊患者或疑似者的手术，必须在特殊手术间进行，术后安排在手术间内或独立区域行麻醉复苏，降低院内感染发生。

3. 特异性手术的感染控制与管理

（1）手术人员管理

① 人员分工：由于手术属特殊感染手术，应加强消毒隔离管理。手术间内、外人员分开，手术间内人员做室内供应配合，不得随意出手术间，手术间外人员协助手术间内提供物品供应，不得随意入手术间，内外人员明确分工。

② 人员要求：手术人员应无皮肤破损和创伤，必须戴口罩、帽子和手套。室内人员必须加穿隔离衣、鞋套，术中手术人员严禁出手术间，确实需要出手术间，应脱去污染的隔离衣、手套、鞋套、口罩、帽子，进行手消毒，更换清洁鞋、帽。手术完成后，所有手术室内人员将外隔离衣、鞋套、手套、鞋套、口罩、帽子置于室内，初步手消毒后离开手术间，再进行淋浴更换手术内衣。

③ 隔离标识：手术间门外挂"隔离手术"标识牌，此类手术拒绝参观，控制人员流动。凡进入手术间参加手术人员，不得随意离开手术间，以免交叉污染。

(2) 手术间的管理

① 外科特异性感染病例及疑似病例必须安排在专用手术间进行手术，通常安排在有负压装置的感染手术间进行。

② 尽量减少手术间内物品存放量，除手术麻醉必需的设备、器械、耗材、物品外，将无关物品移出室外。对于手术麻醉中不确定使用的物质、药品，在手术麻醉前做好计划，准备后放置专用车于手术间门外，必要时由手术间外人员传递。

③ 关闭空调和空气净化器：外科特异性感染手术期间，应关闭室内空调和空气净化器，避免空气流通造成交叉感染。

(3) 手术物品准备

① 敷料、器械：对于气性坏疽等特异性感染病例的手术，手术用敷料、器械等尽量使用一次性耗材。

② 特殊物品：特殊感染手术处理所需物品提前准备，检查齐全。

(4) 空气消毒：手术间空气消毒采用 2% 过氧乙酸溶液气溶胶喷雾消毒，使用量 $8ml/m^3$，密闭作用时间 1 小时，消毒后通风 12 ~ 24 小时，再做空气细菌培养。外廊通道空气消毒用 2% 过氧乙酸 8 ~ $10ml/m^3$ 喷雾进行消毒。

(5) 物品消毒

① 物体表面和墙面、地面消毒：手术结束工作人员离开手术间后，手术间地面及墙壁、手术台、器械车、脚凳、输液架、头架、托盘、体位垫及架等用 0.2% 有效氯消毒剂擦拭、拖地初步清洁消毒，然后行手术间空气消毒，待手术间空气消毒完成后，再进行一次彻底清洁消毒。抹布和拖把使用后用 0.5% 有效氯消毒液浸泡 > 30 分钟。

② 物品消毒：气性坏疽、破伤风患者的污染物应焚烧处理，但必须是在手术间经过氧乙酸消毒处理后，包装送出手术室焚烧。污染区的物品必须经消毒后才可集中处理。污染的所有一次性用品和废弃敷料如纱布、纱垫等及切下组织均分类装入双层医疗废物袋内，注明病种名称，包装严密，按医疗废物处理程序送焚烧处理。经初步消毒后的各类被服布单等大敷料，用专用敷料袋密闭

☆ ☆ ☆ ☆

包装送清洗。患者污染血、呕吐物须经 2% 氧氯灵或过氧乙酸消毒后倒入下水道内。

③ 器械消毒：先原地消毒再处理。医疗器械及复用物品先使用 0.5% 有效氯消毒液浸泡＞ 30 分钟，然后尽量高温高压灭菌处理。灭菌后再按多酶液刷洗→清洗机清洗→消毒的程序再次处理。由于有效氯消毒液对器械有较强的腐蚀性，注意检查消毒处理后器械的功能性，对腐蚀的器械进行及时更换。

④ 接触患者的物品消毒：接送患者的平车置于手术间初步消毒后，再用 0.2% 有效氯消毒剂擦拭，平车上的被服类使用高温高压消毒。

⑤ 切除组织焚烧：切除的肢体、组织等，尽量缩短在手术室内停留时间。应及时填写肢体、组织焚烧登记，确认签字后，直接送焚烧房焚烧。

（六）无菌物品、消毒液管理

1. 各类无菌物品由专人负责检查，确保灭菌合格率 100%。

2. 无菌物品应存放于通风干燥处，储存环境必须洁净或有空气消毒设施、温湿度监测设施。无菌物品与非无菌物品不得混放，无菌物品必须储存在离地 20 ～ 25cm、离天花板 50cm、离墙远于 5cm 处的载物架上或密闭橱柜，循序排放，分类放置。

3. 一次性无菌物品由科室按使用情况制订计划交医院设备科统一采购，严格按照购入、验收、储存、使用的管理要求执行。临床使用的一次性无菌耗材必须经设备科备案，办理相关手续后才可使用。

4. 一次性无菌物品领取后，严格按照有效期先后顺序有计划地使用，杜绝物资积压造成浪费。

5. 使用一次性无菌物品前，认真核对型号，检查物品的灭菌日期、有效期及包装是否完整，发现包装有破损、潮湿或超出有效期，均禁止使用。

6. 一次性无菌耗材严禁重复使用，无菌物品严格按照一人一用一灭菌制度。

7. 抽取药液的注射器必须放置无菌盘，并加盖无菌巾，配制后的静脉用药有效期不超过 2 小时。

8. 消毒液必须注明开启日期和有效期。

四、麻醉恢复室护理管理知识

麻醉恢复室（PACU）的工作，应该在麻醉科主任的领导下，由麻醉医师和麻醉专科护士共同管理。麻醉医师负责制订患者麻醉恢复期的监护治疗方案，麻醉专科护士负责观察病情与落实治疗措施。PACU 应设护士长或护理组长，与科主任、麻醉医师组成质量与安全管理团队，负责制订护理制度、技术操作规程、质量管理评价指标等，落实 PACU 护理工作与持续质量改进。同时，建立健全麻醉恢复室护士的规范化培训，使麻醉专科护士能够掌握麻

☆ ☆ ☆ ☆

醉患者护理、监护治疗、术后疼痛管理等多方面综合技能，确保患者麻醉恢复期安全。

（一）PACU 患者管理

1. PACU 收治患者标准

（1）全身麻醉后的患者均须入 PACU 监护至安全状态再送回原病区，危重患者或病情需要的患者可在 PACU 监护至病情稳定再转送 ICU。

（2）各种神经阻滞发生意外情况，手术后需要继续监测治疗者应送 PACU。

（3）术后有氧合不佳及通气不足的症状和体征者均应送 PACU。

（4）椎管内麻醉后平面过高或最后一次给药时间不足 30 分钟者需送 PACU。

（5）麻醉后入 PACU 患者是否带气管导管或拔除气管导管，根据 PACU 的条件及现状决定。

2. PACU 患者转入转出标准及 Steward 苏醒评分

（1）患者入 PACU 标准

① 全身麻醉后未清醒，自主呼吸未完全恢复，肌力差或因某些原因气管导管未拔出者。

② 椎管内麻醉平面较高或手术时间短暂，需要继续监测平面者。

③ 各种神经阻滞发生意外情况，手术后需要继续监测治疗者。

④ 凡存在手术、麻醉并发症或呼吸循环不稳定症状和体征患者均应送 PACU 观察，直至达到出室标准。

（2）患者出 PACU 标准

① 中枢神经系统标准：术前神志正常者意识恢复，神志清楚，有指定性动作；定向能力恢复，能辨认时间和地点；肌力恢复，平卧抬头能持续 5 秒以上。

② 呼吸系统标准：自行保持呼吸道通畅，吞咽及咳嗽反射恢复；通气功能正常，呼吸频率为 12 ～ 25 次 / 分，能自行咳嗽，排除呼吸道分泌物，SpO_2 在停止吸氧 20 分钟仍高于 94% 或达术前水平。

③ 循环系统标准：心率、血压波动幅度不超过术前 ±20% 并稳定 30 分钟以上；体温在正常范围。

④ 局部麻醉患者特别是椎管内麻醉后，麻醉平面在 T_6 以下；超过最后一次麻醉加药 1 小时；感觉、运动神经和交感神经阻滞已有恢复；呼吸循环稳定，无须用血管活性药物。门诊患者均应有家属陪伴离院。

⑤ 患者在 PACU 使用麻醉性镇痛或镇静药后，应观察 30 分钟无异常反应才能送返病房。

⑥ 无急性麻醉或手术并发症，如气胸、活动性出血等。

⑦ 全身麻醉患者苏醒程度评价参考 Steward 苏醒评分标准，该评分达到 4 分及以上的患者才可离开 PACU（表 4-16）。

☆ ☆ ☆ ☆

表 4-16　Steward 苏醒评分表

项目	标准	分值
清醒程度	完全苏醒	2
	对刺激有反应	1
	对刺激无反应	0
呼吸道通畅程度	可按医师吩咐咳嗽	2
	不用支持可以维持呼吸道通畅	1
	呼吸道需要予以支持	0
肢体活动度	肢体能做有意识的活动	2
	肢体无意识活动	1
	肢体无活动	0

3. PACU 患者交接制度

（1）麻醉后患者需要入 PACU，由麻醉医师与手术室护士护送并与 PACU 医师和护士交接班，双方认真核对患者病历姓名、性别、年龄、住院号与腕带是否一致，清醒患者可询问患者姓名与病历姓名是否一致。

（2）患者入 PACU 交接内容：包括手术情况（如手术部位、手术名称、手术时间、各种留置管道、伤口包扎情况等）；麻醉情况（如气管插管、术中输液、输血及用药情况、生命体征、镇痛装置情况等）；各种管道情况（是否有脱落、受压、扭曲）；全身皮肤情况（特别是受压部位皮肤）；保证静脉输液通道通畅。

（3）PACU 患者复苏至安全状态，由麻醉医师诊视患者并下达转出医嘱后，PACU 护士与患者所在科室联系，由手术医师与运送工人一同将患者护送回病房。若患者需要转送 ICU，则由手术医师和麻醉医师及运送工人一起护送。

（4）患者转出 PACU 由麻醉科医护人员与病区医护人员做好床边交接班。

（5）患者转出 PACU 交接内容：生命体征、留置管道、伤口情况、皮肤、输血输液、镇痛装置、特殊情况、麻醉知情同意书、麻醉记录单、手术护理记录单、手术安全核查表等。

4. PACU 患者安全转运制度　运送患者的车床必须有护栏、固定带，建议所有患者使用固定带适当固定，不合作患者适当约束四肢，防止发生坠床、自行拔管等意外。由一名医护人员和一名工人共同护送患者返回病房。转运中医护人员负责观察患者的生命体征、意识状态、静脉输液通路等。危重特殊患者转送过程中配备供氧装置、简易呼吸器和口咽通气管、便携式监护仪，按需配备简易呼吸机，转送过程给予患者持续供氧、持续监测生命体征、血氧情况等。转送车床悬挂"转送患者温馨提示"，提示工作人员转送过程注意事项及应急

☆☆☆☆

抢救时麻醉科联系电话。

5. PACU 小儿患者家属陪护管理　PACU 是手术麻醉患者在手术结束后，从麻醉中完全清醒，且呼吸稳定，安全回到病房的一个重要的中间环节。由 PACU 的医师、护士和工人共同完成，这期间，由于小儿患者的特殊性，需要家属的协助，使其恢复过程更平顺，更人性化，可以设置小儿患者家属陪护室。

（1）术前告知：小儿手术的麻醉医师在术前访视中，提前告知家属手术结束后患儿回到 PACU 的重要性和家属陪伴的必要性，并让家属仔细阅读小儿患者家属陪护须知，取得家属的充分理解和配合。同时与相应手术科医师沟通，取得支持和配合。要求手术当日至少留下一位家属在病房等待并留下联系方式，将联系方式记录于麻醉知情同意书上。

（2）患儿进入 PACU：患儿手术结束前 30 分钟，由手术主管麻醉医师电话通知患儿家属到 PACU 外等候。当患儿进入 PACU，一切监护、治疗措施处置妥当，患儿生命体征平稳后，请患儿家属进入 PACU 陪护。

（3）患儿家属的管理：家属进入 PACU 需要穿着隔离衣、室内鞋、戴帽子，了解小儿患者家属陪护须知，由医护人员告知患儿目前情况，服从工作人员安排与管理，陪伴患儿平静、安全度过麻醉复苏期。

（4）患儿离开 PACU：当患儿完全苏醒并达到出室标准后，由 PACU 主管麻醉医师诊视确定，由医护人员、工人和家属护送患儿回病房。

（二）PACU 护理文件书写及管理

1. PACU 护理文件书写要求　PACU 护理记录单书写应做到客观、真实、准确、及时、完整，除特殊说明外，应当使用蓝黑墨水或碳素墨水书写。护理文件书写应使用中文和医学术语，通用的外文（目前主要指英语）缩写，无正式中文译名的症状、体征、疾病名称等可以使用外文。护理文书的书写应做到书写工整、字迹清晰、表达准确、语句通顺、标点符号正确。书写过程中出现错误时，应用原色笔在错误字体上画双线或做出修改并签名，不得采用刮、粘、涂等方式掩盖或去除原来的字迹。护理文书应按照规定的格式和内容书写，避免重复，并由相应的护理人员签名。实习期或试用期护理人员书写的护理文件，必须经过本科室具有执业资格并经注册的护理人员审阅，双签名。具有执业资格并经注册的进修护士书写护理文书，要先经接收进修的医疗机构根据其胜任本专业工作的实际情况认定后才能单独签名。上级护理人员有审查、修改下级护理人员书写的护理文书的责任。修改和补充时需用红色水笔，修改人员须签名并注明修改日期。修改须保持原记录清晰、可辨。因抢救急危重症患者未能及时书写护理文书的，须在抢救结束后 6 小时内据实补记，并加以说明。护理文书的书写须采用中华人民共和国法定计量单位及通用外文缩写。护理文书纸张规格与医疗记录纸张规格相一致，页码用阿拉伯数字表示。

2. 护理文件管理要求　各项护理文件书写要及时、准确、真实。护理文件

☆ ☆ ☆ ☆ ☆

由护士长或护理组长管理。PACU 护理文件摆放有序，各种病历表格均应排列整齐，用后归还原处，患者不得自行携带病历出科室。医嘱本、交班记录本按规定要求书写并妥善保管保存 1 年，护士长定期（每周）检查各种护理记录单书写质量。

3. PACU 护理文件修订规定与程序　科室依据各级卫生行政部门及护理部下发文件制订本科室护理管理制度、岗位职责、工作流程交护理部备案。修订护理管理制度、岗位职责必须经过全体护士讨论，并公开修订内容，广泛征求护士意见及建议。护士长根据征求的意见及建议修订的相关内容,注明修订时间,报请科主任、护理部审核同意。护士长定期组织护理人员培训学习相关护理管理制度、岗位职责、工作流程，督导护士执行，保证落实。

五、麻醉科护理安全与职业防护

（一）护理职业暴露的概念与危险因素

医护人员职业暴露是指医护人员在诊疗、护理活动过程中接触有毒、有害物质或传染病病原体，从而损害健康或危及生命的一类职业暴露。医护人员职业暴露又分物理性职业暴露，化学性（如消毒剂、某些化学药品）职业暴露及其他职业暴露。

1. 物理性职业暴露

（1）锐器伤：是造成护士职业损伤的主要危险因素。全球每年至少发生 100 万次意外针刺伤，可引起 20 余种血源性疾病。我国是 HBV、HCV 感染高发区，锐器伤后发生血液、体液传播疾病的危险性高。

（2）负重伤：护理工作中，肌肉骨骼损伤，尤其是脊背损伤是威胁护理人员健康的突出问题。意大利一项调查显示，医护人员由于负重引起脊柱损伤、腰骶部疼痛的发生率为 8.4%；长期使用计算机引起的腕管综合征也较多见；护理人员因站立时间过长导致下肢静脉曲张的发生率明显高于其他人群。

（3）辐射伤：在手术室、导管室、ICU 病房等床旁对患者进行 X 线下造影、穿刺、拍片等操作时，若缺乏放射防护知识和防护用具等，可能受到辐射损伤；另外，电离辐射、微波等均会导致护理人员机体发生白细胞减少、不良生育、放射病等损伤；在消毒灭菌工作中，紫外线可引起眼炎或皮炎。

2. 化学性职业暴露

（1）细胞毒性药物：日趋增多的肿瘤化疗药物多具有细胞毒性。在杀伤癌细胞的同时，对人体正常组织细胞也具有杀伤或抑制作用。在化疗操作中，注射器配制稀释药物、输液排气、更换化疗液体、拔除注射针等操作，都有可能造成皮肤接触或吸入化疗药物，造成致癌、致畸及脏器损害等潜在危险。

（2）化学消毒剂:护理人员每天可能接触的化学消毒剂包括甲醛、过氧乙酸、环氧乙烷、戊二醛、含氯消毒液和臭氧等。长期接触不注意防护，可导致气促、头痛、接触性皮炎、鼻炎、关节病、哮喘、记忆障碍、注意力不集中及生殖系统疾病。

（3）水银：是医院常见而又容易忽视的毒性物品。医院使用的水银体温计、血压计中有水银，体温计、血压计发生破损致水银外溢，处理不当会对人体产生神经毒性和肾毒性损害。

（4）麻醉废气：麻醉过程中使用的吸入麻醉药产生的麻醉废气，通过特定的管道排入大气中被稀释。若室内麻醉废气排放受阻，工作人员长期暴露于微量麻醉废气污染的环境中，也有引起流产、胎儿畸形和生育力降低的可能。

（二）护理职业安全防护措施

护理职业安全防护措施应当遵照标准预防原则，对所有患者的血液、体液，以及被血液、体液污染的物品均视为具有传染性的病源物质，接触这些物质时，必须采取防护措施。

1. 进行有可能接触患者血液、体液的诊疗和护理操作时必须穿相应的工作服，戴手套，操作完毕，脱去手套后立即洗手，必要时进行手消毒。

2. 在诊疗、护理操作过程中，有可能发生血液、体液飞溅到面部时，应当戴手套和具有防渗透性能的口罩、防护眼镜；有可能发生血液、体液大面积飞溅或有可能污染身体时，还应当穿戴具有防渗透性能的隔离衣或围裙。

3. 医务人员手部皮肤发生破损时，必须进行有可能接触患者血液、体液的诊疗或护理操作，应该戴双层手套。

4. 在进行侵袭性护理操作过程中，要保证充足的光线，并特别注意防止被针头、缝合针、刀片等锐器刺伤或划伤。

5. 使用后的锐器应当直接放入利器盒，也可使用具有安全性能的注射器、输液器以防刺伤。禁止将使用后的一次性针头重新套上针头套，禁止用手直接接触使用后的针头、刀片等锐器。

6. 使用紫外线消毒时，不得使紫外线光源照射到人，以免引起眼睛损伤。

7. 干热灭菌时勿与烤箱底部及四壁接触，灭菌后要待温度降至40℃以下再开箱，以防炸裂。

8. 压力蒸汽灭菌设备的具体操作步骤、常规保养和检查措施应按厂方说明书的要求严格执行。

9. 接触戊二醛等消毒溶液时应戴橡胶手套，防止溅入眼内、吸入人体内或皮肤黏膜上，一旦溅上应立即用清水清洗。

10. 调配化疗药物时防护要求是配备一次性口罩、帽子、一次性防透水防护服、护目镜、聚氧乙烯手套、乳胶手套、防护垫、污物专用袋及封闭式污物桶。有条件的配备专用配剂台。

11. 护理隔离患者时的防护要求是穿着隔离衣，并执行区域性防护流程，为患者近距离的操作要戴护目镜，做吸痰、气管切开、气管插管等操作时，要戴全面型呼吸防护器，每接触一位患者后马上洗手、为手消毒。

（三）麻醉科常见职业暴露的预防与处理

1. 锐器伤的应急处理流程　护士发生针刺伤→尽快挤出血液→肥皂水或清水冲洗→伤口用 70% 乙醇溶液或 0.2%～0.5% 过氧乙酸溶液、0.5% 聚维酮碘浸泡或涂搽消毒→包扎伤口→被暴露的黏膜应用生理盐水或清水冲洗干净→报告护士长、护理部、医院感染管理科→按医院感染管理科的指导进一步处理（如确定暴露级别、指导预防性用药等）→填写不良事件报告表。

2. 血源性疾病职业暴露应急处理程序　血源性疾病是指病原体存在于血液和某些体液中能引起人体疾病的病原微生物，如 HBV、HCV、HIV、梅毒螺旋体、疟疾等多种病原体。

（1）血液或体液溅到皮肤或脸部→立即用清水冲洗→消毒液消毒局部。

（2）血液或体液溅到眼睛→立即用清水冲洗→尽可能用眼睛消毒水冲洗。

（3）血液或体液溅入口鼻→立即吐出并漱口→尽可能用口腔消毒液漱口、洗鼻。

（4）血液性传播性疾病职业暴露时执行医院血液性传播性疾病职业暴露预防和暴露后处理指导原则。

（四）麻醉科护理应急预案

1. 环境安全应急程序

（1）停电应急程序：每区域配备手电筒、电池、应急灯，固定位置放置，应急灯定时充电，处于应急备用状态。

① 突发停电→启动应急灯或手电筒→电话通知电工班→夜间应及时通知后勤值班处理，并向医院行政总值班人员报告。

② 查看与用电有关治疗的患者→贵重仪器断开电源→对无蓄电设施的心电监护仪及呼吸机换为人工监测和人工辅助通气→加强危重患者的病情观察→检查相关安全措施以防意外→通知二线值班护士及医师随时处理病情变化。

（2）停水应急程序：电话通知总务科维修→用聚维酮碘等消毒液直接洗手进行各项操作→有需要时通知工人到友科取水→夜间应及时通知后勤值班人员处理，并向医院行政总值班人员报告。

（3）火灾应急程序：病区固定位置应备有灭火器、防烟雾面罩并保证其处于应急备用状态。火灾应急程序分为火势较小和火势较大两种情况。

火势较小的处理流程：视情况拉下电闸→启用灭火器→同时报告保卫科→报告医师、二线值班护士、三线值班护士、护士长→夜间应及时向保卫科值班人员及医院行政总值班人员报告。

火势较大的处理流程：拉下电闸→启用灭火器与防烟雾面罩→若有可能需紧急移开易燃易爆物品→同时报告保卫科及"119"→报告医师、二线值班护士、

☆ ☆ ☆ ☆

三线值班护士、护士长→快速有计划、有组织地疏散患者→患者到达安全地方后做好患者人数的清点→稳定患者情绪→做好危重患者抢救准备→注意保护医疗文件及贵重仪器→做好善后工作→人员安全情况记录→配合保卫科做好各项上报工作。

疏散患者原则为优先疏散离火源最近的，以及老、少、重患者，同时指挥能行走、病情稳定的患者及时离开现场，指挥患者禁止使用电梯及电器。

(4) 病区财务失窃应急程序：发现病区仪器设备等公共财务失窃→报告科主任、护士长→确认失窃→保护好现场→报告保卫部门、夜间报保卫值班人员→做好事件记录。

(5) 医疗废物失窃应急程序：病区必须做好医疗废物交接登记。病区内发生医疗废物丢失应急管理流程：病区内发生医疗废物丢失→报告二线值班护士、三线值班护士、护士长→报告护理部→医院感染管理科、后勤处、保卫科→共同协助查找→填写意外事故报告表→按程序各层上报。

2. 仪器设备故障应急程序

(1) 心电监护仪故障应急程序：病区备用监护仪定人定位保管，处于应急备用状态。心电监护仪故障应急操作流程：使用中的监护仪发生故障→改用人工监测→检查发生故障的原因→及时排除，不能排除→换上备用监护仪→无备用监护仪即时派人到友科借用→报告设备管理负责人、医师、护士长。必要时请医务科协调，夜间请行政总值班人员协调解决。

(2) 呼吸机故障应急程序：病区备用呼吸机定人定位保管，处于应急备用状态。呼吸机故障应急操作流程：使用中的呼吸机发生故障→改用简易呼吸器→检查发生故障的原因→及时排除，不能排除→换上备用呼吸机→无备用呼吸机时即派人到友科借用→报告设备管理负责人、医师、护士长。必要时请医务科协调，夜间请行政总值班人员协调解决。

(3) 吸痰机故障应急程序：病区备用吸痰机定人定位保管，处于应急备用状态。吸痰机故障应急操作流程：使用中的吸痰机发生故障→改用 50ml 或 30ml 注射器抽吸→检查发生故障的原因→及时排除，不能排除→换备用吸痰机→无备用吸痰机时即派人到友科借用→报告设备管理负责人、护士长。

(4) 中心供氧故障应急程序：病区备用流动氧定人定位保管，处于应急备用状态。中心供氧故障应急操作流程：中心供氧发生故障→改用备用流动氧→呼吸机改用备用转换接头→检查故障原因→不明原因故障→关闭小开关→总开关→报警开关→通知供氧中心维修部→报告医师、上级护士、护士长。必要时请后勤值班人员协调解决。

(5) 呼叫系统故障应急程序：呼叫系统发生故障→检查故障原因（关闭总开关，15 分钟后重新启动）→向医护人员说明呼叫系统故障→加强巡视→通知供应科派人维修→报告上级护士、护士长。

（6）电话故障应急程序：电话发生故障→检查故障原因→及时排除，不能排除原因→紧急工作改用私人移动通讯录联系，通知电话总机上门维修→报告上级护士、护士长。必要时向行政总值班人员报告。

（7）电脑故障应急程序：电脑发生故障→新开医嘱改为手写医嘱→常规核对、总核对后→凭手抄本到药房配药→通知信息科维修→电脑故障排除后补录医嘱→发送医嘱→报告上级护士、护士长。

3. 患者安全应急程序

（1）医患纠纷处理应急预案

① 电话投诉：聆听投诉→答应尽快回复→记录投诉人姓名、联系电话、地址、当事人资料→可能情况下处理事件真相及记录→向组长、区护士长汇报处理→区护士长及时向科护士长、科主任汇报。

② 现场投诉：安定患者或家属情绪→耐心聆听投诉，了解事情真相（可能情况下安排在较安静的办公室）→记录投诉人姓名、联系电话、地址、当事人资料及投诉内容→适当调查→请示病区领导后尽快做出回复，如有需要可按制度逐级向上请示报告。

（2）患者坠床应急预案

① 所有入 PACU 的患者均使用约束固定带固定，视患者情况约束四肢，躁动患者有专人护理。

发生患者坠床→迅速评估患者当时情况→以适当的方式将患者转移至床上或保持在原地→监测生命体征、吸氧→通知麻醉医师、手术医师→检查患者有无骨折或其他损伤→协助处理→做好护理记录→密切观察病情→填写意外事故报告表→报告科护士长、科主任。

② 患者转送途中出现意外应急预案，见图 4-14。

所有转送车床配置护栏及固定带，转送车床配备供氧设备、温馨提示牌（包括应急处理方法、麻醉科联系电话），根据病情需要，转送途中患者可持续面罩供氧，做好患者病情评估，落实安全措施。

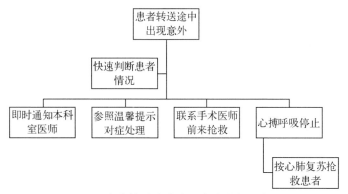

图 4-14　患者转送途中出现意外应急预案流程

（3）患者引流管意外脱管应急预案：患者入 PACU 后，各种引流管妥善固定于车床下，适当约束上肢，防止患者自行拔管。患者过床及转身时，先检查管道情况，避免牵拉管道。

发生患者意外脱管→迅速评估患者当时情况→通知麻醉医师、手术医师→协助处理→做好护理记录→密切观察病情→填写意外事故报告表→报告科护士长、科主任。

（4）患者气管插管意外脱管应急预案：发生患者气管插管意外脱管→迅速评估患者当时情况→辅助人工通气→准备气管插管设备、药物→通知麻醉医师→协助处理→做好护理记录→密切观察病情→填写意外事故报告表→报告科护士长、科主任。

（5）患者意外烫伤、烧伤、压迫伤应急预案：PACU 使用加温毯严格遵守操作程序，定时观察患者皮肤情况，记录使用时间、温度，做好交接班；禁止使用热水袋；注意观察心电极、三通阀等硬质设备放置处的皮肤情况并做好保护；注意安全用电。

发生患者意外烫伤、烧伤、压迫伤→迅速评估患者当时情况→查找原因→切断诱因→通知麻醉医师→协助处理→做好护理记录→密切观察病情→填写意外事故报告表→报告科护士长、科主任。

六、麻醉门诊健康教育知识

（一）麻醉基本知识

常用麻醉方法：包括局部麻醉、椎管内麻醉、全身麻醉、复合麻醉。

（1）局部麻醉（local anesthesia）：是指使用局麻药暂时阻断某些周围神经的冲动传导，使受这些神经支配的相应区域产生麻醉作用。其常分为表面麻醉、局部浸润麻醉、区域阻滞、神经传导阻滞。

表面麻醉是指局麻药用于黏膜表面，使其透过黏膜而阻滞位于黏膜下的神经末梢，使黏膜产生麻醉现象。表面麻醉常用于眼、鼻、咽喉、气管、尿道等处的浅表手术。

局部浸润麻醉是指将局麻药注射于手术区的组织内，阻滞神经末梢而达到麻醉作用。其适用于体表手术。

区域阻滞是指在手术区周围和底部注射局麻药，以阻滞支配手术区的神经纤维的方法。其适用于局部肿块切除术，如乳腺良性肿瘤切除术。

神经传导阻滞是指在神经干、神经丛、神经节的周围注射局麻药，阻滞其冲动传导，使受它支配的区域产生麻醉作用。神经传导阻滞包括臂神经丛阻滞、颈神经丛阻滞。

（2）椎管内麻醉（intrathecal anesthesia）：分为硬膜外阻滞、蛛网膜下腔阻滞、腰硬联合麻醉和骶管阻滞。

① 硬膜外阻滞：是指将局麻药注入硬膜外腔，阻滞脊神经根，使躯干的某一节段产生麻醉作用，称为硬膜外阻滞。

优点：单次或连续给药，常用于下腹部、腰部和下肢手术。

常见并发症：全脊椎麻醉、局麻药的毒性反应、低血压、呼吸抑制、恶心呕吐、神经损伤、硬膜外血肿、硬膜外脓肿。

② 蛛网膜下腔阻滞：将局麻药注入蛛网膜下腔，阻滞脊神经前后根和脊髓，使其支配的区域产生暂时性的麻痹。

优点：起效快，剂量和容量小，适应于 2～3 小时的下腹部以下部分的手术。

常见并发症：血压下降、呼吸抑制、恶心呕吐、头痛、尿潴留。

③ 腰硬联合麻醉：是将硬膜外阻滞与蛛网膜下腔阻滞联合使用的麻醉技术。

优点：既有蛛网膜下腔阻滞麻醉起效快，效果确切，局麻药用量小的优点，又有硬膜外阻滞可连续性，便于控制平面和可用作术后镇痛的优点。

主要用于下腹部及下肢手术的麻醉与镇痛，尤其是产科麻醉与镇痛。

④ 骶管阻滞：将局麻药注入骶管腔产生局部麻醉。

适用于直肠、肛门、会阴部手术。

由于骶管内有丰富的静脉丛，易发生毒性反应；术后发生尿潴留也较多。

（3）全身麻醉（general anesthesia）：麻醉药经呼吸道或静脉、肌内注射进入人体内，产生中枢神经系统抑制，临床表现为神志消失，全身的痛觉丧失，遗忘，反射抑制和一定程度的肌肉松弛，这是一个可逆的过程。全身麻醉包括吸入全身麻醉、静脉全身麻醉、复合全身麻醉。

吸入全身麻醉是指药物经呼吸道吸入而进入人体内并产生全身麻醉作用，可用于麻醉诱导和维持。优点：能有效地进行人工或机械通气，防止患者缺氧或二氧化碳蓄积；保持患者的呼吸道通畅，防止异物进入呼吸道。

静脉全身麻醉是指药物经静脉注射进入体内，作用于中枢神经系统而产生全身麻醉作用。优点：麻醉诱导快，对呼吸道无刺激，无环境污染。

复合全身麻醉是复合吸入与静脉两种全身麻醉方法，既能减少静脉全身麻醉药的使用量，又能有效地进行气道管理。

（4）复合麻醉：复合使用两种以上麻醉方法统称复合麻醉。

（二）麻醉手术前评估

常言道：手术有大小，麻醉无大小！麻醉和手术的风险主要来自患者、麻醉和手术 3 个方面，对患者进行术前麻醉评估，将患者的风险降至最低。

1. *病史评估*　麻醉前病史评估主要包括外科疾病和手术情况，以及合并的内科疾病和治疗情况。外科情况要了解外科疾病的诊断，手术的目的，部位，切口，切除脏器范围，手术难易程度，预计出血程度，手术需时长短和手术危险程度，以及是否需要专业的麻醉技术，如控制性低温、控制性降压等。内科情况要了

☆ ☆ ☆ ☆ ☆

解患者的个人史，既往史，以往手术、麻醉史和治疗用药史，明确并存的内科疾病及严重程度，当前的治疗情况，近期的检查结果，是否需要进一步做有关的实验室检查和特殊的功能测定。必要时请有关专科医师会诊，协助评估有关器官功能状态，商讨进一步手术准备措施。

2. 术前检查和化验结果分析　择期手术患者术前通常要进行一系列术前检查。通常入院患者在手术前须完成血、尿、粪三大常规化验，出凝血时间、血生化（肝、肾功能），心电图及肝炎方面的检查（主要是乙型病毒性肝炎的相应检查）。对合并内科疾病患者，则应根据病情做与疾病相关的进一步检查：胸部X线检查、肺功能测定、心功能测定、动脉血气分析，以及必要的专科检查和化验。其目的是有助于医务人员对患者病情的全面或充分的了解，以便做出正确的评估，降低影响麻醉管理的不利因素，增加手术和麻醉的安全性。手术患者术前必须进行的实验室和特殊检查的检查项目如下所述。

（1）血常规包括血小板计数，有条件加做血细胞比容（HCT）。

（2）尿常规包括镜检及尿比重。

（3）粪常规。

（4）肝功能主要是血浆蛋白、胆色素、转氨酶测定。

（5）肾功能主要是血尿素氮（BUN）和血肌酐（creatinine）测定。

（6）肝炎方面的检查主要是乙型病毒性肝炎即HBV的相应检查，其他酌情考虑。

（7）凝血机制主要是测定凝血酶原时间（prothrombin time，PT）、部分凝血活酶时间（activated partial thromboplastin time，APTT）和纤维蛋白原含量。

（8）心电图（ECG）：手术麻醉患者常规检查。对于45岁以上患者、心脏病患者、高血压患者、糖尿病患者、肥胖症患者、有明显肺部疾病者、可卡因滥用患者，应根据病情增加心电图检查内容。

（9）X线胸片：肺疾病、气道梗阻、心脏病、癌肿患者、长期吸烟和（或）吸烟量＞30支／天、年龄≥60岁患者，建议增加肺功能检查。

（10）妊娠试验：已婚育龄女性应做妊娠试验，排除是否妊娠。

（11）人类免疫缺陷病毒及梅毒试验检查。

3. 系统回顾　系统回顾的重点是呼吸系统、心血管系统、肝、肾、血液、内分泌、神经系统；其他与麻醉相关的问题也不能忽视。

（1）呼吸系统：术后肺部并发症在围手术期死亡原因中仅次于心血管系统疾病，位居第二位。通过评估患者的呼吸系统相关病史和体征，排除有无呼吸道的急、慢性感染；有无哮喘病史，是否属于气道高反应性患者；对于并存有慢性阻塞性肺疾病（COPD）的患者，术前需通过各项检查，如胸部X线片、CT、MRI、肺功能试验、血气分析等，来评估患者的肺功能。肺功能的评估是了解患者呼吸系统情况的一项重要的内容，特别是患者原有呼吸系统疾病或需进行较大的手术或手术本身可以进一步损害肺功能时，这种评估更为重要。对肺功能的评估可为术前准备，以及术中、术后的呼吸管理提供可靠的依据。

（2）心血管系统：对非心脏手术的患者要注意有无心血管方面的疾病，如先天性心脏病、瓣膜性心脏病、冠状动脉硬化性心脏病、心肌病、大血管病，以及高血压和心律失常。与麻醉风险相关的主要为心功能状态，以及某些特别的危险因素，如不稳定型心绞痛、近期（＜6个月）心肌梗死、致命性心律失常等。术前心功能好通常反映患者有较强的代偿能力和对手术麻醉的承受能力。超声心动图检查除可以提供心内解剖结构变化，还可以评估心室功能。其中最重要的一个指标是心室射血分数（EF）。若 EF ＜ 50% 属中危患者，EF ＜ 25% 则为高危患者。可以通过一些简易的床旁试验来判断患者当前的心肺储备能力。

① 屏气试验：先让患者做数次深呼吸，然后在深吸气后屏住呼吸，记录其能屏住呼吸的时间。一般以屏气时间在 30 秒以上为正常。如果屏气时间短于 20 秒，可认为肺功能属显著不全。

② 爬楼梯试验：患者能按自己的步伐不弯腰爬上三层楼，说明心肺储备能力尚好，围手术期发病率和死亡率明显低。

③ 肝肾功能：术前肝肾功能异常要考虑两方面问题，一是肝肾功能不全对麻醉的影响；二是麻醉本身对肝肾功能的影响。麻醉药、镇静药、镇痛药、催眠药等多数在肝中降解，许多药物和其降解产物又主要经肾排泄。因此对肝肾功能不全的患者，选择和使用药物必须十分慎重。

④ 其他方面

a. 血液有无导致异常出血疾病，如凝血因子缺乏，血小板低下等。

b. 内分泌：有无糖尿病、甲状腺功能亢进症等。

c. 神经系统：患者认知功能等。

d. 术前治疗用药对麻醉方法、麻醉药有无不利的影响，是否需要术前停药。

e. 有无变态反应史。

f. 麻醉史：有麻醉史者要询问对麻醉药的反应，有无并发症。

g. 个人史：长期吸烟、饮酒和服用镇静药史等；妊娠合并外科疾病时，是否施行手术和麻醉必须考虑孕妇和胎儿的安全性。妊娠的前 3 个月，缺氧、麻醉药或感染等因素易致胎儿先天性畸形或流产，应尽可能避免手术，择期手术宜尽可能推迟到产后施行；如系急症手术，麻醉时应避免缺氧和低血压。妊娠 4 ～ 6 个月一般认为是手术治疗的最佳时机，如有必要可施行限期手术。所有这些术前检查诊断最终归结于对患者做出麻醉和手术风险的判断。

4. **麻醉风险判断** 根据麻醉前访视结果对手术、麻醉的安危进行综合分析。美国麻醉医师协会（ASA）颁布的患者全身体格健康状况分级，是目前临床麻

☆☆☆☆

醉较常采用的评估分级方法之一。ASA分级Ⅰ、Ⅱ级患者的麻醉耐受性一般均良好，麻醉经过平稳；Ⅲ级患者对接受麻醉存在一定的危险，麻醉前需尽可能做好充分准备，对麻醉中和麻醉后可能发生的并发症要采取有效措施积极预防。Ⅳ、Ⅴ级患者的麻醉危险性极大，充分、细致的麻醉前准备尤为重要。

ASA麻醉病情评估分级标准：

Ⅰ级患者无器质性疾病，发育、营养良好，能耐受麻醉和手术。

Ⅱ级患者的心、肺、肝、肾等实质器官虽然有轻度病变，但代偿健全，能耐受一般麻醉和手术。

Ⅲ级患者的心、肺、肝、肾等实质器官病变严重，功能减低，尚在代偿范围内，对麻醉和手术的耐受稍差。

Ⅳ级患者的上述实质器官病变严重，功能代偿不全，威胁着生命安全，施行麻醉和手术需冒很大风险。

Ⅴ级患者的病情危重，随时有死亡的威胁，麻醉和手术非常危险［注：如为急症，在每级数字前标注"急"或"E（emergency）"字］。

5. 体格检查　包括一般体格检查和特殊体格检查。

（1）一般体格检查：患者全身情况、基本生命体征。全身情况包括精神状态、发育、营养，有无贫血、脱水、水肿、发绀、发热、过度消瘦或肥胖症。其次是患者的基本生命体征：体温、血压、脉搏和呼吸。

（2）特殊体格检查：根据手术部位、方式、患者风险评估和个人意愿等综合因素判定选择的麻醉方式而进行相应的体格检查。

① 全身麻醉体格检查：主要评估气道、张口度、牙齿和咽喉部情况、鼻腔通畅度（经鼻插管）、颈部活动度、气管位置等。

② 椎管内麻醉体格检查：检查评估穿刺部位皮肤情况、棘突棘间间隙、脊柱外形和活动度。

③ 区域阻滞体格检查：检查评估穿刺部位皮肤和特殊穿刺体位的活动情况。

（三）麻醉门诊健康教育

麻醉过程和手术过程都存在风险，风险不单只来源于麻醉和手术，也有可能来源于患者。在麻醉前对患者进行评估的基础上做好门诊健康教育，让患者了解麻醉基本知识与过程，使其在体格和心理精神各方面达到最佳状态，可增强患者对麻醉和手术的耐受能力，配合麻醉医护人员完成麻醉，提高患者在麻醉中的安全性，避免麻醉意外或不良事件的发生，减少麻醉后的并发症。

1. 签署麻醉知情同意书　麻醉知情同意是术前评估的必要部分。已经成为不可缺少的法律文书。向患者解释治疗或诊断性操作的副作用、危险性及并发症后，患者认可并签字，就获得了知情同意。目的是向患者提供使其做出合理选择所需要的信息，解释麻醉计划和可能的并发症，对建立患者与医师之间的良好关系是非常重要的，并且可以预防可能发生的纠纷。某些特殊情况下，也可由患者家属代表签署麻醉知情同意书。

2. 精神心理准备　理解麻醉是一个可逆性的过程。麻醉虽然有风险，但麻醉医师全程守护，死亡率一般万分之一乃至十万分之一以下。现代麻醉药物和技术日趋成熟，当麻醉药物停止使用后，患者很快清醒，常规用药一般不会留有后遗症。因此，不需要为即将实施的麻醉过度紧张和担心。麻醉后患者苏醒会有短暂而轻微的不适，如肌肉疼痛、喉咙痛、头痛、恶心、呕吐等，这些是麻醉药的作用，可能在数小时后才完全消失。要做好心理准备，避免惊惶和焦虑，以最好的心理状态应对手术与麻醉。

3. 气道准备

（1）手术前尽早停止吸烟，当停止吸烟 12 ～ 24 小时，一氧化碳和尼古丁水平降至正常；戒烟 2 ～ 3 天，支气管纤毛功能提高；戒烟 6 ～ 8 周或以上，术后呼吸系统并发症显著降低。

（2）注意保暖，避免术前上呼吸道感染，气道反应性增高。假如术前出现上呼吸道感染，一般应在感染得到充分控制后 1 ～ 2 周才施行择期性手术。慢性呼吸系统感染者，术前应尽可能使感染得到控制，尤其是小儿上呼吸道病毒性感染。由于小儿上呼吸道病毒性感染会改变气道分泌物的量和性状，增加气道的反应性，容易出现术中或术后支气管痉挛、喉痉挛及低氧血症。一般建议小儿上呼吸道病毒性感染后至少 7 周应尽量避免麻醉。

（3）麻醉前清洗口腔；去掉义齿或牙套。

4. 胃肠道准备　十分重要，可以避免围手术期胃内容物反流、呕吐和误吸。正常人的胃排空时间为 4 ～ 6 小时，成人手术麻醉前应禁食 12 小时，禁饮 4 小时；小儿术前应禁食（奶）4 ～ 8 小时，禁水 2 ～ 3 小时。

5. 妇女择期手术应避开月经期　经期女性常有纤溶亢进，可能会继发术中或术后出血过多；同时经期激素水平低下，其应激与抗病能力均下降，可能会增加术后感染率；经期女性自主神经功能的调节作用失常，不利于循环系统功能保持稳定。

（黄毓婵　罗文颖　毕月丽　马巧梅　陈旭素）

第六节　麻醉科护理质量控制基本知识

一、基础护理质量控制的内容与措施

1. 基础护理质量控制的内容　包括要素质量、环节质量和终末质量。护理

☆☆☆☆

质量可以从护理结构、护理过程和护理结果三方面进行评价，其中护理结构是指医疗机构中的组织要素、人员要素和计划实施，还包括药品物资、仪器设备、护理文书等。

2. 基础护理质量控制的措施

（1）人员要素：人是管理的第一要素，包括医院领导、管理人员、卫生技术人员、辅助人员。他们的思想状况、意识行为、业务水平直接关系到护理质量。

护理人员管理措施：①每年根据有关法律、法规和医院护理规章制度，结合专科的特殊性，制订麻醉专科护士的培训内容与考核标准，并在护理部备案。②科室设置护士培训负责人和护士职业生涯记录，护士职业生涯记录包括理论学习、临床实践、技术操作、护理查房、个案积累的学习记录，根据护士层次不同，设立不同的要求，从 N0～N6 七个阶段阶梯式的考核提升。③制订护士的职责审核标准，分为初级责任护士、高级责任护士、护理组长，每一位护士知晓各自的职责审核标准，每季度进行一次审核。④日常质控：设置质控组织，层级管理架构。质控组织实行麻醉科主任 - 护理部 - 科护士长 - 区护士长质量控制，科室设置护理组长 - 高级责任护士 - 初级责任护士 - 助理护士，上一层级的护士需要质控下一层级护士的工作质量。

（2）药品、物资、耗材：包括普通药品、剧毒麻醉药品、高危药品和麻醉耗材。

药品管理措施：①根据药品、耗材的有关法律、法规和医院护理规章制度，结合麻醉科的特殊性，制订麻醉科药品、耗材、物资管理要求与标准。②培训和设置药品、耗材、物资专项管理负责人。③建议在大型手术麻醉中心设置药房或配智能药车，由药剂师和麻醉医护人员共同完成手术麻醉中心内药品管理和质控。④麻醉手术中使用药品可采用标准套餐、特殊套餐管理方法，每一台麻醉配备一个药箱。⑤剧毒麻醉药品、第一类精神药品每天盘点，确保账、物、使用记录三者一致；其他药品每周盘点或每月盘点，对药品管理存在问题及时采用 PDCA 方法，持续质量改进分析；按药品的有效期有计划的使用。⑥定期监督检查耗材的发放、领取、使用情况，定期对耗材出入库与使用情况进行盘点，当发现耗材出入库数量不一致时，及时查找原因并向主管部门反馈。⑦高值耗材、植入耗材设专人管理、专册记录。

（3）仪器设备：包括一般仪器、贵重仪器、急救设备。

仪器设备管理措施：①根据对仪器、设备、急救设施的规定和医院规章制度，制订专科质量质控标准；②培训和设置专项负责人及仪器设备工程维护人员；③全科的仪器设备登记在册，与设备科共同维护，有计量仪器的强检记录和仪器的定期校对、维修保养记录；④专项负责人按制订的标准每周质控、持续质量改进。

（4）护理文书：包括麻醉恢复室护理记录单和手术转运交接单。

护理文书管理措施：①每天校对时钟时间的一致性，保证护理文书与医疗文书记录的正确；②实时记录各项监测指标、用药、操作治疗、出入量和特殊事件；③护理文书记录正确、准确、真实，落实签名与时间记录。

二、专科护理质量控制的内容与措施

1. 专科护理质量控制的内容　护理质量、护理安全、药品、急救器材、感染控制和专科敏感指标的控制。

2. 麻醉专科特点和护理质量控制措施

（1）麻醉专科特点：麻醉恢复室收治的患者涉及多种类手术，具有多数患者意识未恢复，年龄跨度大，护理工作量计划性差，患者周转快，病情不稳定，急救频率高等特点；另外，麻醉科的急救器材、仪器设备、剧毒麻醉药品和高危药品种类多。传统的护理质量控制方法如病房管理、药品管理等，对于麻醉恢复室患者、麻醉护理专业，麻醉复苏护理过程及麻醉科大量高危药品的管理、关键环节控制等显得薄弱与不完善。因此，有必要在传统的护理质量控制的基础上增加麻醉专科护理质量的控制措施。

（2）麻醉专科护理质量控制的措施：观念的转变，由"控物""控环境"向"控专业""控高危"转变。随着专科护理的发展，麻醉专科护理正朝着以确保患者安全，提升护理质量，发展专科护理水平的方向前进。专科护理质量管理模式由"控物""控环境"向"控专业""控高危"转变，"控专业"体现对专科护理质量、专科护理工作落实过程的质控，建立不同的质量控制指标。麻醉专科护理质量指标包括临床护理质量、护理安全、药品管理质量、急救管理质量、感染控制管理质量指标和专科其他敏感指标的控制。

每年根据国家及卫健委的有关法律、法规和医院护理规章制度，结合专科的特殊性，制订专科质控标准，并在护理部备案；质控指标建立后对全员培训，设置质控组长和单项质控人，制订岗位职责；对每个单项质控组长及其成员制订相应的岗位职责。主要职责包括：①质控组长在本病区护士长领导和指导下工作，负责本病区专科护理质量控制工作。②质控频率，专项负责人对该项专科进行日常质控，至少每周按照制订的质控标准检查质控一次，发现不符合标准的及时告知当事人、修正、跟踪反馈并持续质量改进。病区护士长至少每月质控一次，大科护士长、护理部每季度质控一次，每季度科室交叉检查质控一次。③确定每月、每周单项质量控制重点，有计划地对所负责的单项质量进行检查；对检查情况进行汇总评价、分析，及时做好反馈、追踪，并做好记录（表 4-17）。

☆☆☆☆

表 4-17　麻醉科护理质量质控指标评价标准

检查时间：　　　病区：　　　检查者：　　　　　　总得分：

评价项目	查看记录	评价方法	评价结果	备注
1. 人员管理	1.1 护士长管理有年、月工作计划，工作重点明确	查看护士长手册	5 4 3 2 1	
	1.2 护士长手册记录及时、准确	查看护士长手册	5 4 3 2 1	
	1.3 护士仪表、仪容及行为符合规范；不迟到、早退，不擅自离岗	查看现场	5 4 3 2 1	
	1.4 护士持证上岗。护理人力安排合理、新老搭配，每天有机动护士	查看班表	5 4 3 2 1	
	1.5 分层次使用护士，工作职责明确。护士排班模式遵循连续、均衡、层级、责任的原则	查看班表、资料及现场	5 4 3 2 1	
	1.6 责任护士掌握患者情况：手术名称、麻醉方法、手术麻醉过程、特殊用药、护理措施、病情变化及监测等	查看现场	5 4 3 2 1	
	1.7 及时准确地执行医嘱及各种治疗，及时巡视输血、输液，密切观察病情变化，每15分钟记录1次监测结果	查看现场	5 4 3 2 1	
	1.8 护士执行各项操作时遵守相应规章制度		5 4 3 2 1	
	1.9 落实意外事故报告制度（差错、事故、投诉、输血/液反应、坠床、压疮等）有记录，根据病区存在问题及时制订整改措施	查看现场及记录，询问护士及护士长	5 4 3 2 1	
	1.10 组长/负责掌握当天病区动态，参与处理、指导危重患者及特殊患者护理，评价护理效果，指导各层护士工作，高年资护士护理重病患者	现场查看	5 4 3 2 1	
	1.11 病区设护理组长，协助护士长对各专项工作的质控，每月检查督导，每月进行工作总结。根据病区存在问题，及时制订、落实整改措施并追踪效果	查看记录	5 4 3 2 1	
	1.12 每周参加科室质量管理会议及各种沟通会，征求医疗意见，及时反馈及解决医护相关问题及PACU患者医疗问题，有记录	查看资料	5 4 3 2 1	

☆ ☆ ☆ ☆

续表

评价项目	查看记录	评价方法	评价结果	备注
1. 人员管理	1.13 每季一次进行护士工作满意度调查，及时分析存在问题	查看记录	5 4 3 2 1	
	1.14 及时传达各类工作会议内容并落实签知制度	查看记录	5 4 3 2 1	
2. 环境管理	2.1 病区各区间环境保持清洁、整齐、安静、安全、有秩序。查以下区间：PACU、示教室、仪器房、库房、工作室、值班房等	查看现场	5 4 3 2 1	
	2.2 各项标识规范清晰，无乱张贴，各类物品固定放置，摆放整齐，取放方便	查看现场	5 4 3 2 1	
	2.3 工作现场道路通畅无杂物，各种使用中的电线、电闸保持安全、美观	查看现场	5 4 3 2 1	
	2.4 重要仪器柜（纤维支气管镜、可视喉镜等）不使用时上锁管理	查看现场	5 4 3 2 1	
	2.5 地面干燥、无障碍物	查看现场	5 4 3 2 1	
	2.6 病区有禁烟标志	查看现场	5 4 3 2 1	
3. PACU 患者管理	3.1 护理评估全面，护理措施准确、落实到位	查看现场	5 4 3 2 1	
	3.2 落实 PACU 患者约束与固定的安全措施，选择正确的约束工具及约束方法（床栏、约束）	查看现场	5 4 3 2 1	
	3.3 患者体位舒适、安全、符合病情需要	查看记录	5 4 3 2 1	
	3.4 各种管道固定安全、妥当，保持通畅，并按需记录	查看记录	5 4 3 2 1	
	3.5 落实 PACU 患者转入转出标准及交接流程并记录完整	查看现场	5 4 3 2 1	
	3.6 转送车床配备急救设备（氧气、简易呼吸器等）和应急指引	查看现场	5 4 3 2 1	
4. 物资管理	4.1 各类规章制度齐全、有效	查看现场	5 4 3 2 1	
	4.2 有专科护理常规、专科护理指引及专科护理书籍，放置合理	查看现场	5 4 3 2 1	
	4.3 病区资料齐全、完好，专人保管，定点放置	查看现场	5 4 3 2 1	

☆☆☆☆

续表

评价项目	查看记录	评价方法	评价结果	备注
4. 物资管理	4.4 病区常用物资充足，存放合理，处于备用状态	查看现场	5 4 3 2 1	
	4.5 高值耗材管理：专人负责，落实使用记录，入库和出库数量一致。定时补充，满足1周使用量	查看现场及记录	5 4 3 2 1	
	4.6 一般耗材管理：专柜、分类放置，标识清楚	查看现场	5 4 3 2 1	
	4.7 各类物资使用时，放置合理、使用规范	查看现场	5 4 3 2 1	
	4.8 手术室外麻醉工作场所物品管理：每周检查，保证在有效期内	查看现场及记录	5 4 3 2 1	
5. 关键环节管理	5.1 病区有紧急意外情况的应急预案和处理流程，定时组织护士学习，定时（2次／年）进行紧急意外情况的应急演练，有记录	查看记录	5 4 3 2 1	
	5.2 定期对本科医师进行控感及专科特殊制度的培训（2次／年）	查看记录	5 4 3 2 1	
	5.3 病区每天有安全防火检查记录	查看记录	5 4 3 2 1	
	5.4 保持用电安全	查看现场	5 4 3 2 1	
	5.5 定时进行安全检查，及时发现护理安全隐患，落实改进措施，有记录	查看记录	5 4 3 2 1	
	5.6 定期组织PACU护理查房，特别是重症患者的PACU护理措施讨论，有记录	查看记录	5 4 3 2 1	
	5.7 收费管理：制度落实，无乱收费、错收费	查看现场询问护士	5 4 3 2 1	
	5.8 护理措施、交接落实：危重特殊患者护理措施落实，记录完整，交接落实	查看现场	5 4 3 2 1	
	5.9 参加所在病区早交班，参与病例讨论及工作汇报	查看记录	5 4 3 2 1	

续表

评价项目	查看记录	评价方法	评价结果	备注
6. 仪器管理	6.1 各类仪器性能良好	查看现场及记录	5 4 3 2 1	
	6.2 各类仪器保持清洁，存放合理，有相应操作规程	查看现场	5 4 3 2 1	
	6.3 各类仪器定期检查，按时强检，及时更换，有记录	查看现场	5 4 3 2 1	
	6.4 贵重仪器专人管理，每天检查记录	查看现场及记录	5 4 3 2 1	
	6.5 手术间简易呼吸器、听诊器按 1：1 配备；PACU 监护仪器按床位 1：1 配备	查看现场	5 4 3 2 1	
	6.6 各类仪器使用时，放置合理、使用规范	查看记录	5 4 3 2 1	

　　"控专业""控高危"的专科护理质量管理模式：ICU 专科对呼吸机的使用在预防呼吸机相关性肺炎的预防集束，是根据相关指南，将指南转为可执行、可质控的指标，在护理过程中有据可循，既提升专业水平，又提升护理质量。麻醉科恢复室对使用呼吸机患者也遵循这一预防集束。具体内容包括：①护士手卫生；②无手术禁忌证者，床头抬高 30°～45°；③保持呼吸管道无冷凝水；④人工气道气囊压力合适；⑤按需吸痰。在"控高危"方面，体现在对高危时间、高危人群、高危环节的质控。如麻醉恢复室在上午 10 时至下午 5 时，是收治患者的高峰期，也是护理高危时间，这段时间应加强护理人力安排，明确质控组长对护理质量与安全的管理，并在排班表上注明；高危人群指的是新入职、转科护士，实习护生，进修护士，应加强岗前培训、入科培训、独立当班能力的考核；高危环节、重点环节的管理，如输血，使用高危药品，实行"暂停"核对制度。根据麻醉恢复室的特点，加强应急预案的演练，如停电、停氧、火灾、呼吸机故障、吸引装置故障等，使每位护士对突发事件应对自如。

　　建立基于数据的持续质量改进模式：麻醉专科护理质量指标主要包括护理质量控制指标、护理安全控制指标、药品、急救器材质量控制指标、感染控制质量指标。每一个质量控制指标条目、内容清晰，每个条目最高得分 5 分，最低 1 分，制订成表格，质控者直接在相应的条目上打分，结果换算为百分制，项目达标基线在 95 分以上，举例说明如下，总条目 57 条，其中"1.1"得 4 分，"2.1"得 4 分，其余条目均为 5 分，则最终得分为 $[(4 \times 2 + 5 \times 55)/57 \times 5] \times 100 = 99.29$ 分。

　　麻醉专科护理敏感指标的建立和控制：通过查阅资料，结合专科特点，采用 Delphi 专家函询法拟定敏感指标初稿，再结合实际情况，讨论分析敏感指标

☆☆☆☆

的层级及条目并试行。建议麻醉专科护理敏感指标包括基本数据收集及过程指标，基本数据收集的内容主要包括收治患者的例数、使用呼吸机例数、动脉监测例数、留置中心静脉例数、需再次手术或转送 ICU 例数、需再次插管例数、术后镇痛例数或需再次使用镇痛药例数，以及 PACU 患者发生疼痛、寒战、低体温、躁动、高血压、心律失常等并发症例数。过程指标主要包括一级指标 3 项，感染控制、非计划性拔管、预防坠床；二级指标 7 项，正确识别患者身份、确保患者管道安全、提高约束正确率、确保患者转运安全、提高患者抢救成功率、减少非计划拔管发生率、准确评估病情、减少复苏期并发症发生率；三级指标 20 项，如确保输血治疗安全、确保药品使用安全、减少剧毒麻醉药品遗失率、减少复苏期压疮的发生率、气管导管刻度标记清晰、Steward 评分准确率、减少护理不良事件的发生率、麻醉恢复室护理并发症的发生率、困难气道物品的完好率、三方手术转运交接单完整率、提高麻醉科护士对护理工作满意度、提高医师对护士工作满意度等。

运用集束化护理改善护理质量：麻醉恢复室护理病种多，涉及各个年龄段和各个系统的疾病，护士除了要掌握麻醉手术知识、各种急救技术以外，还需掌握各个系统麻醉手术后的护理，麻醉专业护士的成长周期长，特别是独立当班护士的能力培养方面需要时间较长，采用集束化护理，对特定的疾病通过简短的护理措施，如胸科手术带双腔气管导管的护理集束包括：①双腔气管导管的刻度；②双腔气管导管气囊压力；③膨胀肺的气体量；④水封瓶的水柱波动情况；⑤使用专用吸痰管；⑥体位。应用集束化护理，使护士能根据患者的情况快速选择所需护理措施，又能帮助低年资护士尽快掌握指南，提升专业内涵。

建立护理质量实时监控系统：医疗质量实时监控是指利用现代信息技术、质量控制技术及质量控制活动，对医疗质量形成过程的关键环节质量进行实时监督与控制，使医疗服务整个过程总处于稳定的受控状态，从而实现护理质量持续改进和提高。

三、新技术、新业务质量控制的要求

1. 根据国家的相关法律法规和规章制度，制订医院护理新技术、新业务准入管理制度。

2. 成立护理新技术、新业务准入管理领导小组。

3. 凡开展的新技术、新业务需填报申请书，经医院准入管理领导小组评估、论证同意后才可实施，并做好开展过程的有关记录。

4. 对开展的新技术、新业务的实施情况，进行督导。发现问题及时纠正，发生重大问题要及时报告及处理。

5. 拟开展的护理新技术、新业务要符合准入的必备条件。

6. 参与护理新技术的护士、实习护生、进修人员必须在上级主管护师的指导下进行相关护理活动，不得独自开展护理新技术。

7. 护理部应定期对护理新项目进行检查、考核与评价，在正式被批准临床应用后，护理部应及时制订操作规范及考核标准并列入质量考核范围内。

四、护理缺陷的内容与控制措施

护理缺陷包括轻度护理缺陷、中度护理缺陷、重度护理缺陷。护理缺陷控制措施如下所述。

1. 加强护士的责任心、责任心是减少护理缺陷的重要保证。

2. 严格执行床旁双人核对制度。

3. 使用高危药品、输血时实行"暂停"制度。

4. 护理部、科、区定期抽查核心制度，并组织护理缺陷个案分析，提高警惕，个人自定防护理缺陷措施。

5. 学习新技术、新业务，与医疗配套。

（黄毓婵　马巧梅　毕月丽　陈旭素　陈慕瑶）

第 5 章

麻醉专业护士临床技能培训

第一节　全身麻醉护理配合技能

一、气管插管护理配合技能

（一）概述与目标

气管插管术（endotracheal intubation）是将特制的气管导管通过口腔或鼻腔插入气管内，保持患者的气道通畅，提供机械通气的人工气道，是心肺复苏或呼吸治疗的必要技术。

（二）适应证

1. 必须在气管插管全身麻醉下完成手术的患者。

2. 危重患者抢救：用于呼吸衰竭需要行机械通气的患者，如心肺复苏、药物中毒及新生儿严重窒息。

（三）禁忌证

1. 绝对禁忌证　喉水肿、急性喉炎、喉黏膜下血肿等在气管插管时可引起严重出血者（急救除外）。

2. 相对禁忌证　①呼吸道不完全性梗阻合并出血性疾病者；②易诱发喉、声门或气管黏膜下出血或血肿，继发急性气道梗阻者；③主动脉瘤压迫气管，气管插管可导致动脉瘤破裂者；④鼻道不通畅者（如鼻咽部纤维血管瘤、鼻息肉、鼻中隔偏曲、鼻甲肥大、鼻外伤、鼻咽部手术史或有反复鼻出血史），同时禁忌实施经鼻气管插管；⑤医护人员未掌握气管插管的基本知识或操作技术不熟练；⑥气管插管设备不完善。

（四）操作流程

1. 评估

（1）患者的病情、意识、有无喉头水肿或呼吸道梗阻、口鼻腔黏膜和疾病。

（2）患者的年龄、性别、体重、身高。

（3）患者有无感染性疾病。

（4）患者颈部活动情况。

2. 准备

（1）操作者：洗手，戴口罩、手套等。

（2）环境：设置屏风，调节室温 22 ～ 24℃。

（3）物品：咽喉镜，吸痰、吸氧装置，气管导管和插管物品，呼吸囊或麻醉机，急救药物等。

（4）患者：告知患者气管插管的目的、方法、可能出现的不适、配合方法及气管插管的风险；检查口腔有无异物，除去义齿；用推举下颌法检查气道情况；对不合作或躁动患者，遵医嘱给予镇静药。

3. 操作步骤（表 5-1）

表 5-1 气管插管操作步骤

项目	步骤	要点及注意事项
查对	（1）查对医嘱，患者 （2）检查麻醉机、监护仪、喉镜性能	（1）严格执行三查八对制度 （2）仪器性能良好，配件是否齐全、合适 （3）了解患者禁食情况
麻醉前准备	（1）术前按医嘱使用镇静催眠药 （2）向患者解释麻醉全过程及配合方法，不合作者约束四肢 （3）测量生命体征、SpO$_2$ 并记录	（1）遵循标准预防操作原则，传染性疾病或疑似患者应准备防护围裙和护目镜 （2）操作前检查气管导管气囊有无漏气；安装喉镜保证性能良好，光源明亮 （3）气管插管前应先用人工呼吸球囊加压给氧
操作中配合	（1）用无菌盐水或水溶性医用润滑剂润滑气管导管 （2）置入管芯 （3）显露气管插管视野 （4）气管插管：超过声门 1cm，拔出管芯后，再进管 5cm 直至整个气囊进入声门 （5）放牙垫，确认导管位置，向气囊内注气 （6）固定气管导管，先行内固定后行外固定 （7）行气管内吸痰，保持呼吸道通畅	（1）接触气管黏膜的设备需要达到高水平消毒，管芯长度较气管导管短 2 ～ 3cm，以防插管时损伤 （2）经口气管插管时，牙垫置于上、下白齿之间 （3）气管导管固定牢靠，防止脱管 （4）若突然听到患者发出声音或看到患者两腮部肌肉颤动，应及时检查导管气囊是否漏气。当麻醉机反复出现低压或低通气量报警应警惕导管气囊破裂的可能

续表

项目	步骤	要点及注意事项
观察记录	(1) 患者生命体征、通气情况、病情 (2) 气管插管情况：插管日期、时间；导管型号、途径、插入深度、外露的长度、气囊的充气量；插管过程（是否一次插管成功） (3) 口鼻腔分泌物和痰液颜色、气味、量、黏稠度 (4) 机械通气者记录机械通气各项参数	(1) 插管过程中监测患者生命体征、SpO_2及病情变化，发现异常立即报告麻醉医师，出现心搏骤停应立即协助行心肺复苏 (2) 有机械通气者应注意观察呼吸机是否正常工作，各项参数是否合理 (3) 注意观察导管有无移位、气囊是否漏气 (4) 及时清理患者呼吸道分泌物
整理	(1) 患者：注意保暖 (2) 床单位：保持整洁 (3) 用物：分类处理 (4) 洗手	

4. 评价

(1) 护士配合气管插管过程是否熟练、迅速，处理危急情况是否及时、准确。

(2) 记录是否及时准确。

（五）相关链接

1. 气管导管型号与插管深度　正常情况下经口气管插管导管尖端位于气管隆突上 2～3cm。经鼻气管插管导管深度等于经口气管插管深度再加 2cm（表5-2）。

表 5-2　不同年龄患者应用气管导管内径与深度比较表

年龄	内径（号）	体重或年龄	深度（cm）
早产儿	2.5	1kg	7
足月儿	3.0	2kg	8
＜6个月	3.5	3kg	9
6个月～1岁	4.0	5kg	10
1～2岁	4.5	10kg	11～12
＞2岁	年龄÷4+4.5	2岁	13
儿童	6.5	＞3岁	年龄÷2+12
		＞10岁	20
成人（男）	7.5～8.5	成人（男）	22～26
成人（女）	7～8	成人（女）	21～25

6 岁内小儿气管导管内径的选择也可根据公式作出初步估计。

公式 1：导管内径（mm ID）= 4 +（年龄 ÷2）

公式 2：导管内径（mm ID）= [（16 ～ 18）+ 年龄]÷4

2.确认气管导管已经进入气管内的方法

（1）观察气管导管是否有气体随呼吸进出。压胸部时，气管导管口有气流。

（2）人工呼吸时或用简易呼吸器压入气体，可见双侧胸廓对称起伏，并可听到清晰的肺泡呼吸音。

（3）听诊器听双侧呼吸音是否对称。

（4）患者如有自主呼吸，接麻醉机后可见呼吸囊随呼吸而张缩。

（5）如能监测呼气末二氧化碳分压则更易判断，呼气末二氧化碳图形有显示则可确认无误。

3.气囊充气合适的检查方法　用听诊器放在患者颈部、喉及气管部位，给气囊充气直到气囊周围完全不漏气，即听不到呼气时气过水声即为充气到位。

4.气管插管和牙垫固定方法

（1）经鼻气管插管的固定：剪 1 条 10cm×2.5cm 大小的胶布，从中间剪开一部分后固定。宽的一端贴在鼻翼上，将另两条细长的胶布，分别环绕在气管插管的外露部分。

（2）经口气管插管的固定：剪 1 条 35cm×2cm 的胶布，从一端剪开约32cm，未剪开的一端固定在颊部，将气管插管靠向口腔的一侧，剪开的一端胶布以气管插管外露部分为中心，交叉固定在另一颊部。

二、气管拔管护理配合技能

（一）概述及目标

气管拔管是指当患者符合拔除气管导管的指征（详见相关链接），有目的地拔除经鼻或经口气管插管，改用吸氧或无创通气等支持呼吸的方法。

（二）适应证

1.所需机械通气治疗的基础疾病或创伤已稳定或得到明显改善者。

2.全身麻醉手术结束，符合气管拔管指征的患者。

3.生命体征平稳，无心律失常，循环功能稳定，不需再次手术的患者。

（三）禁忌证

1.不符合气管拔管指征的患者。

2.有手术并发症需暂缓气管拔管患者。

（四）操作流程

1.评估　患者的病情、神志、呼吸、咳嗽反射、血气分析结果。

☆☆☆☆

2. 准备

(1) 操作者：洗手、戴口罩。

(2) 环境：清洁、舒适。

(3) 物品：急救的药品和气管插管的物品，简易呼吸器、10ml 注射器、吸痰用物。

(4) 患者：仰卧位或半卧位。

3. 操作步骤（表 5-3）

表 5-3　气管拔管护理操作步骤

项目	步骤	要点及注意事项
查对	核对医嘱，患者的姓名、住院号	告知患者或家属气管拔管的目的和注意事项
操作前准备	(1) 操作者：洗手、戴口罩 (2) 环境：清洁、舒适 (3) 物品：急救的药品和气管插管的物品，简易呼吸器、10ml 注射器、吸痰用物 (4) 患者：仰卧位或半卧位	气管拔管前应备齐气管插管用物，吸痰装置连接完善，以便抢救
操作中配合	(1) 吸纯氧 3 分钟 (2) 用简易呼吸器给予数次人工呼吸，使肺充分扩张 (3) 清理气道、口腔、导管气囊周围的分泌物 (4) 导管气囊放气 (5) 协助医师拔除气管导管 (6) 气管拔管后改鼻导管吸氧，清洁口腔及面部	(1) 气管拔管前可静脉注射 1.0～1.5 mg/kg 利多卡因，能减少气管拔管导致的喉痉挛（遵医嘱） (2) 气管拔管前确保已清理呼吸道分泌物 (3) 气管拔管时应缓慢拔出气管导管（3～5 秒），快速拔出会引起较强刺激，并且无法带出气囊周围的分泌物 (4) 鼓励患者气管拔管后要深呼吸，尽量将痰液咳出
观察与记录	(1) 观察病情，尤其是呼吸、SpO_2 变化，有无喉痉挛 (2) 记录气管拔管时间、气管拔管后患者的病情、呼吸情况	观察患者气管拔管后的呼吸频率，血氧饱和度，发现异常及时告诉医师，配合抢救
整理	(1) 患者：保暖 (2) 床单位：保持平整，整洁 (3) 用物：分类处理 (4) 洗手	

4. 评价

（1）护士是否能熟练配合医师，顺利拔出气管导管。

（2）患者气道是否通畅，有无并发症发生。

（五）相关链接

气管拔管的指征：

1. 所需机械通气治疗的基础疾病或创伤已稳定或得到明显改善，能自主摄入一定的热量，营养状态和肌力良好。

2. 败血症已得到控制。

3. 心血管功能基本稳定，心排血指数 $> 2L/$（$min \cdot m^2$）。

4. 呼吸功能明显改善，自主呼吸强，需呼吸机支持的通气量 $< 180ml/$（$kg \cdot min$）。

5. 吸氧浓度 $< 40\%$ 时，$PaO_2 > 60mmHg$（8.0kPa）。

6. $PEEP \leqslant 5cmH_2O$（0.49kPa）。

7. 手术麻醉患者：肌松药残余作用消失，自主呼吸恢复良好，呼吸节律、频率、潮气量恢复至术前水平，脱离麻醉机吸空气 5～10 分钟，血氧饱和度 $> 94\%$，吞咽反射恢复，呼吸道通畅，无喉头水肿、喉痉挛等气道狭窄的表现；呼唤患者能够完成点头、握手等指令性动作。

三、困难气道插管护理配合技能

（一）概述及目标

困难气管插管（difficult intubation）是指无论存在或不存在气管病理改变，气管插管需要 3 次以上努力。困难气管插管是临床麻醉中常遇到的问题，如处理不当可造成患者咽喉损伤、喉痉挛、缺氧，甚至导致心脏停搏，是麻醉意外造成脑损伤和死亡的最常见原因。

根据有无困难面罩通气可将困难气管插管分为非紧急困难气管插管和紧急困难气管插管。

1. 非紧急困难气管插管　仅有困难气管插管而无困难面罩通气的情况，患者能够维持满意的通气和氧合，能够允许有充分的时间考虑其他建立气道的方法。

2. 紧急困难气管插管　存在困难面罩通气，无论是否合并困难气管插管，均属紧急气道，患者"既不能插管也不能通气"，极易陷入缺氧状态，必须紧急建立气道。

（二）适应证

1. 气道解剖异常　解剖生理变异（短颈、下颌退缩、龅牙、口咽腔狭小、高腭弓、上颌骨前突、错位咬合、下颌骨增生肥大、会厌过长或过大等）、创伤

☆☆☆☆

后致畸形。

2. 局部或全身疾病　肌肉骨骼病（颈椎强直、颞下颌关节强直、弥漫性骨折增生和茎突舌骨韧带钙化等）、内分泌病（肥胖、肢端肥大症、甲状腺肿大等）。

3. 局部炎性反应　喉水肿、扁桃体周围脓肿、会厌炎等。

4. 颌面部损伤　外伤、烧伤及瘢痕粘连。

5. 其他　饱食、妊娠、循环功能不稳定、呼吸功能不全等。

（三）操作流程

1. 评估

（1）患者的年龄、体重、性别、身高、病情、意识、有无呼吸道梗阻、口腔或鼻腔情况、有无颈椎病。

（2）告知患者及其家属气管插管的目的、方法、可能出现的不适和并发症，需要特别强调因困难气管插管导致气管插管失败带来的严重并发症，取得患者及其家属的同意并签字。

（3）根据是否为紧急困难气管插管和患者的具体病情，来选择合适的建立气道的工具和方法（详见相关链接）。

2. 准备

（1）操作者：洗手，戴口罩、手套等。

（2）环境：设置屏风。

（3）物品：根据是否为紧急困难气管插管及麻醉医师的医嘱，准备合适的建立气道的工具器械。准备各种急救药物，如阿托品、新斯的明、地塞米松、甲泼尼龙、肾上腺素等。

（4）患者：检查口腔有无异物，除去义齿。

3. 操作步骤（表5-4）

表5-4　困难气管插管护理配合操作步骤

项目	步骤	要点及注意事项
查对	核对医嘱，患者的姓名、住院号	（1）核对患者的姓名、性别、年龄 （2）告知气管插管的目的，以及注意事项
麻醉前准备	（1）操作者：洗手，戴口罩、手套等 （2）环境：设置屏风 （3）物品：根据是否为紧急困难气管插管及麻醉医嘱，准备合适的建立气道的工具器械 （4）患者：清理口腔、鼻腔分泌物，除去义齿；用推举下颌法充分开放气道	（1）根据患者的病情选择合适的气管插管器械 （2）备好抢救物品 （3）检查器械的完整性，确认气管插管器械能正常工作 （4）连接好吸痰装置 （5）遵循标准预防操作原则。传染性疾病或疑似患者应准备防护围裙和护目镜

续表

项目	步骤	要点及注意事项
麻醉中配合	(1) 建立静脉通路，连接吸引装置，开启麻醉机、监护仪，患者取平卧位，肩部垫高，开放气道 (2) 操作前，患者有自主呼吸，则纯氧吸入 3 ~ 5 分钟，患者无自主呼吸，则配合医师，双人四手，托下颌扣面罩加压纯氧通气 (3) 出现紧急困难气管插管，应迅速请求人力支援，通知上级医师协助，密切配合医师操作 (4) 完成气管插管后，放牙垫，确认导管位置，向气囊内注气 (5) 固定气管导管 (6) 气管内吸痰，保持呼吸道通畅 (7) 需要进行人工辅助通气时，连接呼吸囊或呼吸机辅助通气	(1) 插管前纯氧通气以增加体内氧储备 (2) 困难气管插管方法、器械各不相同，根据患者情况、是否为紧急气道，麻醉医师选用自身所熟悉擅长的方法，麻醉护士要做好各种器械准备，密切观察患者的病情变化，熟练配合 (3) 紧急困难气管插管，患者面罩加压通气困难，极易陷入缺氧状态，应迅速通知上级医护人员协助 (4) 插管完成后，气管导管固定牢靠，防止脱管 (5) 成人气管插管气囊注气量一般为 8 ~ 10ml (6) 插管过程中监测患者生命体征、SpO_2 及病情变化，出现心搏骤停应立即行心肺复苏
观察与记录	(1) 记录患者生命体征、通气情况、病情 (2) 记录操作者姓名、气管插管日期、时间、困难气管插管的方法、插管过程患者的病情变化、抢救及治疗经过 (3) 观察口鼻腔分泌物和痰液颜色、气味、量、黏稠度 (4) 机械通气者观察记录机械通气各项参数	(1) 插管后应观察患者的生命体征，血氧饱和度，有任何异常应及时告诉医师，配合抢救 (2) 机械通气患者应观察麻醉机是否正常运作
整理	(1) 患者：注意保暖 (2) 床单位：保持平整，整洁 (3) 用物：分类处理 (4) 洗手	

4. 评价

(1) 护士配合气管插管是否熟练、迅速，处理危急情况是否及时、准确。

(2) 记录是否及时准确。

（四）相关链接

用于困难气道的工具和方法有百余种之多，以下是最常用和公认的一些方法。根据是否为紧急困难气管插管，来选择合适的建立气道的工具和方法。处

☆☆☆☆

理非紧急气管插管的目标是无创，而处理紧急气管插管的目的是挽救生命。应遵循先无创后有创的原则建立气道。

1. **非紧急无创方法**　主要分为喉镜、经气管导管和声门上工具三类。

（1）喉镜类：分为直接喉镜和可视喉镜。

① 直接喉镜：包括弯型镜片和直型镜片。选择合适的规格型号非常重要，必要时需更换不同尺寸类型的镜片。

② 可视喉镜：不需要口、咽、喉三轴重叠，可有效改善声门显露，但一般需借助管芯，以防显露良好却插管失败。

（2）经气管导管类：包括管芯类、光棒、可视管芯、纤维支气管镜四类。

① 管芯类：包括硬质管芯、可弯曲管芯及插管探条。需喉镜辅助，方法简便，可提高气管插管成功率。

② 光棒：如 Lightwand 等，利用颈前软组织透光及气管位置比食管更靠前（表浅）的特性。优点是快速简便，可用于张口度小和头颈不能运动的患者。

③ 可视管芯：如视可尼（Shikani）等，优点是结合了光棒和纤维气管镜的优势，快捷可视。

④ 纤维支气管镜：此方法能适合多种困难气道的情况，尤其是清醒镇静表面麻醉下的气管插管，但一般不适合紧急气道，操作需经一定的训练。

（3）声门上工具类：喉罩是应用最广泛的声门上工具。置入成功率高，既可改善通气，也可代替气管插管维持气道。

（4）其他方法：经鼻盲探气管插管也是临床可行的气道处理方法。优点是无须特殊设备，适用于张口困难或口咽腔手术需行经鼻气管插管者。

2. **非紧急有创方法**

（1）逆行气管插管：适用于普通喉镜、喉罩、纤维支气管镜等插管失败，颈椎不稳、颌面外伤或解剖异常者，可根据情况选择使用。

（2）气管切开术：有专用工具套装，创伤虽比手术切开小，但仍大于其他建立气道的方法且并发症较多，用时较长，只用于必需的患者，如喉肿瘤、上呼吸道巨大脓肿、气管食管上段破裂或穿孔及其他建立气道方法失败又必须手术的病例。

3. **紧急无创方法**　发生紧急气管插管时要求迅速解决通气问题，保证患者的生命安全，为进一步建立气道和后续治疗创造条件。常用的紧急无创和微创气道工具和方法包括以下几种。

（1）双人加压辅助通气：置入口咽和（或）鼻咽通气道，配合医师，由双人四手，用力托下颌扣面罩并加压通气。

（2）再试一次气管插管：研究报道，无法通气的患者 77 例，其中 58 例喉镜显露分级Ⅰ或Ⅱ级，采用直接喉镜 3 次以内完成气管插管。因此，再试一次气管插管仍然是可以考虑的方法。

（3）喉罩：既可以用于非紧急气道，也可以用于紧急气道。紧急情况下，应选择操作者最容易置入的喉罩。

（4）食管 - 气管联合导管（esophageal-tracheal combitube）：联合导管是一种双套囊和双管腔的导管，无论导管插入食管还是气管均可通气。

（5）喉管（laryngeal tube）：原理和方法与联合导管类似，型号全，损伤较轻。

4. 紧急有创方法　环甲膜切开术是紧急气道处理流程中的最终解决方案。快速切开套装如 Quicktrach 套装，可快速完成环甲膜切开术。操作虽然简便，但必须事先在模型上接受过训练才能迅速完成。

四、喉罩置入护理配合技能

（一）概述及目标

喉罩是英国医师 Brain 于 1981 年根据成人咽喉解剖结构所研制的一种人工气道，在其通气管的前端衔接一个用硅橡胶制成的扁长形套，其大小恰好能盖住喉头，故有喉罩通气管之称。喉罩能快速建立紧急人工气道，有效保持呼吸道的通畅，维持有效的气体交换，改善缺氧，挽救患者生命，也为某些特殊手术提供了合适的全身麻醉方法。

（二）适应证

1. 需在全身麻醉下行中小手术的患者。

2. 非预见性的困难插管或头颈部活动受限不能进行气管插管的患者。

（三）禁忌证

1. 可能发生呼吸道梗阻的患者如气管受压、气管软化、喉咽部肿瘤等肺顺应性下降或气道阻力增高者。

2. 饱胃，腹内压过高，有呕吐、反流、误吸的高危患者。

3. 必须保持正压通气手术或通气压力需大于 $25cmH_2O$ 的慢性呼吸道疾病的患者。

4. 可预见的手术时间长的患者。

5. 长时间机械通气的患者不适合用喉罩。

（四）操作流程

1. 评估

（1）患者的病情、年龄、体重、吸烟与酗酒史、手术史及既往病史。

（2）患者张口度、有无喉罩置入禁忌证、有无颈椎病、有无活动性义齿、有无声门上部或下咽部的损伤、有无重度肥大的扁桃体及明显的喉或气管的偏移。

2. 准备

（1）护士：着装整洁，采用七步洗手法洗手，戴口罩、帽子。

☆☆☆☆

（2）物品：麻醉机（无麻醉机可选用简易呼吸器代替）、监护仪、合适型号喉罩、50ml注射器、面罩、人工鼻、医用水溶性润滑剂、吸引装置、吸痰管、黄色医疗垃圾袋，同时备好气管插管用物及抢救药物。

（3）环境：环境整洁舒适，调节室温20～25℃，符合无菌操作要求。

（4）患者：去枕仰卧位。

3. 操作步骤（表5-5）

表5-5　喉罩置入护理操作步骤

项目	步骤	要点及注意事项
查对	查对医嘱、患者的姓名、性别、年龄、住院号	
操作前准备	（1）告知患者及其家属置入喉罩的目的、方法、配合技巧、置入喉罩的风险 （2）心电监护并记录生命体征 （3）检查麻醉机性能，准备负压吸引装置 （4）检查喉罩型号和性能	（1）根据患者年龄和体重选择合适型号的喉罩 （2）病情危急时先实施操作后再做告知患者及其家属的工作
操作中配合	（1）患者去枕仰卧位，手法开放气道 （2）检查喉罩有无漏气并充分润滑喉罩背面 （3）用吸痰管清理口腔、鼻腔分泌物，取下活动性义齿 （4）按医嘱使用麻醉药，达到足够的麻醉深度 （5）面罩给予患者高浓度供氧2～3分钟 （6）操作者戴手套，站于患者的头端，用左手拇指、示指拨开患者的下唇及下颌使口腔张开，右手以执笔式持喉罩，将背尖部正对上切牙，用示指辅助，将喉罩沿硬、软腭放入，继续推进，越过舌根，有落空感即到位 （7）套囊充气并固定：喉罩的套囊充气量可按喉罩号码×5ml计算 （8）无自主呼吸者连接麻醉机或呼吸机，进行机械通气	（1）检查喉罩：漏气检查；轻度过度充气检查；弯曲度检查（弯曲180°是否能恢复原状），将喉罩罩囊内气体适当排空至余气体3～5ml （2）喉罩置入过程中若麻醉过浅或患者有意识存在，容易引起喉痉挛 （3）喉罩置入过程中可以轻柔地上下滑动喉罩数次，以便维持喉罩的自然形态 （4）检查喉罩位置是否正确：监测呼气末二氧化碳、听诊双肺呼吸音、观察导管内气体的运动及胸廓的起伏

☆ ☆ ☆ ☆

续表

项目	步骤	要点及注意事项
观察 记录	(1) 观察患者缺氧有无改善 (2) 观察患者有无胃肠胀气、呕吐或误吸	(1) 双肺呼吸音不对称，可能喉罩的套囊移位，轻轻调整喉罩的位置 (2) 误吸是留置喉罩后严重的并发症
整理	(1) 患者：体位舒适 (2) 床单位：保持平整，整洁 (3) 用物：分类处理 (4) 护士：洗手	改变患者体位时，检查喉罩有无移位

4. 评价

(1) 喉罩置入是否成功，患者呼吸道是否通畅，通气是否得到改善。

(2) 配合置入喉罩是否熟练，处理危急情况是否及时。

(3) 有无出现相关并发症。

(4) 记录是否及时、准确。

（五）相关链接

1. 使用喉罩的注意事项　正压通气时，气道内压力不宜超过 2.0kPa，否则气体容易进入胃内；警惕胃内容物反流误吸，一旦发生反流误吸，应拔除喉罩，清理呼吸道，并改用其他通气方式；与气管导管比较，喉罩无须使用喉镜及肌松药便可置入，并且对气道的刺激小，应激反应较小，尤其减少了心血管方面的应激反应。

2. 喉罩选择（表 5-6）

表 5-6　喉罩选择参考表

型号	体重（kg）	罩囊最大充气量（ml）
1	< 5	4
1.5	5 ～ 10	7
2	10 ～ 20	10
2.5	20 ～ 30	14
3	30 ～ 50	20
4	50 ～ 70	30
5	70 ～ 100	40
6	> 100	50

☆☆☆☆

五、喉罩拔除护理配合技能

（一）概述及目标

喉罩拔除是指当患者符合拔除喉罩的指征时拔除喉罩，改用吸氧或无创通气等支持呼吸的方法。

（二）操作流程

1. 评估

（1）患者的病情、麻醉药的使用、意识、肌张力、合作程度、SpO_2。

（2）是否符合拔除喉罩的指征。

2. 准备

（1）护士：着装整洁，七步洗手法洗手，戴口罩、帽子。

（2）物品：麻醉机或简易呼吸器、监护仪、10ml 注射器、面罩、人工鼻、吸引装置、吸痰管、口咽通气管或鼻咽通气管、黄色医疗垃圾袋，同时备好气管插管用物及抢救药物。

（3）环境：整洁舒适，调节室温 20 ～ 25℃，符合无菌操作要求。

（4）患者：去枕仰卧位。

3. 操作步骤（表 5-7）

表 5-7　喉罩拔除护理操作步骤

项目	步骤	要点及注意事项
查对	查对医嘱、患者姓名、性别、年龄、住院号	
操作前准备	（1）向患者解释操作的目的及配合的要点 （2）心电监护并记录生命体征 （3）检查麻醉机性能，准备负压吸引装置	（1）符合拔除喉罩的指征 （2）浅快呼吸指数（RSBI）是成功脱机的预测指标，可增加拔管的成功率。RSBI（患者自主呼吸频率 ÷ 潮气量）≤ 105，预示脱机成功，潮气量单位为 L
操作中配合	（1）吸纯氧 3 分钟 （2）用吸痰管清理口咽腔分泌物 （3）用注射器将气囊内气体缓慢抽出，协助医师拔除喉罩 （4）面罩吸氧并清洁患者面部 （5）拔除喉罩后，鼓励患者深呼吸及有效咳嗽	咳嗽能力差或排痰效果差时需给予吸痰

续表

项目	步骤	要点及注意事项
观察记录	(1) 观察病情，尤其是呼吸、SpO$_2$变化，有无喉痉挛等并发症的发生 (2) 记录拔除喉罩的时间、呼吸情况及生命体征	患者出现病情变化应及时报告医师并协助处理
整理	(1) 患者：体位舒适 (2) 床单位：保持平整，整洁 (3) 用物：分类处理 (4) 护士：洗手	

4. 评价　拔除喉罩过程是否顺利，患者有无出现喉痉挛、呼吸道梗阻等并发症。

（三）相关链接

1. 喉罩拔除指征

（1）呼吸频率、节律、潮气量恢复到术前水平，自主呼吸频率 12～25 次/分，潮气量大于 300ml。

（2）停止供氧 5～10 分钟，患者的 SpO$_2$ > 94%。

（3）患者意识恢复，呼唤患者能完成睁眼等指令性动作，可以合作保护气道。

（4）患者肌力完全恢复。

（5）无气道梗阻、喉痉挛等并发症。生命体征平稳，无心律失常，循环功能稳定。

2. 拔除喉罩时气囊放气一般放至气囊充气 2/3 即可，避免因气囊完全放空而使喉罩前端形成棱角，在喉罩拔除过程中损伤气道。

3. 拔除喉罩后潜在的严重并发症是喉痉挛，当拔除喉罩过程中患者出现喉痉挛的紧急处理方法如下所述。

（1）立即停止一切刺激或操作。

（2）面罩加压纯氧吸入，轻提下颌可缓解轻度喉痉挛。

（3）对重度喉痉挛，紧急情况下可采用 16 号以上粗针头行环甲膜穿刺给氧或行高频通气或应用琥珀胆碱 1～1.5mg/kg 静脉注射后行气管插管。

第二节　局部麻醉护理配合技能

一、概述及目标

局部麻醉是指使用局麻药暂时阻断某些周围神经的冲动传导，使这些神经

☆☆☆☆

所支配的区域产生感觉麻痹的状态。常用局部麻醉方法有表面麻醉、局部浸润麻醉、区域阻滞麻醉、局部静脉麻醉和周围神经阻滞麻醉。

二、适应证

局部麻醉适用于四肢手术、浅表手术、小型手术、疼痛治疗等。

三、禁忌证

1. 拟行麻醉的局部有感染、肿物等。
2. 患者难以合作，拒绝局部麻醉，小儿患者。
3. 对局麻药有过敏史的患者。

四、操作流程

（一）评估
1. 患者的病情、意识状态及局部部位的皮肤情况。
2. 患者的心理状态、合作程度。
3. 患者对局麻药知识的认识程度，有无麻醉药物用药史及过敏史。

（二）准备
1. 护士　着装整洁，七步洗手法洗手，戴口罩、帽子。
2. 物品　麻醉机、心电监护仪、吸引装置、氧气、听诊器、麻醉面罩、呼吸回路、吸痰管、口咽通气管；皮肤消毒液、无菌敷料、穿刺针、注射器、连接导管、神经刺激仪；局麻药（0.75% 布比卡因、1% 罗哌卡因或 2% 利多卡因等）；抢救药品：麻黄碱、肾上腺素、阿托品等；抢救物品：简易呼吸器、气管导管、麻醉喉镜。
3. 环境　整洁舒适，调节室温至 20～25℃，符合无菌操作要求。
4. 患者　麻醉前向患者解释麻醉全过程及配合方法。必要时建立静脉通路。

（三）操作步骤（表 5-8）

表 5-8　局部麻醉护理操作步骤

项目	步骤	要点及注意事项
查对	（1）查对医嘱，患者 （2）检查麻醉机、监护仪、喉镜性能	（1）严格执行三查八对制度 （2）仪器性能是否良好，配件是否齐全、合适 （3）了解患者禁食情况

续表

项目	步骤	要点及注意事项
麻醉前准备	(1) 术前按医嘱使用镇静催眠药 (2) 向患者解释麻醉全过程及配合方法，不合作者约束四肢 (3) 测量生命体征、SpO_2 并记录 (4) 准备局麻药	(1) 注意患者配合程度 (2) 安全护理防坠床
操作中配合	(1) 给予患者麻醉面罩或鼻氧管吸氧 (2) 连续监测生命体征、SpO_2，每 10～15 分钟记录 1 次 (3) 协助麻醉医师给局麻药 (4) 局麻药注射完毕拔出针头，穿刺部位覆盖无菌敷料	(1) 严格执行无菌操作规程 (2) 注射局麻药前要注意回抽有无回血，以免误入血管 (3) 注意观察有无不良反应，局部注射部位皮肤组织情况 (4) 注意患者保暖，避免过度暴露身体
观察记录	(1) 监测患者生命体征及意识状态 (2) 观察患者穿刺部位有无渗血、肿胀 (3) 协助医师记录患者生命体征、穿刺部位、用药情况等	(1) 穿刺过程中若发现患者生命体征异常，应立即报告麻醉医师 (2) 穿刺部位有渗血或敷料潮湿应及时更换敷料
整理	(1) 患者：协助患者取舒适体位 (2) 床单位：保持平整，整洁 (3) 用物：分类处理 (4) 护士：洗手	(1) 改变体位时注意安全，防坠床 (2) 告知患者注意事项

（四）评价

1. 观察穿刺部位有无渗血、肿胀。

2. 穿刺过程有无遵守无菌操作规程，有无污染。

3. 穿刺过程中患者有无生命体征异常和对局麻药的不良反应。

五、相关链接

局麻药的使用原则如下所述。

1. 掌握"最小有效剂量"和"最低有效浓度"：局部浸润麻醉用药浓度宜低，可用 0.25%～0.5% 普鲁卡因或 0.5% 利多卡因；表面麻醉和周围神经阻滞麻醉的局麻药浓度宜较高。

2. 注射局麻药操作之前和注射药物过程中，必须认真执行"回抽试验"，证实无血、无气、无液的状况时才能谨慎给药。

3. 在局麻药中加入 1：20 万肾上腺素，可收缩血管、延缓局麻药吸收，增

☆☆☆☆

强和延长局麻药局部作用时间。当患者有以下情况时,局麻药中不能加肾上腺素:①末梢动脉部位,如手指、足趾、阴茎、耳垂等处麻醉,局麻药中不加肾上腺素,以防局部组织坏死;②气管内表面麻醉的局麻药中,不加肾上腺素,以防止肾上腺素引起气管平滑肌扩张,加速局麻药的吸收;③老年患者,甲状腺功能亢进、糖尿病、高血压及周围血管痉挛性疾患者;④氟烷麻醉,局麻药不加用肾上腺素,以防发生严重心律失常。

4.局麻药溶液主要是等渗溶液,对浓度较高的局麻药在使用前要加以稀释,稀释溶液采用生理盐水,以等渗为原则。

5.麻醉前用药可用巴比妥类或苯二氮䓬类药物,如口服地西泮 5 ～ 7mg。

第三节　椎管内麻醉护理配合技能

一、概述及目的

将局麻药注入椎管内,阻滞脊神经的传导,使其所支配区域的感觉、运动、反射功能暂时性障碍,称为椎管内麻醉。目的:使患者了解椎管内麻醉的目的,减轻心理负担,主动配合操作;为麻醉医师准备相关物品及药品,协助操作。

二、适应证

1.需行腹部、下肢、会阴、肛门、直肠及泌尿生殖系统等部位的手术患者。
2.急、慢性疼痛需行硬膜外镇痛者。

三、禁忌证

1.绝对禁忌证
(1)穿刺点周围皮肤感染者。
(2)未纠正的低血容量者。
(3)凝血功能异常者。
(4)脊柱外伤或解剖结构异常、脊柱结核或肿瘤者。
(5)中枢神经系统疾病如脑膜炎者。
2.相对禁忌证
(1)合并有神经系统疾病患者。
(2)正在接受抗凝治疗者。

四、操作流程

（一）评估

1. 患者病情、年龄、体重、意识状态。

2. 患者的心理状态、合作程度及对椎管内麻醉操作的认知程度。

3. 患者脊柱的活动情况及穿刺部位的皮肤情况。

（二）准备

1. 护士　着装整洁，七步洗手法洗手，戴口罩、帽子。

2. 物品　麻醉机、心电监护仪、吸引装置、氧气、听诊器、麻醉面罩、麻醉喉镜、呼吸回路、吸痰管；硬膜外穿刺包或腰硬联合包、硬膜外导管、无菌敷料、皮肤消毒液、胶布、无菌手套、局麻药。

3. 环境　环境整洁舒适，调节室温至 20 ～ 25℃，符合无菌操作要求。

4. 患者　侧卧位（根据病情调节），脱去上衣，覆盖胸前，注意保暖。

（三）操作步骤（表 5-9）

表 5-9　椎管内阻滞麻醉护理操作步骤

项目	步骤	要点及注意事项
查对	(1) 查对医嘱、患者信息 (2) 检查麻醉机、心电监护仪、喉镜性能	(1) 核对手术部位信息，麻醉方式 (2) 仪器性能是否良好、配件是否齐全
麻醉前准备	(1) 根据手术部位，测量生命体征及 SpO_2 并记录 (2) 患者体位：协助患者侧卧位，双手抱膝，下颌紧贴胸前，大腿尽量紧贴腹部，弯腰放松 (3) 按医嘱准备药品、物品	(1) 严格执行三查八对制度 (2) 做好安全防护，防坠床
操作中配合	(1) 开启无菌物品，协助医师消毒皮肤，配制局麻药品 (2) 护士与患者面对面，协助固定患者体位 (3) 麻醉医师站于患者背侧，进行椎管内穿刺置管 (4) 穿刺成功后给予无菌敷料覆盖穿刺点，用弹性胶布固定硬外管，导管外端连接无菌注射器，置于患者肩上	(1) 严格执行查对制度和无菌操作规程 (2) 核对药物名称、有效期、剂量、浓度 (3) 注意操作过程给予患者保暖措施
观察记录	(1) 监测患者生命体征 (2) 观察患者穿刺部位有无渗血、肿胀等 (3) 协助医师用药	(1) 穿刺过程中若患者生命体征异常，及时报告麻醉医师 (2) 穿刺部位若有渗血或敷料潮湿及时更换敷料

☆☆☆☆

续表

项目	步骤	要点及注意事项
整理	(1) 整理床单位 (2) 协助患者平卧位，穿好衣服 (3) 用物分类放置 (4) 护士：洗手	(1) 改变体位时注意安全，防坠床 (2) 告知患者麻醉后注意事项

（四）评价

1. 是否严格遵守无菌操作规程及查对制度。

2. 是否主动配合麻醉医师提供用物。

3. 穿刺过程中患者有无生命体征异常。

五、相关链接

椎管内麻醉对机体的主要影响如下。

1. 应激反应：机体受到伤害性刺激时，出现交感神经兴奋，垂体肾上腺皮质激素分泌增多，局部释放细胞素等应激反应，并出现血糖、血乳酸及自由脂肪酸浓度升高等代谢改变。对于高危患者，这些反应对机体多方面的影响可造成严重后果。椎管内麻醉对脐以下手术操作引起的应激反应抑制尤为良好。

2. 呼吸功能：椎管内麻醉可因松弛呼吸肌而影响呼吸功能，其影响程度取决于局麻药的种类、浓度及阻滞范围。高位腰麻、颈段和上胸段硬膜外阻滞，因部分肋间肌麻痹，呼吸受到不同程度的抑制，但如 $C_{3\sim5}$ 不受影响，通过膈肌及未受麻痹的部分肋间肌代偿，基本能保持肺通气量。上腹部和胸腔手术后，硬膜外给予小剂量、低浓度局麻药或阿片类药，能提供良好的镇痛作用，提高胸腹部的顺应性，改善肺功能，减少术后缺氧和肺部并发症的发生率。

3. 心血管系统

(1) 交感神经的节前纤维受阻滞，使外周血管扩张，回心血量减少，心排血量减少。

(2) 阻滞平面达到 T_8 时，肾上腺髓质儿茶酚胺释放受抑制，从而影响动脉血压。

(3) 阻滞平面达 $T_2 \sim T_4$ 时可阻断交感神经，使心肌收缩力减弱，心动过缓。

(4) 静脉回流减少使右房压下降，反射性的使心率减慢。

4. 低位椎管内麻醉时膀胱括约肌收缩，逼尿肌松弛，可出现排尿困难。因此，腰麻术后需停留导尿管 1 ～ 3 天。

第四节 神经阻滞护理配合技能

一、概述与目标

将局麻药注射在周围神经干、神经丛、脊神经根、交感神经节等神经组织内或附近，可阻断神经的传导，达到神经支配区域无痛的目的即为神经阻滞。

传统神经阻滞需要借助于局部解剖的体表标志、动脉搏动、针刺感觉异常及神经刺激器探查定位技术寻找神经。近年来，超声技术已广泛运用于神经阻滞，麻醉医师已经能够通过超声成像技术直接观察神经及周围的结构，在实时的超声引导下直接穿刺到目标神经周围，实施精确的神经阻滞，还可通过超声观察局麻药的注射过程，从而保证局麻药均匀地扩散到神经周围。

二、适应证

取决于手术范围、手术时间及患者的精神状态及合作程度，只要阻滞的区域和时间能满足手术的需要，神经阻滞可单独应用或作为辅助手段。

三、禁忌证

1. 小儿和不合作的患者。
2. 穿刺部位有感染、肿瘤、严重畸形者。
3. 对局麻药过敏者。

四、操作流程

（一）评估
1. 评估患者的年龄、体重、性别、身高、病情、意识、心肺功能、凝血功能。
2. 告知患者及其家属神经阻滞的目的、方法、可能出现的不适和并发症，取得患者及其家属的同意并签字。
3. 根据手术部位，确定神经阻滞的区域和方法（详见相关链接）。
4. 确认无区域神经阻滞麻醉的禁忌证。
5. 确认患者无对药物、皮肤消毒剂或敷料胶布过敏情况。
（二）准备
1. 操作者 洗手，戴口罩、手套等。
2. 环境 安静、符合无菌操作。

☆☆☆☆

3. 物品　监护仪、麻醉机、神经阻滞穿刺针、导管、敷料、药品、B超机、探头。

4. 患者　舒适体位，检查穿刺点区域皮肤情况。

（三）操作步骤（表5-10）

表5-10　神经阻滞麻醉护理操作步骤

项目	步骤	要点及注意事项
查对	核对医嘱、患者信息、药物	检查药物的有效期，浓度
麻醉前准备	(1) 操作者：洗手，戴口罩、手套等 (2) 连接监护仪，监测患者生命体征 (3) 建立静脉通路，连接好吸引器，准备麻醉机 (4) 根据阻滞部位，医师医嘱配制药品，将神经阻滞穿刺针、导管等、B超机放置合适位置 (5) 患者：根据阻滞部位摆放患者体位，暴露穿刺区域	(1) 遵循标准预防操作原则。传染性疾病或疑似患者应准备防护围裙和护目镜 (2) B超机放置合适位置，显示器在医护双方视野近距离 (3) 根据医嘱配制局麻药：利多卡因、罗哌卡因等 (4) 准备各种急救药品：阿托品、麻黄碱、地塞米松、肾上腺素、去甲肾上腺素、新斯的明等
麻醉中配合	(1) 无菌操作下准备穿刺物品 (2) 穿刺部位无菌消毒、铺巾 (3) 协助麻醉医师对超声探头进行无菌腔镜套包裹，在穿刺区域涂抹无菌耦合剂 (4) 调整B超图像，选择合适的超声模式和探头焦点深度，并调节增益使图像清晰，便于操作 (5) 协助麻醉医师完成神经阻滞操作，遵医嘱在正确时机推注局麻药，注意回抽药液，避免血管内注射 (6) 局麻药注射完毕，医师拔出穿刺针，局部用无菌方纱加压至不出血，擦拭皮肤残留耦合剂	(1) 建立通畅的静脉通道，使用静脉套管留置针和三通以保证麻醉、抢救用药快捷方便 (2) 熟悉各种区域神经阻滞的体位摆放要求 (3) 熟悉和掌握B超机开机和使用 (4) 熟悉常用局麻药的药理特点 (5) 推注局麻药时，要严密观察患者的神志及生命体征，注意局麻药的毒性反应等并发症 (6) 掌握各种抢救药物的特点及使用剂量、方法，以便在抢救中遵医嘱及时准确用药 (7) 呼吸、心搏骤停是神经阻滞最严重的并发症，麻醉护士应积极协助麻醉医师进行心肺复苏，备好呼吸机、除颤器、急救药等，随时执行麻醉医师的口头医嘱，并准确记录 (8) 操作完成，询问患者阻滞区域的自我感觉

续表

项目	步骤	要点及注意事项
观察 与 记录	(1) 患者生命体征 (2) 神经阻滞情况：记录神经阻滞日期、时间、部位、方法，神经阻滞过程中患者的反应，操作者姓名，有无抢救及治疗 (3) 阻滞区域麻醉效果、有无出血、血肿	(1) 注意观察患者生命体征是否正常，询问患者有无不舒服 (2) 有异常应及时通知麻醉医师，配合抢救
整理	(1) 患者：注意保暖 (2) 床单位：保持平整，整洁 (3) 用物：分类处理 (4) 洗手	

（四）评价

1. 护士能否熟练配合医师进行操作，患者有无其他不适。

2. 记录是否完整准确。

五、相关链接

1. 神经阻滞的区域和方法　根据神经阻滞的区域，临床常见的神经阻滞方法有下述几种。

（1）臂神经丛阻滞，适用于上肢各类手术的麻醉。

（2）颈神经丛阻滞，适用于甲状腺部分切除、气管切开术、颈动脉内膜剥脱术等颈前部的手术。

（3）肋间神经阻滞，可阻断剑突至耻骨联合的腹壁全部运动神经和感觉神经，但交感神经不被阻滞，适用于该区域体表手术的麻醉或该区域大手术的术后联合镇痛。

（4）椎旁神经阻滞，在胸或腰脊神经从椎间孔穿出处进行神经阻滞的麻醉方法称为椎旁神经阻滞，适用于神经支配区域的体表手术。

（5）下肢的神经阻滞，主要有腰丛阻滞、股神经阻滞、坐骨神经阻滞。下肢神经分布广泛，主要来自腰丛、骶丛。下肢的感觉和运动由腰丛的分支股神经、闭孔神经和股外侧皮神经及骶丛的分支坐骨神经支配。下肢的皮肤由股神经、闭孔神经及坐骨神经参与支配。下肢周围神经阻滞适用于髋关节以下的下肢骨科手术。

（6）星状神经节阻滞，可用于各种头痛、雷诺病、冻伤、动静脉血栓形成、面神经麻痹、带状疱疹、突发性听觉障碍、视网膜动脉栓塞症等。

☆★☆☆

2.神经阻滞麻醉的并发症

（1）局麻药的中毒反应：当注射的局麻药逾量、血液吸收过快、误注入血管即可能发生中毒反应。最严重的中枢中毒症状是惊厥、昏迷、呼吸停止，心脏的毒性反应为心律失常、血压下降、循环虚脱。

预防措施：严格操作，注射药物时需小心和多次回吸，避免用力加压和快速注射局麻药，注意常规用量，大剂量和长效局麻药对老年人和体弱患者应慎用。

处理原则：立即停止注射药物并吸氧，辅助通气，必要时气管插管和控制通气，应用咪达唑仑、丙泊酚等控制惊厥，注意维持循环稳定。

（2）神经损伤：大多数局麻药的临床药物浓度和剂量不导致神经损害，长时间、高浓度和（或）大剂量可能引起神经损害，穿刺针的针刺损害加局麻药的毒性可能加重神经的损伤后果。处理为对症治疗，并且应用 B 族维生素和激素等。

（3）注射部位疼痛：给予对症处理。

（4）局部血肿：穿刺过程中应强调回吸，一旦有血、气、液时必须立即拔针，局部压迫、改变方向后再穿刺，避免反复多次穿刺，尤其在应用抗凝药时，意外穿破动脉时，应局部压迫 5 分钟。抗血小板治疗时，若无自发出血，不是神经阻滞的禁忌证。

第五节　动脉穿刺术护理配合技能

一、概述及目标

动脉穿刺术是将动脉导管置入动脉内，通过动脉置管连接压力换能器，直接在监护仪上显示血压数值，提供准确、可靠和连续的动脉血压数据，有助于判断患者的心肌收缩能力、心排血量、血容量及外周血管阻力，而且通过动脉置管采集血标本更为便利。常见置管部位有桡动脉、股动脉、腋动脉、肱动脉和足背动脉，其中首选桡动脉。

二、适应证

1.严重创伤或多脏器功能衰竭，以及其他血流动力学不稳定的患者。

2.心脏大血管手术的患者，心肌梗死和心力衰竭抢救时。

3.各类休克的患者。

4. 需反复采取动脉血标本行血气分析患者。

5. 低温麻醉和控制性降压的患者。

6. 不能行无创测压的患者。

三、禁忌证

1. 局部感染。

2. 凝血功能障碍属相对禁忌。

3. 动脉近端梗阻者。

四、操作流程

（一）评估

1. 患者病情、年龄、体重、意识情况、配合程度、体温及出凝血功能。

2. 患者动脉穿刺侧的肢体功能。

3. 监护仪、压力配件、压力传感器性能。

（二）准备

1. 护士　洗手，戴口罩、帽子及手套。

2. 环境　符合无菌操作要求。

3. 物品　合适的动脉穿刺针、压力传感器，无菌敷料、无菌手套、胶布、托手板、小方枕、皮肤消毒液、注射用生理盐水 500ml、肝素钠注射液 1 支、2% 利多卡因、动脉导线、动脉监测模块、监护仪、黄色医疗垃圾袋及锐器箱。

4. 患者　取仰卧位，穿刺肢体外露，如为桡动脉穿刺则腕部垫高 3 ～ 4cm 并固定。

（三）操作步骤（表 5-11）

表 5-11　动脉穿刺术护理

项目	步骤	要点及注意事项
查对	查对医嘱、患者信息（姓名、性别、年龄、住院号）	
穿刺前准备	(1) 向患者解释操作的目的、方法、配合技巧及操作过程中的注意事项 (2) 选择合适的穿刺部位 (3) 患者取仰卧位，穿刺肢体外露	(1) 避免在偏瘫侧、外伤侧、脉管炎侧或形成动静脉瘘侧肢体穿刺或对桡动脉穿刺侧支循环试验（Allen 试验）阳性者进行穿刺 (2) 常用穿刺部位为桡动脉，不适宜选用桡动脉时可改用股动脉 (3) 穿刺过程注意保暖，避免过度暴露身体

☆☆☆☆

续表

项目	步骤	要点及注意事项
穿刺中配合	(1) 穿刺点皮肤消毒直径＞5cm (2) 传感器连接注射用生理盐水排气，接头与压力导线对接归零待用 (3) 戴无菌手套，持动脉穿刺针穿刺 (4) 动脉穿刺成功后，穿刺针连接压力传感器 (5) 无菌敷料覆盖穿刺部位，妥善固定动脉穿刺针	(1) 操作过程严格遵守无菌原则 (2) 压力传感器归零时关闭连接患者侧三通，然后使之与大气相通，按下监测仪上传感器归零键，监测仪显示归零完成，显示数值为零 (3) 检查压力传感器是否与腋中线第4肋间同一水平 (4) 注意观察病情，必要时给予吸氧，心电监测
观察记录	(1) 观察穿刺口周围有无渗血，肿胀 (2) 观察动脉置管远端肢体的动脉搏动、皮肤颜色及皮温情况并记录 (3) 观察监护仪上描记的动脉压力波形与数值，记录动脉压力数值	(1) 各个接头连接密闭，防止漏液，排气完全，避免空气栓塞 (2) 保持动脉测压导管通畅，应用 25～50U/ml 含有肝素的生理盐水或生理盐水持续静脉点滴，防止血液凝固导致管道堵塞，观察导管及传感器有无回血、有无气泡、导管是否通畅、是否反折、有无移位，加压袋压力保持在 300mmHg 以上 (3) 当患者体位变动时，应重新调试零点，以保证所得结果准确，穿刺针与测压管固定牢固，患者烦躁时给予约束
整理	(1) 患者：协助取平卧位或半坐卧位 (2) 床单位：保持平整，整洁 (3) 用物：分类处理 (4) 护士：洗手	(1) 使用后的动脉穿刺针的针芯直接置入锐器箱，其他与患者接触的物品置入黄色医疗垃圾袋 (2) 拔除动脉穿刺针后，穿刺部位必须加压包扎15分钟以上

（四）评价

1. 物品准备是否齐全。

2. 穿刺部位是否正确，患者能否理解操作目的，对操作过程护理措施表示满意。

3. 记录是否及时、准确。

五、相关链接

1. 桡动脉穿刺侧支循环试验（Allen 试验）：术者用双手同时按压桡动脉和

尺动脉，嘱患者反复用力，握拳和张开手指 5～7 次，至手掌变白，松开对尺动脉的压迫，继续保持压迫桡动脉，观察手掌颜色变化，若手掌颜色 15 秒之内迅速变红或恢复正常，即 Allen 试验阴性，表明尺动脉和桡动脉间存在良好的侧支循环；相反，若 15 秒后手掌颜色仍为苍白，即 Allen 试验阳性，表明手掌侧支循环不良。Allen 试验阳性患者禁止行介入、动静脉内瘘的手术，Allen 试验阴性患者可安全地进行桡动脉穿刺置管。

2. 压力传感器的位置应与心脏的体表标志点对齐，确保监测结果准确。当压力传感器的位置高于右心房时，监测到的血压偏低；当压力传感器的位置低于右心房时，监测到的血压偏高。

第六节　深静脉穿刺术护理配合技能

一、概述与目的

深静脉穿刺术一般包括 4 种途径：经颈内静脉、股静脉、锁骨下静脉及颈外静脉穿刺，具有刺激小、置管时间长、易于护理等优点。目的是监测血容量及中心静脉压；在麻醉手术中作为指导输液量跟输液速度的参考指标。

二、适应证

1. 严重创伤、各类休克及急性循环衰竭等需要接受大量快速输血、输液的危重患者。

2. 各类大手术尤其是心血管、颅脑和腹部的大手术者。

3. 需行肠道外全静脉营养者。

4. 需长期输液而外周静脉因硬化、塌陷致穿刺困难者。

5. 需行血液透析、血浆置换者。

6. 短时间需大量输液或输血而外周静脉穿刺困难者。

三、禁忌证

1. 凝血功能严重障碍者。

2. 穿刺部位有感染者。

3. 有上腔静脉综合征者，不宜经颈内、锁骨下、上肢静脉置管。

☆☆☆☆

四、操作流程

（一）评估

1. 患者的病情、年龄、体重，意识状态及合作程度。

2. 评估需要置入的导管类型及用途。

3. 患者穿刺部位活动情况及穿刺置管后对活动的影响。

4. 患者对深静脉穿刺置管的认识程度。

（二）准备

1. 护士　着装整洁，七步洗手法洗手，戴口罩、帽子。

2. 物品　中心静脉导管、无菌敷料包、无菌手套、输液管、肝素钠、皮肤消毒液、0.9% 生理盐水 100ml 一瓶、0.9% 生理盐水 10ml 2 支、2% 利多卡因 1 支、肝素钠冲管注射液 2 支、无菌持针钳、无菌角针、缝线、胶布、无菌方纱、小枕、黄色医疗垃圾袋、锐器盒。

3. 环境　环境整洁舒适，调节室温至 20 ～ 25℃，符合无菌操作要求。

4. 患者　平卧位，脱去上衣，覆盖胸前，肩部底下垫小枕。

（三）操作步骤（经颈深静脉置管）（表 5-12）

表 5-12　深静脉穿刺术护理操作步骤

项目	步骤	要点及注意事项
查对	(1) 核对患者姓名、穿刺部位 (2) 检查医嘱、穿刺置管类型	严格执行三查八对制度
穿刺前准备	(1) 向患者解释操作的目的、方法、配合技巧，告知相关注意事项，不合作患者给予约束四肢 (2) 患者取平卧位，头偏左侧，暴露右侧颈部及上胸部	(1) 安全护理、防坠床 (2) 注意患者保暖，避免过度暴露
穿刺中配合	(1) 协助麻醉医师开启中心静脉穿刺管道及各种无菌物品 (2) 将皮肤消毒液倒入无菌容器中 (3) 术者戴无菌手套，消毒局部皮肤，铺无菌治疗巾，显露胸骨上切迹、锁骨、胸锁乳突肌侧缘和下颌骨下缘 (4) 抽取局麻药和注射用生理盐水 (5) 检查导管是否通畅 (6) 用 5ml 无菌注射器抽取 2% 利多卡因 2ml 行穿刺部位皮下浸润麻醉 (7) 术者右手持穿刺针与皮肤成 30°～ 50°角向尾端进针，在进针过程中保持注射器内轻度持续负压，以判断是否进入静脉	(1) 严格执行无菌操作规程 (2) 严格执行三查八对制度 (3) 成人一般置管长度为 14 ～ 18cm (4) 观察病情，必要时给予吸氧，心电监测

项目	步骤	要点及注意事项
穿刺中配合	(8) 当回抽血液和注入液体均通畅时，置入引导钢丝，压迫穿刺点，退出穿刺针 (9) 绷紧皮肤，经引导钢丝插入扩皮器，轻柔旋转扩张皮肤、皮下组织直至静脉 (10) 将中心静脉导管套在引导钢丝外面，待导管进入颈内静脉后，边退引导钢丝，边置入中心静脉导管，退出引导钢丝后回抽血液通畅 (11) 给予持针钳、角针、缝线，用缝线固定中心静脉导管于皮肤，无菌敷料覆盖于穿刺部位上 (12) 中心静脉导管连接肝素钠后连接静脉装置，遵医嘱调节输液速度	
观察记录	(1) 观察患者的生命体征 (2) 观察穿刺部位有无渗血、皮下血肿或血气胸 (3) 记录导管置入长度	(1) 穿刺部位有渗血，敷料潮湿卷边应及时更换 (2) 注意输液装置排气完全，避免空气栓塞
整理	(1) 整理床单位 (2) 协助患者穿衣，取舒适体位 (3) 用物分类放置 (4) 护士、医师洗手	(1) 执行医疗用物分类 (2) 做好职业防护

（四）评价

1. 患者对深静脉置管的认识程度及注意事项了解程度。

2. 配合医师穿刺置管过程有无符合无菌操作要求。

3. 注意患者病情变化，中心静脉导管固定是否合理，输液装置及导管空气是否完全排空。

五、相关链接

1. 经颈内静脉穿刺置管，相对不易造成血气胸，因此临床上多采用此路径。颈内静脉穿刺置管一般置入长度为 14～18cm，置管过程操作不当容易造成颈部血肿。

2. 经股静脉穿刺置管感染率高，易形成深静脉血栓，适用于短期置管患者，一般置管长度 20～25cm。

3. 经锁骨下静脉穿刺置管操作风险大，易损伤动脉，造成血气胸。一旦出血不容易止血，遇出血需从锁骨两侧向里压迫至少 5 分钟。经锁骨下静脉穿刺置管一般置管长度 12～15cm。

☆☆☆☆

第七节　简易呼吸器的使用技能

一、概述与目的

简易呼吸器又称加压给氧气囊，它是进行人工通气的简易工具。与口对口呼吸比较，其供氧浓度高，且操作简便，尤其是病情危急，来不及气管插管时，可利用加压面罩直接给氧，使患者得到充分氧气供应，改善组织缺氧状态。

使用简易呼吸器目的：维持和增加机体通气量；纠正威胁生命的低氧血症；改善患者的气体交换功能。

二、适应证

1. 各种原因导致的呼吸停止或呼吸衰竭的紧急抢救。
2. 麻醉期间的呼吸管理。

三、操作流程

（一）评估

1. 患者病情、年龄、意识状态、呼吸道是否开放通畅、末梢皮肤黏膜颜色、呼吸状况。
2. 简易呼吸器的性能。
3. 环境安全，温湿度适宜，空气流通，具备抢救的条件。
4. 医护人员的职业防护。

（二）准备

1. 操作者　具备急救知识及技能，做好自身防护。
2. 物品　简易呼吸器、弯盘、方纱 2 块，吸氧装置，必要时备开口器、口咽通气管、压舌板。
3. 环境　安全，通气良好，具备抢救条件。
4. 患者　仰卧位，气道开放。

（三）操作步骤（表 5-13）

表 5-13　简易呼吸器操作步骤

项目	步骤	要点及注意事项
意识判断	（1）轻轻摇动患者肩部，在患者双侧耳边呼唤患者："你怎么了？" （2）患者无反应，呼叫其他医务人员协助抢救	（1）摇动患者肩膀不可用力过度 （2）判断正确、快速，6 秒内完成

续表

项目	步骤	要点及注意事项
体位	患者取仰卧位，头后仰，双手置于躯干两侧	操作者一手托住患者颈部，另一手扶着肩部，平稳的转动至仰卧位
开放呼吸道	(1) 解开衣领、腰带，掀开盖被、显露患者胸部 (2) 去枕仰卧，头偏一侧，弯盘置于口角，清除口腔异物、分泌物，右手示指从患者臼齿伸入口腔压住下牙，拇指反方向顶住上门牙，打开口腔，左手示指用纱布包裹伸进口腔内掏出口腔内异物 (3) 头部正位，采用压额抬颌法开放气道，操作者一手置于前额向下压，另一只手的示指和中指置于患者下颌骨近颏或下颌角处，抬起下颌，使患者头部后仰	(1) 有效清理患者呼吸道，患者有活动义齿及时取出 (2) 患者头后仰角度适宜，使气道通畅 (3) 操作者手指不要压迫患者颈前部、颏下软组织，以防压迫气道，操作中避免颈部过度伸展
呼吸脉搏判断	(1) 视：是否有胸廓起伏 (2) 听：气道有无气体排出 (3) 触：右手示指与中指从环状软骨向外滑行至胸锁乳突肌内侧缘，触摸颈动脉搏动	(1) 保持气道开放位置 (2) 判断时，操作者用耳贴近患者口鼻，头侧向患者胸部，眼睛观察10秒左右
连接固定	(1) 右手挤压呼吸囊2次，检查呼吸囊性能 (2) 操作者站立在患者头顶部 (3) 选择合适的麻醉面罩，麻醉面罩与简易呼吸器连接，要求麻醉面罩能够完全盖住患者口鼻，以"CE"手法固定面罩（即左手中指、环指抬起下颌角，拇指、示指分别固定好面罩），右手挤压呼吸囊 (4) 挤压呼吸囊同时呼叫其他人员协助连接氧气，氧流量调至10～12L/min	(1) 挤压检查呼吸囊时，用左手皮肤感觉是否有气流 (2) 面罩放置方法正确，呼吸囊活瓣勿反接，防漏气 (3) 整个挤压过程保持呼吸道通畅 (4) 尽早连接氧气供应
挤压呼吸囊的方法	(1) 有规律挤压呼吸囊，观察患者胸廓起伏情况 (2) 频率：成人为10～15次/分；儿童和婴儿为12～20次/分 (3) 挤压呼吸比为（1.5～2）：1 (4) 挤压容量，挤压1.5L容量的呼吸囊使其下陷1/2～2/3，2L的呼吸囊使其下陷1/3（成人患者）	(1) 按压呼吸囊时要有足够的潮气量使胸廓起伏，未连接氧气时按10ml/kg的潮气量，连接氧气后，氧气浓度大于40%时按6～7ml/kg的潮气量 (2) 按压有效，胸廓规律起伏 (3) 整个挤压过程保持气道开放

☆★☆☆

续表

项目	步骤	要点及注意事项
效果判断	(1) 观察患者面色、甲床、口唇情况 (2) 观察呼吸运动 (3) 观察血氧饱和度 (4) 观察面罩内有无气雾	复苏有效指征 (1) 面色、甲床、口唇红润 (2) 自主呼吸恢复 (3) 监测 $SpO_2 \geqslant 94\%$ 以上 (4) 面罩内有气雾
复苏后处理	(1) 为患者擦拭口鼻，采取平卧头侧位 (2) 以 6～8L/min 的流量吸氧 (3) 意识清醒后头部可垫枕头，并做好解释工作	防止气道阻塞或误吸
观察记录	(1) 观察患者病情及生命体征 (2) 记录患者病情变化及所采取的急救措施，取得的效果	抢救结束后 6 小时内完成记录
整理	(1) 患者：根据病情采取合适体位，注意保暖 (2) 床单位：整洁，呼叫器方便使用 (3) 物品：呼吸囊消毒、晾干备用 (4) 护士：洗手	(1) 做好患者心理护理 (2) 患者口腔清理，必要时做口腔护理 (3) 一次性麻醉面罩置入医疗废物袋，呼吸囊、储氧袋用含氯消毒剂清洗消毒后备用

（四）评价

1. 患者胸廓起伏是否正常，SpO_2 有无改善。

2. 患者面色、甲床、口唇是否红润。

3. 呼吸囊呼吸活瓣工作是否良好，呼气时透明面罩内有无气雾。

四、相关链接

1. 按 2018 年美国心脏协会（AHA）《心肺复苏及心血管急救指南》首次挤压呼吸囊维持时间超过 1 秒，呼吸囊提供足够的通气量，可以使胸廓充分扩张，而使胃膨胀的风险最小化。

2. 储氧袋连接氧源，调节氧流量 10～12L/min；过高的氧流量和过度的球体膨胀会导致气道压力增高引起肺泡破裂造成气胸。

第八节　环甲膜穿刺术护理配合技能

一、概述与目标

环甲膜穿刺（thyrocricocentesis）是临床上对于有上呼吸道梗阻、严重呼吸困难的患者采用的临时性抢救措施，是快速建立人工气道的有效手段，可为气管切开赢得时间。

二、适应证

1. 各种原因引起的上呼吸道梗阻完全或不完全阻塞、急性喉阻塞。
2. 气管插管有禁忌证或紧急需要快速建立人工气道者。
3. 喉源性呼吸困难如白喉、喉头严重水肿等。
4. 气管内给药。

三、禁忌证

1. 已明确呼吸道阻塞发生在环甲膜水平以下者。
2. 有严重出血倾向者。

四、操作流程

（一）评估
1. 评估患者的意识、年龄、有无喉头水肿或梗阻和用药过敏史及其他疾病。
2. 告知患者及其家属操作的目的、方法及风险，取得同意并签名。
（二）准备
1. 操作者　洗手、戴口罩。
2. 环境　安静，设置屏风。
3. 用物　环甲膜穿刺用物和急救药物与急救器械。
4. 患者　取仰卧位、颈下垫枕，头后仰；必要时给予镇静药。
（三）操作步骤（表 5-14）
（四）评价
1. 护士能否熟练配合医师完成操作，患者有无其他不适。
2. 记录是否完整准确。

☆☆☆☆

表 5-14　环甲膜穿刺术的护理操作步骤

项目	步骤	要点及注意事项
查对	核对医嘱，患者信息	落实双人核对、药物的有效期等
麻醉前准备	(1) 操作者：洗手、戴口罩 (2) 环境：安静，设置屏风 (3) 用物：环甲膜穿刺用物和急救药物 (4) 患者：取仰卧、颈下垫枕，头后仰；必要时给予镇静药	(1) 穿刺用物：7～9号针头或粗针头、无菌注射器、12～14号套管针、导管接头等。若穿刺目的是给药，则准备气管留置给药管、药物和注射器 (2) 氧气和氧气管 (3) 利多卡因、治疗药物
麻醉中配合	(1) 消毒后，操作者以示指触诊环甲膜 (2) 拇指和中指将环甲膜两侧皮肤绷紧 (3) 将抽好药物的注射器递给麻醉医师，以45°刺入环甲膜 (4) 固定注射器，确定针尖在喉腔内后注入利多卡因 (5) 必要时，经穿刺针导入细导管 (6) 移出针头，压迫穿刺点 (7) 无菌纱布覆盖并固定	(1) 穿刺勿过深，以免损伤喉后壁黏膜 (2) 注射器回抽有空气，确定针尖在喉腔内后才可注入利多卡因 (3) 注射药物时，嘱患者勿吞咽或喉部上、下运动，以免损伤喉部黏膜 (4) 注入药物时，应以0.9%氯化钠注射液稀释，以减少对气管黏膜的刺激 (5) 患者出现剧烈咳嗽不能制止时，应放弃穿刺
观察与记录	(1) 患者的生命体征、通气情况及病情变化 (2) 穿刺情况、发生的异常情况及处理措施和效果	穿刺情况应包括 (1) 穿刺日期和时间、穿刺部位、针头型号 (2) 穿刺过程、注入的药物、穿刺过程中患者的反应和病情变化 (3) 操作者姓名
整理	(1) 患者：注意保暖 (2) 床单位：保持平整，整洁 (3) 用物：分类处理 (4) 洗手	

五、相关链接

环甲膜穿刺注意事项如下所述。

1.环甲膜穿刺术是一种急救措施，应争分夺秒，在尽可能短的时间内实施完成。

2.作为一种急救措施，患者情况稳定后应行气管插管术或气管切开术。

3.如遇血凝块或分泌物阻塞穿刺针头，可用注射器注入空气或少许生理盐水冲洗，以保证其通畅。

4.需经环甲膜穿刺给药时，必须回抽空气确定针尖在喉腔内才能注射给药，给药时嘱患者勿吞咽及咳嗽，注射速度要快，注射完毕后迅速拔出针头，用棉球压迫止血。

第九节　口咽通气管置入技能

一、概述与目的

口咽通气管是一种非气管导管性通气管道，口咽通气管置入操作简便，易于掌控，不需要特殊器械就能在数秒内迅速开放气道，解除或改善呼吸道梗阻，减少气道的阻力，保持呼吸道通畅，提高通气效果。

二、适应证

1. 舌后坠引起的呼吸道阻塞。
2. 呼吸道分泌物较多不易吸出者。
3. 癫痫或抽搐时有舌咬伤的危险者。

三、禁忌证

1. 意识清楚且无法耐受者。
2. 有牙齿折断或脱落危险者。
3. 口腔内及上下颌骨创伤、咽部气道占位性病变、咽部异物梗阻的患者。

四、操作流程

（一）评估
1. 患者病情、生命体征、意识及合作程度。
2. 患者口腔、咽部及气道分泌物情况，有无活动义齿、颈部活动情况。
（二）准备
1. 护士　着装整洁，七步洗手法洗手，戴口罩、帽子。
2. 物品　合适型号的口咽通气管、听诊器、0.9% 氯化钠注射液 100ml、吸氧装置、负压吸引装置、手电筒、开口器、弯盘、纸巾、黄色医疗废物袋。
3. 环境　调节室温至 20 ～ 25℃，环境洁净。
4. 患者　去枕仰卧位或头偏向一侧。

☆☆☆☆

（三）操作步骤（表5-15）

表5-15　口咽通气管置入操作步骤

项目	步骤	要点及注意事项
查对 检查	(1) 核对医嘱、患者信息 (2) 检查张口度、口腔情况及有无活动性义齿	取下活动义齿
口咽 通气管 置入	(1) 患者取去枕仰卧位，头偏向一侧 (2) 清除、吸引口腔分泌物、异物等 (3) 口咽通气管用0.9%氯化钠注射液湿润后将口咽通气管的咽弯曲部分向腭部置入口腔，压住舌面向咽喉部送入 (4) 当口咽通气管前端到达舌根后下方时，将口咽通气管顺时针旋转180° (5) 继续将口咽通气管往咽喉部置入，直到牙齿或牙龈限制其将舌体与咽后壁分开 (6) 听诊双肺呼吸音对称 (7) 继续给予患者面罩吸氧或加压供氧 (8) 观察患者呼吸频率、节律、幅度和脉搏血氧饱和度	(1) 选择型号合适的口咽通气管 (2) 口咽通气管置入的位置以其远端位于会厌上方为宜 (3) 牙关紧闭者借助开口器置管 (4) 全身麻醉未清醒时预防性置入口咽通气管者，一般不需用胶布固定，清醒后及时拔出，减少躁动
观察 记录	(1) 严密监护患者的病情变化、呼吸是否得到改善，呼吸道是否通畅，并备好各种抢救物品和器械，必要时配合医师行气管插管术 (2) 及时清理呼吸道异物，防止误吸 (3) 动态记录患者的生命体征，尤其是呼吸节律，频率及血氧饱和度	(1) 加强患者气道湿化和保持口腔清洁 (2) 警惕再次出现呼吸道梗阻
整理	(1) 患者：体位舒适 (2) 床单位：整洁 (3) 用物：分类放置 (4) 护士：洗手	(1) 患者取平卧位或半坐卧位 (2) 使用后的口咽通气管直接置入黄色医疗废物袋中

（四）评价

1. 患者呼吸是否得到改善，呼吸道是否通畅，通气效果是否良好。

2. 有无出现牙齿松动或脱落而引起的误吸。

3. 口咽通气管置入手法是否正确。

五、相关链接

1. **口咽通气管的选择**　原则是宁大勿小，宁长勿短。

（1）长度相当于从门齿至耳垂或下颌角的距离。

（2）宽度以能接触上颌和下颌的 2 ～ 3 颗牙齿为佳。

2.口咽通气管的置管方法

（1）直接放置：将通气管的咽弯曲部分沿舌面顺势送至上咽部，将舌根与口咽后壁分开。

（2）反向插入法：把口咽管的咽弯曲部分向腭部插入口腔，当其内口接近口咽后壁时（已通过悬雍垂），即将其旋转 180°，借患者吸气时顺势向下推送，弯曲部分下面压住舌根，弯曲部分上面抵住口咽后壁。虽然后者比前者操作难度大，但在开放气道及改善通气方面更为可靠。

第十节　心肺复苏术

一、概述与目的

心肺复苏术（CPR）是针对呼吸心搏骤停的急危重症患者所采取的抢救关键措施，即胸外按压形成暂时的人工循环并恢复自主搏动，采用人工呼吸代替自主呼吸，快速电除颤转复心室颤动，以及尽早使用血管活性药物来重新恢复自主循环的急救技术。心肺复苏的目的是开放气道、重建呼吸和循环。人们只有充分了解心肺复苏的知识并接受过此方面的训练后，才可以为他人实施心肺复苏；通过徒手操作使心脏停搏、呼吸骤停的患者恢复自主循环、自主呼吸和意识；抢救突然、意外死亡的患者。

二、适应证

1.心血管疾病引起的心源性心脏停搏者。

2.意外事件如电击、雷击、溺水、中毒和过敏等造成的心脏停搏。

3.严重的电解质紊乱与酸碱失衡引起的心脏停搏。

4.麻醉、手术或其他诊疗技术引起的心脏停搏、呼吸骤停者。

三、操作流程

（一）评估

1.患者的意识状态、体位、脉搏、呼吸道是否通畅，呼吸状况，年龄，是否有颈椎外伤。

☆☆☆☆

2. 环境：温度、湿度、空气流通情况，是否具备抢救的条件。

3. 患者：所处的场所是否安全。

4. 医务人员：是否做好安全及防护。

（二）准备

1. 操作者　着装整洁，仪表符合要求，动作迅速简练、熟练。

2. 急救技术　护士、医师掌握院前急救基础生命支持（BLS）、高级生命支持（ACLS）等技能。

（三）操作步骤（表5-16）

表 5-16　心肺复苏术操作步骤

项目	步骤	要点及注意事项
评估	(1) 判断现场环境是否安全 (2) 判断患者意识，快速识别	轻摇其肩，在双侧耳旁呼叫："你怎么了？"
启动急救医疗服务系统（EMSS）	(1) 呼救，启动急救医疗服务体系（EMSS） (2) 记录时间	呼救者需冷静、沉着，提供完整有效的信息：位置、电话、发生事件、患者的情况等
心肺复苏（CPR）	(1) 使患者在坚固的平地上取仰卧位，双上肢放置在身体两侧 (2) 胸外按压：确定按压部位点，按压频率大于100次/分，按压与呼吸比按30：2，连续操作5个循环 (3) 解松衣领、裤带，清理呼吸道异物 (4) 开放气道，如有松动或活动义齿应取出 (5) 判断呼吸，行人工呼吸10～12次/分	(1) 当患者面部朝下，翻身要保持头颈胸躯干在同一轴面上同时转动 (2) 操作者按压时身体前倾，手臂伸直，保持腕、肘、肩关节与按压点垂直进行按压，尽量减少中断，按压力度要求胸骨下凹成人至少5cm，婴儿和儿童至少1.5～2cm (3) 人工呼吸，保持开放气道
重新评估	(1) 判断患者有无颈动脉搏动和呼吸 (2) 复苏有效，给予复苏体位；复苏无效，继续实施CPR，然后按每5个循环或2分钟检查一次，直至救援者到达现场	有效复苏指征 (1) 大动脉搏动恢复，自主呼吸恢复 (2) 散大的瞳孔回缩变小，对光反应恢复 (3) 意识恢复，面色、甲床、口唇、肢端红润
观察记录	(1) 监护患者的病情变化 (2) 记录抢救过程及措施 (3) 记录抢救结果	抢救记录应在抢救结束后6小时内完成

（四）评价

1. 动作是否规范，操作是否迅速熟练，时间是否及时。

2. 是否急救意识强。

3. 环境选取是否适宜，人员秩序是否良好。

四、相关链接

1. 开放气道可以采用压额抬颌法与双手抬颌法。开放的基准：下颌与耳垂的连线与地面垂直。正常情况下，若患者无颈椎损伤可以使用压额抬颌法。在不明原因的情况下，最好保护颈椎采取双手抬颌法，避免二次损伤。

2. 根据《2010 心肺复苏指南》，心肺复苏基本生命支持术：胸外心脏按压（C）→开放气道（A）→人工呼吸（B）。

第十一节　鼻咽通气管置入技能

一、概述及目的

鼻咽通气管置入是经前鼻孔插入至舌根部，解除鼻咽部呼吸道阻塞，增加咽腔通畅，减少气道的阻力，保持呼吸道通畅，提高通气效果，改善患者氧合，利于上呼吸道吸引的技术。

二、适应证

1. 各种原因引起的舌后坠患者。

2. 呼吸困难通过鼻咽通气管进行氧气吸入。

3. 咳痰无力，需经上呼吸道进行吸引者，防止反复经鼻腔吸引而引起鼻腔黏膜损伤。

4. 牙关紧闭不能经口吸痰的患者。

三、禁忌证

1. 鼻息肉、鼻腔出血、鼻外伤炎症畸形者及明显的鼻中隔偏曲患者。

2. 凝血机制异常者。

3. 颅底骨折、脑脊液耳漏、脑脊液鼻漏的患者等。

⭐☆⭐☆

四、操作流程

（一）评估

1. 患者的病情、生命体征、意识、合作程度及既往病史。

2. 患者鼻咽及气道分泌物情况、舌后坠情况、咳嗽反射及颈部活动情况。

（二）准备

1. 护士　着装整洁，七步洗手法洗手，戴口罩、帽子。

2. 物品　吸痰用物，鼻咽通气管，纱块，液状石蜡，胶布，吸氧用物，黄色医疗垃圾袋；抢救药品：麻黄碱、肾上腺素、阿托品等；抢救物品：简易呼吸器、气管导管、麻醉喉镜。

3. 环境　整洁舒适，调节室温至 20～25℃，设置屏风，符合无菌操作要求。

4. 患者　取仰卧位，麻醉前向患者解释操作的目的、方法、并发症及配合方法。

（三）操作步骤（表 5-17）

表 5-17　鼻咽通气管置入操作步骤

项目	步骤	要点及注意事项
查对	(1) 查对医嘱，患者信息 (2) 检查患者有无鼻腔疾病	患者有鼻息肉、鼻腔出血或有出血倾向、鼻外伤、鼻腔炎症、明显的鼻中隔偏曲、凝血机制异常、颅底骨折、脑脊液耳漏、脑脊液鼻漏等情况时，禁用鼻咽通气管
鼻咽通气管置入	(1) 患者取仰卧位 (2) 手法开放气道 (3) 吸净气道分泌物，保持气道通畅 (4) 置入鼻咽通气管：清洁鼻腔，润滑鼻咽通气管前端，将弯曲面对着硬腭插入鼻腔，顺腭骨平面向下推送至硬腭部，遇到阻力时，通气管顺时针旋转 90°，使其斜面对向鼻咽后部黏膜，通过咽后壁后，旋转回原位，并推送至合适深度，固定	(1) 注意选择合适的鼻咽通气管 (2) 放置通气管前先清除气道分泌物 (3) 放置时动作轻柔，防止损伤"鼻易出血区" (4) 放置后观察鼻腔有无活动性出血 (5) 防止鼻腔黏膜压伤，每 1～2 天更换鼻咽通气管一次，并于另一鼻孔插入
观察记录	(1) 严密监护患者病情、生命体征、血氧饱和度、通气情况及呼吸状况，备好各种抢救物品和器械，必要时配合医师气管插管 (2) 及时清理呼吸道异物，防止误吸	(1) 加强患者气道湿化 (2) 警惕再次出现呼吸道梗阻
整理	(1) 患者：协助取平卧位或半坐卧位 (2) 床单位：保持平整，整洁 (3) 用物：分类处理 (4) 护士：洗手	使用后的鼻咽通气管直接置入黄色医疗垃圾袋

（四）评价

1.患者呼吸道是否通畅，通气是否得到改善。

2.有无出现相关并发症，患者及其家属对操作是否满意。

3.记录是否及时、准确。

五、相关链接

1.选择合适型号的鼻咽通气管，鼻咽通气管的长度约相当于鼻外孔至下颌角的距离。

2.拔出鼻咽通气管前，先吸净鼻腔及口腔分泌物，于呼气时拔出，以免误吸。

第十二节　无菌技术

无菌技术是医疗护理操作中防止发生感染和交叉感染的一项重要的基本操作，广泛应用于医疗护理实践中。如注射、导尿、穿刺、手术时，必须严格执行无菌技术，防止微生物侵入机体，引起交叉感染。无菌技术的操作规程是根据科学原则制订的，每个医务人员必须遵守，以保证患者的安全。

一、无菌持物钳、镊的使用

（一）目的

用于取放和传递无菌物品，以维持无菌物品及无菌区的无菌状态。

（二）操作要点（表 5-18）

表 5-18　无菌技术操作要点

项目	步骤	注意事项
评估	(1) 评估操作环境是否符合无菌技术操作原则 (2) 评估需取用物品是否合理放置 (3) 根据需要取用物品的种类，选择合适的持物钳、镊 (4) 评估无菌持物钳、镊的保存方法	无菌操作前半小时应停止打扫工作、减少走动、避免扬尘
准备	(1) 护士：戴口罩，帽子，修剪指甲，洗手 (2) 用物：合适的无菌持物钳、镊，盛放无菌持物镊、钳的无菌容器 (3) 环境：宽敞、明亮、清洁，定期空气消毒；操作台清洁、干燥、平坦；物品放置合理	

☆☆☆☆

续表

项目	步骤	注意事项
操作过程	(1) 检查：无菌包名称、灭菌日期、有效期、灭菌效果及包装有无破损 (2) 开包：开启无菌持物钳、镊包，检查包内的消毒指示卡是否变色，达到灭菌效果 (3) 取钳、镊：手持无菌持物钳、镊的上 1/3，从无菌包内向上取出 (4) 使用：用无菌持物钳、镊从无菌包内取出无菌物品，注意钳、镊端勿触及无菌包包布边缘及外面；持无菌持物钳、镊的手应保持在身体前面、腰以上及视线范围内；勿跨越无菌区 (5) 使用后：一次性持物钳、镊弃去；重复使用的持物钳、镊放入弯盘，集中处理	(1) 严格执行无菌技术原则 (2) 无菌持物钳、镊应即开即用，开包后未使用的持物钳、镊有效期为 4 小时 (3) 无菌持物钳、镊如污染或可疑污染，应立即更换
整理	用物归位、整理	

（三）评价

1. 是否符合无菌技术操作原则。

2. 能否根据需求选择合适的无菌持物钳、镊。

3. 能否正确使用无菌持物钳、镊，操作过程有无污染。

二、铺无菌托

（一）目的

放置无菌物品以保持物品的无菌状态，供无菌操作使用。

（二）操作要点（表 5-19）

表 5-19　铺无菌托操作要点

项目	步骤	注意事项
评估	(1) 评估操作环境是否符合无菌技术操作原则 (2) 评估治疗盘是否清洁、干燥 (3) 评估无菌治疗巾的名称、灭菌日期、有效期、灭菌效果等	(1) 减少人员走动 (2) 治疗托使用前用干净布擦拭清洁
准备	(1) 护士：戴口罩、帽子，修剪指甲，洗手 (2) 用物：无菌持物钳、无菌包治疗巾、无菌物品、治疗托 (3) 环境：宽敞、明亮、清洁，定期空气消毒；操作台清洁、干燥、平坦；物品放置合理	(1) 环境是否宽敞及有无人员走动 (2) 无菌操作前半小时应停止打扫工作，减少走动，避免扬尘

☆ ☆ ☆ ☆

续表

项目	步骤	注意事项
操作过程	(1) 检查：无菌包名称、灭菌日期、有效期、灭菌效果及包装有无破损 (2) 开包铺无菌托：开启无菌治疗巾，将无菌治疗巾对折铺于治疗托上，双手持无菌治疗巾上层外面两角，将上层折成扇形，边缘向外，治疗巾内面构成无菌区 (3) 将无菌物品放入无菌托的无菌区内 (4) 拉开扇形折叠层遮盖于无菌物品上，上下层边缘对齐。将开口处向上折 2 次，两侧边缘分别向下折叠，露出治疗托边缘	(1) 严格执行无菌技术 (2) 操作过程不可触及无菌治疗巾内面 (3) 取出、放入无菌物品时不可跨越无菌区
记录	注明无菌盘的名称、日期、时间并签名	无菌托有效期为 4 小时
整理	用物归位、整理	

（三）评价

1. 是否符合无菌技术操作原则，操作过程有无污染。

2. 无菌巾的放置是否恰当，放入无菌物品后上下两层的边缘是否对齐。

3. 取出、放入无菌物品于无菌托内时，有无跨越无菌区。

三、取用无菌溶液

（一）目的

保持溶液的无菌状态，供无菌操作使用。

（二）操作要点（表 5-20）

表 5-20　取用无菌溶液操作要点

项目	步骤	注意事项
评估	(1) 评估操作环境是否符合无菌技术操作原则 (2) 评估无菌治疗巾的名称、灭菌日期、有效期、灭菌效果等	
准备	(1) 护士：戴口罩、帽子，修剪指甲，洗手 (2) 用物：治疗盘、密封瓶内装无菌溶液、弯盘；盛装无菌溶液的容器；安尔碘、棉签 (3) 环境：宽敞、明亮、清洁，定期空气消毒；操作台清洁、干燥、平坦；物品放置合理	(1) 盛装无菌溶液的容器必须无菌、干燥 (2) 无菌操作前半小时应停止打扫工作、减少走动、避免扬尘

☆ ☆ ☆ ☆

续表

项目	步骤	注意事项
操作过程	(1) 清洁：用干净湿布擦拭无菌溶液瓶外灰尘 (2) 查对：溶液名称、剂量、浓度及有效期；检查瓶盖有无松动，瓶身有无裂缝，瓶内溶液有无沉淀、浑浊或变色 (3) 开瓶：打开塑料盖，消毒瓶塞，待干后打开瓶塞，用拇指和示指或双手拇指将瓶塞边缘向上翻起；一手示指和中指套住瓶塞将其拉出，并撑在手上 (4) 倒溶液：另一手拿溶液，瓶签朝向掌心，倒出少量溶液旋转冲洗瓶口，再由原处倒出溶液至无菌容器中 (5) 盖瓶塞：倒好溶液后立即将瓶塞塞进瓶口，消毒瓶塞外露瓶口部分后盖好 (6) 记录：在瓶签上注明开瓶日期、时间、有效期并签名 (7) 再次核对无菌溶液标签	(1) 严格执行无菌技术原则 (2) 使用无菌溶液前仔细核对并检查溶液质量，可采用对光检查溶液方法 (3) 开启瓶塞时，不可触及瓶口及瓶塞内面，防止污染 (4) 倒出溶液时瓶签朝向掌心，避免沾湿瓶签，倒出溶液过多或未使用也不可倒回瓶内 (5) 开瓶后的无菌溶液有效期为 4 小时
整理	用物归位、整理	

四、无菌容器的使用

（一）目的
无菌容器用于盛放无菌物品并保持无菌状态。

（二）操作要点（表 5-21）

表 5-21　无菌容器使用操作要点

项目	步骤	注意事项
评估	(1) 评估操作环境是否符合无菌技术操作原则 (2) 评估无菌治疗巾的名称、灭菌日期、有效期、灭菌效果等	无菌操作前半小时应停止打扫工作、减少走动、避免扬尘
准备	(1) 护士：戴口罩，帽子，修剪指甲，洗手 (2) 用物：治疗托、无菌溶液、弯盘；盛装无菌溶液的容器；安尔碘、棉签 (3) 环境：宽敞、明亮、清洁，定期空气消毒；操作台清洁、干燥、平坦；物品放置合理	

☆ ☆ ☆ ☆

续表

项目	步骤	注意事项
操作过程	(1) 查对：无菌容器的名称、灭菌日期、有效期和灭菌效果 (2) 开盖：打开容器盖，内面向上置于操作台 (3) 取物：用无菌持物钳从无菌容器内夹取无菌物品 (4) 关盖：取出无菌物品后，立即盖严 (5) 手持容器：手持无菌容器时，应托住容器底部	(1) 严格执行无菌技术原则 (2) 开、关盖时，手不可触盖的边缘及内面，防止污染 (3) 无菌持物钳及物品不可触及容器边缘 (4) 取出后的物品，未使用也不可放回无菌容器内 (5) 第一次开启无菌容器应在无菌容器外标注开启日期、时间、有效期并签名，开启后的无菌容器有效期为 4 小时
整理	用物归位、整理	

五、无菌包的使用

（一）目的

用于包裹无菌物品以保持物品的无菌状态，供无菌操作使用。

（二）操作要点（表 5-22）

表 5-22　无菌包的使用操作要点

项目	步骤	注意事项
评估	(1) 评估操作环境是否符合无菌技术操作原则 (2) 评估无菌包的名称、类型、灭菌日期、有效期、灭菌效果及包装完整性	无菌操作前半小时应停止打扫工作、减少走动、避免扬尘。注意环境是否适合操作
准备	(1) 护士：戴口罩、帽子，修剪指甲，洗手 (2) 用物：无菌持物钳、无菌包、用于盛放无菌物品的无菌容器 (3) 环境：宽敞、明亮、清洁，定期空气消毒；操作台清洁、干燥、平坦；物品放置合理	
操作过程	(1) 检查：无菌包的灭菌日期、有效期、灭菌效果和包装完整性 (2) 开包：将无菌包放在清洁、干燥和平坦的操作台上，逐层打开无菌包 (3) 取物品：用无菌持物钳夹取所需物品，放置在准备好的无菌容器内，一手持无菌包，另一手打开包布并抓住四角，保留物品，将物品放于无菌容器内 (4) 回包：如包内未使用完的物品，按原包包好，注明开包日期、时间并签名	(1) 严格执行无菌技术原则 (2) 无菌包破损、包布潮湿、超过有效期均不可使用 (3) 开启无菌包不可跨越无菌区 (4) 开启后的无菌包有效期为 4 小时
整理	用物归位、整理	

☆☆☆☆

六、戴、脱无菌手套

(一)目的

进行严格的医疗护理操作时,确保无菌效果,保护患者及医护人员,避免感染。

(二)操作要点(表5-23)

表5-23　戴、脱无菌手套操作要点

项目	步骤	注意事项
评估	(1) 评估操作环境是否符合无菌技术操作原则 (2) 评估无菌手套的型号、灭菌日期、有效期	操作前半小时应停止打扫工作、减少走动、避免扬尘。注意环境是否合适操作
准备	(1) 护士:戴口罩、帽子,修剪指甲,洗手 (2) 用物:一次性无菌手套、医用垃圾袋 (3) 环境:宽敞、明亮、清洁,定期空气消毒;操作台清洁、干燥、平坦;物品放置合理	
操作过程	(1) 检查:无菌手套的型号、灭菌日期、有效期、包装完整性 (2) 打开无菌手套:打开外包装,取出内包装,放于清洁、干燥操作台面上 (3) 取、戴无菌手套 ① 两手同时捏住两只手套的反折部分,即手套内面,取出手套 ② 将两手套与五指对准,戴上一只手,再以戴好手套的手指插入另一只手套反折内面 ③ 调整:双手调整手套位置,将手套的翻边扣套在工作服衣袖外面 ④ 脱手套:一手捏住另一手套腕部外面,翻转脱下;再将脱下手套插入另一手套内,翻转脱下 (4) 洗手	(1) 选择合适的无菌手套,严格执行无菌技术原则 (2) 戴手套时,防止无菌面触及任何非无菌物品 (3) 未戴手套的手不可触及手套的外面;手套戴上后,戴手套的手不可触及手套的内面 (4) 手套如有破损或可疑污染,应立即更换
整理	将用过的手套按医疗垃圾处理	

七、穿、脱隔离衣

(一)目的

保护医护人员和患者,防止病原微生物播散,避免发生感染和交叉感染。

（二）操作要点（表 5-24）

表 5-24　穿、脱隔离衣操作要点

项目	步骤	注意事项
评估	（1）评估患者病情、治疗及护理情况 （2）评估患者目前采取的隔离类别、措施 （3）评估穿隔离衣的环境、洗手及手消毒设施	
准备	（1）护士：戴口罩、帽子，修剪指甲，洗手，卷袖过肘 （2）用物：一次性隔离衣，挂衣架，洗手及手消毒设施 （3）环境：宽敞、明亮、清洁。有清洁区、污染区及半污染区标识	（1）当医护人员工作中可能被传染性分泌物、渗出物污染时需要穿隔离衣 （2）选择合适隔离衣，遮盖全部工作服
操作过程	穿隔离衣 （1）取衣：选择合适的隔离衣；手持衣领取衣，内面朝向操作者；将衣领两端向外折齐，露出肩袖内口 （2）穿衣袖：一手持衣领，一手伸入袖内，举臂穿衣，将衣袖穿好；同法穿另一袖 （3）系衣领：两手持衣领，由前向后理顺衣领，系好衣领带 （4）系腰带：将腰带拉至背后交叉，再绕至前面打一活结	（1）隔离衣有破损时不可使用，隔离衣的衣领和内面为清洁面，使用时注意区分 （2）系衣领时，污染的袖口不可触及衣领、面部和帽子 （3）手不触及隔离衣的内面 （4）穿隔离衣后，双臂保持在腰部以上。进入污染区后不能再回清洁区
	脱隔离衣 （1）解腰带：解开腰带，在前面打一活结 （2）消毒双手 （3）解衣领：解开领带 （4）脱衣袖：用清洁手拉袖口内面，再用衣袖遮住的手在外面拉下另一衣袖，双手在袖内将衣袖拉下使双臂退出 （5）挂衣：双手持领，使隔离衣清洁面朝外，将隔离衣衣领及其两边对齐后挂在衣架上 （6）丢弃：一次性隔离衣，脱下后弃于医疗垃圾袋内	（1）不可将外露衣袖塞入袖内 （2）手消毒时不能沾湿隔离衣，隔离衣也不可触及其他物品 （3）衣袖不可污染手及手臂 （4）污染区内挂衣污染面向外，半污染区内挂衣清洁面向外 （5）隔离衣潮湿、污染、破损应及时更换
整理	（1）护士：洗手、摘口罩 （2）隔离单位：整齐清洁 （3）用物：按要求分类处理	

☆☆☆☆

（三）相关链接（表5-25）

表5-25　无菌物品有效期与相关无菌技术原则

各类无菌物品开启后有效期	无菌技术原则
准备好的无菌盘，4小时 肝素盐水，4小时 乙醇、碘伏，7天 胰岛素类，如说明书注明有效期，则按说明书有效期；如说明书未注明有效期，则1周有效	（1）环境洁净，医护人员着装整洁、规范 （2）无菌物品和非无菌物品分开放置 （3）无菌物品存放在无菌包或容器内，包外注明名称及有效期，按先后顺序放置，有效期7天 （4）无菌物品一经使用、过期、潮湿要重新灭菌 （5）必须用无菌持物钳、镊取无菌物品，无菌物品一经取出不得放回，疑污染不得使用 （6）无菌物品专人专用，预防交叉感染

第十三节　约束与固定法

一、目的

1. 限制患者肢体活动。
2. 保护患者安全。

二、操作流程

（一）评估

1. 护士　仪表端庄、着装整洁、洗手、戴口罩。
2. 患者　病情、神志、是否有躁动等；周围环境是否安全、安静及有无不良刺激。
3. 告知患者、家属　约束工具使用的重要性及注意事项，必要时签署知情同意书。
4. 用物准备　约束带、棉垫、绷带等。

（二）准备

1. 护士　着装整洁，七步洗手法洗手，戴口罩、帽子。
2. 物品　约束带，棉垫，绷带，波板手套
3. 环境　调节室温至20～25℃，环境洁净。

（三）操作步骤（表5-26）

表 5-26　约束与固定法操作步骤

项目	步骤	要点及注意事项
操作前	（1）评估周围环境是否安全 （2）核对患者床号、姓名，并向家属解释使用过程中注意事项	
操作中	（1）手腕、踝部约束：将绷带打成双套结，用棉垫包裹于患者手腕、踝部，将双套结套在棉垫外，稍拉紧 （2）肩部固定：在腋窝衬棉垫，两肩部套上袖筒，细带结胸前，粗长带系床头 （3）双膝固定法：在两膝衬棉垫，约束带横放于两膝上，宽带下的两头各缚住一侧的关节，宽带的两端系于床缘 （4）保持肢体功能位及舒适体位，注意保暖	（1）应用约束工具前应向患者、家属解释，必要时签署知情同意书 （2）约束宜短期使用，使用约束带期间要保持患者卧位舒适，使其处于功能位置 （3）使用约束带时应放衬垫，松紧合适，定时放松，局部按摩，以促进血液循环
操作后	（1）整理床单位 （2）评估安全及有效 （3）护士洗手 （4）观察并记录：记录约束时间，观察约束部位的皮肤颜色及肢体功能情况，观察患者使用约束工具的效果	定期观察，防止约束不当造成的并发症

（四）评价

1. 患者体位是否舒适，约束处局部有无压迫，有无损伤，皮肤颜色、温度、动脉搏动是否正常，有无水肿等。

2. 操作是否熟练，松紧是否适度，固定是否安全牢固。

第十四节　中心负压吸痰技术

一、目的

吸痰是一项重要的急救护理措施，指经口、鼻腔、人工气道将呼吸分泌物吸出，以保持呼吸道通畅的一种方法。它是利用负压吸引原理，连接导管吸出痰液，是一种侵入性操作。

☆☆☆☆

二、操作流程

（一）评估

1. 患者　病情、意识、呼吸道分泌物情况，口腔、鼻腔情况，有无活动义齿，评估患者心理状况和配合程度。有无自主咳嗽与吞咽反射，是否有痰淤积和缺氧症状。

2. 环境　是否安全。

（二）准备

1. 护士　着装规范，七步洗手法洗手。

2. 患者　取平卧位或合适体位。

3. 用物　一次性储液瓶、无菌治疗盘、无菌生理盐水、手电筒、听诊器、无菌手套、吸痰管等，必要时备压舌板、开口器、舌钳、医疗垃圾桶、中心吸引装置或电动吸引器。

（三）操作步骤（表 5-27）

表 5-27　中心负压吸痰操作步骤

项目	步骤	要点及注意事项
操作前	(1) 核对：患者信息 (2) 检查：物品齐全 (3) 环境：安静、室温适宜 (4) 患者：平卧位或合适体位，并向患者说明吸痰的目的、方法、注意事项及配合要点	(1) 选择合适型号的吸痰管 (2) 吸痰管的外包装有无破损、潮湿及是否在有效期内
安装检查调压	(1) 安装储液瓶、连接负压吸引装置及各连接管 (2) 检查中心吸引装置或电动吸引器性能、电压、各管连接 (3) 调节压力：成人 0.04～0.053MPa（300～400mmHg）、小儿 0.033～0.04MPa（250～300mmHg）	(1) 各连接正确 (2) 中心吸引装置或电动吸引器性能良好，压力调节达到要求
吸痰	(1) 试吸：吸引器连接无菌吸痰管，吸痰管浸入无菌生理盐水以湿润管端。打开吸引器开关，试吸生理盐水，检查有无吸力、吸痰管是否通畅 (2) 吸痰：一手用无菌镊子或戴无菌手套持吸痰管前端，另一手反折吸痰管末端，插入气管内及口咽部，然后放松导管末端，先吸气管内分泌物，再吸口咽部分泌物。吸痰过程中，左右旋转并向上提起吸痰管，逐渐退管	(1) 注意无菌操作，避免感染。有气管切开或气管插管的患者，应先吸气管切开或气管插管处，再吸口咽部、鼻咽部。吸痰管一用一换 (2) 动作轻柔，避免损伤呼吸道黏膜 (3) 每次吸痰时间不超过 15 秒，间歇 3～5 分钟。避免时间

☆ ☆ ☆ ☆

续表

项目	步骤	要点及注意事项
吸痰	(3) 冲管:吸痰管退出后,用无菌生理盐水冲管。必要时更换吸痰管,直至痰液被吸干净 (4) 吸痰完毕,用无菌生理盐水冲洗吸痰管及管道 (5) 关闭吸引器,将吸痰管放入医疗垃圾袋内 (6) 将连接吸引器的玻璃接头插入清洁干燥试管内 (7) 检查口鼻腔黏膜有无破损出血,听诊双肺呼吸音	过长造成缺氧。痰液黏稠时,应先给予雾化吸入,配合叩击背部,提高吸痰效果 (4) 吸痰过程中密切观察患者的生命体征。若出现心率变化、血压及血氧饱和度下降时,应立即停止操作,待指征恢复正常再复吸 (5) 机械通气患者吸痰前,应给予纯氧 2 分钟 (6) 吸痰过程中应鼓励患者咳嗽 (7) 吸痰过程中应边退边吸,避免反复
观察记录	(1) 观察:患者气道是否通畅;患者的面色、生命体征(呼吸、心率、血压及血氧饱和度);吸出痰液的量、颜色、黏稠度及气味 (2) 记录吸痰次数、途径、痰液性状和患者情况 (3) 随时擦净患者面部分泌物	(1) 清醒患者常用半坐卧位,昏迷患者头偏一侧,利于分泌物排出 (2) 痰液及用物按消毒隔离规范 (3) 机械通气患者吸痰后及时调整氧浓度
整理	(1) 整理床单位 (2) 协助患者取舒适体位 (3) 整理用物,分类放置 (4) 洗手,记录	

(四)评价

1. 患者痰液是否吸干净,痰鸣音是否消失。气道是否通畅,呼吸是否改善,缺氧症状是否缓解。

2. 患者、家属是否已知晓吸痰目的、方法及注意事项,对护理是否满意。

3. 操作过程是否准确、安全。吸痰管的插入深度、负压、抽吸时间是否正确,有无污染。有无黏膜破损及其他并发症。

三、相关链接

1. 吸痰顺序　先吸气管内分泌物,再吸口腔、鼻腔的分泌物。

2. 插入深度　经鼻 20 ～ 25cm;经口 14 ～ 16cm,气管切开套管插管

☆☆☆☆

10 ～ 20cm，经气管导管插管 10 ～ 25cm，原则上应超过气管插管长度，以插至导管内口为宜。

第十五节　氧气吸入技术

一、目的

1. 纠正各种原因造成的缺氧状态，提高动脉血氧分压（PaO_2）和动脉血氧饱和度（SaO_2），用于各种缺氧患者。

2. 保持呼吸道通畅，维持人体的循环，保证有利的新陈代谢。

3. 某些外科手术前后、大出血休克的患者及分娩时产程过长或胎音不良等。

二、操作流程

（一）评估

1. 患者　病情、意识状态、合作程度、心理反应；缺氧程度、氧疗经历及对氧疗知识的了解情况；鼻腔有无鼻息肉、鼻中隔偏曲或分泌物堵塞。

2. 环境　是否安全舒适。

3. 物品　吸氧物品是否齐全。

（二）准备

1. 操作者准备　着装规范，七步洗手法洗手。

2. 用物准备　氧气源（筒装氧气或中心供氧）、氧气表装置一套、扳手、鼻导管或氧气面罩、棉签、小杯内盛水、弯盘、纱布、记录单。

（三）操作步骤（表 5-28）

表 5-28　氧气吸入操作步骤

项目	步骤	注意事项
操作前	（1）护士：戴口罩、帽子，洗手 （2）患者：体位舒适 （3）环境：室温适宜、安静、远离火源 （4）用物：检查氧气装置，安装氧气表、湿化瓶（内盛灭菌注射用水） （5）氧气源挂"严禁烟火"及"正在用氧"标识	氧气装置"防震、防火、防热、防油"标识

☆ ☆ ☆ ☆

续表

项目	步骤	注意事项
操作中	(1) 核对解释：携用物至床旁，核对患者姓名等信息，向患者解释吸氧的目的、方法、注意事项及配合要点 (2) 核对医嘱：给氧方法及流量 (3) 给氧装置连接正确 ① 中心供氧 a. 装流量表：将流量表调到"off"，流量表接头插入墙上氧气气源插座上，轻拉接头确保接紧，检查有无漏气，安装湿化瓶（内装灭菌注射用水 1/2 ～ 2/3） b. 鼻导管、面罩与流量表出气口连接 c. 开启流量开关，检查有无漏气，然后关闭流量开关 ② 氧气筒供氧装置 a. 开启氧气筒总开关，清理气门处的灰尘，随即关紧总开关 b. 氧气表与氧气筒连接，检查有无漏气 c. 连接湿化瓶（内装灭菌注射用水 1/2 ～ 2/3） d. 氧气出口接氧气鼻导管 e. 检查：关流量表开关→开启氧气总开关→开流量表开关→检查管道有无漏气→关流量表开关 (4) 给氧 ① 单侧鼻导管给氧 a. 选择通畅的一侧鼻孔，用湿棉签清洁鼻孔 b. 鼻导管与通气管上的玻璃接头连接：开启流量开关，根据医嘱或病情调节氧流量。轻度缺氧 1 ～ 2L/min，中度缺氧 2 ～ 4L/min，重度缺氧 4 ～ 6L/min，小儿 1 ～ 2L/min c. 鼻导管前端置入小水杯内水中，润滑导管并检查氧气输出情况。若可见水杯内有水泡，说明导管通畅 d. 测量鼻导管置管长度：一般为鼻尖至耳垂的 2/3，并用胶布做标注 e. 用胶布固定鼻导管，胶布两端分别贴于鼻翼	(1) 严格遵守操作规程，注意用氧安全 ① 防震：氧气筒小心搬运并固定牢固，以免被撞 ② 防火：在病房显眼处挂"严禁烟火""正在用氧"标识，并提醒患者及探视人员病房里严禁易燃品、明火或吸烟等 ③ 防热：氧气筒应放于阴凉、通风处，远离火源和热源，距明火至少 5m、暖火 1m，避免太阳直射 ④ 防油：汽油、松节油等遇氧易燃，氧气筒气门及氧气表勿涂油，不可用涂油的手进行装卸，不要在油产品附近存放氧气筒 (2) 氧气湿化通常用灭菌注射用水，急性肺水肿患者氧气湿化用 20% ～ 30% 乙醇 (3) 确保管道通畅，无扭曲，无氧气泄漏 (4) 用氧过程中患者饮水或进食时，应暂停吸氧防止误吸 (5) 用氧过程改变流量时，先分离鼻导管与湿化瓶或氧气出气连接处再调节流量表 (6) 面罩给氧时，注意观察面部皮肤情况，尤其是耳廓上方、颧骨部受压皮肤。水肿患者应用纱布或柔软布块垫于受压皮肤，以减少皮肤损伤

☆☆☆☆

项目	步骤	注意事项
操作中	及面颊部，再用别针将鼻导管连接管固定于床单上 ② 双侧鼻导管给氧：将鼻导管双管端向上插入患者双侧鼻孔。将导管两端绕于患者耳后，在头顶部调节松紧度后固定，松紧舒适。必要时用胶布在患者两侧脸颊固定导管 ③ 面罩法给氧：将面罩置于患者口鼻部，用四头带固定。氧流量 6～8L/min (5) 停氧、卸表 ① 停氧：拔出鼻导管、面罩→分离氧管→关流量表→擦净面部→使用氧气筒则关氧气总开关→开流量表放余氧→关流量表 ② 卸表	(7) 筒装氧气内压力≤ 0.5mPa，停止使用，以免灰尘进入 (8) 氧气筒应标识"有氧"或"无氧"，并分开放置
观察记录	(1) 观察：缺氧症状（意识模糊、面色苍白、呼吸困难、心动过速及烦躁不安等）、血气分析结果（PaO_2、$PaCO_2$、SaO_2等）、氧气装置有无漏气，有无氧疗副作用 (2) 记录：给氧时间、氧流量及患者生命体征等	
整理	(1) 患者：舒适体位 (2) 床单位：整洁、舒适 (3) 用物：分类处置	

（四）评价

1. 患者和家属是否知晓吸氧目的、方法及注意事项。

2. 是否及时、准确、安全、有效地实施给氧，氧气装置有无正确安装，调节合适的氧流量。

3. 患者缺氧症状有无得到改善。

三、相关链接

1. 氧浓度（%）= 21 + 4× 氧流量（L/min）。

2. 湿化瓶消毒：中低水平消毒。常用消毒方法：高温消毒或用 500mg/L 健之素液浸泡 30 分钟，晾干备用。

3. 发生急性肺水肿患者，氧疗时可在湿化瓶内加入 20%～30% 乙醇，能降低肺泡内泡沫表面张力使之破裂，从而改善肺部气体交换功能。

第十六节　手　卫　生

一、目的

手卫生是指所有手部清洁行为的统称,包括洗手、手卫生消毒和外科手消毒。洗手是指用普通或抗菌皂液流动水洗手,清除手部皮肤污垢和暂居菌的过程;手卫生消毒是使用速干手消毒液,无须冲洗或干手设备,减少手部暂居功的过程;外科手消毒是指术前医务人员使用外科手消毒液,清除或杀灭手部暂居菌和减少常居菌的过程,应具备持久抗菌活性。

二、操作流程

(一)评估

手部有无接触患者或其周围环境、手部污染可见度。

(二)准备

1. 物品　感应水龙头、肥皂液、擦手纸、一次性小毛巾。

2. 环境　周围环境安全,温湿度适宜。

(三)洗手法操作步骤(表 5-29)

表 5-29　洗手法操作步骤

项目	步骤	注意事项
评估	非紧急情况下, 医务人员在下列情况下应认真洗手 (1) 进入和离开病房时 (2) 接触清洁物品前, 处理污染物品后 (3) 无菌操作前、后 (4) 护理任何患者前、后 (5) 接触伤口前、后 (6) 戴无菌手套前, 脱无菌手套后	(1) 手上有可见污染时, 应用肥皂液和清水彻底洗净 (2) 手上没有可见污染时, 可用快速手消毒液消毒双手
准备	(1) 护士准备:戴口罩,帽子,修剪指甲。取下手表、饰品, 卷袖过肘 (2) 物品准备:洗手池设备 (水龙头采用感应式或脚踏式)、皂液、清洁干毛巾或感应式干手机、污物桶 (3) 环境准备:清洁、宽敞, 物品合理放置取用方便	合理配备, 避免二次污染

☆☆☆☆

续表

项目	步骤	注意事项
操作过程	(1) 湿手：调节合适水流，湿润双手和手腕 (2) 涂抹皂液：取适量皂液，均匀涂抹双手 (3) 洗手：七步洗手法搓揉双手包括手掌、手背、手指、指缝、指关节、指尖及腕部。即掌心相对，手指并拢，相互揉搓→手心对手背沿指缝相互揉搓，交换进行→掌心相对，双手交叉指缝相互揉搓→弯曲手指使关节在另一手掌心旋转揉搓，交换进行→右手握住左手拇指旋转揉搓，交换进行→将五个手指尖并拢放在另一手掌心旋转揉搓，交换进行 (4) 冲洗：在流动水下彻底冲净双手，擦干，取适量护手液护肤	(1) 调节水流速度，避免溅湿工作服或周围环境 (2) 洗手过程中衣服不可触及洗手池 (3) 彻底清洗指甲、指尖、指缝及指关节等部位 (4) 洗手范围：指尖到手腕上10cm (5) 搓揉时间不少于15秒 (6) 冲净双手时注意指尖向下 (7) 毛巾保持清洁干燥，一人一用一消毒
整理	用物：分类处理，整理归位	

（四）手消毒操作步骤（表 5-30）

表 5-30　手消毒操作步骤

项目	步骤	注意事项
评估	医务人员在下列情况下必须进行手消毒 (1) 实施侵入性操作前 (2) 护理免疫力低下的患者或新生儿前 (3) 接触血液、体液和分泌物后 (4) 接触被致病性微生物污染的物品后 (5) 护理传染病患者后	
准备	(1) 护士准备：戴口罩，帽子，修剪指甲。取下手表、饰品，卷袖到腕上约20cm (2) 物品准备：洗手池设备（水龙头采用感应式或脚踏式）、皂液、快速手消毒液、清洁干毛巾或感应式干手机 (3) 环境准备：清洁、宽敞，物品合理放置取用方便	选用的手消毒剂符合国家有关规定，有卫生许可批件且在有效浓度和有效期内
操作过程	(1) 检查：污染程度和范围 (2) 洗手：按照七步洗手法 ① 用抗菌肥皂和流动水清洗手和前臂 ② 取适量的快速消毒液搓揉到手的每个部位，直至手部自然干燥	
整理	用物分类处理，整理归位	

☆ ☆ ☆ ☆

三、评价

1.洗手、手消毒的操作顺序、方法是否正确。

2.洗手后，有无被检出致病性微生物；手消毒后，卫生学检查是否达标。

3.工作服有无被溅湿，周围环境是否受污染。

第十七节　静脉输血技能

一、目的

1.补充血容量，改善血液循环。

2.补充红细胞，纠正贫血。

3.补充各种凝血因子、血小板，改善凝血功能。

4.输入新鲜血液，补充抗体及白细胞，增加机体抵抗力。

5.补充血浆蛋白，维持人体渗透压。

二、操作流程

（一）评估

1.*患者*　病情（体温、心、肺、肾功能）、年龄、意识状态、血型、输血史及过敏史、静脉和穿刺部位皮肤、血管情况、心理状态、合作程度，评估患者输血的目的、心理状态、配合程度和对静脉输血的了解程度。

2.*环境*　符合无菌、职业防护要求。

（二）准备

1.*患者*　告知静脉输血目的，签署输血知情同意书。

2.*操作者*　仪表符合要求、七步洗手、戴口罩、戴手套。

3.*用物*　配血单、交叉试验结果配血；按医嘱备全血、成分血，0.9% 生理盐水，输血器。

4.*环境*　符合无菌操作、职业防护要求。

（三）操作步骤（表 5-31）

表 5-31　静脉输血操作步骤

项目	步骤	注意事项
操作前	（1）护士：洗手，戴口罩，修剪指甲 （2）物品：一次性输血器、7 号头皮针、生理盐水、血液制品、同型血液及配血单，静脉输液用物	（1）严格执行安全注射和标准预防的操作准则 （2）确认患者已签署知情同

☆ ☆ ☆ ☆

项目	步骤	注意事项
操作前	(3) 环境：清洁、安静、舒适、安全 (4) 患者：取舒适体位，根据需要排空大、小便	意书 (3) 发热患者应先进行降温处理
操作过程	(1) 取血、查对 ① 取血：输血前测量及记录患者生命体征尤其是体温。遵医嘱取回同型且匹配的血制品 ② 查对：与血库人员共同完成"三查八对"。三查，血液的有效期、质量及血液包装是否完整；八对，查对患者姓名、床号、住院号、血袋号、血型、剂量、血制品种类、交叉配血试验结果。确认血液无过期、无浑浊变色、无气泡或其他异常物体、血袋完整无破损后，在交叉配血单上签名 (2) 输血前核对：双人核对并在医嘱单和交叉配血单上签名。核对患者姓名、床号、住院号、血袋号、血型、剂量、血制品种类、交叉配血试验结果是否一致 (3) 输血 ① 核对解释：携用物至床旁，2 名护士再次核对患者姓名、床号、住院号、血袋号、血型、剂量、血制品种类、交叉配血试验结果；解释输血的目的、方法、注意事项及配合要点。清醒患者自报姓名及血型 ② 建立静脉通路：戴手套，选择合适静脉通路。通常采用四肢浅静脉，急症输血时多采用肘部静脉，周围循环衰竭时，可采用颈外静脉或锁骨下静脉 ③ 先输入 30 ～ 50ml 生理盐水 ④ 再次核对患者及血型 ⑤ 摇匀血液 ⑥ 连接输血袋：打开储血袋封口，露出血袋导管接口并消毒。将输血管针头从生理盐水袋上拔出，插入消毒好的血袋导管开口，然后将储血袋倒挂于输液架上 ⑦ 排尽直型输血器管道内的空气，将其管端与输生理盐水的 Y 型输血器的闲置端连接，打开血袋调节器，关闭生理盐水调节器	(1) 严格执行双人查对。输血前 2 名护士必须在床旁进行核对，并采用两种以上的方法确认患者（查对手腕带和床头卡） (2) 取血用专用冰壶，以避免途中被污染或剧烈振荡 (3) 血液取回后需静置，切勿振荡、加温，避免血液成分被破坏引起不良反应 (4) 冷藏血不可加温，可在室温下放置 15 ～ 20 分钟后再输入 (5) 血小板应在取回后 30 分钟内输入 (6) 严禁在血液中加入其他药物，防止发生溶血或血液凝聚

☆ ☆ ☆ ☆

续表

项目	步骤	注意事项
操作过程	⑧ 脱去手套 ⑨ 调节输血速度：开始前 15 分钟输入速度宜慢（≤ 20 滴 / 分）。如患者无不适，根据患者的病情及年龄调节滴速（成人 40 ~ 60 滴 / 分，小儿酌减） ⑩ 在输液卡上记录血型、输血量、输血的起始时间、速度，并签名 ⑪ 再次核对医嘱，检查配血单、血袋上的内容是否一致 ⑫ 向患者及其家属交代输血注意事项 ⑬ 输血完毕后，用生理盐水冲管，直至冲干净输血器内所有残余血；遵医嘱更换输液袋或拔针	
观察记录	(1) 观察有无输血反应、生命体征 (2) 填写输血卡，记录起始时间、输血量及患者主诉等	输血过程中出现不适或输血反应，如穿刺部位局部肿胀疼痛、恶心、呕吐、头痛、头晕、胸闷、气促、寒战等症状，应立即停止输血，更换输血器，用生理盐水维持静脉通路，及时报告医师并遵医嘱给予处理，并填写输血不良事件报告表
整理	(1) 患者：舒适体位，呼叫器置于患者身旁 (2) 病床单元：整洁、舒适 (3) 用物：清理用物，分类处理	输血完毕后，储血袋交回血库保留 24 小时。以备患者发生输血反应时检查、分析原因

（四）评价

1. 患者、家属是否已知晓静脉输血的目的、方法、注意事项及配合要点，对护理是否满意。患者是否得到及时、准确、安全、有效的输血。

2. 是否严格执行查对制度，无菌操作规程，操作流程是否熟练，是否及时、有效的处理输血故障。

3. 是否采取有效措施预防输血反应的发生。

☆☆☆☆

三、相关链接

输血"三查八对"

1. 三查　查血液质量、血袋包装、标签及有效期。

2. 八对　对患者姓名、住院号、床号、血型、血袋号、成分种类、血量、配血结果。

3. 输血速度　一般成人40～60滴/分,休克患者可适当加快输血速度,儿童、年老、体弱、心肺疾病患者输血速度宜慢。

4. 输血种类　有全血、成分血、其他血液制品,需同时输入多种血制品时,应先输入球蛋白、血小板,最后输注红细胞,输血前后及两袋血之间需用生理盐水冲管。

第十八节　静脉输液技能

一、目的

1. 输入液体和药物以达解毒、治疗和控制感染的目的。

2. 补充营养及水分,维持和调节体内水、电解质及酸碱平衡。

3. 补充体液,纠正血容量不足,改善微循环,回升血压。

4. 输入脱水剂,降低颅内压,减轻或消除腹水及组织水肿。

二、操作流程

(一)评估

1. 患者:病情、血管情况、自理程度、合作程度、治疗计划、药物对血管影响。

2. 液体和药物名称、剂量、用途、有效期,有无浑浊、变质。

3. 患者对静脉输液的认知程度。

(二)准备

1. 操作者准备　着装规范、流水下七步洗手法洗手。

2. 用物准备　治疗车、软包装液体一袋或瓶装液体一瓶、输液篮、药物、输液管、头皮针、输液贴(胶布、小纱)、止血带、安尔碘、棉签、砂轮、治疗碗、手表、治疗执行单、输液卡、输液牌、笔、治疗碗、垃圾桶、锐器回收盒。

3. 环境　符合无菌、职业防护要求。

☆ ☆ ☆ ☆

（三）操作流程（表 5-32）

表 5-32　静脉输液操作流程

项目	步骤	注意事项
操作前	(1) 护士准备：洗手、戴口罩、手套 (2) 物品准备：按医嘱备药物、物品齐全 (3) 环境准备：清洁、安静、舒适、安全 (4) 患者准备：取舒适体位，根据需要排空大、小便	(1) 严格执行安全注射和标准预防的操作准则 (2) 如使用化疗药物，应遵循职业防护原则
操作过程	(1) 查对、加药 ① 查对、检查：核对医嘱，填写输液卡，包括患者的姓名、床号及医嘱内容。检查溶液及药物有无絮状物，包装有无破损及是否在有效期内 ② 在输液袋的标签上注明患者床号、姓名，添加药物的名称、剂量 ③ 核对：双人再次核对患者姓名、床号、药名、浓度、剂量、用法、用药时间并签名 ④ 加药：揭去输液袋的保护袋→消毒瓶塞→按医嘱加药 ⑤ 加药后，再次检查，确保输液溶液澄清、无颗粒及沉淀物 ⑥ 双人再次核对加入溶液中药物 (2) 静脉穿刺 ① 核对解释：携用物至床旁，双人查对患者床号、姓名、药名、剂量、浓度、时间及用法；向患者解释静脉输液的目的、方法及注意事项。清醒患者需自诉姓名 ② 连接输液器：消毒胶塞→连接输液器 ③ 排气：输液袋挂于输液架上，一手反折墨菲滴管，当液面达到 1/2 或 2/3 时放正滴管，另一手持输液器朝向污物缸，当输液管充满液体后，关闭调节器 ④ 选择静脉：选择粗、直且弹性好的静脉 ⑤ 消毒：消毒直径 8cm×10cm。戴手套，将留置针连接输液器并排气。在穿刺点上方 10 ～ 15cm 处扎止血带，嘱患者握拳，再次消毒皮肤，待干 ⑥ 进针前，再次查对患者姓名。取下静脉留置针保护套，绷紧皮肤，留置针针尖斜面向上，与皮肤成 15° ～ 30° 刺入静脉；见回血后，再顺着静脉进针少许，轻轻地将针芯退出，连针	(1) 严格执行无菌操作及查对制度，防止感染及差错事故的发生 (2) 药物标签切勿覆盖输液袋原有标签 (3) 注意药物配伍禁忌 (4) 根据病情及药物性质合理配制药物及安排输液顺序 (5) 采用两种以上方法确认患者身份（手腕带及床头卡等） (6) 输液过程确保输液管内没有空气，严防空气进入血管 (7) 尽量避免选择下肢浅静脉留置导管 (8) 穿刺部位避免潮湿，敷料松脱或潮湿应及时更换 (9) 留置针所在的肢体不宜提取重物及用力活动 (10) 留置针一般保留 3 ～ 5 天，最多不超过 7 天

续表

项目	步骤	注意事项
操作过程	带管送入静脉；松止血带，嘱患者松拳，打开调节器并观察液体通畅情况；如液体滴入顺畅、静脉皮肤局部无肿胀、疼痛，则撤出针芯，用无菌透明敷料贴固定，并在敷料贴上注明置管日期与时间 ⑦ 调节滴速：一般成人为 40～60 滴/分，小儿 20～40 滴/分 ⑧ 再次查对，并交代注意事项。在床旁输液巡视卡上记录输液时间、速度及操作者签名 ⑨ 输液结束后封管。如静脉留置针上无配置肝素帽，则第一次输液结束后，分离输液管，将肝素帽接于留置针针栓。用封管液采用正压封管方法封管。再次输液时，则需消毒肝素帽，将已排好气的静脉头皮针刺入肝素帽内即可	
观察记录	(1) 观察有无输液反应、静脉留置针有无脱出或断裂、局部有无静脉炎等并发症，并及时处理 (2) 记录输液种类、量、所加药物、滴速、药物疗效及副作用等	一旦出现导管堵塞，应立即拔除。不可用注射器用力推注或挤压输液器，以避免将血栓推入静脉内
整理	(1) 患者：舒适体位，呼叫器置于患者身旁 (2) 病床单元：整洁、舒适 (3) 用物：清理用物，分类处理	

（四）评价

1. 患者和家属是否已知晓静脉输液的目的、方法、注意事项及配合要点，对服务是否满意。

2. 是否严格执行查对制度及无菌技术操作规程。

3. 患者是否已得到及时、准确、安全、有效的静脉输液。

4. 是否能采取有效的措施预防输液反应的发生。

5. 是否关心爱护患者，治疗性沟通是否良好，患者有无感觉其他不适。

三、相关链接

常见输液反应的防治

1. 发热反应的防治

(1) 减慢滴速或停止输液，并通知医师。

（2）输液用具做好去除热源的处理。

（3）对高热患者给予物理降温，必要时按医嘱给抗过敏药物或激素治疗。

（4）保留剩余溶液和输液管送检，做细菌培养。

2. 肺水肿的防治

（1）输液过程中注意滴速不宜过快，液量不宜过多，对心脏病患者、老年及儿童尤须加以注意。

（2）如发现有急性肺水肿症状，须立即使患者端坐，两腿下垂，以减少静脉回流，减轻心脏负荷。

（3）加压给氧，可使肺泡内压力增高，减少肺泡内毛细血管漏出液的产生。同时吸氧时用 20% ～ 30% 乙醇湿化后吸入。

（4）按医嘱给予镇静药和扩血管药及强心药。

（5）必要时，进行四肢轮扎，以阻止静脉回流，减少回心血量。

3. 静脉炎的防治

（1）严格执行无菌技术操作，对血管有刺激性的药物应充分稀释应用，要有计划地更换注射部位，以保护静脉。

（2）患肢抬高并制动，局部用 95% 乙醇或 50% 硫酸镁进行热湿敷。

（3）理疗。

（4）如合并感染，根据医嘱给予抗生素治疗。

4. 空气栓塞的防治

（1）立即置患者左侧卧位和头低足高位。

（2）氧气吸入。

（3）加压输液或输血时严密观察，护士不得离开患者。

第十九节　生命体征测量技能

一、目的

1. 测量患者体温，了解有无发热。

2. 检测体温变化，分析热型及伴随症状。

3. 测量患者脉搏，判断有无异常情况。

4. 检测脉搏的变化，间接了解心脏的情况。

5. 测量患者的呼吸频率，了解病情变化。

6. 检测患者呼吸变化，为疾病诊断提供依据。

☆☆☆☆

二、操作流程

（一）评估
患者病情、年龄、意识状态、测量部位皮肤黏膜情况、基础血压值、合作程度。

（二）准备
1.操作者　仪表符合要求、七步洗手法洗手、戴口罩。

2.用物　体温计、血压计、听诊器、托盘、记录纸、笔、秒表、纸巾、消毒纺纱、润滑油。

3.患者　体位舒适、情绪稳定。

4.环境　安全整洁、光线充足。

（三）操作步骤（表5-33）

表5-33　生命体征测量操作步骤

项目	步骤	注意事项
操作前	(1) 护士：洗手，戴口罩、手套 (2) 物品 ① 检查体温计完好，水银柱在35℃以下 ② 检查听诊器橡胶管连接紧密，传导良好 ③ 检查血压计完好，平视水银柱在零刻度线上，连接紧密，放气时无气泡断裂，匀速下降 (3) 环境：清洁、安静、舒适、安全 (4) 患者：取仰卧位，根据需要排空大、小便	体温计、听诊器、血压计性能完好
操作过程	(1) 体温测量：擦干汗液，将体温计水银端放于腋窝处；指导患者夹紧体温计，紧贴皮肤，屈臂过胸；测量10分钟，获得准确的测量结果；测量结束时，先用纱布擦净体温计，正确读数，并告知测量结果，将测量结果绘制在体温单上 (2) 血压测量：患者平卧位，根据患者情况选择合适的测量部位 ① 缠绕袖带：卷袖露臂，手掌向上，肘部伸直，必要时脱袖以免袖口过紧，影响血压准确性，放妥血压计，开启水银槽，驱尽袖带内空气，将袖带橡胶管向下正对肘窝平整地缠于上臂中部，使袖带下缘距肘窝2～3cm，松紧以能放入一指为宜 ② 加压注气：先触摸肱动脉搏动，再将听诊器胸件置于肱动脉搏动最明显处关闭气门，均匀充气至肱动脉搏动音消失再升高20～30mmHg	(1) 选择合适测量部位，选择患者左侧测量体温，右侧测量脉搏、呼吸、血压 (2) 精神异常、昏迷、婴幼儿、口腔疾病、口鼻手术或呼吸困难及不能合作者，不宜测口温 (3) 腋下出汗多，腋下有创伤、手术、炎症者，肩关节受伤或极度消瘦夹不紧体温计者不宜测腋温 (4) 腹泻、直肠或肛门手术者禁忌测肛温 (5) 心肌梗死患者不宜测肛温 (6) 坐浴或灌肠者须待30分钟后方可测直肠温度 (7) 避免影响体温测量的因素。如运动、进食、冷热饮、

续表

项目	步骤	注意事项
操作过程	③ 缓慢放气：每秒 4mmHg 的速度。注意肱动脉搏动声音和水银柱刻度变化视线应与汞柱所指刻度保持同一高度 ④ 判断测量：当听到第一声搏动音时水银柱所指刻度为收缩压，当搏动音突然减弱或消失，此时水银柱所指刻度为舒张压 ⑤ 测量后排尽袖带内余气，整理袖带放入盒内，将血压计盒盖右倾 45°，使水银全部回流槽内，关闭水银槽开关，平稳放置 (3) 脉搏测量：护士以示指、中指、环指的指端放在桡动脉搏动处，压力大小以能清晰触及脉搏搏动为宜。测量 30 秒，将所测得数值乘 2，即为脉率。异常脉搏、危重患者应测 1 分钟，如摸不清可用听诊器测心率 (4) 呼吸测量 ① 护士仍保持诊脉手势，分散患者注意力，使患者处于自然呼吸的状态，观察患者胸部或腹部的起伏（一起一伏为一次呼吸，女性以胸式呼吸为主，男性及儿童以腹式呼吸为主），测量 30 秒，将所测得的数值乘 2，即为呼吸频率。如患者呼吸不规则或婴儿应测 1 分钟 ② 成人呼吸为 16 ～ 20 次 / 分；小儿呼吸为 18 ～ 30 次 / 分	冷热敷、洗澡 (8) 取出后将体温计甩至 35.0℃ 以下 (9) 体温计消毒：500mg/L 的含氯消毒液浸泡 30 分钟，取出晾干备用。传染病患者体温计专人专用，使用后的体温计浸泡于 1000mg/L 的含氯消毒液中浸泡 30 分钟，取出晾干后备用 (10) 下肢腘动脉测量：卷裤，卧位舒适（不采用屈膝仰卧位），暴露大腿，将袖带缠于大腿下部，其下缘距腘窝 3 ～ 5cm，将听诊器置腘动脉搏动处，其余同肱动脉测量法。记录时需注明为下肢血压 (11) 测血压时，充气不可过快过猛，以免水银溢出 (12) 绌脉测量应由 2 名护士同时测量，一人听心率，另一人测脉率，由听心率者发出"起"与"停"的口令，计数 1 分钟 (13) 危重患者呼吸微弱不易观察时，可用少许棉花置于患者鼻孔前，观察棉花纤维被吹动情况，计数 1 分钟，呼吸不规律者及婴儿应测 1 分钟
观察记录	记录数值 (1) 呼吸记录方式：次 / 分，如：70 次 / 分；绌脉：心率 / 脉率，如：(100/70) 次 / 分 (2) 血压记录方式：以分数式表示，收缩压 / 舒张压 (mmHg)；如变音与消失音之间有差异时，两个读数都应记录，记录方法为：收缩压 / 变音 / 消失音 (mmHg)，如：180/90 ～ 40mmHg	将脉搏和呼吸测得的数值绘制在体温单上

续表

项目	步骤	注意事项
整理	（1）患者：舒适体位 （2）病床单元：整洁、舒适 （3）用物：清理用物，分类处理	

（四）评价

1.患者、家属是否已知晓生命体征监测的目的、方法、注意事项及配合要点。

2.操作是否正确、熟练，测量部位选择是否正确。

3.测量方法是否正确，数据是否可靠及记录是否准确。

4.操作过程中是否做好患者的保温及保护患者隐私的措施。

（王丽漫　曾梅菇　邹　梅　肖希良　陈　晖　丁　红　王　亿　陈寒霏）

第6章
仪器的使用与监测技能

第一节　麻醉机的使用

一、目的

了解麻醉机的基本使用及保养维护。

二、适应证

气管插管下全身麻醉手术的患者。

三、相对禁忌证

1. 气胸与纵隔气肿未行引流者。
2. 大量胸腔积液者。
3. 巨大肺大疱者。
4. 急性心肌梗死伴有心功能不全者。

四、操作流程

（一）评估
1. 患者病情、麻醉方案、心肺功能、血氧饱和度情况、血气分析结果。
2. 患者的年龄、体重、心理状况。
3. 患者及其家属对麻醉机使用配合知识的认知程度。

（二）使用前准备
1. 开机前首先检查麻醉机各管路的连接是否正确、可靠，包括麻醉机与氧气瓶或中央供气口连接的进气管及患者呼吸回路等。

☆☆☆☆

2.打开氧气瓶或中央供气阀门，将气压调至 0.4MPa 左右。

3.连接电源，打开麻醉机电源、气源总开关，仔细检查整机各部分是否有漏气，确认麻醉机能正常工作后再使用。

（三）操作流程（表6-1）

表6-1　麻醉机操作流程

项目	步骤	要点及注意事项
查对宣教	(1) 核对手术同意书、患者、手术医师要求的麻醉方式 (2) 向患者或家属解释操作目的、注意事项及配合技巧	
安装麻醉机	(1) 安装麻醉机附件，检查钙/钠石灰灌装置，按需更换钙石灰（或钠石灰），连接呼吸回路，CO_2 检测连接管，检查及补充挥发灌内吸入麻醉药物，呼吸回路接人工鼻 (2) 连接氧气源、空气源、电源 (3) 接模拟肺 (4) 观察麻醉机运转效果：有无漏气、启动、切换模式等	(1) 配件、呼吸回路连接正确，无漏气 (2) 按程序正确开启麻醉机自检 (3) 通过观察呼出潮气量和吸入潮气量是否相等判断呼吸回路有无漏气
调节参数	(1) 选择呼吸模式：压力控制模式，容量控制模式等 (2) 送气压力为 10～20cmH$_2$O，最高不超过 35cmH$_2$O（含 PEEP） (3) 呼吸频率：成人为 12～16 次/分，小儿为 16～20 次/分 (4) 吸呼比（I/E），正常为 1：（1.5～2） (5) 氧浓度为 50%～100% (6) 潮气量以 6～10ml/kg 计算 (7) 调节报警界限 ① 气道高压报警 35cmH$_2$O（气道峰压值 + 10cmH$_2$O） ② 最小每分钟通气量 3L/min（基础值下限的 50%） ③ 最大每分钟通气量 15L/min（基础值上限的 150%） ④ 呼吸频率报警 30 次/分 ⑤ 窒息时间报警为 10 秒	按患者的实际情况，调整麻醉机各项参数，如流量、潮气量，呼吸频率、呼吸比及上下报警值等，然后将气体控制器上的手动、机控开关切换到机控位置。用快速充氧将有机玻璃罩内的呼吸皮囊升到顶部，接上模拟肺，开启呼吸机试运行。观察呼吸机工作是否正常，检测出的各项数据是否准确，若无误则可关闭麻醉机，使麻醉机处于待机状态

☆ ☆ ☆ ☆

续表

项目	步骤	要点及注意事项
连接麻醉机	(1) 清除气道和口腔分泌物 (2) 气管导管（或喉罩）气囊注入适当空气封闭气道 (3) 将气管导管（或喉罩）与麻醉机接头相连接	(1) 连接麻醉机前彻底清除气道和口腔分泌物 (2) 气囊无漏气 (3) 各呼吸回路、接头连接紧密，无扭曲、脱落 (4) 使用时将管路连接患者气管导管，开启麻醉机，打开蒸发罐开关，实施手术患者麻醉
观察记录	(1) 观察患者有无自主呼吸，自主呼吸与麻醉机是否同步 (2) 观察麻醉机的频率、节律、监护仪的 $ETCO_2$ 参数 (3) 记录麻醉机的模式，给氧浓度 (4) 记录气管导管插入深度，气管导管妥善固定、保持通畅 (5) 记录病情变化，血氧饱和度和血气分析结果	在麻醉过程中，注意观察麻醉机各项监测数据，必要时做相应的参数调整
停用麻醉机	(1) 手术完毕后按需停用麻醉机 (2) 分离麻醉机与呼吸回路接头 (3) 关闭氧气源 (4) 关闭主机电源开关	麻醉结束后关闭麻醉机和蒸发器开关，并使麻醉机处于待机状态，如无接台手术，则关闭总电源开关和气源开关
整理	(1) 协助转运患者至相应的科室或部门 (2) 用物：归类放置，按规定初步清洁用物或处理废物 (3) 操作者：洗手	(1) 一次性呼吸回路管道直接置入医疗废物袋中集中处理 (2) 非一次呼吸回路管道及湿化罐为中度危险物品，采用中水平消毒（高温消毒或浸泡消毒：0.05% 的含氯消毒液浸泡 30 分钟，清水彻底冲洗后晾干备用或中心供应室消毒）

（四）评价

1. 麻醉机运作是否正常，管道是否通畅，参数调节是否符合手术和病情需要。

2. 患者通气、氧合功能是否良好，是否满足临床手术医师要求。

五、相关链接

1. 麻醉机应由有资质的麻醉医务人员负责使用，无资质人员不得操作。

☆☆☆☆

2. 出现各类报警时，应分析报警原因。如因麻醉机本身故障引起的报警，而无法排出时应马上更换备用机，并通知工程师维修；如属患者生理参数变化引起的报警，应马上采取必要措施处理。

3. 麻醉机使用中，未经麻醉医务人员同意，其他人员不能任意改变设置参数与报警上下限。

六、维护保养要求

1. 每日手术结束后，清洁消毒呼出阀、流量传感器、温度传感器，需卸下呼吸管路做维护保养。

2. 使用中性洗涤剂擦拭主机各表面的污垢、电源线、气源管路等。

3. 尽可能用多个流量传感器，轮流在不同患者之间或长时间手术中更换使用，以延长传感器的寿命，流量传感器在 70% 乙醇中浸泡 1 小时，然后至少风干 30 分钟，勿用水冲洗，以保持干燥。

4. 定期检查麻醉机的各项检测功能与报警功能是否有效工作。

5. 室内消毒时，使麻醉机远离紫外线照射，防止相关部件加速老化。

6. 每月对主机呼吸机内置电池进行完全的充放电一次，并再充电，以保持蓄电池的性能良好。

第二节　呼吸机的使用

一、目的

1. 改善通气，维持适当的通气量，保持呼吸道通畅，纠正通气不足。

2. 改善换气，高浓度给氧提高肺泡氧分压（PaO_2），提高气体弥散功能，改善氧合。

3. 纠正低氧血症，纠正低碳酸血症与高碳酸血症。

4. 减少呼吸肌做功，降低呼吸功耗。

5. 预防性机械通气，可作为呼吸衰竭的预防性治疗。

二、适应证

1. 外科疾病及手术后呼吸支持。

2. 麻醉和手术中的呼吸支持。

3. 气体交换障碍。

4. 呼吸肌活动障碍。

5. 心肺复苏后呼吸支持。

三、相对禁忌证

1. 气胸与纵隔气肿未行引流者。

2. 大量胸腔积液者。

3. 巨大肺大疱者。

4. 低血容量休克未纠正者。

5. 急性心肌梗死伴有心功能不全者。但气胸、支气管胸膜瘘、急性心肌梗死、心功能不全者，必要时使用高频通气。

四、操作流程

（一）评估

1. 患者病情、意识状态、有无自主呼吸、血氧饱和度情况、血气分析结果。

2. 患者的年龄、体重、心理状况。

3. 患者及其家属对呼吸机使用配合知识的认知程度。

（二）准备

1. 护士　仪表符合要求、采用七步洗手法洗手，戴口罩、帽子。

2. 物品　呼吸机主机及附件、呼机机管道、接头、氧气源、空气动力源（按需要）、电源、湿化装置（按需要）、人工鼻（按需要）、模拟肺。

3. 环境　清洁、舒适。

4. 患者　取平卧位或可根据病情决定。

（三）操作步骤（表 6-2）

表 6-2　呼吸机操作步骤

项目	步骤	要点及注意事项
查对宣教	（1）核对医嘱、患者 （2）向患者（家属）解释操作目的、注意事项及配合技巧	
安装呼吸机	（1）安装呼吸机附件、按需安装湿化装置、连接呼吸回路，按需接人工鼻 （2）按需接空气动力源、连接氧气源、电源 （3）按需开启空气压缩机开关、湿化开关、呼吸机总开关 （4）接模拟肺 （5）观察呼吸机运转效果（有无漏气、启动、切换、雾化等）	（1）配件、呼吸回路连接正确，无漏气 （2）按程序正确开启呼吸机 （3）通过观察呼出潮气量和吸入潮气量是否相等判断呼吸回路有无漏气

☆☆☆☆

续表

项目	步骤	要点及注意事项
调节参数	(1) 根据病情选择呼吸模式 (2) 送气压力为 10～20cmH$_2$O，最高不超过 35cmH$_2$O（含 PEEP） (3) 呼吸频率：成人为 12～16 次／分，小儿为 16～20 次／分 (4) 吸呼比（I/E），正常为 1：（1.5～2） (5) 氧浓度为 40%～100%，一般为 30%～40% (6) 潮气量以 6～10ml/kg 计算 (7) 触发灵敏度为 2～3cmH$_2$O (8) 呼气末正压为 0～15cmH$_2$O，常规为 3～5cmH$_2$O (9) 调节报警界限 ① 气道高压报警 35cmH$_2$O（气道峰压值＋10cmH$_2$O） ② 最小每分钟通气量 3L/min（基础值下限的 50%） ③ 最大每分钟通气量 15L/min（基础值上限的 150%） ④ 呼吸频率报警 30 次／分 ⑤ 窒息时间报警为 10 秒	(1) 参数的调节符合病情的需要 (2) 慢性阻塞性肺疾病及高碳酸血症患者的呼气时间宜长，吸呼比为 1：（2.5～4） (3) 限制性通气障碍及呼吸性碱中毒的患者呼气时间宜短，吸气时间适当延长，吸呼比为 1：1 (4) 若吸氧浓度＞60%，持续的时间应＜6 小时，避免氧中毒 (5) 低氧血症，尤其是急性呼吸窘迫综合征（ARDS）的患者，不能只提高氧浓度，应用呼气末正压以提高氧合功能 (6) 使用呼吸机初期，一般不主张立即设置呼气末正压
连接呼吸机	(1) 清除气道和口腔分泌物 (2) 气管导管（或气管套管）气囊注入适当空气封闭气道 (3) 将气管导管（或气管套管）与呼吸机接头相连接	(1) 连接呼吸机前彻底清除气道和口腔分泌物 (2) 气囊无漏气 (3) 各呼吸回路、接头连接紧密，无扭曲、脱落
观察记录	(1) 观察患者有无自主呼吸，自主呼吸与呼吸机是否同步 (2) 观察呼吸频率、节律、胸廓活动度及双肺呼吸音 (3) 记录呼吸机的模式，给氧浓度 (4) 记录气管导管插入深度，气管导管妥善固定、保持通畅 (5) 记录病情改善情况，血氧饱和度和血气分析结果	注意观察患者胸廓活动、双肺呼吸音是否对称

☆ ☆ ☆ ☆

续表

项目	步骤	要点及注意事项
停用呼吸机	(1) 遵医嘱停用呼吸机 (2) 分离呼吸机与呼吸回路接头 (3) 关闭氧气源 (4) 按需关闭空气压缩机、湿化开关 (5) 关闭主机开关，并按"消音"键	关机程序正确
整理	(1) 患者：按病情取舒适的体位 (2) 床单位：整洁 (3) 用物：归类放置，按规定初步清洁用物或处理废物 (4) 护士：洗手	(1) 一次性呼吸回路管道直接置入医疗废物袋中集中处理 (2) 非一次性呼吸回路管道及湿化罐为中度危险物品，采用中水平消毒（高温消毒或浸泡消毒：0.05%的含氯消毒液浸泡30分钟，清水彻底冲洗后晾干备用或中心供应室消毒）

（四）评价

1.呼吸机运作是否正常，管道是否通畅，参数调节是否符合病情需要。

2.患者通气、氧合功能是否改善。

五、相关链接

（一）呼吸机四大参数

呼吸机四大参数为潮气量、压力、流量、时间（含呼吸频率、吸呼比）。

1.**潮气量**　传统将潮气量设为 $8 \sim 10ml/kg$，有研究表明小潮气量，即 $6 \sim 8ml/kg$，可以减少机械通气引起的肺损伤 VILI，如肺顺应性差可适当增加至 $10 \sim 15ml/kg$。ARDS 患者提倡小潮气量($5 \sim 7ml/kg$)，以要求平台压 $< 30cmH_2O$。

2.**呼吸频率**　设置时，首先应观察患者的自主呼吸频率，掌握参数的合理设置，可以减少呼吸肌做功，有利于自主呼吸与机械通气相协调。成人 $12 \sim 16$ 次/分，一般12次/分左右，如 ARDS 和肺间质纤维化者，可设定 ≥ 20 次/分；年长儿 $16 \sim 20$ 次/分；小儿及婴儿 $20 \sim 30$ 次/分。

3.**吸呼比**　一般 $1 :（1.5 \sim 2）$，阻塞性通气障碍可调至 $1 : 3$ 或更长的呼气时间，限制性通气障碍可调至 $1 : 1$。此外，可参照缺氧和二氧化碳潴留的程度，以缺氧为主的患者，只要循环功能状况允许，可适当延长吸气时间；以二氧化碳潴留为主的患者，则可适当延长呼气时间。

☆ ☆ ☆ ☆

4. 压力 一般指气道峰压（PIP），当肺部顺应性正常时，吸气压力峰值一般为 10 ~ 20cmH$_2$O。初使用呼吸机时，一般不主张立即应用或设置 PEEP，因为有加重心脏负担、减少回心血量及心排血量，易引起肺气压伤等可能。临床应用时需选择最佳的 PEEP 压力，以改善通气，改善氧合，提高氧分压，而又对循环功能影响最小或无影响。当机械通气模式和参数选择恰当，FiO$_2$ 达 50% 或以上，PaO$_2$ 仍小于 60mmHg 时，可适当增加 PEEP，且 PEEP 从 5cmH$_2$O 开始，根据氧合改善情况和血流动力学监测结果逐步升高，最高不超过 15cmH$_2$O 为宜。

5. 氧浓度（FiO$_2$） 现代呼吸机有空 - 氧混合器，FiO$_2$ 可在 21% ~ 100% 中任意调节，麻醉手术过程中可调节为 80% ~ 100%。保持 PaO$_2$ 大于 60mmHg 而又不造成肺氧中毒为原则，长时间使用呼吸机保持吸氧浓度 40% 为宜，吸氧浓度 60% 以上只适用于短时间应用。低氧血症未能完全纠正的患者，不能以提高 FiO$_2$ 来纠正缺氧，应该采用其他方式，如应用 PEEP 等。

6. 湿化温度 吸入气的湿化一般患者 10 ~ 20ml/h，温度保持在 30 ~ 35℃。

（二）呼吸模式

常见的机械通气模式如下所述。

1. 间歇正压呼吸（intermittent positive pressure ventilation，IPPV） 也称为机械控制通气（CMV）。采取此方式时，呼吸机不管患者自主呼吸的情况如何，按预先设定的通气压力，向患者气道输送气体，当气道内达到预定压力时呼吸机停止送气，通过胸廓及肺的弹性回缩，呼出气体即 IPPV。主要用于呼吸微弱和没有能力自主呼吸的患者；也可用于重度呼吸肌衰竭和心肺功能储备耗竭的患者。如果患者清醒，有自主呼吸，IPPV 可造成人机对抗或呼吸机依赖，患者呼吸肌废用性萎缩导致脱机困难。因此，当患者神志恢复，有一定能力的自主呼吸，应该选择另一种合适的通气模式。

2. 辅助控制通气（assist-control ventilation，ACV） 是辅助通气（AV）和控制通气（CV）两种模式的结合，当患者自主呼吸频率低于预置频率或患者吸气不能触发呼吸机送气时，呼吸机即以预置的潮气量及通气频率进行正压通气，即 CV；当患者的吸气能触发呼吸机时，以高于预置频率进行通气，即 AV。ACV 又分为压力辅助控制通气（P-ACV）和容量辅助控制通气（V-ACV）。ACV 为 ICU 患者机械通气的常用模式，通过设定的呼吸频率及潮气量（或压力），提供通气支持，使患者的呼吸肌得到休息，CV 确保最低的每分钟通气量。随病情好转，逐步降低设置条件，允许患者自主呼吸，呼吸功由呼吸机和患者共同完成，呼吸机可与自主呼吸同步。

3. 同步间歇指令通气（synchronized intermittent mandatory ventilation，SIMV） 是指自主呼吸与控制通气相结合的呼吸模式，在触发窗内患者可触发和自主呼吸同步的指令正压通气，在两次指令通气之间触发窗外允许患者自主呼吸，指令呼吸是以预设容量（容量控制 SIMV）或预设压力（压力控制 SIMV）的形式送气。通过设定 IMV 的频率和潮气量确保最低分钟通气量；SIMV 能与患者的自主呼吸同步，减少患者与呼吸机对抗，降低正压通气的血流动力学影响；通过调整预设的 IMV 的频率改变呼吸支持的水平，即从完全支持到部分支持，减轻呼吸肌萎缩；用于长期带机的患者的撤机；但不适当的参数设置（如流速及 VT 设定不当）可增加呼吸功，导致呼吸肌疲劳或过度通气。

4. 压力支持通气（pressure support ventilation, PSV）　是一种辅助通气方式，即在有自主呼吸的前提下，每次吸气都接受一定水平的压力支持，以辅助和增强患者的吸气深度和吸入气量。适用于有完整的呼吸驱动能力的患者，当设定水平适当时，则少有人 - 机对抗，减轻呼吸功；PSV 是自主呼吸模式，支持适当可减轻呼吸肌的失用性萎缩；对血流动力学影响较小，包括心脏外科手术后患者；一些研究认为 5 ～ 8cmH$_2$O 的 PSV 可克服气管导管和呼吸机回路的阻力，故 PSV 可应用丁呼吸机的撤离；当患者出现浅快呼吸，应调整压力支持水平以改善人 - 机不同步；当管路有大量气体泄漏，可引起持续吸气压力辅助，呼吸机就不能切换到呼气相。对呼吸中枢驱动功能障碍的患者也可导致每分钟通气量的变化，甚至呼吸暂停而窒息，因此不宜使用该模式。

5. 持续气道正压通气（continuous positive airway pressure, CPAP）　是在自主呼吸条件下，整个呼吸周期以内（吸气及呼气期间）气道均保持正压，需要患者完成全部的呼吸功，是呼气末正压通气（PEEP）在自主呼吸条件下的特殊技术。适用于通气功能正常的低氧患者，CPAP 具有 PEEP 的各种优点和作用，如增加肺泡内压和功能残气量，增加氧合，防止气道和肺泡的萎陷，改善肺顺应性，降低呼吸功，对抗内源性 PEEP；设定 CPAP 应根据 PEEP 和血流动力学的变化，CPAP 过高可增加气道压，减少回心血量，对心功能不全的患者血流动力学产生不利影响。但在 CPAP 时自主呼吸可使胸膜内压较相同 PEEP 时略低。

6. 双相气道正压通气（biphasic positive airway pressure, BIPAP）　是指给予吸气和呼气两种不同水平的气道正压，为高压力水平（P$_{high}$）和低压力水平（P$_{low}$）之间定时切换，且其高压时间、低压时间、高压水平、低压水平各自可调，从 P$_{high}$ 转换至 P$_{low}$ 时，增加呼出气量，改善肺泡通气。该模式允许患者在两种水平上呼吸，可与 PSV 合用以减轻患者呼吸功。

第三节　监护仪的使用

一、目的

1. 直接测量、监视患者生命体征参数。常规监测的信息有心电图、呼吸、

☆☆☆☆

无创血压、有创血压、血氧饱和度、温度等，并能对所测得的数据进行一定的分析和处理。

2.了解各参数趋势图。

3.当监测的数据高于或低于所预置的范围时，可发出报警信号。

二、适应证

1.各种危重症患者及全身麻醉手术后未苏醒的患者。

2.急性心肌梗死、不稳定型心绞痛，安置人工心脏起搏器术后及心脏大手术后。

3.各种病因所致的心律失常。

三、操作流程

（一）评估

1.患者的病情、意识、配合程度。

2.患者的年龄、体重、躯体、肢体留置的管道。

3.胸部皮肤清洁度、测量血压侧肢体的周径、皮肤情况。

（二）准备

1.护士　着装整洁，七步洗手法洗手，戴口罩、帽子，检查监护仪性能。

2.物品　监护仪、监测插件、电极片、方纱、弯盘。

3.环境调节　室温为 20 ～ 25℃，环境清洁、舒适，光线充足，必要时设置屏风。

4.体位　患者取平卧位或半坐卧位。

（三）操作步骤（表 6-3）

表 6-3　监护仪操作步骤

项目	步骤	要点及注意事项
核对 宣教 设备 自检	（1）核对医嘱、患者 （2）向患者解释操作目的、注意事项及 　　配合技巧 （3）将监护仪连接电源、地线，打开电 　　源开关 （4）监护仪设定：选择患者年龄（成人、 　　儿童或新生儿），选择合适的导联 （5）选择监护模式，设备自检	根据患者年龄选择合适的监护模式

续表

项目	步骤	要点及注意事项
心电图呼吸监测	(1) 用方纱擦拭患者胸部电极粘贴处皮肤 (2) 安放电极 ① 5 导联装置的电极安放：白色电极安放在胸骨右缘锁骨中线第 1 肋间，黑色电极安放在胸骨左缘锁骨中线第 1 肋间，绿色电极安放在右锁骨中线剑突水平处，红色电极安放在左锁骨中线剑突水平处，棕色电极安放在胸骨左缘第 4 肋间 ② 3 导联装置的电极安放：白色电极安放在胸骨右缘锁骨中线第 1 肋间，黑色电极安放在胸骨左缘锁骨中线第 1 肋间，红色电极安放在左锁骨中线剑突水平处 ③ 选择最佳监护导联（一般为 II 导联） ④ 设定带宽（通常选择滤波带宽） ⑤ 心率数值显示稳定后，调整 ECG、R 波幅 ⑥ 设定 ECG、R 波报警上、下限范围	(1) 忌用乙醇清洁皮肤，因乙醇增加皮肤的阻抗，影响监测结果 (2) 白、红色电极要跨整个胸廓对角安放以获得最佳呼吸波 (3) 电极安放应避开心脏电除颤位置及不影响心肺听诊 (4) 电极与皮肤接触不良及导线连接松动或断裂，可使基线不稳，产生杂波 (5) 肌肉震颤可引起细小不规则的波动，掺杂在心电图波形内，可被误认为心房颤动甚至心室颤动，从而影响观察和记录
无创血压监测	(1) 在患者上臂安放血压袖带（"ARTERIA"标记位于动脉上），松紧度以患者皮肤和血压袖带之间可以插入一个手指为宜 (2) 将袖带和充气管连接 (3) 测压肢体与患者心脏置于同一水平位置 (4) 按压血压模块上的"开始"键，启动测压 (5) 血压数值显示稳定后，设定收缩压及舒张压的报警上、下限，根据病情设定自动测量和重复测量的间隔时间	(1) 选择合适的血压袖带（血压袖带宽度为肢体周径的 40% ~ 50% 为宜）、血压袖带标志线必须处于范围标记内。血压袖带的安放避免与输液通道在同一侧肢体 (2) 取下血压袖带后按停止键，避免自动模式下空打气，导致血压袖带爆裂 (3) 长时间监护时，定期检查血压袖带处皮肤和肢体远端皮肤的颜色、湿度、感觉等

☆☆☆☆

续表

项目	步骤	要点及注意事项
有创血压监测	(1) 动脉置管成功后，压力传感器排气，冲管用的肝素盐水使用加压袋加压 (2) 将压力传感器、导线与监护仪相连，固定压力传感器，将压力传感器与动脉穿刺管连接，固定好零点位置 (3) 检查动脉穿刺管是否通畅，关闭压力传感器连接动脉穿刺管端，使传感器与大气相通（关闭与动脉相通处），按监护仪操作步骤对有创血压校零，监护仪显示归零完成，数值显示为零，校零后将传感器与患者动脉端相通，连续测量血压	(1) 肝素稀释液：肝素 3125 万 U+ 生理盐水 250ml 配制 (2) 加压袋的压力大于 300mmHg，可以达到 2～4ml 的冲洗效果 (3) 压力传感器的零点：腋中线平第 4 肋间 (4) 有创血压：距离心脏的位置越远则收缩压越高而舒张压越低 (5) 正常情况下，ABP 比 NBP 通常高出 5～20mmHg
氧饱和度心率监测	(1) 将血氧饱和度探头套入患者示指或中指上，感应灯对准甲床 (2) SpO_2 数值显示稳定后，设定 SpO_2 下限的报警范围	(1) 血氧探头用腕带固定于手腕上，能有效避免折断 (2) 避免用力压血氧探头造成损坏
温度监测	(1) 选择温度标名，如直肠温度 (2) 将温度探头从肛门插入直肠 5cm 深度，然后连接温度模块电缆 (3) 设置报警上、下限范围	一定要选择温度标名
停机	(1) 按医嘱停用监护仪 (2) 关闭监护仪开关，切断电源，撤除连接在患者身上的各种监护线路	应先关闭监护仪开关，再关闭电源
整理其他物品	(1) 患者：除去电极片，清洁皮肤。体位舒适，符合病情要求 (2) 床单位：整洁、舒适 (3) 用物：清洁监护仪及其附件，按规定清洁、处理 (4) 护士：洗手	(1) 用柔软湿抹布轻擦仪器表面 (2) 电缆、导线、血氧探头用温水、肥皂擦拭，禁用乙醇擦拭 (3) 血压袖带外套用含氯消毒剂浸泡消毒后再清洗

☆ ☆ ☆ ✩

（四）评价

1. 患者及其家属是否能复述使用心电监护的目的及重要性。

2. 各参数有无准确反映患者的真实情况。

3. 是否能及时准确处理报警。

四、相关链接

1. 正常窦性心 aVR、律特点　P 波为窦性起源，在导联 Ⅱ、$V_3 \sim V_6$ 直立，在导联 Ⅰ 通常直立，而在 aVR、aVF 和 Ⅲ 导联可能低平、直立或倒置，在 aVR 倒置；P-R 间期恒定并在（0.12 ～ 0.20 秒）范围内，P-R 间期随心率增快而变短。

2. 心律失常的种类

（1）窦性心律失常：窦性心动过缓、窦性心动过速、窦性停搏、窦性阻滞、病态窦房结综合征。

（2）房性心律失常：房性期前收缩、房性心动过速、心房扑动、心房颤动。

（3）室性心律失常：室性期前收缩、室性心动过速、心室扑动、心室颤动。

3. 报警上下限设置

（1）心率：成人正常心率范围为 60 ～ 100 次 / 分，按患者基线的 ±20% 设定报警上下限，特殊患者按病情设定。

（2）血压：按照患者基线的 ±20% 或根据病情设置。

（3）血氧饱和度：上限为 100%，下限为 94%，特殊情况的患者根据病情设定。

4. 有创血压监测

（1）压力传感器必须充分排气，防止空气栓子进入动脉，引起空气栓塞。测压过程需定时冲管，防止血液回流堵塞管道。

（2）当压力传感器的位置低于右心房，监测到的血压值偏高；当压力传感器的位置高于右心房，监测到的血压值偏低。

5. 监护电极位置

（1）Ⅲ 导联

R/RA（右臂）电极——右锁骨中线锁骨下或右上肢连接躯干的部位。

L/LA（左臂）电极——左锁骨中线锁骨下或肢左上连接躯干的部位。

F/LL（左腿）电极——左锁骨中线第 6、7 肋间或左髋部。

（2）V 导联

R/RA（右臂）电极——右锁骨中线锁骨下或左右肢连接躯干的部位。

L/LA（左臂）电极——左锁骨中线锁骨下或左上肢连接躯干的部位。

N/RL（右腿）电极——左锁骨中线第 6、7 肋间或左髋部。

F/LL（左腿）电极——右锁骨中线第 6、7 肋间或右髋部。

C/V（胸部）电极——心电图胸导联的位置。

☆☆☆☆☆

第四节　除颤器的使用

一、目的

通过电极板经胸壁或直接对患者心脏进行直流高压电击，消除异位性快速心律，恢复窦性心律。并非重新启动心脏，它只是打击心脏，使心室颤动或其他异常心脏电活动停止。

二、适应证

1. 同步电复律适用于室性心动过速、室上性心运过速、心房扑动、心房颤动等 R 波清晰可辨的异位快速心律失常。

2. 非同步电复律仅适用于心室颤动、心室扑动或无脉性室性心动过速（R 波不可辨别）。

三、相对禁忌证

1. 病史多年，心脏明显肥大及心房有新鲜血栓形成或近 3 个月内有血栓史。

2. 洋地黄中毒者：因洋地黄使心肌应激性增高易诱发心室颤动，此时电刺激可引起不可逆的心搏骤停。

3. 室上性心律失常伴高度或完全性房室传导阻滞。

4. 心房颤动、心房扑动伴缓慢心室率和病态窦房结综合征。

5. 尖端扭转型室性心动过速或多形性室性心动过速伴有低血钾者，Q-T 间期延长者慎用电复律。

四、操作流程

（一）评估

1. 患者的意识、呼吸、心律。

2. 除颤器的性能是否处于安全备用状态。

3. 环境是否适宜行电除颤术。

（二）准备

1. 护士　着装整洁、七步洗手法洗手、戴口罩。

2. 物品　除颤器、导电糊或生理盐水纱布、治疗碗、干纱布 2 块、急救药品、气管插管用物、简易人工呼吸囊，吸氧、吸痰装置。

3. 环境　清洁、舒适，设置布帘或屏风遮挡。

4. 患者　取仰卧位。

（三）操作步骤

1. 同步除颤操作（表 6-4）

表 6-4　同步除颤操作步骤

项目	步骤	要点及注意事项
核对及宣教	（1）核对患者的住院号、姓名、年龄 （2）核对医嘱，检查患者的心电图情况并打印心电图结果 （3）向患者或家属解释电复律的目的、风险、方法和注意事项	（1）严格执行三查八对 （2）病情危急时，应立即实施操作，然后再做相应的解释
除颤前准备	（1）开通静脉通路 （2）持续心电监护 （3）吸氧 （4）确认患者的心电情况 （5）取仰卧位，去除床栏，除去患者身上及病床上金属及导电物，确定患者有无安装临时起搏器 （6）开启除颤器的电源开关，选择同步按键	确定心电情况再选择按钮
除颤	（1）遵医嘱使用镇静药物，缓慢静脉推注至患者神志朦胧，睫毛反射消失即停止用药 （2）松开患者衣扣，显露胸部 （3）两个电击板均匀涂上导电糊 （4）旋转能量选择键，选择适当能量进行充电 （5）将一电击板放在患者左锁骨中线第 5 肋间，另一电极板放在胸骨右缘第 2 肋间，紧贴皮肤 （6）充电完毕，操作者两手同时按下放电键，由 R 波触发同步信号进行放电 （7）观察心电图波形	（1）电能量选择：室性心动过速一般用 100J，最大不超过 250J；心房颤动用 100～150J，心房扑动用 50～100J；室上性心动过速用 100～100J，一般不超过 250J （2）放电前应再次确认患者的心电图波形，操作者及旁人不得接触患者及床沿
观察记录	（1）观察患者的神志、心率、心律变化，除颤位置的皮肤有无灼伤 （2）记录电复律的日期、时间、选择的电能量、除颤位置的皮肤情况，电复律的效果	除颤位置的皮肤如有灼伤则按一般烧伤处理
整理	（1）患者：体位舒适，衣服整齐 （2）床单位：整洁 （3）用物：分类处理 （4）护士：洗手	（1）及时擦干患者胸前及电极板上的电极糊，电极板放回原处 （2）除颤器使用完毕及时充电，检查性能，使其处于待用状态

☆☆☆☆

2. 非同步除颤操作（表6-5）

表6-5　非同步除颤操作步骤

项目	步骤	要点及注意事项
核对及宣教	(1) 核对患者的住院号、姓名、年龄 (2) 核对医嘱，检查患者的心电图情况并打印心电图结果 (3) 向患者或家属解释电复律的目的、风险、方法和注意事项	(1) 严格执行三查八对 (2) 病情危急时，应立即实施操作，然后再做相应的解释
除颤前准备	(1) 开通静脉通路 (2) 持续心电监护 (3) 吸氧 (4) 确认患者的心电情况 (5) 取仰卧位，去除床栏，除去患者身上及病床上金属及导电物，确定患者有无安装临时起搏器 (6) 开启除颤器的电源开关，选择非同步按键	确定心电情况再选择按钮
除颤	(1) 松开患者衣扣，显露胸部 (2) 两个电击板均匀涂上导电糊 (3) 旋转能量选择键，首次选择200J，进行充电 (4) 将一电击板放在患者左锁骨中线第5肋间，另一电极板放在胸骨右缘第2肋间，紧贴皮肤 (5) 充电完毕，操作者两手同时按下放电键 (6) 除颤完毕，即移去电极板并观察心电图波形	(1) 放电前应再次确认患者的心电图波形，操作者及旁人不得接触患者及床沿 (2) 已充电的除颤器如不使用，只能在机器里放电，不能对空放电，以免伤及他人 (3) 电能选择：胸外除颤首次选择200J，胸内除颤选择50～100J (4) CPR过程除颤时，应选择在患者呼气末放电 (5) 放电时应掌握手柄压力，一般紧贴皮肤垂直下压，成人约10kg力度
观察记录	(1) 观察患者的神志、心率、心律变化，除颤位置的皮肤有无灼伤 (2) 记录电复律的日期、时间、选择的电能量、除颤位置的皮肤情况，电复律的效果	除颤位置的皮肤如有灼伤按一般烧伤处理
整理	(1) 患者：体位舒适，衣服整齐 (2) 床单位：整洁 (3) 用物：分类处理 (4) 护士：洗手	(1) 及时擦干患者胸前及电极板上的电极糊，电极板放回原处 (2) 除颤器使用完毕及时充电，检查性能，使其处于备用状态

（四）评价

1. 患者是否复苏。

2. 心律失常是否纠正。

3. 患者皮肤有无灼伤。

4. 家属对此操作是否表示理解。

五、相关链接

1.《2010 心肺复苏指南》提出尽早判断并立即行胸外心脏按压，施行 30 个胸外心脏按压后，有指征者尽早实施除颤，再开放气道和人工呼吸，并且按压与呼吸比例按照 30∶2 进行。电能量选择，单相波形除颤器 360J，双相波形除颤器 200J。1 岁以内婴儿不能除颤，1 岁以上按成人方法除颤，电能量选择 2J/kg，再次除颤可升至 4J/kg。

2. 早期电复律的国际标准：接到急救呼叫后，院外患者 5 分钟内给予电击复律，院内患者要求 3 分钟内电击复律。除颤越早越好，每延迟 1 分钟，心室颤动性心脏停搏的存活率降低 7% ～ 10%。

3. 安装永久性心脏起搏器的患者，除颤时放置电极板至少要距离起搏器 10cm；安装临时性起搏器的患者，除颤前先关闭起搏器，按标准的方法放置电极板。

4. 除颤前室颤波很细小，可静脉注射肾上腺素，使细颤变成粗颤便于电击后复跳。

5. 对致命性心室颤动、心室扑动，因病情危急，必须争分夺秒，只要无电复律禁忌证，应立即电击复律，不需要预先给药镇静或麻醉。

6. 电除颤的次数：择期电复律一般不超过 3 次；抢救电除颤无限制次数。

第五节　床边心电图机的使用

一、目的

1. 分析鉴别各种心律失常。

2. 帮助诊断心肌缺血、心肌梗死、判断心肌梗死的部位。

3. 判断药物或电解质情况对心脏的影响。

4. 判断人工心脏起搏状况。

☆☆☆☆

二、适应证

1.各种危重患者、各种心律失常、心脏病患者、手术患者及心导管检查患者。

2.各种场合的检查，如健康体检，出诊和随访。

三、操作流程

(一)评估

1.患者的病情、意识、配合程度。

2.心电图机的性能是否处于安全备用状态。

3.环境是否适宜行心电图检查。

(二)准备

1.护士　着装整洁、采用七步洗手法洗手、戴口罩。

2.物品　心电图机、导线、导电糊或生理盐水、圆碗内置3～6个棉球、弯盘、持物钳、纸巾。

3.环境　清洁、舒适，布帘或屏风遮挡。

4.患者　取仰卧位、四肢平放。

(三)操作步骤（表6-6）

表6-6　床边心电图机操作步骤

项目	步骤	要点及注意事项
核对 宣教 设备 自检	(1) 核对医嘱、患者 (2) 向患者解释操作目的、注意事项及配合技巧 (3) 将心电图机连接电源，开启电源开关，设备自检，整理导线，记录纸安装完好	(1) 心电图机默认为走纸速度25mm/s (2) 避免电极导联线与电源线打结
患者 准备	(1) 患者仰卧位、四肢平放，安静休息1～2分钟 (2) 解开上衣，暴露胸部、手腕、足踝处皮肤，去除手表等导电介质	(1) 检查前30分钟，不应剧烈运动、饱餐 (2) 胸部毛发过多，予以剔除
连接 导线	(1) 手腕、足踝、胸前涂抹导电膏 (2) 安放肢导联：上肢电极板固定于腕关节上方3cm处（上肢内侧），下肢电极板固定于下肢胫骨内踝上方7cm处，四肢导联按红、黄、绿、黑依次放置，顺序：右上肢→左上肢→左下肢→右下肢 (3) 安放胸导联：V_1（红），胸骨右缘第4肋间；V_2（黄），胸骨左缘第4肋间；V_3（绿），V_2、V_4连线中点；V_4（棕），左锁骨中线与第5肋间交点；V_5（黑），左腋前线同V_4水平处，V_6（紫），左腋中线同V_4水平处	(1) 肢导联安放位置：腕关节上方3cm及下肢胫骨内踝上方7cm处 (2) 女性乳房下垂者应托起乳房，将V_3、V_4、V_5电极安放在乳房下缘胸壁上，而不应该安置在乳房上

续表

项目	步骤	要点及注意事项
记录	指导患者平静呼吸,制动,再次确认导联无干扰,波形清晰,按走纸键完成 12 个导联的心电图记录	
整理	(1) 完成录图 (2) 关机 (3) 取下心电图纸	及时擦干电极板上的导电膏,整理导线

(四)评价

1. 操作是否熟练,方法是否正确。

2. 各导联的波形是否清晰,基线是否平稳。

3. 与患者交流时是否语言简练、表述清楚。

4. 使用后的各种物品,包括导联线、电源线等,有无按规定消毒处理。

四、相关链接

1. 心电描记术(electrocardiography,ECG 或 EKG):是利用心电图机从体表记录心脏每一心动周期所产生的电活动变化图形的技术。心电图记录纸是按照国标规定的标准速度移动,移动速度为 25mm/s,即横向的每个小细格代表 0.04 秒;每两条粗线之间的距离代表 0.2 秒。国际上对记录心电图时的外加电压规定为外加 1mV 电压时,基线准确抬高 10 个小格,即每个小横格表示 0.1mV,每个大格表示 0.5mV,每两个大格代表 1mV。

2. 一般在记录开始时,设定标准电压记录,如需要变更标准电压时,必须在该导联前重做定标。

3. 如遇干扰或基线不稳,应将导联线选择器拨回基点,检查原因。常见原因有地线及电源线是否接妥,涂抹导电膏是否满意,附近有无交流电器干扰,受检者有无精神紧张、寒冷、肌颤、肢体发抖或呼吸影响。

4. 心律失常患者的 P 波不清晰时,可加做 SV_5 导联,可使 P 波显示清楚。

第六节 脑电监测仪的使用

全身麻醉药作用于中枢神经系统发挥作用,对脑电活动的监测是对麻醉靶器官的监测。人类脑电波幅度在 0 ~ 200μV,频率范围为 0.5 ~ 60Hz。脑电

☆☆☆☆

图（EEG）反映的脑电活动与睡眠或麻醉深度直接相关。由于常规脑电抗干扰性能不强，分析过程复杂，不便在临床条件下常规使用，所以定量脑电图（qEEG）是近年来的主要发展方向。

一、目的

1. 了解脑电监测仪的使用，保证手术期间获得良好的麻醉深度效果。
2. 脑电监测仪。
3. 准确掌握的操作与应用，预防患者术中知晓和合理使用麻醉药物。

二、适应证

脑电监测仪适用于各年龄段患者及各类麻醉药物的监测，也可以用于各种特殊手术，包括深低温、开颅、烧伤、眼科等手术麻醉中。

三、禁忌证

脑电监测仪无相对的禁忌证。

四、操作流程

（一）评估
1. 患者病情、意识状态、手术部位。
2. 患者的年龄（出生年月日）、体重、心理状况。
3. 患者及其家属对脑电监测仪使用配合知识的认知程度。

（二）准备
1. 护士　仪表符合要求、七步洗手法洗手，戴口罩、帽子。
2. 物品　主机及附件、电源、导联线。
3. 环境　清洁、舒适。

（三）操作步骤（表 6-7）

表 6-7　脑电监护仪操作步骤

项目	步骤	要点及注意事项
查对宣教	（1）核对医嘱、患者 （2）向患者或家属解释操作目的、注意事项及配合技巧	

☆ ☆ ☆ ☆

续表

项目	步骤	要点及注意事项
安装脑电监测仪	(1) 连接交流电源，接地线 (2) 主机连接导联线	(1) 交流电源接口（黑色）、地线接口（红色） (2) 必须直接握住导联线前端的弹簧套，切勿握住弹簧套其他地方插拔，将插头凹槽向上对准主机导联线接口平行接入，正确接入后可听到"啪"的声音（建议使用后导联线禁止拔出来，防止扯断）
贴电极片	(1) 根据不同患者类型选择正确的电极类型及电极片，确保所使用的电极片符合要求，贴放电极时保证 1a 和 1b 须大于 8cm (2) 取下电极上的保护膜，将电极贴于患者头部，轻按电极，使电极胶与皮肤融合 (3) 仪器必须接地线，确保排除交流电干扰 (4) 通过打磨皮肤及按压贴于皮肤的电极片，正确调试各个电极阻抗范围，确保各电极阻抗绝对值小于 4 kΩ，每个电极阻抗之间的差异值小于 2.5 kΩ (5) 电极片贴好后，导联线与电极片按钮连接	规范操作贴电极片方法，否则会因为阻抗过高而报警，导致数据不连续或读不出数据 (1) 患者皮肤处理：用含乙醇的去脂纱布，对额部皮肤进行去油脂；或使用生理盐水清洁头部皮肤 (2) 电极放置在头部，首选为前额近发际线处（避免电极贴在骨间隙、瘢痕、皮肤损伤处） (3) 贴电极时，轻按电极，使电极胶与皮肤充分接触，降低阻抗 (4) 导联线不得交叉、缠绕
开机操作	(1) 开机：轻按主机的 On/Off 开关键，进入界面 (2) 输入患者出生日 / 月 / 年：轻按屏幕上的数字键按日 / 月 / 年的顺序输入 (3) 输入记录号：默认为 Record000*，也可根据需要手动输入方便辨识的名称，设定后按 OK 键返回上一界面 (4) 按 Start Recording 进入脑电意识深度监测界面 (5) 检查电极阻值：进入 Electrode Check	按流程正确开机
观察记录	观察患者脑电 NT 阶段和 NT 指数、EMG 指数、原始脑电	正确读取数据：监测界面

☆☆☆☆

续表

项目	步骤	要点及注意事项
停机	(1) 按监测界面 Exit 键退出，进入新界面 (2) 在新界面中按 Exit 键，弹出确定关机对话框 (3) 按 Yes 键确认关机	(1) 切忌未按程序强行关机 (2) 无特殊情况，勿用主机的 On/Off 开机键或其他非正常方式进行强制关机，否则会导致数据丢失等意外情况发生
整理	(1) 患者：按病情取舒适的体位 (2) 床单位：整洁 (3) 用物：归类放置，按规定清洁用物或处理废物 (4) 护士：洗手	脑电电极片一次性使用

（四）评价

1. 脑电监测仪运作是否正常，能否保证手术期间获取良好的麻醉深度效果。

2. 是否提供准确数据，指导麻醉医师合理使用麻醉药物，避免麻醉药物的浪费。

3. 术后访视全身麻醉患者是否，有术中知晓。

五、相关链接

（一）降低阻抗的处理方法

加强或提高皮肤和电极片的导电性，是降低阻抗阻值的关键因素。

首要方法，通过在电极片上加生理盐水解决。

（1）物品准备：生理盐水、注射器（图 6-1）。

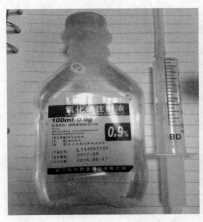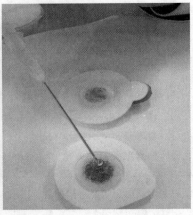

图 6-1　脑电监护物品准备

（2）用注射器抽取生理盐水，注射到电极片中央或导电凝胶上。该方法在皮肤干燥、电极片干枯等情况下加生理盐水，效果更明显。

（二）正确读取数据

脑电监测界面见图 6-2。

图 6-2　脑电监测界面图

1. 麻醉阶段与麻醉指数（NT 阶段和 NT 指数）（表 6-8）

表 6-8　麻醉阶段与麻醉指数

NT 阶段	NT 数值	脑电活动状态	主要的 EEG 特性	推荐麻醉深度
A	100 ~ 95	清醒	α 波	
B0 ~ B2	94 ~ 80	浅镇静	β 波，θ 波	可能会术中知晓
C0 ~ C2	79 ~ 65	常规镇静	θ 波数量增加	
D0	64 ~ 57		δ 波数量增加	
D1	56 ~ 47	常规麻醉		
D2	46 ~ 37			合适的麻醉区域
E0 ~ E1	36 ~ 20	深度麻醉	连续的高 δ 波	
E2	19 ~ 13		向爆发性抑制过渡	
F0	12 ~ 5	过度麻醉	爆发性抑制	爆发性抑制，脑电活动逐渐消失
F1	4 ~ 0		连续的 EEG 抑制	

NT 指数范围为 0 ~ 100，0 表示最深程度麻醉，100 表示清醒。并将 NT 指数对应的分为 A 至 F1 共 15 个亚级，称为 NT 阶段。

2. 趋势图　该脑电波图表明一段时间内脑电图的自动评估结果，以趋势图显示麻醉深度趋势（图 6-3）。

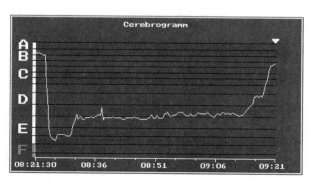

图 6-3　脑电趋势图

3. 肌电指数（EMG 指数） 是肌电活动强度的测量方法。显示范围为 0 ～ 100。0 表示无肌电活动，100 表示肌电活动非常强烈。

4. 脑电功率谱（图 6-4）

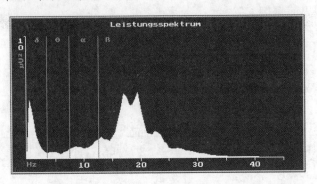

图 6-4　脑电功率谱

5. 频率波段相对活性　频率波段相对活性，显示单个频率波段活性相对其他频率波段活性的百分比（图 6-5）。

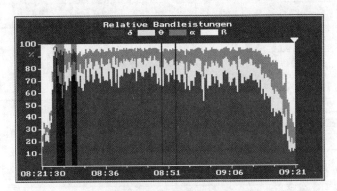

图 6-5　频率波段相对活性

中间频率（50%）和边缘频率（95%），见图 6-6。

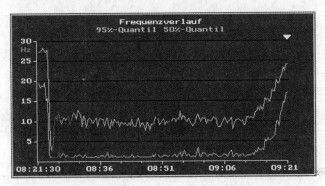

图 6-6　中间频率（50%）和边缘频率（95%）

☆ ☆ ☆ ☆

按主界面 Diagram 键可切换至图 6-6。中间频率（50%）和边缘频率（95%），显示 50% 或 95% 比例的频率波在功率谱的分布。

第七节　自体血液回收机的使用

一、目的

1. 了解自体血液回收机的使用流程。
2. 操作自体血液回收机。

二、适应证

估计失血量在 400ml 以上，需要常规配血的手术；解决特殊血型患者输血的要求；尊重部分宗教人士的信仰等。

三、禁忌证

败血症患者、血液被细菌严重污染的病例、血液被恶性肿瘤严重污染的病例。

四、操作流程

（一）评估
1. 患者病情、手术类型、失血情况、血气分析结果。
2. 患者及其家属对血液回收知识的认知程度。

（二）准备
检查自体血液回收机性能，准备一次性使用的配套耗材，包括吸引管、抗凝药袋、储血器、血液回收罐、清洗液袋、浓缩血袋、废液袋；肝素钠 2 支，生理盐水 3000 ～ 5000ml，负压吸引装置 1 套。

（三）操作步骤（表 6-9）

表 6-9　自体血液回收机操作步骤

项目	步骤	要点及注意事项
查对 宣教	（1）核对医嘱、患者 （2）向患者（家属）解释操作目的、注意事项	

☆☆☆☆

续表

项目	步骤	要点及注意事项
安装自体血液回收机	(1) 正确安装自体血液回收机，包括吸引管、抗凝药袋、储血器、血液回收罐、清洗液袋、浓缩血袋、废液袋，各环节连接紧密 (2) 观察自体血液回收机运转效果 (3) 选择采用手动操作或自动操作方式	(1) 各配件连接正确完善，无漏液。机器运行正常无报警 (2) 按程序正确开启自体血液回收机 (3) 通过观察自体血液回收机运行情况判断是否安装正确
进血	按进血键，离心机开始运转，达 5600 转/分。调速泵以 500ml/min 流量速度正向转动，收集在储血器内的原血进入回收罐。血细胞被留在罐内，废液被分离流入废液袋	当血层探头探测到血层后，进行清洗程序
清洗	按清洗键，清洗液（生理盐水）进入罐内清洗，当流出的清洗液干净（即流出液接近无色），即可进入排空程序	一般情况下，清洗液量为 1000ml
排空	按排空键，离心机停，调速泵反方向转动，血液被泵入血液袋内	一般情况下，一次收血 125～250ml。若储血罐内仍有血液，可重复按进血、清洗、排空操作，直至储血器内血液全部清洗完为止
浓缩	按浓缩键，使血液袋中的浓缩细胞进入血液回收罐，原来较薄的血层迅速增厚，被血层探头感知，进血停止，再进入清洗	浓缩只有在特殊情况下才使用，即当储血器内原血全部进入血液回收罐内，血层较薄，血细胞比容很低，无法使血层探头感知，而血液袋内存放有浓缩血细胞
回血	按回血键，把血液重新排到储血器中，等收集到一定量的血液时，再重新进行回收处理	回血只在特殊情况下使用，当储血器内原血全部进入血液回收罐，血细胞少，血层较薄，血袋中又无浓缩血细胞
自动模式上述过程完全自行运转，可切换为手动模式或停止状态		
观察记录	(1) 观察患者失血情况 (2) 记录病情改善情况，血氧饱和度和血气分析结果	(1) 注意观察回收的血液是否会被污染，如有则不能回输给患者 (2) 观察自体血液回收机各环节运行情况，及时排除故障 (3) 密切关注患者失血情况和血气分析结果

续表

项目	步骤	要点及注意事项
停用自体血液回收机	(1) 使用完毕,按停机 (2) 分离各部件,卸下储血器、血液回收罐、清洗液袋等 (3) 关闭主机开关	关机程序正确
整理	(1) 患者:按病情取舒适的体位 (2) 手术床单位整洁 (3) 用物:归类放置,按规定清洁用物或处理废物 (4) 护士:洗手	血液回收使用的配套物品均为一次性无菌耗材,在安装与连接各管道接头时,严格执行无菌操作,避免污染。血液回收进行中保持仪器清洁

（四）评价

1. 自体血液回收机是否运作正常,管道通畅;回收的血液是否符合病情需要,有无避免浪费。

2. 患者的贫血、氧合功能是否改善。

五、相关链接

自体血液回收机的工作原理:自体血液回收机通过负压吸收装置,将创伤出血或术中出血收集到储血器,在吸引过程中与适量抗凝剂混合,经多层过滤后再利用高速离心的血液回收罐把细胞分离出来,把废液、破碎细胞及有害成分分流到废液袋中,用生理盐水对血细胞进行清洗、净化和浓缩,最后再把纯净、浓缩的血细胞保存在血液袋中,回输给患者。抗凝药物为肝素生理盐水,浓度为生理盐水 500ml 加肝素 1.25 万～ 2.5 万 U,抗凝药物与吸血量比例为 1∶8。

第八节　血气分析仪的使用

一、概述

血气分析仪是指利用电极在较短时间内对动脉中的酸碱度值（pH）、二氧化碳分压（PCO_2）和氧分压（PO_2）等相关指标进行测定的仪器。已经广泛应用于呼吸功能诊断和酸碱平衡诊断,临床上具有十分重要的意义。

二、目的

1. 通过血气分析，指导临床对危重患者的抢救、用药及给氧等措施。
2. 为呼吸衰竭的诊断提供依据。
3. 为监测呼吸机、麻醉机的应用，维持适当的肺泡通气量提供依据。

三、适应证

1. 各种疾病、创伤或外科手术疑发生呼吸衰竭者。
2. 心肺复苏患者。
3. 急、慢性呼吸衰竭及进行机械通气者。

四、血气分析操作（以 ABL90 型号血气分析仪为参考）

（一）评估

1. 血气分析仪性能是否完好。
2. 患者的病情，年龄、体温、氧疗情况。
3. 血液标本采集量是否充足，区分动脉、静脉血、血标本有无凝块，有无记录患者体温及吸氧浓度。

（二）准备

1. 护士　仪表符合要求，七步洗手法洗手，戴口罩、帽子。
2. 物品　血气分析仪、打印纸、血液标本。
3. 环境　清洁、舒适。

（三）操作步骤（表 6-10）

表 6-10　血气分析仪操作步骤

项目	步骤	要点及注意事项
查对	核对医嘱及标本信息	严格执行三查七对
操作流程	（1）按程序正确开启血气分析仪 （2）确认血气分析仪主屏幕处于 Ready 状态 （3）混匀样品，根据提示将进样针插入注射器至接近底部（但不能接近底部） （4）按 OK 键后抽血针会自动吸取足量血并发出提示音，移开样本 （5）输入患者 ID 及操作者相关信息 （6）根据血标本采自动脉血或静脉血，选择相对模式（动脉模式 Arterial 或静脉模式 Venous）	（1）检查打印纸是否安装正确 （2）检查测试卡、试剂包是否处于备用状态 （3）血气分析仪主屏幕电解质模块出现红色"×"时需进行定标处理方可进行操作 （4）采集动脉血液后密封针筒，防止空气进入影响分析结果 （5）采集血标本必须肝素化，采血注射器用肝素抗凝剂润湿，血

续表

项目	步骤	要点及注意事项
操作流程	(7) 输入患者体温及当前吸氧浓度，按 OK 键 (8) 等待数十秒后，显示检测试结果，自动打印检测结果	标本采集后将轻柔搓动五六回，使肝素抗凝剂与血液充分混合，避免有微小血栓形成
观察记录	(1) 发现检测结果异常及时汇报医师，配合处理 (2) 记录血气分析结果	遵医嘱处理检测结果
整理	(1) 患者按病情取舒适的体位 (2) 床单位整洁 (3) 血标本按医疗废物处理，其他用物按控感要求处理	

（四）评价

1. 血标本血量是否充足。

2. 血气分析仪操作过程是否顺利。

3. 输入标本信息是否正确。

4. 分析血气结果是否准确。

五、相关知识

（一）操作注意事项

1. ABL90 血气分析仪，相关参数已设定，无故禁止关机。

2. 血气分析仪主界面右上方两个数字的含义：300 代表测试卡数，每做一次检查减少 1 个；600 代表测试包，每天至少 3 个做自测使用，每做一次检查减少 2 个。

3. 测试卡保存于冰箱冷藏，安装时提前 2 小时取出，安装后保留原装盒子。使用后的测试包弃医用垃圾中。更换流程参照血气分析仪上视频。

4. 电脑系统上列表颜色：粉色表示未审核；红色表示有危急值；绿色表示已审核；灰色表示已打印。

5. 紧急检查血气时，结果出来后先不审核，可手动打印热敏，补医嘱后再扫条码审核。

6. 故障分析

（1）操作完成后若不显示结果，可检查电脑与血气分析仪上日期、编号是否一致，若结果仍然不显示，需退出系统，重新登录。

（2）信息输入错误或电脑和血气分析仪上结果不一致时，可先不审核，重

☆☆☆☆

新核对信息及编号；已审核的当天可点击右键选择解除审核再修改。

（3）血气分析仪上编号、体温、氧浓度错误，可进入菜单选择数据日志，患者结果日志再进行修改，然后手动点击发送，电脑系统重新刷新核对数据再审核，错误结果请删除。

（二）血气分析正常值及临床意义（表6-11）

表6-11　血气分析正常值及临床意义

项目		参考值	临床意义
动脉血氧分压（PaO_2）		10.6 ～ 13.3kPa（80～100mmHg）PaO_2 ＜ 10.6kPa（80mmHg）：缺氧	判断机体是否缺氧及程度 PaO_2 ＜ 60mmHg（8kPa）：呼吸衰竭 PaO_2 ＜ 40mmHg：重度缺氧 PaO_2 ＜ 20mmHg：生命难以维持
动脉血二氧化碳分压（$PaCO_2$）		4.67 ～ 6.0kPa（35 ～ 45mmHg）	（1）结合 PaO_2 判断呼吸衰竭的类型和程度 PaO_2 ＜ 60mmHg，$PaCO_2$ ＜ 35mmHg：Ⅰ型呼吸衰竭 PaO_2 ＜ 60mmHg，$PaCO_2$ ＞ 50mmHg：Ⅱ型呼吸衰竭 （2）判断有无呼吸性酸碱平衡失调 $PaCO_2$ ＞ 6.67kPa（50mmHg）：呼吸性酸中毒 $PaCO_2$ ＜ 4.67kPa（35mmHg）：呼吸性碱中毒 （3）判断有无代谢性酸碱平衡失调 代谢性酸中毒：$PaCO_2$↓，可减至10mmHg 代谢性碱中毒：$PaCO_2$↑，可升至55mmHg （4）判断肺泡通气状态 二氧化碳产生量（VCO_2）不变 $PaCO_2$↑：肺泡通气不足 $PaCO_2$↓：肺泡通气过度
动脉血氧饱和度（SaO_2）		95% ～ 99%	反映了血红蛋白结合氧的能力
血液酸碱度（pH）		7.35 ～ 7.45	pH ＜ 7.35：失代偿酸中毒（酸血症） pH ＞ 7.45：失代偿碱中毒（碱血症）
碳酸氢根（HCO_3^-）	实际碳酸氢根（AB）	22 ～ 27mmol／L	呼吸性酸中毒：HCO_3^-↑，AB ＞ SB 呼吸性碱中毒：HCO_3^-↓，AB ＜ SB 代谢性酸中毒：HCO_3^-↓，AB ＝ SB ＜ 正常值 代谢性碱中毒：HCO_3^-↑，AB ＝ SB ＞ 正常值
	标准碳酸氢根（SB）	是动脉血在38℃、$PaCO_2$ 5.33kPa $SaO_2$100% 条件下，所测的 HCO_3^- 含量 AB ＝ SB	

续表

项目	参考值	临床意义
全血缓冲碱（BB）	是血液（全血或血浆）中一切具有缓冲作用的碱（负离子）的总和 45 ～ 55mmol／L	代谢性酸中毒：BB ↓ 代谢性碱中毒：BB ↑
二氧化碳结合力（CO$_2$CP）	22 ～ 31mmol／L	临床意义与 SB 相同
剩余碱（BE）	±2.3mmol／L	临床意义与 SB 相同 BE 为正值时，缓冲碱（BB）↑ BE 为负值时，缓冲碱（BB）↓

第九节　微量注射泵的使用

一、概述

微量注射泵（简称微量泵）是一种新型泵力仪器，将少量药液精确、微量、均匀、持续地泵入体内，操作便捷、定时、定量，根据病情需要随时调整药物浓度、速度，使药物在体内保持有效血药浓度。运用微量泵抢救危重患者，能减轻护士工作量，提高工作效率，准确、安全、有效地配合医师抢救。

二、目的

保证在单位时间内精确地给予患者用药，达到最佳的治疗效果。

三、适应证

微量注射泵适用于需要严格控制注射药量和注射速度的患者。

四、操作流程

（一）评估
1. 患者的年龄、病情、意识状态、配合程度。
2. 药物的作用和用药注意事项。

☆☆☆☆

3. 检查微量注射泵的性能、电源。

（二）准备

1. 护士　着装整洁，七步洗手法洗手，戴口罩、帽子。

2. 物品　治疗车、治疗托、药物、无菌延长管、微量注射泵、弯盘、必要时备多功能插座。

3. 环境　清洁、舒适、光线充足。

4. 患者　取舒适体位，便于操作。

（三）操作步骤（表 6-12）

表 6-12　微量注射泵操作步骤

项目	步骤	要点及注意事项
查对宣教	(1) 核对医嘱、患者信息、药物 (2) 向患者（或家属）解释操作的目的、配合要点及注意事项	严格执行三查八对制度
使用	(1) 按医嘱配制静脉注射药物，连接延长管排气备用 (2) 将微量注射泵固定在输液架上，连接电源 (3) 安装注射器：向上（外）牵拉固定夹，将注射器凸缘插入槽内，按压离合器滑座，直至滑座接触顶针顶住注射器活塞，再将延长管与患者近端静脉通路连接 (4) 开启注射泵电源开关 (5) 根据医嘱设置注射速度，常用 μg/ (kg·min) 或 ml/h，双人核对 (6) 按压启动键（start）后，工作状态指示灯变绿 (7) 改变注射速度时，先按停止键（stop），再进行调整，调整完毕按启动键（start） (8) 查询注入液体总量时选择（select）键显示已输入量，再按一次即复位 (9) 若要清除已注射液体量时持续按（CΣml）键，出现蜂鸣音，直至注射量显示为"0.0"止	(1) 告知患者使用药物的特殊性，嘱患者及其家属不能擅自调速 (2) 使用血管活性药物或高渗溶液时，尽量选择单独通路的深静脉输注 (3) 按需选择避光注射器及延长管，根据配制后药物的有效时间使用，避免药物变性产生毒性 (4) 注射泵的启动键或调速键应调整为处于远离患者活动时可触及的位置，避免患者无意触碰 (5) 烦躁患者或儿童患者使用注射泵过程有专人看护
停用注射泵	(1) 按医嘱停止使用注射泵，先按停止键（stop），然后关闭注射泵电源 (2) 注射泵的延长管与患者端静脉通路分离，按需关闭静脉通路 (3) 向上（外）牵拉、旋转固定夹取出安装在注射泵上的注射器，滑座回复原座，固定夹回复原位	(1) 牵拉、旋转注射泵固定夹时动作轻柔，避免强行牵拉 (2) 做好护理记录及交接班

续表

项目	步骤	要点及注意事项
观察记录	(1) 设置巡视卡，每 15 ～ 20 分钟巡视 1 次，检查药物注射量与设置模式是否相符 (2) 观察药物使用后的效果与病情变化是否一致 (3) 密切观察局部血管情况 (4) 定期观察注射泵的功能是否正常 (5) 准确记录药物使用的开始时间、结束时间、注射速度、用药量、用药效果	密切观察并记录输注过程中患者的反应，及时处理输注障碍
整理	(1) 患者：体位舒适 (2) 床单位：整洁舒适 (3) 用物：分类处理、消毒 (4) 护士：洗手	(1) 注射泵清洁、擦干，检查性能完好妥善保存备用 (2) 一次性用物直接置入医疗废物袋集中处理

（四）评价

1. 患者（家属）是否能陈述使用微量注射泵的目的及配合的注意事项，主动配合完成操作。

2. 过程是否顺利，注射速度和用药量是否准确，有无达到最佳治疗效果。

3. 是否及时发现并处理微量注射泵报警故障。

4. 有无发生使用微量注射泵相关并发症是否及时处理。

五、相关知识（表 6-13）

表 6-13　微量注射泵报警原因及纠正方法

报警显示	可能原因	纠正方法
OCCLUSION	针头堵塞，或打折	检查输液部位是否移位，或针头堵塞
LOW　BATT	低电压	检查电源是否连接好
NEAELY　EMPTY	接近完成	及时更换液体

第十节　电子镇痛泵的使用

一、概述

镇痛泵是一种液体输注装置，能使药物在血液中保持一个稳定的浓度，达

☆☆☆☆

到镇痛效果。电子镇痛泵是通过由计算机控制的微量泵向体内注射定量的药物，其特点是在医师设置的范围内，患者自己按需要调控注射镇痛药的时机和剂量，达到不同的患者、不同时刻、不同疼痛强度下的不同镇痛要求。

二、目的

1. 电子镇痛泵可减轻患者手术后伤口疼痛，促进康复。
2. 电子镇痛泵可缓解各种急慢性疼痛，提高舒适度。

三、适应证

1. 术后急性疼痛治疗。
2. 分娩期间及剖宫产术后镇痛。
3. 内科疼痛，如心绞痛、癌性疼痛等，缓解患者疼痛，提高生活质量。
4. 危重患者的镇痛镇静。

四、并发症

1. 镇痛不全或深度镇静。
2. 恶心呕吐。
3. 尿潴留。
4. 皮肤瘙痒。
5. 低血压。
6. 呼吸抑制。
7. 下肢麻木。

五、镇痛的分类

1. 硬膜外自控镇痛（PCEA）。
2. 静脉自控镇痛（PCIA）
3. 皮下自控镇痛（PCSA）。
4. 外周神经自控镇痛（PCNA）。

六、镇痛原理

利用连续、不断微量（少量）给患者注入镇痛药，从而达到镇痛的效果。

☆ ☆ ☆ ☆

七、操作流程

（一）评估

1.患者的病情、年龄、麻醉、手术方式。

2.镇痛药物有无配伍禁忌，镇痛药物的分子量与选择镇痛泵的合理性。

3.镇痛目的：急性疼痛、慢性疼痛。

（二）准备

1.护士　着装整洁，七步洗手法洗手，戴口罩、帽子。

2.物品　电子镇痛泵、5号电池2～4个、镇痛泵卡桥、专用药袋、0.9%氯化钠注射液250ml，50ml注射器、10ml注射器、按医嘱准备药品。

3.环境　清洁、整齐、符合无菌操作要求。

4.患者　取舒适体位。

（三）操作步骤（表6-14）

表6-14　电子镇痛泵操作步骤

项目	步骤	要点及注意事项
查对 备药	（1）核对医嘱，患者 （2）按医嘱准备药品，计算各种药品总量	（1）严格执行三查七对 （2）药品计算准确
配泵 及 安装	（1）将所需药品按要求稀释 （2）将稀释后的药品注入专用药袋 （3）药袋排气：用注射器排除注药泵内大气泡后，长按"止鸣/排气"键排出延长管中的气泡 （4）连接镇痛泵卡桥，排空药袋及卡桥内的气体，正确安装镇痛泵 （5）镇痛泵上注明患者姓名、住院号、配泵日期、镇痛方式、镇痛配方 （6）设置参数：输液总量、持续输液量、极限量，其中极限量为持续输液量的最小单位加1，如持续输液量为5ml/h，则持续输液量为6ml/h。注意首次量为0 （7）按"运行"键运行，套上镇痛泵套，连接相关通路 （8）锁定装置:同时按下"+"，"-"两个按钮，可以锁定装置和解锁	（1）严格执行无菌操作原则 （2）保留安瓿、双人核对 （3）药袋排气完全 （4）安装正确 （5）乳液状的镇痛药物禁用有滤过器的镇痛泵 （6）必要时在镇痛泵上标注镇痛管理小组（APS）联系电话 （7）药袋上标注患者信息和镇痛配方

☆☆☆☆

续表

项目	步骤	要点及注意事项
停用镇痛泵	停止输注时，打开键盘锁，按"停止／运行"键停止，长摁"密码／关机"键关机，拆下外套袋，取下药盒，卸下电池，收回驱动装置	
整理	(1) 双人核对医嘱，签名 (2) 按要求记录患者资料 (3) 整理床单位并询问患者感受 (4) 物品：分类整理 (5) 护士：洗手	记录准确，及时了解患者舒适度

（四）评价

1. 配置镇痛泵过程是否顺利，是否符合无菌操作要求。

2. 镇痛泵安装是否正确。

3. 药品有无浪费。

八、相关链接

使用镇痛泵的护理如下所述。

1. 知识宣教：向患者或家属说明自控镇痛（PCA）泵术后镇痛效果和安全性，指导患者或家属简单的操作方法和使用中的注意事项。

2. 镇痛泵与机体连接必须牢固：使用前确认镇痛泵药盒中没有气泡残留。在患者手术麻醉结束返回病房前，再次检查镇痛泵的连接已牢固、通畅。

3. 严密监测生命体征及镇痛效果：注意呼吸频率、脉搏及血压的变化，如出现异常或患者疼痛难忍，应及时报告麻醉医师给予处理。

4. 正确区分 PCIA 和 PCEA 的不同：不同镇痛途径所选择的药物不同，对机体所产生作用也不同，绝对不可混用。

5. 观察患者自行按压给药次数及注入的总药量，特别对老年、低血容量的患者尤为重要，如果剂量过大，容易引起呼吸抑制现象。

6. 药物副作用的观察与护理：患者出现轻微恶心、呕吐是常见反应，应注意防止误吸，如呕吐严重应报告麻醉医师给予处理。在临床上出现尿潴留的情况较多，特别是术后不带导尿管的患者，一般给予诱导排尿即可，如不成功可给予导尿，但应采取间断放尿的办法，并诱导、鼓励患者尽早自行排尿。

☆ ☆ ☆ ☆

第十一节　充气式升温机的使用

充气式升温机是利用空气的对流作用将主机产生的热空气经由管道输送至专用毯，使热量均匀分布于被毯子覆盖的体表，达到保暖或升温作用的设备。常见的充气式升温机系统有针对不同身体部位的专用保温毯，包括上半身毯、下半身毯、全身毯和小儿毯等。

一、目的

加热、保暖，使患者体温上升至正常或所需要的范围。

二、适应证

1. 低体温的患者，常见于麻醉后或连续性血液净化治疗者。
2. 麻醉手术中需要保温治疗的患者。

三、操作流程

（一）评估

1. 患者的病情、年龄、意识状态、体温。
2. 患者对使用充气式升温机目的的认知程度与合作度。

（二）准备

1. 护士　着装整洁、洗手。
2. 物品　充气式升温机 1 部、升温毯 1 张、电插座、体温计。
3. 环境　安静、清洁、舒适，适当调节室温，关闭门窗。
4. 患者　取舒适体位。

（三）操作步骤（表 6-15）

表 6-15　充气式升温机操作步骤

项目	步骤	要点及注意事项
查对宣教	（1）核对医嘱，患者 （2）向患者做好解释，说明目的 （3）选择合适的部位与合适的升温毯，平整铺上升温毯，升温毯进风口置于方便连接升温机位置 （4）升温毯上覆盖薄被	（1）不能将升温毯盖于薄被上，否则达不到升温效果 （2）升温毯注意覆盖患者手足

☆☆☆☆

续表

项目	步骤	要点及注意事项
设备检测与使用	(1) 连接电源，开启充气式升温机开关，按需要选择温度档 (2) 正确连接充气式升温机与升温毯进风口，确保连接处牢靠无漏气 (3) 观察充气情况是否正常，升温毯有无破损漏气。升温毯上覆盖薄被 (4) 询问患者有无不适	(1) 根据病情选择合适的温度档，低档为32℃，中档为38℃，高档为43℃，快速档为45℃ (2) 注意观察升温毯与充气式升温机的连接有无漏气
观察记录	(1) 观察患者体温变化，了解升温效果 (2) 观察患者面色、末梢皮肤的颜色是否正常，升温毯覆盖部位皮肤情况 (3) 记录使用加温机的起始时间和升温效果	及时观察，持续监测体温，准确记录
设备停用	(1) 关闭充气式升温机开关，切断总电源 (2) 分离充气式升温机和升温毯接口 (3) 撤除升温毯	停止使用充气式升温机后，注意继续保暖
整理	(1) 患者：体位舒适，符合病情要求 (2) 床单位：整洁、舒适 (3) 用物：归类放置物品 (4) 护士：洗手	

（四）评价

1. 患者体温是否上升至正常范围。
2. 清醒患者是否主诉温暖、舒适、无灼伤。

四、相关链接

1. 使用充气式升温机期间注意观察患者皮肤有无灼伤、过敏现象，特别是有意识障碍的患者。

2. 低温对苏醒延迟的影响：老年人机体各项功能减退，药物代谢速度减慢；婴幼儿体温调节中枢发育不完全，与成人相比，小儿的体表面积/体重的比值较大，散热量比较大。且低温时肝的耗氧量降低，代谢明显下降，各种麻醉药物在肝解毒的速度减慢，进而引起苏醒延迟，故对于老年人和小儿在围麻醉手术期更应该注意保暖。

☆　☆　☆　☆

第十二节　快速微量血糖测定仪的使用

一、目的

1. 及时了解血糖的变化。
2. 评价治疗的有效性。
3. 指导调整饮食、运动或药物治疗方案。

二、适应证

1. 疑似血糖升高的患者。
2. 确诊糖尿病的患者。

三、操作流程

（一）评估
1. 患者的年龄、病情、意识状态、配合情况。
2. 患者采血部位的皮肤清洁及完整性，有无瘢痕、炎症、硬结等。
3. 患者对血糖监测的目的、意义及注意事项的了解程度。

（二）准备
1. 护士　着装整洁，配备钟表，七步洗手法洗手，戴口罩、帽子。
2. 物品　血糖测定仪、血糖试纸、采血笔、75% 乙醇溶液、血糖登记本、消毒棉签、采血针头、治疗盘、弯盘、锐器盒、黄色医疗垃圾袋。
3. 环境　清洁、舒适、光线充足。
4. 患者　取舒适体位，双手干净、清洁。

（三）操作步骤（表 6-16，图 6-7，图 6-8）

表 6-16　快速微量血糖测定仪操作步骤

项目	步骤	要点及注意事项
查对宣教	（1）核对医嘱，患者 （2）向患者（或家属）解释操作的目的及配合的要点	双人核对
仪器检查	（1）检查血糖测定仪性能，电源充足，血糖试纸无受潮、变色、过期 （2）采血笔装上配套采血针头，根据皮肤厚度选择合适的进针深度 （3）核对血糖试纸编码与血糖仪显示编码一致	（1）禁用受潮或过期的试纸 （2）确保机身编码与血糖试纸编码一致，避免测定的结果误差

☆☆☆☆

续表

项目	步骤	要点及注意事项
检测记录	(1) 协助患者取舒适体位 (2) 选择采血部位，一般选择示指、中指或环指指尖采血 (3) 消毒采血部位（消毒直径＞2cm），待干 (4) 按电源键开机，再次确认显示屏的编码与试纸瓶上编码一致 (5) 取出一张试纸，随即盖紧瓶盖 (6) 采血 ① 采用机内采血，先将试纸插入血糖测定仪，操作者用拇指、示指捏紧患者指尖，按下快速进针键，待进针点自然流出一滴血，即将血滴吸在试纸测试区内 ② 采用机外采血，按上述采血方法将血滴在试纸上，再将血糖试纸插入血糖仪 (7) 待10～15秒结果显示在屏幕上，记录检测结果	(1) 采血时消毒皮肤必须充分晾干，避免影响检测结果 (2) 必须待血糖仪显示屏出现闪烁的滴血符号时采血 (3) 采血时不宜过分挤压采血手指，避免影响检测结果 (4) 如果血量不够，应在5秒内加第2滴血 (5) 机外采血必须在20秒内完成采血操作并将试纸插入血糖测定仪内，否则仪器会自动关机
观察记录	(1) 观察采血部位有无出血、瘀斑等 (2) 及时记录血糖值，并报告医师	如血糖＞15.0mmol/L或＜4.0mmol/L时立即通知医师处理
整理	(1) 患者：体位舒适 (2) 床单位：整洁 (3) 用物：分类处理、消毒 (4) 护士：洗手	采血针头为一次性使用，使用后放入锐器盒中集中处理

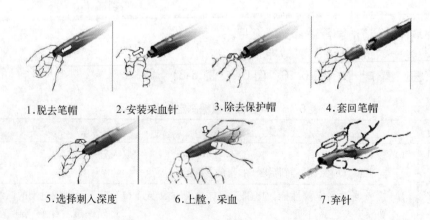

1.脱去笔帽　　2.安装采血针　　3.除去保护帽　　4.套回笔帽

5.选择刺入深度　　6.上膛，采血　　7.弃针

图 6-7　快速微量血糖测定仪操作步骤

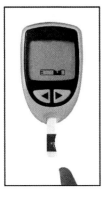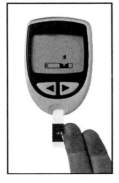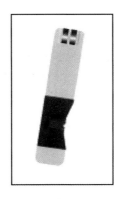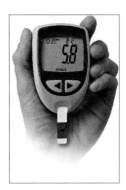

图 6-8　快速微量血糖测定仪

（四）评价

1.患者（或家属）是否能陈述血糖监测的目的及配合注意事项，主动配合操作。

2.患者是否能配合完成整个采血过程，并说出检测结果。

四、相关链接

1.正常空腹血浆葡萄糖水平为 3.9 ～ 6.0mmol/L （70 ～ 108mg/dl）。

2.糖尿病的诊断标准：糖尿病症状加任意时间血浆葡萄糖水平 ≥ 11.1mmol/L （200mg/dl），或空腹血浆葡萄糖水平 ≥ 7.0mmol/L （126mg/dl），或 75g 无水葡萄糖负荷试验 （OGTT），2 小时血糖水平 ≥ 11.1mmol/L （200mg/dl）。

第十三节　B 超仪的使用

一、目的

1.协助明确诊断、了解病变性质，为临床治疗做出指导意义。

2.诊断及治疗性定位，包括病灶、血管、神经之间的关系。

3.B 超引导下的各种临床操作。

二、适应证

1.临床诊断及定位不明确者。

2.需要进行经皮穿刺者。

☆☆☆☆

三、操作流程

（一）评估
1. 患者的病情、年龄、意识状态、生命体征。
2. 患者对使用 B 超仪的目的、认知程度与合作度。

（二）准备
1. 操作者　着装整洁、洗手。
2. 物品　B 超机一台（包括 B 超探头）、插线板、消毒用品、无菌手套、无菌 B 超护套、耦合剂。
3. 环境　安静、清洁、舒适，适当调节室温，关闭门窗。
4. 患者　取舒适体位。

（三）操作步骤（表 6-17）

表 6-17　B 超仪操作步骤

项目	步骤	要点及注意事项
查对宣教	（1）核对医嘱、患者 （2）必要时向患者做好解释，说明目的 （3）选择合适的部位	（1）护士配合医师操作 （2）神志不清或特殊情况时向患者家属做好解释工作
电源开启	（1）连接电源：确保插座类型正确；确保地线连接可靠；确保电缆线长度足够，不会因为系统的轻微移动而导致插头脱离插座 （2）按下 Power On/Off（电源开启/关闭）开关，打开电源	（1）指示硬盘驱动器的工作状态，LED 指示灯闪烁时，系统正将数据写入硬盘驱动器或从硬盘驱动读取数据（颜色：绿色） （2）指示电源状态，按下电源开关之后，打开系统电源，LED 指示灯亮起（颜色：绿色） （3）指示电池状态，电池充电时，LED 指示灯为绿色；电池电量不足时，LED 指示灯为橙色
协助医师操作、检查及病情观察	（1）协助医师操作与检查：输入患者信息，协助患者取适当体位，检查，穿刺部位涂耦合剂、消毒、做定位的标志等 （2）观察患者的生命体征、注意病情变化，必要时使用监护仪动态监测生命体征等	（1）严格执行无菌操作 （2）及时观察，准确记录

☆ ☆ ☆ ☆

续表

项目	步骤	要点及注意事项
检查 /穿刺结束配合	(1) 完成检查后,按 Patient (患者) 键,系统自动存档信息,清除所有患者的数据,并准备接受新的患者数据输入 (2) 患者检查操作结束,在 Utility (实用程序) → Connectivity (连接) → Miscellaneous (其他) 中选择 Request acknowledge of End Exam action (请求确认结束检查操作) (3) 选择 Yes (是) 结束检查,选择 No (否) 返回扫描	
整理	(1) 患者:清理皮肤残留耦合剂,患者取体位舒适,符合病情要求 (2) 床单位:整洁 (3) 用物:归类放置物品 (4) 医师、护士:洗手	(1) B 超探头禁用油性消毒剂,可采用柔软消毒纸巾擦拭消毒 (2) 注意 B 超探头保护

(四) 评价

1. 是否明确临床中的治疗、诊断。

2. B 超引导下的操作是否顺利完成。

3. 患者有无严重不良反应。

四、相关链接

1. B 超探头的保养

(1) 探头不能跌落、碰撞,不能加热。不允许浸入其他导电液体。

(2) 探头不能受强烈震动,切勿用力拉扯、挤压探头线,以免损伤。在暂停诊断时,应将其放入仪器探头架内,并按下"冻结键",使探头处于"冻结"状态。

(3) 探头使用的接触剂应为医用超声耦合剂,不能用其他油类代替。每次使用后,应将耦合剂擦拭干净。

(4) 探头清洁消毒采用酒精轻轻擦拭。

2. 使用注意事项 该仪器是高精密医疗仪器,在操作时应注意:

(1) 不能在通电状况下装卸探头,不能在短时间内开关电源,至少要间隔

☆☆☆☆

5 分钟才能重新开机。

（2）远离磁场、强电场设备及高压设备。

（3）电压适用范围 AC198 ～ 242V，如电源波动大，应配稳压电源。电源电压超过仪器规定的适用范围时不得开机。

（4）工作结束后，必须对探头进行清洁处理，探头表面可以用软布或棉花蘸水清洗，不可用硬纸等擦洗。

第十四节　肌松监测仪的使用

一、目的

1. 了解肌松效应监测能够保证手术期间获得良好的肌松效果。
2. 如何操作肌松监测仪。
3. 准确掌握应用后的恢复情况。

二、适应证

麻醉诱导和气管插管监测肌松效应的患者；原则上只要使用肌松药都应进行肌松监测。

三、禁忌证

肌松监测仪没有相对的禁忌证。

四、操作流程

（一）评估
1. 患者病情、意识状态、有无自主呼吸、血氧饱和度情况、血气分析结果。
2. 患者的年龄、体重、心理状况。

（二）准备
1. 护士　仪表符合要求、采用七步洗手法洗手，戴口罩、帽子。
2. 校准　使用肌松药前，一般应先进行参照值校准，设计为 100%。
3. 环境　清洁、舒适。
4. 患者　取平卧位或根据病情决定体位。

（三）操作流程（表 6-18）

表 6-18　肌松监测仪操作流程

项目	步骤	要点及注意事项
查对宣教	核对医嘱、患者	
安装肌松监测仪	（1）按程序正确开启肌松监测仪 （2）注意人 - 机的正确有效连接	（1）监测部位皮肤温度应维持在 32℃ 以上，以免影响监测结果 （2）远离高频电器，减少干扰
设置参数	输出脉冲电压限制在 300～400V，常用 100～150V；最大电流 60～80mA，常用 20～50mA	电流大小受皮肤电阻影响
超强刺激电流	神经肌肉最大诱发效应；患者使用肌松药前进行，从 2～10mA 开始，按 2～5mA 递增，直到产生最大诱发效应，得到的反应值设定为术前的参照值	神经肌肉的阻滞程度 = 使用肌松药的测量值 / 参照值（一般是 40～60mA）
亚强刺激电流	不引起神经肌肉最大反应的刺激，一般为 20～30mA	
各种不同的神经肌肉传递功能监测方法	（1）不同刺激频率，脉冲数量，间隔时间。在 0.1～50Hz，刺激频率越高，肌肉收缩程度越强，肌肉疼痛越强 （2）脉冲波形宽度即刺激脉冲时间，常用 0.2～0.3ms，持续时间越长，神经肌肉反应越大 （3）每次刺激脉冲必须间隔一定时间，以便神经肌肉接头的功能恢复至正常状态，再进行下一轮刺激，刺激频率越慢，间隔时间越短	观察记录方法正确
停用肌松监测仪	（1）遵医嘱停用肌松监测仪 （2）关闭主机开关	关机程序正确
整理	（1）患者：按病情取舒适的体位 （2）床单位：整洁 （3）用物：清洁消毒，归类放置 （4）护士：洗手	

（四）评价

1. 肌松监测仪是否能正确使用，正确读取患者肌松数值，满足临床手术医师对手术患者的肌松要求。

2. 是否提供正确数据，为麻醉医师评估患者肌松程度作依据，避免患者体内残留肌松情况。

五、相关链接

（一）肌松监测仪的电刺激方式

单刺激（single-twitch stimulation，SS）、四个成串刺激（train-of-four stimulation，TOF）、强直刺激（titanic stimulation，TS）、强直刺激后计数（post-tetanic count stimulation，PTC）、双短强直刺激（double-burst stimulation，DBS）。

1. 单刺激　给予外周运动神经单次超强点刺激，频率 1.0Hz（每秒 1 个）到 0.1Hz（每 10 秒 1 个）。在使用肌松药前需要设定参照值（T_0），术中通过观察 T/T_0 来判断肌松药的作用（图 6-9）。

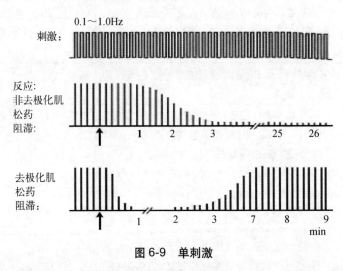

图 6-9　单刺激

2. 四个成串刺激（TOF）　间隔 0.5 秒（2Hz）的四个超强刺激，一般每隔 10 ～ 20 秒重复一串刺激，用第四个反应幅度除以第一个反应幅度所得的 TOF 比值评价肌松程度。TOF 在评定肌松的残余作用时比单刺激敏感，而且可以不设参照值（图 6-10）。

神经肌肉兴奋传递功能正常时：T_4/T_1 接近 1。满足临床手术要求的肌松程度为 75% ～ 95%。

3. 强直刺激　由发送非常快的电刺激组成，临床常用的模式是 5 秒的 50Hz 刺激，强直刺激后的肌肉抽搐反应是检测神经肌肉功能的敏感试验。肌肉持续收缩达 5 秒提示肌肉松弛恢复足够（图 6-11）。

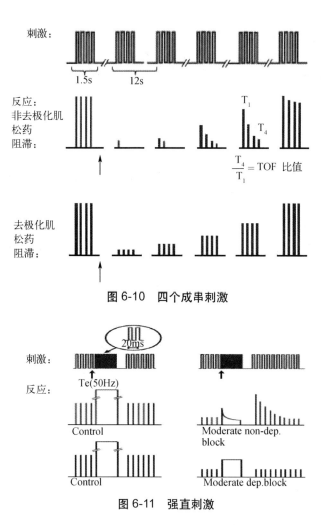

图 6-10　四个成串刺激

图 6-11　强直刺激

4. 强直刺激后计数（PTC）　单位时间内强直刺激（50Hz 持续 5 秒）结束后 3 秒，单刺激（1Hz）反应的个数。PTC 适用于对 TOF 和单刺激均没有反应的深度肌肉阻滞时期（图 6-12）。

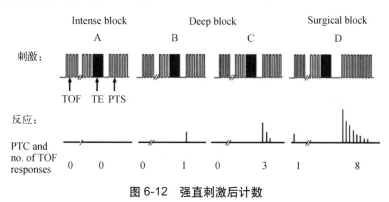

图 6-12　强直刺激后计数

☆☆☆☆

5.双短强直刺激(DBS)　由间隔750毫秒的两个50Hz强直刺激的短串组成。DBS可减轻强直刺激给患者带来的痛苦（图6-13）。

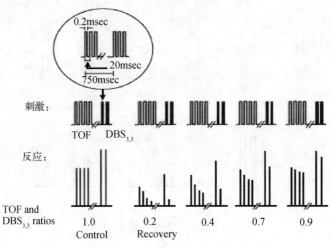

图 6-13　双短强直刺激

（1）肌肉产生收缩与肌电反应。

（2）通过传感元件检测反应，放大和分析，得出检测的结果。

（二）EMG型肌松监测仪

EGM型肌松监测仪用于检测诱发肌肉复合动作电位。由刺激器、刺激电极、测量电极、放大器、CPU处理单元、显示器、打印机组成（图6-14）。

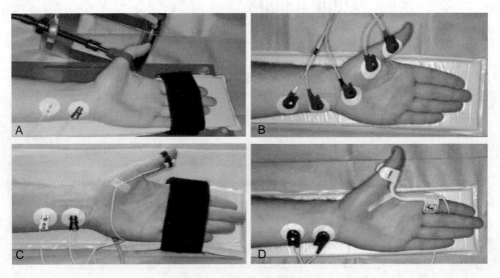

图 6-14　EMG型肌松监测仪

1. 刺激：设置刺激方式和输出刺激电流（0 ～ 70mA）。

2. 刺激电极：分为表面电极和针电极，刺激部位为腕部和肘部尺神经。

3. 测量电极：传感装置。

4. 放大器、CPU 处理单元、显示器、打印机。

EMG 型肌松监测仪能直接或间接检测肌肉收缩力。

优点：受检部位或肢端不需特殊固定，很少受位移影响，人机连接简单，受干扰因素小，检测结果比较稳定。

缺点：不能直接反映肌肉的收缩力，易受高频电器的干扰。

（罗建伟　毛小燕　黄宝珠　严文婵　严永香

曾梅菇　陈信芝　刘光娥　姚晓璇　徐燕娇）

第 7 章
监测技术与临床意义

☆☆☆☆

第一节 呼吸功能监测

呼气末二氧化碳分压（PetCO$_2$）是指呼气终末期呼出的混合肺泡气含有的二氧化碳分压或二氧化碳浓度（CetCO$_2$）值。呼气末二氧化碳分压已经被认为是除体温、脉搏、呼吸、血压、动脉血氧饱和度以外的第 6 个基本生命体征。PetCO$_2$ 可以反映患者的代谢、通气和循环状态，临床上通过测定 PetCO$_2$ 反映 PaCO$_2$ 的变化，以监测患者的通气功能。正常值 PetCO$_2$ 为 35 ～ 45mmHg（4.67 ～ 6.0kPa），二氧化碳浓度（CetCO$_2$）值为 5%（4.6% ～ 6.0%）。

一、PetCO$_2$ 监测的适应证

1. 麻醉机和呼吸机的安全应用。
2. 各类呼吸功能不全。
3. 心肺复苏。
4. 严重休克。
5. 心力衰竭和肺栓塞。
6. 确定全身麻醉气管插管的位置。

二、PetCO$_2$ 临床意义

1. 判断通气功能　在呼吸机治疗或麻醉手术过程中，可随时根据监测结果调节通气量，保证正常通气，避免通气过度或通气不足。

2. 反映循环功能　在低血压、低血容量、休克和心力衰竭时，随着肺血流量减少，PetCO$_2$ 逐渐减低，呼吸心搏骤停，PetCO$_2$ 急剧降至零，复苏后逐渐回升，如 PetCO$_2$ 大于 10mmHg，则复苏成功率高。

3. 判断人工气道的位置及通畅程度　如果气管和导管部分堵塞，PetCO$_2$ 和

气道压力升高，压力波形高尖，平台降低。

4. 发现通气机故障　气管导管接头脱落，$PetCO_2$ 立即降至零。呼气活瓣失灵和钠石灰失效时 $PetCO_2$ 升高，误吸后 $PetCO_2$ 急剧升高。

5. 诊断肺栓塞　如空气、羊水、血栓、脂肪栓塞时，$PetCO_2$ 突然降低；与低血压不同，低血压时，$PetCO_2$ 逐渐降低。

6. 代谢监测及恶性高热的早期诊断　恶性高热时 CO_2 产量增加，$PetCO_2$ 不明原因突然升高至正常的 3～4 倍，经有效治疗后 $PetCO_2$ 首先开始下降。静脉滴注碳酸氢钠过快、过多也可引起血中 CO_2 突然升高，$PetCO_2$ 增加。

三、$PetCO_2$ 的波形

1. 正常的 $PetCO_2$ 波形（图 7-1）　一般分为四段。

Ⅰ相：吸气基线，应处于零位，是呼气的开始部分，即 A-B 段。

Ⅱ相：呼气上升支，较陡直，为肺泡和无效腔的混合气，相当于 B-C 段。

Ⅲ相：呼气平台，呈水平形，是混合肺泡气，为 C-D 段。

Ⅳ相：呼气下降支，迅速而陡直下降至基线，新鲜气体进入气道，相当于 D-E 段。

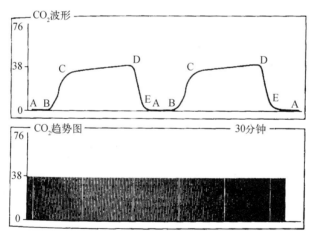

图 7-1　正常的 $PetCO_2$ 波形

上方框显示的是正常的 $PetCO_2$ 波形，呼气开始于 A 点，A-B 段代表导管无效腔，B-C 段是肺泡气开始向气道运行而引起的早期 CO_2 浓度升高，C-D 段代表肺泡气平台，D 点是 CO_2 波形的最高值，代表呼气末 CO_2 水平，D 点之后即为 CO_2 波形吸入段，并持续至 E 点；下方框显示 $CetCO_2$ 值趋势图

2. $PetCO_2$ 的波形观察应注意以下 5 个方面

（1）基线：代表 CO_2 浓度，一般应等于零。

（2）高度：代表 $CetCO_2$ 浓度。

☆☆☆☆

（3）形态：正常 CO_2 波形与不正常波形。

（4）频率：反映呼吸频率。

（5）节律：反映呼吸中枢或呼吸机的功能。

$PetCO_2$ 波形图监测的临床意义：评价肺泡通气、整个气道及呼吸回路的情况，通气功能、循环功能、肺血流及细微的重复吸入。若正常波形的 4 个部分出现改变，则意味着患者心肺系统、通气系统或供气系统有问题。

3. 异常 $PetCO_2$ 波形

（1）$PetCO_2$ 降低

① 突然降至零附近（图 7-2）：$PetCO_2$ 降为零或近似零常预示情况危急，如气管导管误入食管、导管连接脱落，完全的通气故障或导管堵塞。

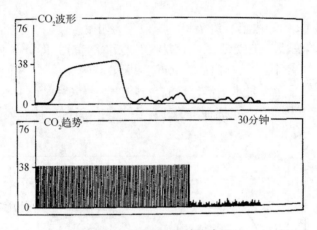

图 7-2　$PetCO_2$ 突然降为零

趋势图说明突然降低的 $PetCO_2$ 是在正常的 $PetCO_2$ 之后发生，$PetCO_2$ 的波形图紊乱显示气道内无合适的 CO_2 浓度，这时可能发生一些危急情况，如气管导管插入食管，气道完全脱离呼吸机或气道完全梗阻

②突然降低至非零浓度（图 7-3）：$PetCO_2$ 下降未至零，说明气道内呼出气不完整，可能从面罩下漏出；如果是气管插管在适当位置，应考虑气囊注气是否足够；主流式监测仪传感器位置不当时可产生类似图形。气道压的测定有助于确诊。

③指数降低（图 7-4）：$PetCO_2$ 指数降低在短时间内发生，预示心脏停搏，其原因可能是生理性无效腔通气增加或从组织中扩散到肺内的 CO_2 减少，其致病因素包括失血、静脉塌陷性低血压、循环、肺栓塞（血栓、气栓）。

④持续低浓度（图 7-5）：没有正常的平台，平台的缺失说明吸气前肺换气不彻底或呼出气被新鲜气流所稀释。一些特别的呼吸音（如喘鸣音、啰音）可说明肺排气不彻底，支气管痉挛或分泌物增多造成小气管阻塞；气道吸引纠正

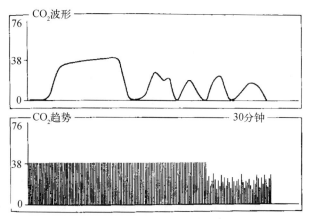

图 7-3　PetCO₂ 突降，但高于零

这种波形图代表不能充分地呼气，可能原因有呼吸系统漏气或麻醉面罩连接不好；本图波形中肺泡气平台消失和 PetCO₂ 的不规则非零数值

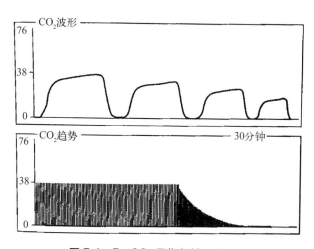

图 7-4　PetCO₂ 呈指数性下降

显示潜在的突发性肺灌注不足危险，如心脏停搏或严重肺低灌注或肺栓塞等；注意 PetCO₂ 波形图由正常而逐渐降低

部分阻塞，有利于恢复完全的通气及正常的 PetCO₂ 波形。

⑤平台异常

平台偏低（图 7-6）：在某些通气正常的情况下，波形可显示一个低 PetCO₂ 平台，PetCO₂ 与 PaCO₂ 之间存在较大差异，说明波形不正常或机器自检失灵，但最有可能的原因是与生理无效腔增大有关。

平台逐渐降低（图 7-7）：当波形获得正常，但 PetCO₂ 在数分钟或数小时内缓慢降低，其原因可能与低体温、过度通气、全身麻醉和（或）肺血容量不足、肺灌注降低有关。

☆☆☆☆

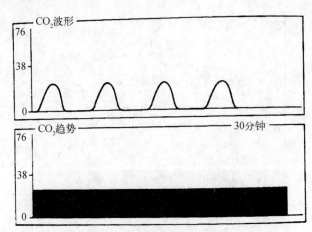

图 7-5 $PetCO_2$ 持续低值且无平台

这种 $PetCO_2$ 波形图中 $PetCO_2$ 不能很好地反映肺泡 CO_2 浓度，常可通过轻柔地挤压患者的胸部而引起完全的呼气，得到"挤压性 $PetCO_2$"作为肺泡 CO_2 值

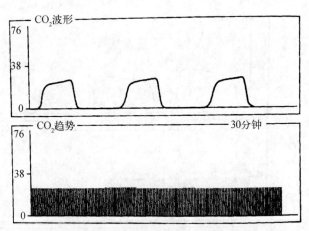

图 7-6 $PetCO_2$ 持续降低但肺泡气平台良好

体温下降时代谢和 CO_2 产生减少，如通气没有变化，肺泡气 CO_2 和动脉血 CO_2 将降低，$PetCO_2$ 逐渐下降。因低心排血量造成组织内返回的 CO_2 减少，生理无效腔量增加，其次是心脏衰竭或低血容量。如果通气是由于呼吸机或新鲜气流的调整而增加，$PetCO_2$ 将逐渐达到一个新的平衡值；当 Vt 变化趋势与 $PetCO_2$ 变化趋势相关时，这种现象就很明显。

（2）$PetCO_2$ 升高

$PetCO_2$ 逐渐增加（图 7-8）：在波形未变时，$PetCO_2$ 升高可能是与 Vt 降低、VCO_2 增加或腹腔镜检查行 CO_2 气腹时 CO_2 吸收有关。

Vt 降低可能的原因：气道阻塞、通气机小量漏气、通气或新鲜气流设置改变。VCO_2 可随任何导致体温升高的原因而增加，包括过度加温、脓毒血症、恶性

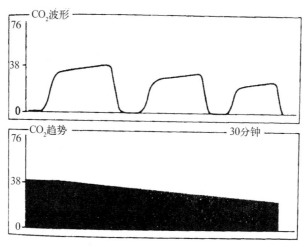

图 7-7　PetCO₂ 逐渐降低

这种 $PetCO_2$ 波形图原因可能与体温降低、过度通气、全身麻醉和（或）肺血容量不足、肺灌注降低有关

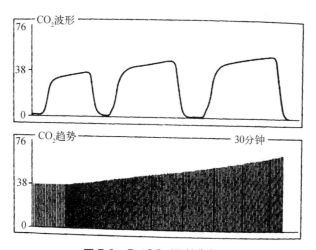

图 7-8　PetCO₂ 逐渐升高

其原因可能是气道部分梗阻，体温上升或因回路部分漏气引起的通气不足；如果上升很快，应考虑恶性高热的可能

高热。CO_2 因外源性吸收增多（胸腔或腹腔镜检查时 CO_2 气胸或气腹）与类似的 VCO_2 增加一样可造成 $PetCO_2$ 波形缓慢升高。

$PetCO_2$ 突然升高（图 7-9）：任何能使肺循环的 CO_2 总量急剧升高的原因均可使 $PetCO_2$ 突然短暂上升，其原因包括静脉注射碳酸氢钠、松解外科止血带、主动脉钳夹后的释放。$PetCO_2$ 波形基线随 $PetCO_2$ 升高而突然升高，则说明在抽样瓶内有杂物（如水、黏液、污物），清洁抽样瓶常可恢复正常。若 $PetCO_2$ 波形和值逐渐升高，则说明开始呼出的 CO_2 在环路中被重新吸入。

☆★☆☆

在这种情况下，$PetCO_2$波形呼气部分不能回到基线零点处，在通气吸入相早期 CO_2 升高，这种升高与呼气相快速上升有关，$PetCO_2$ 通常在肺泡气 CO_2 张力达到新平衡后增加，这时 CO_2 排出与产生再次达到平衡。

在环路系统 CO_2 重复吸入说明环路有故障，最常见的原因是呼吸活瓣出现问题，CO_2 吸收旁路在起作用或 CO_2 吸收剂失效等。

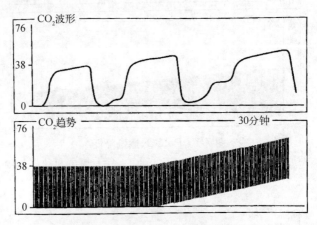

图 7-9　基线和 $PetCO_2$ 同时逐渐上升

说明回路中有明显呼出气 CO_2 的重吸入现象，故吸气也不能回到基线零点且 $PetCO_2$ 稳步上升

四、影响 $PetCO_2$ 的因素

影响 $PetCO_2$ 的因素有 CO_2 产量、肺换气量、肺血流灌注及机械故障等数方面（表 7-1）。

表 7-1　影响 $PetCO_2$ 的因素

$PetCO_2$ 值	CO_2 产量	肺换气	肺血流灌注异常	机械故障
$PetCO_2$ 值升高	高代谢危象 恶性高热 甲亢危象 败血症 静脉注射碳酸氢钠 放松止血带 静脉栓塞	肺换气不足 支气管插管 部分气道阻塞 重吸入	心排血量增加 血压急剧升高	CO_2 吸收剂耗竭 新鲜气流不足 通气回路故障 活瓣失灵
$PetCO_2$ 值降低或缺如	低温 呼吸停止 气道严重阻塞 气管导管误入食管	过度换气 低血压 循环血量减少 肺动脉栓塞 心脏停搏	心排血量降低	呼吸回路脱落 采样管漏气 通气回路失灵

☆ ☆ ☆ ☆

五、PetCO$_2$监测护理要点

1. 确保监测装置正常，正确连接监测装置，监测前对监护仪进行性能测试，使各部件工作正常，无机械性误差。

2. 准确监测及动态观察 PetCO$_2$ 数值的变化。

3. 密切观察呼吸频率、幅度、血氧饱和度与 PetCO$_2$ 的关系。

4. 妥善固定监测管道。

5. 保持监测装置清洁，如被痰液污染应及时处理，做好终末消毒。

第二节　血流动力学监测

用于心肌梗死、心力衰竭、急性肺水肿、急性肺动脉栓塞、各种原因导致的休克、心搏呼吸骤停、严重多发伤、多器官功能衰竭、重大手术围手术期等危重病症需严密监测循环系统功能变化者，以便指导心血管活性药物的应用。

一、中心静脉压监测

随着医学科学的发展，血流动力学监测已广泛应用于临床，而中心静脉压（CVP）监测则是血流动力学监测中基本而常见的一种监测手段。CVP 监测适用于危重患者，以评估血容量、前负荷及右心功能。在左心功能良好的情况下，CVP 能提示机体血容量的多少，耐受输血、输液速度和容量的程度，也可用于危重患者静脉输入营养和提供静脉通路等。故 CVP 监测应用于危重患者的抢救，对维持循环系统的稳定具有重要的临床意义。

（一）概念

CVP 是指胸腔内上、下腔静脉进入右心房的压力，是通过上、下腔静脉或右心房内置管测得，它反映右心房舒张末压，是临床观察血流动力学重要指标之一。CVP 由四种成分组成：①右心室充盈压；②静脉内壁压力即静脉内血容量；③作用于静脉的收缩压和张力；④静脉毛细血管压。CVP 的高低，主要反映右心室前负荷和血容量，与静脉张力和右心功能有关，不能反映左心功能。这是因为三尖瓣和肺动脉瓣对中心静脉血流有阻碍作用，以及肺循环阻力的改变，使来至左心的压力衰减。测定 CVP 对了解血容量、右心功能、心脏压塞有着重大意义。可了解原因不明的急性循环衰竭是低血容量性的还是心源性的；少尿或无尿的原因是血容量不足还是肾衰竭。

（二）适应证

1. 各类大中型手术，尤其心血管、颅脑和胸部大而复杂的手术。

☆★☆☆

2. 各类休克。

3. 脱水、失血和血容量不足。

4. 右心功能不全。

5. 大量静脉输血、输液。

（三）操作方法及注意事项

1. 静脉插管方式

（1）经皮穿刺法：经颈内静脉或锁骨下静脉，将导管插至上腔静脉，或经股静脉插管至下腔静脉。

（2）静脉剖开法：现仅限于经大隐静脉插管至下腔静脉。需判断导管插入上、下腔静脉或右心室无误。

2. 插管深度　经锁骨下静脉者插管 12 ~ 15cm，其余均为 35 ~ 45cm。一般认为上腔静脉压较下腔静脉压更精确，因为腹内压增高时下腔静脉压不够可靠。

3. 测量方法　将测压管零点置于第 4 肋间右心房水平腋中线位置，操作时先将中心导管夹闭，使静脉通路与测压管相连，使静脉通路中的液体充满测压管至高于预计静脉压之上，然后关闭静脉通路，打开中心静脉导管，使测压管与中心静脉导管相通，则测压管内的液体迅速下降，到一定水平不再下降时，观察液面在量尺上的刻度数，即为 CVP 的值，不测量时，关闭测压管，使静脉通路与中心静脉导管相通，继续补液。

4. 注意事项　测量时确保静脉内导管畅通无阻；每次测量完毕后倒流入测压管内的血液需冲洗干净，确保静脉内导管和测量管道系统内无凝血和空气，管道无扭曲等；测压管留置时间一般不超过 5 天，时间过长易发生静脉炎或血栓性静脉炎，故留置 3 天以上需用抗凝剂冲洗，以防血栓形成；加强管理，严格无菌操作。

（四）正常值及临床意义

在麻醉期间测定 CVP 是一种比较易行而又有价值的方法。正常值 4 ~ 12cmH$_2$O（0.4 ~ 1.2kPa）。CVP 并不能直接反映患者的血容量，它所反映的是心脏对回心血量的泵出能力，并提示静脉回心血量是否充足。

CVP < 2.4cmH$_2$O（0.24kPa）表示心脏充盈或血容量不足，即使动脉压正常，仍需输入液体。CVP > 15 ~ 20cmH$_2$O（1.5 ~ 2kPa）提示右心功能不全，应控制输液量。但 CVP 不能反映左心功能。测定时应注意调整零点至右心房水平（相当于胸廓厚度的中点）。

中心静脉穿刺插管测压常用于脱水、失血和血容量不足、各类重症休克、心力衰竭和低排综合征，以及体外循环心内直视手术等心脏大血管和其他危重患者。主要穿刺途径是颈内静脉、锁骨下静脉和股静脉。手术患者常用颈内静脉。必须指出，从安全角度考虑问题，术中 CVP 的变化反应可能太慢。当经静脉输液有效地使 CVP 从 0 升至 5cmH$_2$O 或 10cmH$_2$O 时，说明此时已有足够的回心血量可被泵入肺动脉。但是，如果此时肺血管处于收缩状态，右心泵出的血液即可导致肺动脉高压，甚至可引起肺水肿。事实上只有当右心室功能不足以克服已经很高的肺动脉压力时，CVP 才开始上升。因此，在某些情况下，在 CVP 升高之前，肺水肿可能已经形成，甚至已经处于危险状态。若通过肺动脉插管测定肺动脉压，可为终止或减慢输液提供早期警报。在临床实际工作中，如果未做肺动脉测压，应在 CVP 升至 7 ~ 10cmH$_2$O 后减慢输液速度，以便有时间对输入更多液体可能发生的问题进行评估，从而降低肺水肿的发生率。

对 CVP、动脉压和尿量的联合动态观察和综合分析，注意这些参数对治疗的反应，可以作为维持麻醉期间循环稳定与否的重要指标，也有助于判定血容量和心脏的功能状态。

（五）影响中心静脉压监测的因素

影响因素包括导管末端位置、回心血量、血管张力、右心室的顺应性、三尖瓣、胸腔的压力和呼吸机。

1.导管位置　测定 CVP 时导管尖端必须位于右心房或进右心房的上、下腔静脉内。若导管尖端无法达到上述位置，则测压不准。

2.标准零点　一般均以右心房中部水平线作为理想的标准零点。仰卧时基本上相当于第 4 肋间腋中线水平，侧卧位时则相当于胸骨右缘第 4 肋间水平。零点发生偏差将显著影响测定值。一旦零点确定，就应该固定好。若患者体位发生改变应及时调整零点。

3.胸膜腔内压　影响中心静脉压的因素除了心功能、血容量和血管张力外，首先是胸膜腔内压。右心室的有效充盈压常可由中心静脉压与心包腔的心室外壁压之差表示，正常的心室外壁压即是胸膜腔内压，在任何情况下当胸膜腔内压增加时，心室外壁压随之增高，即减小此压差而影响心脏的有效充盈。患者咳嗽、屏气、伤口疼痛、呼吸受限及麻醉和手术等因素均可通过影响胸膜腔内压而改变中心静脉压的测量数值。机械通气时常会使胸腔内平均压升高，因此如患者情况许可，测 CVP 时最好暂停机械通气。

4.测压系统的通畅度　测压系统通畅，才能提供正确的测压数值。所以测 CVP 前一定要检查导管、测压系统的通畅度，保证其通畅性。

（六）CVP 临床意义与处理（表 7-2）

表 7-2　中心静脉压、血压变化与治疗处理

CVP	BP	临床意义	处理方法
低	低	血容量不足	充分补液
低	正常	心收缩功能良好，血容量轻度不足	适当补液
高	低	心排血量降低，心功能不全或容量相对过多	强心，舒张血管

☆☆☆☆

续表

CVP	BP	临床意义	处理方法
高	正常或高	容量血管收缩，循环阻力（PVR）增加	舒张血管
正常	低	心排血量（CO）减少，容量血管收缩过度，容量相对不足	补液实验*

* 在 5 ～ 10 分钟快速输液 100 ～ 200ml，如 CVP 不升高、血压升高，提示血容量不足。如 CVP 立即上升 $2.25 ～ 3.75cmH_2O$（$0.3 ～ 0.5kPa$），提示心功能不全

（七）影响 CVP 的因素

1. 病理因素　CVP 升高见于右心及左、右心室心力衰竭、心房颤动、肺梗死、支气管痉挛、输血补液过量、纵隔压迫、张力性气胸及血胸、慢性肺部疾病、心脏压塞、缩窄性心包炎、腹内压增高的各种疾病及先天性和后天性心脏病等。CVP 降低的原因有失血和脱水引起的低血容量，以及周围血管扩张，如神经性和过敏性休克等。

2. 神经体液因素　交感神经兴奋，儿茶酚胺、抗利尿激素和醛固酮等分泌增加，血管张力增加，使 CVP 升高。相反，某些扩血管活性物质，使血管张力减少，血容量相对不足，CVP 降低。

3. 药物因素　快速输液，应用去甲肾上腺素等血管收缩药，CVP 明显升高；用扩血管药或心功能不全的患者用洋地黄等强心药后，CVP 下降。

4. 其他因素　缺氧和肺血管收缩，气管插管和气管切开，患者挣扎和躁动，控制呼吸时胸膜腔内压增加，腹腔手术和压迫等均使 CVP 升高；麻醉过深或椎管内麻醉时血管扩张，CVP 降低。

（八）并发症及预防

1. 感染　中心静脉置管感染率 2% ～ 5%，因此在操作过程中应严格无菌操作技术，加强护理，每天更换敷料，每天用肝素溶液冲洗导管。

2. 出血和血肿　颈内静脉穿刺时可能穿破椎动脉和锁骨下动脉，在颈部可形成血肿，透析患者肝素化后或凝血机制差的患者更易发生。因此，穿刺前应熟悉局部解剖，掌握穿刺要点，一旦误穿入动脉，应做局部压迫，对肝素化患者，更应延长局部压迫时间。

3. 其他　包括气胸、血胸、气栓、血栓、神经和淋巴损伤等。虽然发病率很低，但是后果严重。因此，必须加强预防措施，熟悉解剖，认真操作，一旦出现并发症，应立即采取积极治疗措施。

二、动脉压检测

血压是血液在血管内流动时对血管壁的侧压力，可以反映心排血量和外

☆ ☆ ☆ ☆

周血管阻力，同时与血容量、血管壁弹性、血液黏滞度等因素有关，是衡量循环功能的重要指标之一。一般指体循环动脉血压。心室收缩时，血液射入主动脉，主动脉压急剧升高，至收缩中期达最高值，此时的动脉血压称为收缩压。心室舒张时，主动脉压下降，至心室舒张末期达动脉血压的最低值，此时的动脉血压称为舒张压。脉压是收缩压和舒张压之差。成人正常收缩压 90 ～ 139mmHg（12.0 ～ 18.6kPa），舒张压 60 ～ 89mmHg（8.0 ～ 12.0kPa），脉压 30 ～ 40mmHg（4.0 ～ 5.3kPa）。

由于血压是估计心血管功能的最常用方法，准确和及时监测血压，对于了解病情、指导心血管治疗和保障重症患者安全具有重要意义。血压的监测方法可分为无创血压监测和有创血压监测。

（一）无创血压监测

无创血压监测是麻醉手术围手术期的常规监测项目，根据袖套充气方式不同，分为手动测压法和电子自动测压法。电子自动测压法又称自动化无创测压法（automated noninvasive blood pressure，NIBP），是临床麻醉和 ICU 中使用最广的血压监测方法之一，主要采用振荡技术。

NIBP 的优点：无创伤性，重复性好；操作简单，易于掌握；适用范围广，包括各年龄的患者和拟行各种大小手术的患者；自动化的血压监测，能够按需要定时测压，省时省力；能够自动检出袖套的大小，确定充气量；血压超出设定的上下限时能自动报警。

虽然电子自动测压法为无创伤性并相对安全，但如不注意合理正确使用，频繁测压、测压时间过长或测压间隔时间过短，可能会发生局部疼痛、局部瘀点和瘀斑、上肢水肿、静脉淤血、血栓性静脉炎、肢体缺血、麻木等并发症。

无创血压监测的注意事项：

1. 注意袖套规格和测压方法。袖套宽度要适当，袖套过宽，血压偏低；袖套偏窄，血压偏高。袖套松脱时血压偏高。一般应为上臂周径的 1/2，小儿需覆盖上臂长度的 2/3。肥胖患者即使用标准宽度的袖套，测出血压读数仍偏高，这与部分压力作用于脂肪组织有关。

2. 选择合适的测量部位，一般选择上臂。偏瘫、动静脉瘘、大动脉炎、肢体外伤或手术的患者应选择健侧肢体测量，避免选择静脉输液肢体测量血压。被测肢体与心脏应在同一水平。

3. 收缩压过低时，电子自动测压仪可能测不出或不准确，故不适用于严重低血压患者。自动测压需时 2 分钟，无法连续显示瞬间的血压变化。因此，用于血压不稳定的重症患者，不能及时发现血压骤升骤降的病情突变，此时改用有创血压监测更理想。

（二）有创血压监测

1. **定义**　有创血压监测是将动脉导管置入动脉内直接测量动脉内血压的

☆☆☆☆

方法。经体表将各种导管或监测探头插入心腔或血管腔内直接测定血压的方法，与临床常见的无创血压监测相比，有创血压可以提供连续、可靠、准确的监测数据。正常情况下有创血压比无创血压高 2 ～ 8mmHg，危重患者可高达 10 ～ 30mmHg。

2. 有创动脉压监测优点

（1）直接动脉压力监测为持续的动态变化过程，不受人工加压、袖带宽度及松紧度影响，准确可靠，随时取值。

（2）可根据动脉波形变化来判断分析心肌的收缩能力。

（3）患者在应用血管活性药物时可及早发现动脉压的突然变化。

（4）用于需要反复采集动脉血气标本的患者减少痛苦。

3. 适应证

（1）各类危重患者，循环功能不全者，体外循环下心内直视手术、大血管外科手术、脏器移植手术等可能术中大失血的手术。

（2）严重低血压、休克和其他血流动力学不稳定的疾病患者，或无创血压难以监测者。

（3）严重高血压、创伤、心肌梗死、心力衰竭、多器官功能障碍综合征患者。

（4）手术中需要控制性降压、低温麻醉、血液稀释、嗜铬细胞瘤手术或燃料稀释法测定心排血量时。

（5）需要反复抽血进行动脉血气分析时。

（6）选择性造影，动脉插管化疗时。

4. 禁忌证

（1）穿刺部位或其附近存在感染。

（2）凝血功能障碍：对已使用抗凝剂患者，最好选用浅表且处于肌体远端血管。

（3）患有血管疾病的患者，如脉管炎等。

（4）手术操作涉及同一部位。

（5）Allen 试验阳性者禁忌行桡动脉穿刺测压。

5. 临床操作　动脉穿刺置管术

（1）动脉的选择：桡动脉为首选，其次可选择股动脉、肱动脉、颞浅动脉、足背动脉、腋动脉、尺动脉，但前提是不会造成其血供远端出现缺血性损害。各部位穿刺的优缺点比较如下。

股动脉：搏动清晰、易于穿刺，但不便管理、潜在感染，保留时间短。

肱动脉：并发症少，数值可靠，但出血的概率大，临床少用。

颞浅动脉：血管扭曲，置管困难，多用于小儿置管。

腋动脉：易于定位，并发症少，可长期使用。

尺动脉：人类 90% 的手部血液是由尺动脉供给。

足背动脉：极少栓塞，常作为备选血管，足背动脉保留方便，不易随患者的活动而使留置针脱出。

桡动脉：首选，常用左侧，易定位，侧支丰富。1 ～ 3 天短时间测压常用。穿刺前必须做 Allen 试验。以判断尺动脉循环是否良好，是否会因桡动脉插管后的阻塞或栓塞而影响手部的血流灌注。

有创血压随距离心脏的位置变化而变化，越远则收缩压越高，而舒张压越低。

（2）动脉穿刺置管方法：以经皮桡动脉穿刺置管法为例。

桡动脉穿刺置管术前准备

① Allen 试验：清醒患者可嘱其握拳，观察两手指尖，同时压迫桡、尺动脉，然后在放松压迫尺动脉的同时，让患者松拳，观察手指的颜色。如 5 秒内手掌由苍白变红，则表明桡动脉侧支循环良好，Allen 试验阴性；5 ～ 10 秒或 5 ～ 15 秒为可疑，如果长于以上时间则禁忌穿刺置管。

② 改良 Allen 试验：对于昏迷者，1993 年 Castella 利用监护仪屏幕上显示出的 SpO_2 脉搏波和数字来判断。举高穿刺手，双手同时按压尺、桡动脉，显示平线和数字消失。放低手，松开尺动脉，屏幕出现波形和数字，即为正常。表明尺动脉供血良好，如不显示即为异常，需改右手用同样方法试验，或改足背动脉穿刺监测。

桡动脉穿刺置管用物准备

① 动脉套管针：根据患者血管粗细选择 12 号或 16 号普通针头，5ml 注射器、无菌手套、无菌治疗巾及局部麻醉药物。

② 动脉测压装置。

③ 常规无菌盘、小夹板及胶布等。

桡动脉穿刺置管患者准备

① 向患者解释穿刺目的和意义，以取得其配合。

② 检查尺动脉侧支循环情况，Allen 试验阴性者，可行桡动脉置管。

③ 前臂与手部常规备皮，范围约 2cm×10cm，应以桡动脉穿刺处为中心。

桡动脉穿刺与置管

① 患者取仰卧位，前臂伸直，掌心向上并固定，腕部垫一小枕，手背屈曲 60°。

② 摸清桡动脉搏动，常规消毒皮肤，术者戴无菌手套，铺无菌巾，在桡动脉搏动最清晰的远端用局部麻醉药物做浸润麻醉至桡动脉两侧，以免穿刺时引起桡动脉痉挛。

③ 在腕褶痕上方 1cm 处摸清桡动脉后，用粗针头穿透皮肤做一引针孔。

④ 用带有注射器的套管针从引针孔处进针，套管针与皮肤成 30°，与桡动脉走行相平行进针，当针头穿过桡动脉壁时有突破坚韧组织的落空感，并有血液呈搏动状涌出，证明穿刺成功。此时即将套管针放低，与皮肤成 10°，再将其向前推进 2mm，使外套管的圆锥口全部进入血管腔内，用手固定针芯，将外

☆★☆☆

套管送入桡动脉内并推至所需深度,拔出针芯。

⑤ 将外套管连接测压装置,操作过程防止污染。

⑥ 固定穿刺针,必要时用小夹板固定手腕部。

(3) 冲洗装置的连接

① 肝素稀释压力:大于 300mmHg,可以达到 2～4ml 的自动冲洗效果。

② 连接管道:选择大口径硬质导管,内径一般 2～3mm,最好大于 3mm,长度以 60cm 最佳,不超过 120cm。

③ 必须彻底排空管道内的空气,否则导致收缩压偏低,舒张压偏高和波形失真。

④ 凝血机制正常的患者,应用低分子肝素盐水溶液代替普通肝素盐水溶液持续冲洗动脉留置导管;对于凝血机制较差的患者可根据具体情况选用生理盐水或较低浓度的低分子量肝素(8U/ml)溶液冲洗动脉留置导管。

6. 动脉内压力图形的识别与分析

正常动脉压力波形:正常动脉压力波形分为升支、降支和重搏波。升支表示心室快速射血进入主动脉,至顶峰为收缩压,正常值为 100～140mmHg;降支表示血液经大动脉流向外周。当心室内压力低于主动脉时,主动脉瓣关闭与大动脉弹性回缩同时形成重搏波。之后动脉内压力继续下降至最低点,为舒张压,正常值 60～90mmHg。从主动脉到周围动脉,随着动脉管径和血管弹性的降低,动脉压力波形也随之变化,表现为升支逐渐陡峭,波幅逐渐增加,因此股动脉的收缩压要比主动脉高,下肢动脉的收缩压比上肢高,舒张压所受的影响较小,不同部位的平均动脉压比较接近。

7. 监测注意事项 注意压力及各波形变化,严密观察心率、心律变化,注意心律失常的出现,及时准确地记录生命体征。若发生异常,准确判断患者的病情变化,及时报告医师进行处理,减少各类并发症的发生。

8. 测压时注意事项 直接测压与间接测压之间有一定的差异,一般认为直接测压的数值比间接法高出 5～20mmHg;不同部位的动脉压差,仰卧位时,从主动脉到远心端的周围动脉、收缩压依次升高,而舒张压依次降低;肝素稀释液冲洗测压管道,防止凝血的发生;校对零点,换能器的高度应与心脏在同一水平;采用换能器测压,应定期对测压仪校验。

9. 临床护理

(1) 严防动脉内血栓形成:除以肝素盐水持续冲洗测压管道外,尚应做好以下几点,即每次经测压管抽取动脉血后,均应立即用肝素盐水进行快速冲洗,以防凝血;管道内如有血块堵塞时应及时予以抽出,切勿将血块推入,以防发生动脉栓塞;动脉置管时间长短与血栓形成呈正相关,在患者循环功能稳定后,应及早拔出;防止管道漏液,即测压管道的各个接头应连接紧密,压力袋内肝素生理盐水袋漏液时,应及时更换,各个三通应保持良好性能等,以确保肝素盐水的滴入。

（2）保持测压管道通畅：妥善固定套管针、延长管及测压肢体，防止导管受压或扭曲；保持三通开关在正确的方向。

（3）严格执行无菌技术操作：穿刺部位每 24 小时用安尔碘消毒及更换敷料 1 次，并用无菌透明贴膜覆盖，防止污染；自动脉测压管内抽血化验时，导管接头处应用安尔碘严格消毒，不得污染；测压管道系统应始终保持无菌状态。

（4）防止气栓发生：在调试零点、取血等操作过程中，严防气体进入桡动脉内造成气栓形成。

（5）防止穿刺针及测压管脱落：穿刺针与测压管均应固定牢固，尤其是患者躁动时，应严防被其自行拔出。

10. 并发症监护

（1）远端肢体缺血：引起远端肢体缺血的主要原因是血栓形成，其他如血管痉挛及局部长时间包扎过紧等也可引起。血栓的形成与血管壁损伤、导管太硬太粗及置管时间长等因素有关，监护中应加强预防，具体措施如下所述。

① 桡动脉置管前需做 Allen 试验，判断尺动脉是否有足够的血液供应。

② 穿刺动作轻柔稳准，避免反复穿刺造成血管壁损伤，必要时行直视下桡动脉穿刺置管。

③ 选择适当的穿刺针，切勿太粗及反复使用。

④ 密切观察术侧远端手指的颜色与温度，当发现有缺血征象如肤色苍白、发凉及有疼痛感等异常变化，应及时拔管。

⑤ 固定置管肢体时，切勿行环形包扎或包扎过紧。

（2）局部出血血肿：穿刺失败及拔管后要有效地压迫止血，尤其对应用抗凝药的患者，压迫止血应在 5 分钟以上，并用宽胶布加压覆盖。必要时局部用绷带加压包扎，30 分钟后予以解除。

（3）感染：动脉置管后可并发局部感染，严重者也可引起血液感染，应积极预防。

① 所需用物必须经灭菌处理，置管操作应在严格的无菌技术下进行。

② 置管过程应加强无菌技术管理。

③ 加强临床监测：每日监测体温 4 次，查血常规 1 次。如患者出现高热寒战，应及时寻找感染源。必要时，取创面物培养或做血培养以协助诊断，并合理应用抗生素。

④ 置管时间一般不应超过 7 天，一旦发现感染迹象应立即拔除导管。

三、肺动脉压监测

近几十年来心血管功能监测的重要进展之一是肺动脉导管（pulmonary

artery catheter，PAC）在临床上的广泛应用。自从 1970 年 Swan 和 Ganz 发明通过血流引导的漂浮导管后，心脏功能的监测有了飞速发展。肺动脉导管技术成为迅速方便地进行血流动力学监测的重要手段。肺动脉导管不仅能监测传统的参数如中心静脉压、右心房压、肺动脉压、肺动脉楔压（PAWP）、连续心排血量和混合静脉血氧饱和度，还可直接连续测量每搏量、右心室舒张末期容积和右心室收缩末期容积，因此可以同时进行压力监测和容量监测。但 PAC 操作不当，可发生严重的并发症如肺动脉栓塞、出血、梗死等。因此应严格掌握适应证，提高操作水平。

（一）适应证

1. 左心功能不全。

2. 心源性休克、低血容量休克、感染性休克或多脏器功能衰竭。

3. 近期心肌梗死或不稳定型心绞痛。

4. 心脏大血管手术估计伴大出血或大量体液丧失。

5. 右心衰竭、肺高压、严重腹水和慢性阻塞性肺疾病。

6. 血流动力学不稳定需用强心药或扩血管药等维持。

7. 主动脉手术需钳闭主动脉者。

（二）禁忌证

1. 绝对禁忌证

（1）三尖瓣或肺动脉瓣狭窄：PAC 不能通过狭窄的瓣膜，即使偶尔通过，也可加重妨碍血流通过。

（2）右心房或右心室内肿块（肿瘤或血栓形成）：插管时不慎，可致肿块脱落而引起肺栓塞或阵发性栓塞。

（3）法洛四联症：右心室流出道十分敏感，PAC 通过肺动脉时，常可诱发右心室漏斗部痉挛而使发绀加重。

2. 相对禁忌证

（1）严重心律失常：正常情况下，PAC 置管时，常可诱发一过性房性或室性心律失常，因此，手术患者伴有心律失常时，插管过程中可引起严重心律失常。此类患者是否选用 PAC，需权衡其利弊。

（2）凝血障碍：经大静脉穿刺插管时，可能会发生出血、血肿。因此，手术患者伴凝血功能异常者应慎用。

（3）近期置起搏器导管者：施行 PAC 插管或拔管时不慎，可导致起搏导线脱落。

（三）肺动脉导管置入方法

肺动脉导管置入通常选择右颈内静脉，其从皮肤至右心房的距离最短，导管可直达右心房，操作与颈内静脉做 CVP 相似，易于掌握，并发症少。当颈内静脉穿刺成功后，将特制的导引钢丝插入，沿钢丝将导管鞘和静脉扩张器插入

☆ ☆ ☆ ☆

静脉，然后拔出钢丝和静脉扩张器，经导管鞘将 PAC 插入右心房，按波形特征和压力大小，经右心室、肺动脉进入肺小动脉，相当于左心房水平，PAC 即停留于肺小动脉内，可测得肺动脉楔压（PAWP）、混合静脉血氧饱和度和心排血量。

肺动脉导管置入注意事项：

1. PAC 顶端应位于左心房同一水平，PAWP 才能准确反映左心房压（LAP）。

2. PAC 最佳嵌入部位应在肺动脉较大分支，充气时进入到嵌入部位，放气后又退回原处。

（1）呼吸对 PAWP 有影响，用机械通气或自发呼吸时，均应在呼气终末测 PAWP。

（2）温度稀释法测心排血量时，注射液的温度与受试者体温的差别应大于 10℃。通常采用 0 ～ 4℃生理盐水，注射速度不可太慢，一般每秒 2ml，连续测 3 次，取平均值。所选 PAC 规格应与注射容量相匹配。

（3）进行混合静脉血氧饱和度监测时，应先抽取肺动脉血做血气，按血气混合静脉血氧饱和度为标准，对混合静脉血氧饱和度监测进行校正。

（四）肺动脉压临床意义

肺动脉压（PAP）：肺动脉压分为收缩压（PAPs）、舒张压（PAPd）和平均压（PAPm）。PAPs 反映了右心收缩时产生的压力，取决于右心室每搏量、射血速度和肺小动脉的弹性。PAPd 取决于收缩压的高低、右心室舒张期的长短及肺动脉的阻力。成人肺动脉压正常值：PAPs 为 15 ～ 28mmHg（平均为 25mmHg），PAPd 为 8 ～ 15mmHg（平均为 10mmHg），PAPm 为 10 ～ 20mmHg（平均为 12mmHg）。

1. *估计左心功能* 心室舒张时，肺微血管和肺静脉床、左心房及左心室成一共同腔室，PCWP 亦可代表左心室舒张末期压（LVEDP），因此可反映左心室前负荷。如果排除其他原因，如缺血、二尖瓣病变等，肺动脉压和 PCWP 可以估计左心功能。在无肺血管病变时，肺动脉舒张压、左心房压和 LVEDP 相关良好，用肺动脉舒张压可以表示上述压力。当左心功能不全时，心室顺应性降低，LVEDP 显著升高。当出现体循环低血压、心排血量减少，同时肺动脉压和 PCWP 升高时，是左心功能不全的标志。此时用肺动脉舒张压和 PCWP 表示 LVEDP 就未必恰当，LVEDP 常超过肺动脉压和 PCWP。平均 PCWP 一般能反映左心功能，心排血量正常时，若 PCWP 在 8 ～ 12mmHg，提示心室功能良好；低心排血量或循环障碍征象时，若 PCWP 小于 8mmHg，则提示血容量不足，需增加左心室的充盈量。当 PCWP 超过 20mmHg 时，表明左心室功能欠佳。当 PCWP 增高达 20mmHg 以上时，已有左心功能异常；若高达 30mmHg 或以上时，则出现肺水肿。

2. *估计右心功能* 中心静脉压可以判断右心的容量是否超负荷或不足。右心室壁薄，当由于肺血管病变、心脏原发性疾病、心肌保护不良、外科手术等原因，

☆☆☆☆

导致右心衰竭时，表现为 CVP 增高，心排血量减少，平均肺动脉压与 CVP 差距下降。

3. 诊断肺动脉高压和肺动脉栓塞　正常肺血管阻力状态，肺动脉舒张压与 PCWP 非常接近。肺动脉舒张压增高，提示肺动脉高压。正常时肺动脉舒张末压仅较 PCWP 略高，但若相差达 6mmHg 以上时，则表示肺小动脉与肺微血管间存在着明显的阻力。此时如能排除由慢性肺源性心脏病、肺纤维化或其他原因引起者，则应可考虑肺动脉栓塞。

4. 估计心包病变　由于舒张期心脏的充盈受阻，使右心室舒张末期压、右心房压力增高，甚至可增高至与肺动脉压相近，其 PCWP 与右心房压可无明显差别，心排血量明显下降。这种情况可见于缩窄性心包炎和限制性心肌病。

5. 估计瓣膜病变　依靠肺动脉导管，通过测量跨瓣膜压差，可以诊断三尖瓣和肺动脉瓣狭窄。三尖瓣跨瓣膜压差为 CVP 与右心室舒张末期压力(RVEDP)之差。二尖瓣病变可以通过 PCWP 波形的变化反映出来。

6. 早期诊断心肌缺血　当心肌缺血时，导致心肌顺应性下降，左心室舒张末期压（LVEDP）明显增高。心肌缺血与 LVEDP 或 PCWP 升高有明显相关性，基础研究提示 PCWP 较 LVEDP 可能更敏感。通过观察 PCWP 波形和压力变化，可以早期诊断心肌缺血。

四、心输出量检测

心输出量（cardiac output，CO）是反映心泵功能的重要指标，是临床上了解循环功能最重要的基本指标之一。CO 是指心脏每分钟将血液泵至周围循环的血量，可反映整个循环系统的功能状况，包括心脏机械做功和血流动力学，了解前、后负荷、心率及心肌收缩力。目前心输出量的监测方法有无创性和有创性监测两大类。

（一）有创性心输出量监测

有创心输出量监测的方法有染料稀释法、温度稀释法和连续温度稀释法。

1. 染料稀释法　是温度稀释法问世前常用的心输出量测定方法。传统的指示剂采用吲哚氰蓝绿，注入后可与血浆蛋白结合，通过肺循环时仍能保留在循环内,染料以单次方衰减,每分钟消失26%,注射后20分钟仅留有35%于循环内,不使皮肤和黏膜染色。注射药量一般为 1ml（5mg/ml），注射部位与样本抽取部位原则上越近越好，理想的注射部位为右心房，样本抽取部位在肱动脉或腋动脉。临床上常采用桡动脉或足背动脉。注射速度宜快,使染料在单位时间内比较恒定,获得的曲线比较好,以减少误差。

2. 温度稀释法

（1）通过 Swan-Ganz 导管：是临床上传统的测量 CO 的温度稀释法，通过借助 Swan-Ganz 导管能方便迅速地得到 CO 的数值。指示剂可采用冷(0 ～ 5℃)的或室温（15 ～ 25℃）的生理盐水或 5% 葡萄糖溶液，通常以生理盐水为多。成人一般每次注入 10ml，小儿用 1 ～ 5ml。将溶液从肺动脉漂浮导管头端 30cm 开口处于右心房的管腔内快速注入，溶液随之被血液稀释，同时温度随即由低而升高，经离导管顶端 4cm 处的热敏电阻连续监测，记录温度 - 时间曲线，同时在仪器中输入常数及中心静脉压、肺动脉压、平均动脉压、身高、体重或体表面积，仪器很快报出心输出量及其他血流动力学指标，一般要连续做 3 次，取平均值。

（2）通过周围动脉（股动脉）：脉搏指数连续心输出量监测（pulse-induced contour cardiac output，PICCO）是一种较新的微创血流动力学监测技术，采用热稀释法可测得单次的心输出量，并通过动脉压力波形曲线分析技术测得连续的心输出量。PICCO 使用动脉热稀释法以方便测量，不需置入肺动脉导管，只要由一条中心静脉导管快速注入一定量的冰生理盐水或葡萄糖水（水温 5 ～ 10℃，约 10ml），再由另一条动脉热稀释导管（置于股动脉）可得热稀释的波形，此步骤重复 3 次，PICCO 仪器将自行记录这几次的结果并算出一个标准值，PICCO 以此标准值，再根据患者的脉搏、心率通过公式算出心搏出量。既可进行 CO、胸腔内血容量（ITBV）及指数（ITBI）、血管外肺水（EVLW）及指数（ELWI）等指标的测定，又能进行每次心脏搏动的心输出量（PCCO）及指数（PCCI）、每搏量（SV）及指数（SVI）、ABP 等的连续测定。

PICCO 连续监测下列参数（表 7-3）：每次心脏搏动的心输出量（PCCO）及指数（PCCI）；动脉压（AP）；心率（HR）；每搏量（SV）及指数（SVI）；每搏量变化（SVV）；外周血管阻力（SVR）及指数（SVRI）等。

表 7-3 PICCO 正常值

参数	正常值	单位
CI	3.0 ～ 5.0	L/（min • m^2)
ELWI	3.0 ～ 7.0	ml/kg
CFI	4.5 ～ 6.5	l/min
HR	60 ～ 90	b/min
CVP	2 ～ 10	mmHg
MAP	70 ～ 90	mmHg
SVRI	1200 ～ 2000	dyn.s.cm^{-5} • m^2
SVI	40 ～ 60	ml/m^2
SVV	≤ 10	%

☆☆☆☆

（二）无创性心输出量监测

1. 心阻抗血流图　是利用心动周期与胸部电阻抗的变化来测定左心室收缩时间和计算出每搏量，然后再算出一系列心功能参数，该方法操作简单安全，可动态连续监测 CO 及与其有关的血流动力学参数。

2. 超声多普勒法　所谓多普勒原理是指光源与接收器之间的相对运动而引起接收频率与发射频率之间的差别。超声多普勒法监测心输出量正是利用这一原理，通过测定主动脉血流而测定 CO。目前临床应用的有经胸骨上、经食管、经气管等超声多普勒监测 CO。

3. 二氧化碳无创心输出量测定　是利用二氧化碳弥散能力强的特点作为指示剂，根据Fick原理来测定心输出量，其测定方法很多，常用的有平衡法、指数法、单次或多次法、三次呼吸法等测定方法。

（三）心输出量监测的临床意义

1. 监测心泵功能　心输出量由前负荷、后负荷、心肌收缩性、每搏量和心率决定，如前负荷降低、后负荷增加、心肌收缩力减弱，则每搏量减少，心动过速或过缓及心律失常均可引起心输出量减少。

2. 计算血流动力学参数（表 7-4）

表 7-4　血流动力学指标正常值

血流动力学指标	计算公式	正常值
心输出量（CO）	$CO=SV \times HR$	$4 \sim 8L/min$
心指数（CI）	$CI=CO/BSA$	$2.5 \sim 4 \, L/(min \cdot m^2)$
每搏量（SV）	$SV=CO/HR \times 1000$	$60 \sim 90ml$
每搏指数（SVI）	$SVI=SV/BSA$	$40 \sim 60ml/m^2$
每搏功（SW）	$SW=(MAP-PAWP) \times SV \times 0.136$	$85 \sim 119g$
左心室每搏功指数（LVSWI）	$LVSWI=(1.36MAP-PAWP)/100 \times SVI$	$45 \sim 60g/m^2$
右心室每搏功指数（RVSWI）	$RVSWI=(1.36MAP-CVP)/100 \times SVI$	$5 \sim 10g/m^2$
体循环血管阻力（SVR）	$SVR=(MAP-CVP)/CO$	$900 \sim 1500 \, (dyn \cdot s)/cm^5$
肺循环血管阻力（PVR）	$PVR=(PAP-PAWP)/CO$	$150 \sim 250 \, (dyn \cdot s)/cm^5$

（四）PICCO 护理要点

1. 病情观察　严密观察患者意识、生命体征、血氧饱和度及心电图变化，准确记录患者的出入量。持续监测心排血量 PCCO 及指数 PCCI、每搏量 SV 及指数 SVI、SVR 等变化，定时进行 CO、胸腔内血容量 ITBV 及指数 ITBI、血管外肺水 EVLW 及指数 ELWI 等指标的测定，根据观察及监测结果指导输液量和调整血管活性药物的使用剂量，为患者提供最佳的治疗方案。

2. PICCO 管路护理　穿刺成功后正确连接管路，注意观察两条管路是否通畅及监护仪中所监测到的波形情况，以便及时发现导管有无阻塞、脱出、移位等异常情况。用肝素盐水（肝素钠 25mg 加生理盐水 500ml）以 5ml/h 的速度持续管道冲洗。在日常操作中，严格执行无菌技术操作，每天更换测压管道冲洗液。通常 PICCO 留置时间可达 10 天，若患者出现高热、寒战等表现，应立即拔除导管，留取导管尖端做细菌培养。

3. PICCO 穿刺部位护理　患者术侧肢体保持伸直，妥善固定导管，防止患者翻身或躁动时导管移位或滑脱。观察穿刺部位有无渗血、肿胀、淤血等情况，对凝血机制相对差的患者，股动脉置管处需用沙袋压迫 6～8 小时。当 PICCO 撤除时，按压股动脉穿刺处 15～30 分钟后加压包扎，同时用 1.0～1.5kg 沙袋压 6～8 小时，密切观察穿刺侧肢体温度及颜色、足背动脉搏动情况。如肢体出现疼痛、肌肉痉挛、颜色苍白、变凉、足背动脉搏动消失等，立即汇报医师处理。

4. 及时进行 PICCO 定标，确保测量值的准确性　PICCO 需要用热稀释法进行定标。病情稳定后建议每 8 小时或每天定标一次，如果患者病情需要可以每小时定标一次。如果 15 分钟内出现同方向变化或出现突然的数值改变，建议及时定标。定标时注意：① PICCO 定标为至少 3 次以上的热稀释系列定标，定标的液体为冰盐水，要求温度低于 8℃。②注射冰盐水前等待仪器屏幕提示指示剂的量，根据患者的体重和胸腔内液体量及测量提示进行选择，一般为每次 10～15ml，7 秒之内匀速注入；注射完成之后要关闭装有注射液的注射器旋阀，等待测量结果出现之后才可触摸或移动导管。③定标首次测量之前需暂停中心静脉输液 30 秒以上。④检查其他与患者相连接的设备，如呼吸机、输液泵等造成的干扰。

第三节　体温监测

体温监测又称体温测量，是指对人体内部温度进行测试、测量从而对疾病诊治提供依据的测温方法。

体温描述分外周温度和体核温度。

1. 外周温度　指人体的外周组织包括皮肤、皮下组织和肌肉等的温度。外周温度不稳定，形成从里至外的温度下降，并由于机体几何形状不规则而形成不同部位之间复杂的温度差。外周温度也易受环境温度等因素的影响而变动，特别是皮肤与四肢末端的温度波动更大。

☆☆☆☆

2. 体核温度　指机体深部（包括心、肺、脑、腹腔内脏等处）的温度。体核温度比外周温度高，且比较稳定，各部位之间的差异也较小。在不同环境中，体核温度和外周温度的分布会发生相对改变。体核温度决定了约 80% 的对温度变化的自主神经反应。

一、体温监测仪器

最理想的测量体温的方法是连续、准确，最小侵入，易于使用，便宜。

目前还没有监测系统可以满足以上每个标准。术中常用的体温监测仪有下述几种。

1. 电子体温计　术中最常用的体温监测仪是电子温度计，其中最常用的两种类型是热敏电阻温度计和温差电偶温度计。前者利用温度计中的电阻随温度改变而改变的原理，后者利用两种金属构成的电流与其接受的温差有关的原理制成。电子温度计不仅可以制作成类似水银温度计一样的断续测量的温度计，还可以做成可以连续测量的温度计（每秒测量一次），测量灵敏、快速、准确，可连续监测，常用于监测鼻咽、食管、膀胱、直肠等部位温度。

2. 红外线体温计　主要用于鼓膜温度的测定，由于其反应速度快、与中心温度有较好的相关性，目前应用逐步广泛。不足的是探头为一次性使用，位置安放不当将影响测定结果，并且只能间断测定而不能连续监测。另外，红外温度计的一大优势是可以实现远距离测量，这为在公共场合下进行体温的初筛，提供了很好的工具。

3. 玻璃内汞温度计（水银温度计）　是临床上最常用的一种体温表，在一根玻璃管的贮囊内灌满水银，插入口腔或肛门后，利用其受热膨胀原理，得出温度变化，由于管理不便在麻醉中不宜应用。在一些发达国家，使用水银温度计测量人体温度的方法已经完全淘汰，原因之一是这种温度计容易破碎，更为重要的原因是为了保护环境。

4. 液晶温度计　合适的液体化合物被切成一薄塑料片，随温度变化液体结构和颜色发生变化。通过不同化学混合物的几何排列，用重叠数字化显示温度变化趋势的信息，这项技术可以用于前额和四肢温度监测。由于测定的是皮肤温度，与中心温度相关性差。

二、体温监测的部位

测温部应分中心和体表两部，内部温称中心温，血液循环丰富，环境影响小，测温准确可靠，为真实体温（body temperature，BT）；体表各部温差大，取平均值有临床意义。中心温度可通过鼻咽部、食管、鼓膜、肺动脉等部位测得。

此外，口腔、腋部、直肠、膀胱等接近中心温度的部位在临床上也被应用。

1. **口腔温度**　置舌下测温，一般患者常用。但当患者张口呼吸，饮食时可导致误差，麻醉和昏迷患者、不合作患者不适用口腔测温。

2. **腋窝温度**　上臂紧贴胸壁成人工体腔，探头置腋动脉部，此处温度近中心温。腋温比口温低 0.3 ～ 0.5℃，腋温 +0.55℃ 相当于直肠温。腋窝测温方便、无不适，较稳定，是体温监测常用部位。

3. **直肠温度**　又称为肛温。是将温度计置入肛门深部，小儿置入深度 2 ～ 3cm，成人 6 ～ 10cm。缺点：体温变化迅速时，反应慢，尤连续性血液净化（CPB）降温和复温时，存在滞后现象，应予以重视。

直肠内细菌产热、腹腔冲洗液和膀胱冲洗可导致直肠测温不准确。放置电极时要注意防止直肠穿孔的可能性，特别是新生儿和儿童。

4. **鼻咽温度和深部鼻腔温度**　将温度探头放在鼻咽部鼻咽或鼻腔顶，鼻咽部因与颈内动脉靠近，此处温度可反映大脑温度，是测量体内温常用部位。缺点：易受吸入气流温度、呼吸的影响，此温随血温迅速变化；注意操作轻，防鼻出血。有出血倾向患者及已肝素化患者不宜采用此方法。

禁用于有食管方面异常的患者，也不适用于一些面部、口腔手术患者。该方法清醒患者较难耐受，主要用于全身麻醉患者。

5. **食管温度**　将测定食管温度探头置食管上段的中下 1/3 交界处，相当于左心房与主动脉之间，测得温度与血温接近，反映心脏、大血管的温度。对血温变化反应快速，是测量中心温度的好方法，对体表和中心温差大或停 CPB 后判断有意义。缺点：易受呼吸道影响。

6. **鼓膜温度**　鼓膜血供丰富，因与颈内动脉、下丘脑邻近，与脑温相近，可作为大脑温度的指示，是测量中心温度最准确的部位。测温时将温度计置入鼓膜堵外耳道，免除大气影响，且选择柔韧性好的探头，避免损伤外耳道和鼓膜。因探头放置在接近鼓膜部位，可引起外耳道损伤、出血、鼓膜穿孔等并发症。作为一种替代方法，可以用红外线体温计测量耳温代替鼓膜温度测量。虽然测的温度并不是实际的鼓膜温度，但可以通过校正使其接近核心温度。鼓膜温度也受耳耵和探头位置的影响。

主要反映腹腔内脏温度，直肠的温度反应较慢。

7. **膀胱温度**　带有测温器的导尿管是一种安全简便、可连续测定的体温测量方法，尿量和膀胱温度可同时被测量。在尿量减少及腹部手术时准确性降低。

8. **肺动脉血液温度**　当患者有放置肺动脉导管监测血流动力学时，可通过肺动脉导管监测肺动脉血温，是监测核心温度的金标准。

9. **外周皮肤温度**　皮肤温度是反映末梢循环的部位，易受环境温度、电极压力、汗液等多种因素的影响。此外，身体表面不同部位的温度变化较大。在保持恒定室温条件下，可监测胸壁、上臂、大腿、小腿四个位点的温度推算平

☆☆☆☆

均皮温。

皮温 =0.3×（胸部温＋上臂温）+0.2×（大腿温＋小腿温）。

皮温反映外周灌注。灌注差，CO ↓ → BT ↓；灌注好，BT ↑。

三、体温监测的临床意义

体温是重要生命体征。脑皮质和下丘脑调节中枢，经神经、体液调节产热散热，维持体温恒定。围手术期体温监测有助于发现异常低体温和高体温（包括恶性高热）。准确的体温监测有助于评价低体温后不同保暖技术或恶性高热时治疗措施的效果，并观察不同麻醉用药后体温调节反应的变化。体表温度测定可用于评价低体温时皮肤血管收缩反应，应用局麻药后皮肤血管的扩张反应，并可用于评价外科血管修复手术的效果。麻醉导致的体温调节功能受损是围手术期体温失衡的主要原因。术中低体温（核心温度低于 36℃）是麻醉过程中最常见的并发症之一，研究发现，临床上 50%～70% 的患者会发生核心温度为34～36℃的轻度低体温。低体温在某些时候对机体可能是有益的，如低灌注时的器官保护，但多数情况下，会对机体产生不良影响，如寒战、苏醒延迟、心肌缺血等。因此，必须积极预防和治疗。除非低温特别必要，术中核心体温应维持在 36℃以上。当全身麻醉时间超过 30 分钟或手术时间超过 1 小时均应进行体温监测。

四、围手术期体温异常

（一）低温

低温是围手术期最常见的体温失衡现象，其主要是在麻醉导致的体温调节功能受损的基础上，再加上手术室低温环境、手术创伤、患者因素等各种相关因素共同作用的结果。

1. 围手术期体温下降的原因

（1）麻醉及麻醉药物对体温调节的影响：麻醉及麻醉药物通过降低新陈代谢率、抑制血管收缩、消除寒战及抑制低温时的体温调节机制影响正常的体温调节。因此，在低温的手术环境中，纯热量丢失及中心体温降低几乎不可避免。

（2）环境温度的影响：手术室的室间温度一般在 18～21℃，由于患者在麻醉状态下不能活动产热，又暴露于低温的环境中，患者散失热量导致低温。

（3）各种手术操作的影响：术野皮肤大面积暴露，使用未加温的皮肤消毒液消毒均可导致大量的蒸发性散热。另外，开胸、开腹手术操作等暴露内脏器官，使用冷冲洗液行胸腔、腹腔冲洗的操作等会令患者散失大量的热量。

（4）输注冷的血液、液体：成人静脉输入每升常温（16～20℃）下的胶体或晶体液，或每输入 1U 4～8℃的血液，可以使患者体温降低约 0.25℃。

（5）年龄和疾病的影响：老年、婴幼儿患者，内分泌功能异常如甲状腺功能降低患者、营养状况差、皮下脂肪少的患者，烧伤患者、下丘脑损害患者、脊髓损伤患者、自主神经功能紊乱的患者都易发生低体温。

2. 围手术期低体温对机体的影响　低体温对机体多个组织器官都有不良的影响。

（1）心血管系统：研究发现核心体温降低 1.4℃时，患者心脏不良事件的发生率会升高 3 倍。轻度低温的患者早期心率增快、每搏量和心排血量增加、血压升高；当体温进一步降低，心脏受到抑制时，则心率减慢、心排血量下降、血压下降、出现心律失常等并发症。

（2）凝血功能：有研究发现，低温与患者出血倾向有关，低温主要通过对血小板和凝血因子酶活性的影响引起患者凝血功能障碍。

（3）对药物代谢的影响：与器官功能及药物代谢有关的酶对温度十分敏感，低温直接抑制肝酶活性，使药物代谢减慢，因而任何依靠这些器官清除的药物可能会蓄积，如肌松药、丙泊酚等。低温还会增加挥发性麻醉药的组织溶解度，在血浆分压一定时，低温会增加体内的麻醉药含量，使麻醉患者苏醒延迟。

（4）麻醉恢复期延长：由于药物代谢变慢，苏醒延迟，故患者在麻醉恢复室停留时间延长。

（5）术后寒战：许多患者在麻醉期间已经发生低温，但由于肌松药和麻醉药的作用下，患者没有产生寒战；麻醉手术结束后，随着肌松药和麻醉药对骨骼肌的作用减退，机体通过骨骼肌收缩 - 寒战来恢复正常的体温。寒战时可增加机体的耗氧量，也加重患者术后切口疼痛和不适感。

（6）伤口感染：是术后常见的并发症，有研究表明，术中发生低体温可增加患者术后伤口感染发生率。首先，低体温引发体温调节性血管收缩，显著降低皮下氧张力，组织缺氧间接抑制中性粒细胞功能，从而增加切口感染概率；而切口感染概率和皮下氧张力有关。其次，低体温直接抑制免疫功能，包括 T 细胞介导的抗体产生及中性粒细胞的非特异性氧化杀伤细菌的能力。

3. 围手术期低温的预防和处理　由于围手术期低体温会明显增加患者并发症，因此预防和处理低体温非常重要。主要措施：①保持合适的室温，避免室温过低；②尽量减少暴露患者非手术区域的面积和暴露的时间，用被单覆盖非手术区域；③应用对流热空气毯、循环水加热垫、电加热垫等对患者进行保温和升温；④冲洗液应使用预热的液体，可减少患者热量的丢失；⑤输血、输液时先预热或使用加温仪输注；⑥术后寒战的处理，除了上述的保温、升温措施，还可注射哌替啶、曲马多，能有效治疗术后寒战，但应注

☆☆☆☆

意观察药物的副作用。

（二）高温

1. 体温增高的原因

（1）环境温度过高，加温毯、暖风机温度过高、厚的手术铺单等。

（2）脱水。

（3）呼吸做功增加。

（4）原先存在感染和发热。

（5）甲状腺功能亢进症、嗜铬细胞瘤。

（6）输液、输血反应。

（7）药物，如甲基异丁烯酸盐水泥、阿托品。

（8）恶性高热。

2. 高温对机体的影响　发热增加氧耗量和二氧化碳的产生，从而刺激循环系统、呼吸系统和导致代谢性或呼吸性酸中毒，如果不纠正，可引起抽搐、缺氧性脑损伤、低血压、甚至心脏停搏。

3. 治疗措施

（1）降低环境温度。

（2）减少被服。

（3）使用冰袋等物理降温。

（4）输入冷的液体。

（5）使用解热药。

4. 恶性高热　是一种神经肌肉疾病，常见于麻醉中接触触发剂后，患者出现体温急剧升高（可达到每5分钟升高1℃）和重症酸中毒的典型临床综合征。

（1）病因诱因：恶性高热是一种常染色体遗传病，发病原因是肌浆网上的Ryanodine受体发生多位点突变，导致患者接触触发剂后肌浆网钙离子释放和再摄取失衡，细胞内钙离子浓度增长失控，引起持续、强力的肌肉收缩，肌肉有氧代谢和无氧代谢急剧增加产生大量热能、二氧化碳和乳酸，最终肌细胞膜的完整性丧失，细胞内成分进入循环。

恶性高热的急性发作依赖于3个变量：遗传缺陷、抑制因子的缺乏和麻醉药或非麻醉药的激发。激发恶性高热的麻醉药包括全部强效吸入麻醉药和琥珀胆碱。另外，机体经历环境应激时，如运动、热应激、缺氧、恐惧和兴奋时也可能激发恶性高热。

（2）临床表现

① 典型表现为患者接触激发剂后，骨骼肌代谢急剧增加，随后出现骨骼肌强直，先从颌面部开始，致气管插管困难，继而扩展到全身骨骼肌，晚期因肌肉强直而呈角弓反张。

② 体温急剧升高，可达到每 5 分钟升高 1℃，晚期体温可能超过 43℃。

③ 呼吸深快，$PetCO_2$ 显著升高，碱石灰迅速消耗而失效。

④ 皮肤呈斑状潮红并迅速转为发绀，术野血色暗红，呈现低氧血症表现。随着进展，凝血机制异常，术野呈出血、渗血倾向。

⑤ 交感活性增加可在早期出现，表现为心动过速、出汗和血压升高，进展迅速，不及时治疗可导致心律失常或心脏停搏。继发代谢性和呼吸性酸中毒、心动过速、低氧血症。

⑥ 代谢增加终致衰竭，细胞渗透性增加，出现全身性水肿，随后继发弥散性血管性凝血（DIC）、心脏或肾衰竭。

⑦ 急性危象后的表现：肌肉疼痛可以持续数天至数周，并有肌肉肿胀；中枢神经系统的损害，可遗留四肢麻痹、失明、耳聋等；肾功能障碍；有些患者虽度过急性危象期，但数小时后有可能复发而致死。

（3）实验室检查

① 动脉血气分析：低氧血症、高碳酸血症、$PaCO_2$ 可能超过 100mmHg，动脉血 pH 可能低于 7.0，并迅速转为混合型酸中毒。

② 电解质紊乱：早期呈高血钾、高钠、高钙、高磷血症，随后血钾、血钙浓度降低，血清钙离子浓度甚至低于正常水平。

③ 肌酸激酶（CK）异常升高＞ 2000U/L，在发病后 12 ～ 24 小时达到峰值，主要为 CK-BB 同工酶升高。

④ 血小板减少，可出现 DIC。

⑤ 血中肌红蛋白升高，尿液中可检出肌红蛋白。

⑥ 肌肉收缩试验：疑似病例应进行骨骼肌活检。

（4）诊断：爆发型恶性高热可在接触触发剂后同时出现上述表现，较易诊断。但迟发型或不典型发作者诊断困难。总之，当使用挥发性麻醉药或琥珀胆碱时，若出现 $PetCO_2$ 增加、严重心动过速、呼吸急促、心律失常、皮肤色斑、发绀、体温上升、出汗、血压不稳，应怀疑恶性高热的发生。上述实验室检查结果可协助诊断。

（5）治疗：恶性高热急性期的治疗包括

① 立即停止麻醉和手术，立即停止所用麻醉药物。

② 纯氧高流量过度通气，尽可能快地更换麻醉机，更换新回路和钠石灰。

③ 重复使用丹曲林，是唯一的治疗恶性高热的特效药。

④ 使用碳酸氢钠对抗酸中毒，可同时碱化尿液。

⑤ 积极降温。

⑥ 监测尿量，维持肾血流量，碱化尿液，使用利尿药。

⑦ 根据血气分析、电解质、凝血功能等实验室检查指导进一步治疗。严密监测血钾水平，出现心律失常时抗心律失常治疗。

☆ ☆ ☆ ☆

第四节　麻醉深度监测

一、麻醉深度的概念

何谓麻醉深度？如何正确判断麻醉深度？类似问题从 1846 年 Morton 医师公开示范乙醚麻醉获得成功以来一直深受临床关注，对其正确内涵的定义也始终颇有争议。早期由单一乙醚麻醉过程所认识的麻醉深度标准，伴随乙醚从临床上彻底隐退而失去其临床应用价值。在目前倡导多重药物、多种方法复合的平衡麻醉过程中如何正确判断麻醉深度，多年来始终是临床的一大难题。

据国内外大量的临床资料报道，全身麻醉知晓的发生率随病情的轻重、手术大小、时间长短和麻醉方法及麻醉深度不同而有较大差异，但从相关的研究数据推测，全年约有数万例手术患者可能遭受全身麻醉术中知晓这一医源性伤害，受累患者出现创伤性精神症状。其原因与术中全身麻醉深度浅、术中全身麻醉深度的连续性不够、全身麻醉期间相对浅镇静、深镇痛和深肌松现象及缺乏监测全身麻醉深度的客观指标等高度相关。

二、麻醉深度的临床体征

在全身麻醉的过程中，监测麻醉深度的基本方法是观察患者的呼吸、循环、眼、皮肤、消化道、骨骼肌张力变化等体征。这些方法简单易行，无须特殊仪器，但是这些体征受药物、手术刺激、原发疾病等的影响较大。如麻醉深度适当时瞳孔中等偏小，麻醉过深或过浅均使瞳孔扩大，麻醉很深时瞳孔可变为椭圆形。麻醉性镇痛药可使瞳孔缩小，抗胆碱能药物可使瞳孔散大。浅麻醉时瞳孔对光反射较明显，深麻醉时对光反射抑制。

1. 警觉 / 镇静评分 （Observer's assessment of alterness / sedation，OAA/S）通过观察患者对呼叫姓名和推摇身体的反应程度、面部表情、眼部表现等评定，5 分为清醒，3 分为浅睡，1 分为深睡。该评分主要评定苯二氮䓬类药物的中枢神经系统效应，并不能全面评价麻醉深度。

2. 前臂孤立技术 （isolate forearm technique）　患者在使用肌松药前用止血带阻断上肢血流，观察麻醉中前臂的指令性运动。此可被看成是最可靠的防止术中知晓的技术，但其使用时间有限，只能短期使用。

3. 食管下段收缩性监测　食管下段收缩性 （LEC）用于麻醉深度监测是由 Evans 最先提出的。除原发性蠕动外，食管下段的继发性蠕动、自发性收缩与麻醉深度有关。研究表明，手术刺激越强，LEC 就越大、越多。多数静脉或吸入麻醉药能抑制自发性食管下段收缩，而继发性食管下段收缩的波幅随麻醉深度加深逐渐降低，这可能是麻醉药抑制了食管的运动中枢迷走神经背核和其附近的网状活动中心，也可能直接作用于食管肌间神经丛。但个体差异和药物作用可影响 LEC 的结果。此监测技术能否用于临床麻醉深度监测目前尚有争议。

4. 眼球震颤　正常人眼一般平均以 100Hz 的频率颤动，颤动的幅度很小。眼球颤动是由脑干的凝视控制机制对眼外肌群不断调节的结果。在硫喷妥钠麻醉下眼震颤的频率和幅度降低。但此法需暴露眼球与传感器接触，使用不当可能引发局部严重并发症。

5. 手指动脉压　由捷克的 JanPenaz 于 1973 年报道，其原理就是在中指的中节包裹一个小型"袖带"，其内侧面与指动脉相对应的位置安置一个红外光发生器和接收器，根据后者所测得的指容波由伺服电路调整"袖带"内的压力，使之与动脉内压力变化始终一致，这时"袖带"内压即等于指动脉内压，经研究与上臂袖带法相关性很好。浅麻醉血管收缩时，手指比上臂的收缩压一般高 7mmHg，但有时也可高出 20～40mmHg，舒张压则低 9～10mmHg，深麻醉血管舒张时相反，一般情况下两者接近；或许用两者差值可反映麻醉深度，但尚需进一步研究。

6. 皮肤电阻　有许多方法可测量皮肤的电阻或传导性。在应激反应时交感神经兴奋，汗腺分泌增加，皮肤电阻迅速下降，因此可反映麻醉深度。但有以下缺点使其可靠性较差：①静止情况下的个体差异很大；②一次汗腺分泌后在皮肤表面积聚时间较长，所以对短时间内的变化灵敏性差；③因电极的设计和安放位置不同使电极和皮肤间的电阻各异，从而影响总的测量结果；④皮肤破损可使皮肤电阻显著降低；⑤抗胆碱能药物的影响。

7. 唾液 cGMP 含量分析　Engelhardt 等首次通过将唾液中的 cGMP 的含量变化与麻醉深度监测相联系，结果表明唾液中的 cGMP 含量变化与麻醉变化一致，随麻醉深度加深，唾液中的 cGMP 的含量增加，但目前仍未得出科学的量化指标，并其存在非即时性、连续性观测，因此尚未应用于临床。

8. 心率变异性（heart rate variability，HRV）监测　创伤、应激、麻醉药物等多种因素均可作用于患者的自主神经系统导致交感、副交感功能及均衡性的显著改变，HRV 分析方法为麻醉医师深入了解围手术期自主神经活性与均衡性的改变及其与各种因素的互动关系提供了一种新的定量手段。

9. 脑电图（electronencephalogram，EEG）　计算机技术的发展和傅立叶分析在信号处理领域的有效应用，使人们尝试将 EEG 的频域分析用于麻醉深度的监测。首先将含有不同麻醉水平信息的 EEG 片段进行快速傅立叶变换，将各频率下的幅度值的平方作为功率的幅度，这样可得到脑电片段以频率为横坐标的功率谱，将每片段 EEG 功率谱分析所得的横坐标为频率的曲线图随时间的推移在纵坐标上叠加起来，称为麻醉脑电的压缩谱阵（compressed spectral array）。在此基础上，又提出了频域脑电图的数量化指数方法。常用的指数有边缘频率

☆ ☆ ☆ ☆

(spectral edge frequency, SEF)、中心频率 (median power frequency, MPF)、δ 比率 (δ ratio) 和双谱指数 (bispectral index, BIS) 等监测指标。

BIS 用于全身麻醉意识恢复的判断，具有一定的临床意义。BIS 值低于 65 时在 50 秒内意识恢复的可能性不到 5%，没有一个对指令有反应的患者能回忆起这段情节；当 BIS 上升超过 60 时，意识恢复是同步的；BIS 大于 80 时，50% 以上的患者能唤醒；BIS 大于 90 时，几乎所有患者都可唤醒。Glass 等的研究也同样表明，BIS 可较好地反映丙泊酚在不同血药浓度时患者的意识和记忆力的变化。

10. 脑电熵 (entropy of the EEG) 的监测　近似熵是一种有效的统计方式，其通过边缘概率的分布来区分各过程。其特点是具有较好的抗干扰和抗噪的能力；对随机信号或确定性信号都可使用；较适用于分析生物信号。目前 Datex-Ohmeda 熵模块 (M-Entropy) 在欧洲已有应用。该模块可以计算近似熵 (estimate of the entropy of the EEG, EE)。EE 是基于 Kolmogorov-Sinai 原理对脑电图规律的数据的量化。M-Entropy 模块提供两个熵的值：状态熵 (state entropy, SE) 和反应熵 (response entropy, RE)，它们从特定的频率范围计算而来，值变化范围为 0 ~ 100。SE 从 0.8 ~ 32Hz (主要是脑电部分) 频率谱计算而来，主要反映皮质的功能。RE 从 0.8 ~ 47Hz 的 (包括脑电和面肌电部分) 频率谱计算而来，当肌电图等于 0 时，RE 等于 SE，反之总是高于 SE。在一个未肌肉松弛且镇痛不足患者，肌电图活动总是在脑电活动变化之前增加，从而导致 RE 在 SE 变化之前增加。

11. Narcotrend 麻醉深度监护仪　Narcotrend 分级监测是由德国 Hannover 大学医学院一个研究组开发的脑电监测系统。Narcotrend 能将麻醉下的脑电图进行自动分析并分级，从而显示麻醉深度。这种思想来源于 1937 年 Loomis 等对人类睡眠期间脑电变化的系统描述，他们将脑电的变化分为 5 个级别，用 A ~ E 加以区分。1981 年 Kugler 扩展了 Loomis 的分级，定义了若干亚级别并应用到麻醉下脑电图的分级中。2000 年 Schultz 等开始使用带有亚级别 A、B0 ~ 2、C0 ~ 2、D0 ~ 2、E0 ~ 2 和 F0 ~ 2 的分级系统对不同吸入和静脉麻醉药物下的脑电图进行视觉分析分类，并把这种分级称为 Narcotrend 分级。后来又发展了 Narcotrend 脑电自动分级系统，使之在临床应用成为可能，研究表明，原始脑电图的视觉分级和自动分级之间的相关性高达 92%。Narcotrend 软件 (4.0 版本) 已经将 Narcotrend 脑电自动分级系统转化为类似 BIS 的一个无量纲的数值，称为 Narcotrend 指数，范围为 0 ~ 100，临床应用更加方便。

12. 诱发电位 (evoke potential, EP)　研究表明，听觉诱发电位指数 (auditory evoked potential index, AEPi) 和 BIS 可作为鉴别意识状态和镇静深度的有效指标。Gajraj 等的研究显示意识消失时，AEPi 的阈值是 37 时，特异度为 100%，灵敏度为 52%；BIS 为 55 时，特异度为 100%，灵敏度仅 15%。意识恢复后 1

分钟的 BIS 均值与意识恢复前 1 分钟并非全有显著性差异，但 AEPi 在意识存在下的最低值高于意识消失时的最高值。在苏醒过程中，AEPi 更能反映患者由无意识向有意识的转换。随着临床研究的深入，听觉诱发电位在麻醉深度监测中有可能得到更加广泛的应用。

13. 肌电图　额肌电能探测患者在皱眉前的额肌亚临床活动。在未用肌松药的情况下额肌电波幅（7 ～ 12u 为深麻醉，25 ～ 30u 为浅麻醉，仍尚属适当，大于 30u 为麻醉过浅，觉醒时为 40u 以上）是判断麻醉深度的有用指标，尤其对判断麻醉过浅更为可靠。其最大缺点是受肌松药的抑制，但因面肌对非去极化型肌松药的敏感程度较差，在能使手完全麻痹的肌松药剂量下，额肌尚能保留 50% 的反应性，故在肌松药剂量不大时仍可应用，不过必须同时监测肌松程度，且标准难掌握。

14. 人工神经网络（artificial neural networks，ANN）　ANN 麻醉深度监测是根据 EEG 的 4 个特征性波形 α、β、γ、δ 的平均功率作为参数，加上血流动力学参数如血压、心率及 MAC 表示的麻醉药物剂量等参数数据，利用 AR 模型、聚类分析和 Bayes 估计理论，最终形成 ANN 参数代表麻醉深度。Ranta 发现其敏感度为 23%，特异度为 98%，预测概率为 0.6 ～ 0.66，其临床使用的可信性仍有待于进一步证实。

第五节　肌 松 监 测

在现代气管吸入或静脉全麻中，几乎均需应用肌松药，其对神经肌肉传递功能（neuromuscular transmission，NMT）产生多部位、多环节的影响。采取各种监测方法评价肌松药的神经肌肉阻滞性质与效能，称之为肌松效应监测。

一、监测的目的和适应证

（一）目的
1. 决定气管插管和拔管时机。
2. 维持适当肌松，满足手术要求，保证手术各阶段顺利进行。
3. 指导使用肌松药的方法和追加肌肉松弛药的时间。
4. 避免氯琥珀胆碱用量过多引起的 Ⅱ 相阻滞。
5. 决定肌松药逆转的时机和拮抗药的剂量。
6. 预防肌松药的残余作用所引起的术后呼吸功能不全。

（二）适应证
除了常规监测之外，下列情况应加强肌松药作用的监测。

1. 术毕呼吸抑制延长：可区别呼吸抑制的原因，是由于全麻药作用，或是由于病变本身所致，如果是肌松药引起，则应使用拮抗药。

2. 特殊手术需要：如颅内血管手术、眼科或其他精细手术等。

3. 肝肾功能明显减退、严重心脏病、水与电解质紊乱（低钾、低镁和 pH 改变等）及全身情况较差和极端肥胖患者。

4. 麻醉恢复室内尚未清醒患者。

5. 血浆胆碱酯酶异常的患者。

6. 使用肌松药而不宜使用拮抗药的患者。

7. 长时间手术反复应用肌松药及 ICU 危重患者。

8. 重症肌无力等神经肌肉疾病等。

二、监测方法

（一）神经刺激器

使用表面电极，直径 7 ~ 8mm，远端电极放在距近端腕横纹 1cm 尺侧腕屈肌桡侧，近端电极置于远端电极近侧 2 ~ 3cm 处。对腕部尺神经进行超强刺激，产生拇指内收和其余四指屈曲，凭视觉或触觉评估肌松程度。

（二）TOF-Watch

TOF-Watch 为目前较常用的肌松监测仪。基本原理根据牛顿第二定律，即力等于质量和加速度的乘积，因质量不变，力的变化与加速度成正比，即加速度可以反映力的变化。测量时将加速度换能器固定在拇指平坦处，并固定其他四指和前臂，温敏电极置于大鱼际肌处，监测体温不低于 32.0℃，另有 2 枚刺激电极固定在尺神经侧。当尺神经受刺激后，刺激方法与神经刺激器相同，拇指移位经换能器转换为电信号，与电脑连接，可以显示和打印。也可以作为神经刺激器使用，且体积小，操作简便。

三、电刺激的类型和方式

（一）单次颤搐刺激

单次超强电刺激频率 0.1 ~ 1.0Hz，时间 0.2 毫秒。每隔 10 秒刺激 1 次，单次颤搐刺激（single twitch stimulation）需要在使用肌松药前测定反应对照值，用药后测定值以对照值的百分比来表示神经肌肉功能的阻滞程度。其优点是简单、可用于清醒患者，并做反复测试。缺点是敏感性较差，终板胆碱能受体有 75% ~ 80% 被阻滞时，颤搐反应才开始降低；90% 受体被阻滞时才完全消失。因此，单次颤搐刺激恢复到对照值水平时，仍有可能存在非去极化型肌松药的残余作用。单次颤搐刺激可用于监测非去极化和去极化肌松药对神经肌肉功能的阻滞作用，特别适用于强直刺激后计数。

（二）四个成串刺激

四个成串刺激（train of four stimulation，TOF）频率 2Hz，每 0.5 秒一次的 4 个超强刺激，波宽 0.2 ～ 0.3 毫秒，每组刺激是 2 秒，两个刺激间相隔 12 秒，以免影响 4 次颤搐刺激的幅度，在给肌松药前先测定对照值，4 次反应颤搐幅度相同，即 TOF（T_4/T_1）=1.0。第 4 次颤搐反应（T_4）首先发生衰减，第 1 次颤搐反应（T_1）最后发生衰减，根据 TOF（T_4/T_1）比值，判断神经肌肉功能阻滞类型和深度。T_4 消失表明阻滞程度达 75%；最后 T_1 消失，表明阻滞程度达 100%；如 4 次颤搐反应都存在则表明阻滞程度不足 75%。去极化肌松药阻滞时，使 4 次颤搐反应同时降低，不发生顺序衰减，T_4/T_1 比值 < 50% 并有强直后增强现象。TOF 可在清醒时取得对照值，即使没有对照值，也可直接读数。

（三）强直刺激

临床上采用 50Hz 持续 5 秒的强直刺激（tetanic stimulation），大于 50Hz 肌肉不能迅速做出反应。非去极化阻滞及氯琥珀胆碱引起 Ⅱ 相阻滞时，强直刺激开始，神经末梢释放大量乙酰胆碱，神经肌肉功能阻滞被部分拮抗，肌肉收缩反应增强，然后，乙酰胆碱释放量下降，肌松作用增强，出现衰减现象。衰减程度取决于神经肌肉功能阻滞的深度、刺激频率和次数。停止强直刺激后，乙酰胆碱的合成量增多，颤搐反应增强，称强直后增强。但在部分非去极化阻滞时，用强直刺激后，因乙酰胆碱的合成和消除率加快，肌颤搐幅度可增强 1 倍以上，即为强直后易化现象，强直后易化现象的时间和程度取决于神经肌肉功能的阻滞深度，强直刺激通常在 60 秒内消失。因强直刺激能引起刺激部位疼痛，清醒患者难以忍受。

（四）强直刺激后计数

当肌松药作用使 TOF 和单次颤搐刺激反应完全消失时，在此无反应期间，先给予 1Hz 单次颤搐刺激 1 分钟，然后用 50Hz 强直刺激 5 秒，3 秒后用 1Hz 单次刺激，共 16 次，记录强直刺激后单次颤搐刺激反应的次数，称为强直刺激后计数（post tetanic count stimulation，PTC），每隔 6 分钟进行 1 次。PTC 与 T_1 开始出现时间之间的相关性很好，可以预计神经肌肉收缩功能开始恢复的时间。

（五）双重爆发刺激（double burst stimulation，DBS）

连续 2 组 0.2 毫秒和频率 50Hz 的强直刺激，每 2 次间相隔 20 毫秒，两组强直刺激间相隔 750 毫秒，如每次短阵强直刺激有 3 个脉冲，则称为 DBS$_{3,3}$。但也有学者研究 DBS$_{3,2}$ 及 DBS$_{4,3}$。DBS 的衰减与 TOF 的比值密切相关，应用 DBS 的目的是便于临床在没有记录装置时更敏感地用拇指感觉神经肌肉功能的恢复程度。

四、监测的临床意义

(一)指示肌松程度,颤搐高度与肌松程度的关系(表 7-5)

表 7-5　颤搐高度与肌松程度的关系

与对照值比较	肌松程度
100%	无肌松现象
50%	轻度肌松,V_T 与 V_C 减少
40%	轻度肌松,可施行不需充分肌松的手术
25%	中度肌松,腹肌松弛,可施行腹部手术
5%	横膈无活动,下颌及咽肌松弛,可施行气管插管
0	横膈活动完全消失,呼吸停止

(二)判断肌松消退情况

非去极化神经肌肉功能阻滞,主要用 TOF 监测。一般从注射药物到 TOF 完全消失为起效时间,TOF 消失期间为无反应期;T_1 消失为中度阻滞,注射药物到 T_4 出现为 T_1 高度 25% 恢复;T_1 高度 25% ～ 75% 的时间为恢复率或称为恢复指数。TOF 仅有一次反应为 90% ～ 95% 阻滞,TOF 的 4 次反应都出现,指示神经肌肉功能 60% ～ 95% 恢复(表 7-6)。

表 7-6　TOF 比值恢复与临床征象的关系

TOF 比值	临床征象
25%	T_4 出现,肌松作用开始恢复,可以用拮抗药
40%	不能抬头和举臂
50%	开始睁眼、伸舌
60%	能咳嗽、抬头和举臂 3 秒,V_C 及用力吸气负压仍低于正常
70% ～ 75%	能咳嗽、完全睁眼和伸舌、抬头、举臂 5 秒
80%	V_C、用力吸气负压及呼气流速基本正常,神经肌肉功能基本恢复正常

(三)氯琥珀胆碱双相阻滞

1. I 相阻滞　静脉注射氯琥珀胆碱 0.5 ～ 0.15mg/kg 后,产生典型的去极化神经肌肉功能阻滞。TOF 和强直刺激反应没有衰减,无强直后易化现象。

2. II 相阻滞　血浆胆碱酯酶异常,用小剂量氯琥珀胆碱及正常患者持续静脉滴注氯琥珀胆碱过量,可发生非去极化 II 相阻滞,又称为脱敏感阻滞。TOF 及强直刺激反应发生衰减,并出现强直后易化现象。用氯琥珀胆碱持续静脉滴注,TOF 监测可避免用量过多,胆碱酯酶正常的患者发生 II 相阻滞,可谨慎地用新斯的明拮抗，但胆碱酯酶异常者拮抗无效。

（四）PTC 的临床意义

1. 判断非去极化肌松药的阻滞深度 一些复杂精细的外科手术和眼科手术，必须防止患者突然移动，应维持 PTC=0，保证患者没有咳嗽和呃逆，横膈肌完全麻痹。

2. 指导非去极化肌松药的连续输注 根据 PTC 的数目调节速度。PTC 数目减少表示神经肌肉阻滞深度增加，PTC < 10，TOF 消失；PTC=5 ～ 10，可保证适当深度的阻滞。

3. 了解肌松作用的消退时间 通过 PTC 与第一次 TOF 反应出现时间的关系，可以了解神经肌肉功能阻滞的恢复时间，以便追加肌松药或应用拮抗药。

五、监测的注意事项

1. 选用适当刺激方法：麻醉诱导和气管插管时选用单次颤搐和 TOF ，手术期间中度阻滞及恢复期用 TOF 监测，如需深度阻滞则采用 PTC，在麻醉恢复室患者应用 TOF 和 DBS。

2. 由于非去极化肌松药对不同肌群的作用有所差别，因此不能单凭临床征象来判断肌松程度。喉部肌群最大阻滞程度明显比拇内收肌低，提示喉部肌群对非去极化肌松药的敏感性比拇内收肌低。在评估气管内插管条件时，应考虑到这个差异，以获得最佳插管状态，并注意咽喉肌群的肌松消退时间较拇内收肌慢，指示适当的拔管时间，避免残余肌松发生。

3. 熟悉肌松监测仪性能。

4. 电极安放部位必须正确。

5. 先测定对照值。

6. 注意其他药物对肌松作用的影响。

第六节 血气分析监测

一、概念

血气分析是指对各种气体、液体中不同类型的气体和酸碱性物质进行分析的技术过程。其标本可来自于血液、尿液、脑脊液及各种混合气体等，但临床应用最多的还是血液。血液标本包括动脉血、静脉血和混合静脉血等，其中又以动脉血气分析的应用最为普遍。血气分析是通过对人体血液及呼出气的酸碱

☆ ☆ ☆ ☆

度（pH）、二氧化碳分压（PCO_2）、氧分压（PO_2）进行定量测定来分析和评价人体血液酸碱平衡状态和输氧情况的一项临床常用的检查方法，不仅是反映肺换气功能的重要指标，而且能较准确地反映酸碱紊乱的情况。通过血气分析可监测有无酸碱平衡失调、缺氧和二氧化碳潴留，判断急、慢性呼吸衰竭程度。为诊断和治疗呼吸衰竭、调节酸碱平衡失调、改善机械通气参数提供可靠数据，对吸氧浓度和药物治疗具有指导作用。在临床上主要用于危重患者抢救和外科手术及麻醉的治疗效果观察。

二、临床应用价值

过去判断缺氧只能靠临床症状估计，而酸碱失衡也仅根据症状和二氧化碳结合力（CO_2CP）来判断。由于临床症状和 CO_2CP 受很多因素影响，可靠性较差，其临床价值有限，自从开展血气分析以后已基本弃用。目前，动脉血气分析在临床低氧血症和酸碱失衡的诊断、救治中，已经成为必不可少的医疗设备。

1. 低氧血症　是常见并随时可危及患者生命的并发症，许多疾病均可引起，如呼吸系统疾病、心脏疾病、严重创伤、休克、多器官功能障碍综合征（MODS）、中毒等各种危重病，以及手术麻醉等。然而，单凭临床症状和体征，无法对低氧血症及其程度做出准确的判断和估价。动脉血气分析是唯一可靠的诊断低氧血症和判断其程度的指标。即使有呼吸机可以纠正缺氧和低氧血症，如果没有动脉血气分析监测的帮助，就无法合理应用呼吸机的许多指征。

2. 酸碱失衡　在危重病救治过程中，酸碱失衡也是继低氧血症之后较常见的临床并发症，及时诊断和纠正酸碱失衡对危重病的救治有着相当重要的意义。动脉血气分析也是唯一可靠的判断和衡量人体酸碱平衡状况的指标。

三、各种指标及临床意义

1. 氧合状况的指标

（1）PO_2（PaO_2）（动脉血氧分压）：是指动脉血液中物理溶解的氧分子所产生的张力。

① 正常值：波动范围较大，与年龄有关，一般为 80 ～ 100mmHg。

② 临床意义：是判断缺氧和低氧血症的客观指标。当在海平面呼吸空气时，PO_2 低于正常值就已经提示缺氧，但一般只有当 $PO_2 < 60$mmHg 时，才引起组织缺氧，临床才可诊断为低氧血症。

（2）O_2SAT（SaO_2）（动脉血氧饱和度）：是指动脉血液中 Hb 在一定氧分压下和氧结合的百分比，即氧合 Hb 占 Hb 的百分比。

① 正常值：90% ～ 100%。

② 临床意义：O_2SAT 仅表示血液中氧与 Hb 结合的比例，虽然多数情况下也作为缺氧和低氧血症的客观指标，但与 PO_2 不同的是它在某些情况下并不能完全反映机体缺氧的情况，尤其当合并贫血或 Hb 减低时，此时虽然 O_2SAT 正常，但却可能存在着一定程度的缺氧。

（3）O_2CT（CaO_2）（动脉血氧含量）：是指每 100ml 血液中实际带氧量的毫升数，包括物理溶解在血液中的氧和以化学结合形式存在的氧。

① 正常值：$18 \sim 21ml/dl$，平均 19ml/dl。

② 临床意义：O_2CT 能真实地反映动脉血液中氧的含量，是较可靠的诊断缺氧和低氧血症的客观指标。

2．酸碱平衡指标

（1）pH（动脉血酸碱度）：是未分离血细胞的血浆中氢离子浓度的负对数。

① 正常值：$7.35 \sim 7.45$，平均 7.40。

② 临床意义：pH 基本代表细胞外液的情况，是主要的酸碱失衡的诊断指标，对机体的生命活动具有重要意义，尤其是内环境的稳定性。pH 直接反映机体的酸碱状况，$pH > 7.45$ 为碱血症，$pH < 7.35$ 为酸血症。但 pH 正常也不能表明机体没有酸碱平衡失调，还需要结合其他指标进行综合分析。

（2）PCO_2（$PaCO_2$）（动脉血二氧化碳分压）：是指以物理状态溶解在血浆中的二氧化碳分子所产生的张力。

① 正常值：$35 \sim 45mmHg$，平均 40mmHg。

② 临床意义：PCO_2 是主要的呼吸性酸碱平衡失调的指标，常可反映肺泡通气情况。一般情况下，$PCO_2 > 45mmHg$ 是呼吸性酸中毒，而 $PCO_2 < 35mmHg$ 是呼吸性碱中毒。

（3）HCO_3std 和 HCO_3act（SB 和 AB）（动脉血标准碳酸氢盐和实际碳酸氢盐）：HCO_3std 是指隔绝空气的全血标本体温在 37℃、PCO_2 为 40mmHg、Hb 完全氧合的标准条件下所测得的血浆 HCO_3^- 浓度；而 HCO_3act 是指隔绝空气的全血标本在实际条件下所测得的人体血浆 HCO_3^- 浓度。正常情况下两者是相等的（standard：标准；actual：实际的）。

① 正常值：$22 \sim 27mmol/L$，平均 24mmol/L。

② 临床意义：HCO_3std 和 HCO_3act 均代表体内 HCO_3^- 浓度，是主要的碱性指标，酸中毒时减少，碱中毒时增加。两者的区别在于 HCO_3std 不受呼吸因素影响，仅反映代谢因素下 HCO_3^- 的储备量，不能反映体内 HCO_3^- 的真实浓度。而 HCO_3act 受呼吸因素影响，反映体内 HCO_3^- 的真实含量。

（4）$ctCO_2$（TCO_2）（动脉血二氧化碳总量）：是指血浆中以化合及游离状态下存在的二氧化碳的总量，其中以结合形式存在的二氧化碳占绝大部分。

① 正常值：$24 \sim 32mmol/L$，平均 28mmol/L。

② 临床意义：$ctCO_2$ 也是重要的碱性指标，主要代表 HCO_3^- 的含量，$ctCO_2$

$< 24mmol/L$ 时提示酸中毒，而 $ctCO_2 > 32mmol/L$ 时提示碱中毒。

（5）BE（B）和 BE（ecf）（ABE 和 BE）（动脉血标准碱储备或碱剩余和实际碱储备或碱剩余）：BE（B）是指体温 37℃、PCO_2 为 40mmHg、Hb 完全氧合的标准条件下，将 1L 全血或血浆滴定 pH 至 7.40 时所需的酸或碱的量；而 BE（ecf）是指在实际条件下测定全血或血浆标本时所需的酸或碱的量。

① 正常值：$- 3 \sim +3mmol/L$。

② 临床意义：BE（B）和 BE（ecf）代表体内碱储备的增加或减少，是判断代谢性酸碱失衡的重要指标。如需用碱滴定，说明血液中碱缺失（相当于酸过剩），用负值表示，体内碱储备 $< -3mmol/L$ 提示代谢性酸中毒；如需用酸滴定，说明血液中碱过剩，用正值表示，体内碱储备 $> +3mmol/L$ 提示代谢性碱中毒。

3．其他指标

（1）Hct（血细胞比容）：男 42%～49%，女 37%～43%。

（2）ctHb（est）（血红蛋白总量）：男 12～16g/dl，女 11～15g/dl。

（3）Na^+（钠离子）、K^+（钾离子）、Cl^-（氯离子）：

Na^+（135～150mmol/L，平均 142mmol/L）

K^+（3.5～5.5mmol/L，平均 4.0～4.5mmol/L）

Cl^-（98～108mmol/L，平均 103mmol/L）

四、低氧血症的判断标准

主要根据 PO_2 和 O_2SAT 来判断。一般来讲，$PO_2 < 60mmHg$ 时，才会使 O_2SAT 及 O_2CT 显著减少，引起组织缺氧，才可诊断为低氧血症。

轻度低氧血症：$50mmHg \leqslant PO_2 < 60mmHg$，$80\% \leqslant O_2SAT < 90\%$；

中度低氧血症：$40mmHg \leqslant PO_2 < 50mmHg$，$60\% \leqslant O_2SAT < 80\%$；

重度低氧血症：$PO_2 < 40mmHg$，$O_2SAT < 60\%$。

五、酸碱失衡的判断标准

1.呼吸性的酸碱失衡　主要根据 PCO_2 和 pH 进行判断。

（1）PCO_2：$PCO_2 > 45mmHg$，提示呼吸性酸中毒；$PCO_2 < 35mmHg$，提示呼吸性碱中毒。

（2）pH：与 PCO_2 协同判断呼吸性酸碱失衡是否失代偿。

增高 $PCO_2 > 45mmHg$ 时，$7.35 \leqslant pH \leqslant 7.45$　代偿性呼吸性酸中毒

　　　　　　　　　　　　　$pH < 7.35$　失代偿性呼吸性酸中毒

减低 $PCO_2 < 35mmHg$ 时，$7.35 \leqslant pH \leqslant 7.45$　代偿性呼吸性碱中毒

　　　　　　　　　　　　　$pH > 7.45$　失代偿性呼吸性碱中毒

2. 代谢性酸碱失衡　需要如 pH、HCO₃std、HCO₃act、BE（B）、BE（ecf）、ctCO₂ 等较多的指标协同判断，其中以 pH、HCO₃act（HCO₃⁻）、BE（ecf）三项指标最重要。

（1）HCO₃act 与 BE（ecf）：主要用于代谢性酸碱失衡的诊断。而酸碱失衡的程度与其减低或增高的幅度密切相关。

减低（HCO₃act ＜ 22mmol/L，BE（ecf）＜ － 3mmol/L）提示代谢性酸中毒。

增高（HCO₃act ＞ 27mmol/L，BE（ecf）＞ ＋ 3mmol/L）提示代谢性碱中毒。

（2）pH：与其他指标一起协同判断代谢性酸碱失衡是否失代偿。

代谢性酸中毒：7.35 ≤ pH ≤ 7.45　代偿性代谢性酸中毒

pH ＜ 7.35　失代偿性代谢性酸中毒

代谢性碱中毒：7.35 ≤ pH ≤ 7.45　代偿性代谢性碱中毒

pH ＞ 7.45　失代偿性代谢性碱中毒

（3）HCO₃act 与 HCO₃std：二者的差值，反映呼吸对酸碱平衡影响的程度，有助于对酸碱失衡类型的诊断和鉴别诊断。BE(ecf) 与 BE(B) 之差值意义类似。

当 HCO₃act ＞ HCO₃std 时，二氧化碳潴留，提示代偿性呼吸性酸中毒或代偿性代谢性碱中毒。

当 HCO₃act ＜ HCO₃std 时，二氧化碳排出增多，提示代偿性呼吸性碱中毒或代偿性代谢性酸中毒。

当 HCO₃act=HCO₃std，但均低于正常值时，提示失代偿性代谢性酸中毒。

当 HCO₃act=HCO₃std，但均高于正常值时，提示失代偿性代谢性碱中毒。

（4）ctCO₂：与 HCO₃act 的价值相同，协助判断代谢性酸碱失衡。

减低（ctCO₂ ＜ 24mmol/L），提示代谢性酸中毒。

增高（ctCO₂ ＞ 32mmol/L），提示代谢性碱中毒。

六、临床应用范围

1. 根据患者病情初步判断有缺氧和（或）酸碱平衡失调者，需查血气分析。

2. 临床中急危重症患者一般都伴有程度不等的缺氧和（或）酸碱失衡，原则上均需查血气分析跟踪病情变化。

3. 各种诊断不明的疑难杂症，查血气分析可提示氧供和酸碱平衡状态的信息，从而可拓展思路，有助于明确诊断。

七、注意事项

1. 采血需要抗凝处理。

2. 采血量不宜过多，单查血气分析约需 1ml，如血气分析加电解质、肾功能、

☆☆☆☆

血糖等项目约需 2ml。若血量过多则抗凝不足，将影响检验的准确性。

3. 采血后需立即排空气泡，再将针尖刺入橡皮塞封闭针孔，以免接触空气造成检验结果失真，并尽快送检。

4. 标本送检时需附上患者实时的体温、吸氧浓度或吸氧流量（L/min）及最近的血红蛋白量等参数。

5. 附吸氧浓度计算公式：吸氧浓度（%）=21+4×吸氧流量（L/min）。

（陈信芝　温济金　陈　颖　唐红花

张　莹　刘光娥　姚晓璇　徐燕娇）

第 8 章
麻醉专业护士教学与护理科研能力

第一节 麻醉护理教学查房

一、护理教学查房概念与意义

护理教学查房是护理查房的一种形式，它是以个案或病种为内容，结合专科理论知识和技能，传授系统的理论知识和护理经验或介绍某种先进技术为内容的护理查房，是提高护理人员及护理学生（以下简称护生）整体素质和工作质量的有效方法。护理教学查房主要面向护士和护生，其主要目的是促进各层次护士及护生的业务学习，巩固护士及护生的医学基础知识，加深其对整体护理中护理程序的理解，培养发现问题、解决问题的能力，同时丰富临床经验，锻炼语言沟通和应变能力。

护理教学查房形式多种多样，以"问题为基础"（problem based learning，PBL）的护理教学查房、整体护理教学查房、医护结合进行护理教学查房等。临床科室可以结合实际情况，选择合适的查房形式。

PBL 由美国的神经病学教授 Barrows 于 1969 年首创，他强调以护生的主动学习为主，而不是以教师讲授为主。PBL 教学模式已取得世界医学教育界的肯定。在教学查房中采用 PBL 教学法，由教师提出有关患者生理、心理、社会等方面的护理问题，护生为了及时发现和解决护理查房中的问题，积极查阅资料并思考，从而使护生更多地将新获得的知识整合到解决实际问题的活动之中，促进其评判性思维的形成和解决实际问题的能力。

应用 PBL 教学法时，护理教学查房是以临床护理教学为目的、以病例为引导（case based study，CBS）、以问题为基础（problem based learning，PBL）、以护理程序为框架、与病程相结合的护理查房，旨在培养护生理论与实践相结合能力，并提高其综合能力。内容包括分析典型病例，指导护生正确运用护理程序；检查教学计划、教学目标落实情况；教导或示范护理技术操作。通过教学查房，可以提高临床护士教学能力；提高低年资护士、护生的临床思维能力

☆☆☆☆

和综合实践能力；建立临床教学培训长效机制。

二、护理教学查房程序与特点

护理教学查房可以通过选择临床典型病例，提出查房目的和教学目标，在学习、讨论与教学过程中，使护士掌握患者病情、规范护理行为、评价护理效果、明确下一步的护理措施、了解相关新理论、新进展等。

护理教学查房由病区带教老师主持，本病区护生为主查者，全体护生共同参与。采用以护生为主体，以问题为中心的小讨论的形式，选择有临床典型或普遍意义的病例进行护理教学查房。护理教学查房程序如下所述：

1. 倾听　在病区示教室内，听取护生汇报简要病史，内容包括床号、姓名、性别、年龄、入院诊断、既往史、主要异常辅助检查结果、手术名称和护理问题。

2. 评估　到患者床边，由护生对患者的身体及心理状况进行评估，并随时进行健康宣教。期间，带教老师观察和记录护生的操作是否规范，主、客观资料的收集是否全面，阳性体征的判断是否正确，交流是否充分，健康宣教是否有效、到位，患者对护理的反应、满意度等，便于在总结中进行分析和讨论。如果患者的病情或病室条件不允许多人次参加床边查房，可以采取示教室情景模拟的方法，即在示教室模拟病房，由护生扮演患者配合查体。

3. 提问　回到示教室中，首先由带教老师向护生提问，护生分组讨论在床边查体过程中存在的问题，并提出护理问题、确定护理目标、制订护理计划。为培养护生的评判性思维，采用概念地图的方法，列出护生认为的所有可能存在的护理问题，鼓励护生说出首优、中优、次优问题及排序的理由，充分调动护生的积极性。

4. 分析　教师带领护生对获取的综合信息进行系统、准确的分析，讨论护理问题是否确切，确定患者现存哪些护理问题及优先次序；分析护理措施是否正确、及时、有效；分析主查护生书写的护理病历记录是否及时、完整、准确，纠正病历书写中的不足之处。针对疑难的护理问题结合相关理论、知识及技能，进行讲解或示教。

5. 拓展　由护生展示查阅到的相关疾病治疗或护理的新进展，带教老师对新知识、新进展加以补充讲解，如可以补充与该诊断有关的鉴别诊断的知识等。

6. 评价　由教学组长对查房进行总结。主要从护生对查房的重视和准备情况、对病情的掌握程度、提供的护理措施落实情况及效果、理论联系实际情况、健康指导的针对性和个体化等方面评价和总结。之后，给护生和参加查房的教师发放"护理教学效果评价表"，对查房效果进行评价，提出意见和改进的建议。

☆ ☆ ☆ ☆

三、护理教学查房准备

护理教学查房准备

1. **组长准备**　由教学组长根据教学计划，拟查房前 1 周预先将常见病、多发病、危重或典型住院病例、护理教学查房目标、拟定的相关问题提供给护士、带教老师与护生。

2. **教师准备**　带教老师以实习大纲为基础，选择有临床典型或普遍意义的病例，制订查房目标，掌握查房病例的第一手资料，设计需要提出的问题，并对参加查房的护生提出查房要求。

3. **护生准备**　护生以实习小组为单位，利用图书馆和数据库检索相关文献，复习有关知识，根据时间和小组人员情况进行分工，安排每人查阅一项或数项内容。对病例所在病区护生，要求深入掌握患者情况，全面收集并整理资料，熟悉查房病例的病史及各项辅助检查结果；关注阳性体征，认真复习相关专业理论知识及护理理论；提出护理诊断，制订护理计划，书写一份护理病历。

4. **患者准备**　查房者在查房前评估患者清醒与合作程度，与患者进行交谈，告知其查房的目的、步骤和意义，以征得患者的同意，并取得患者的配合。

5. **其他准备**　查房需要将用物放于治疗车上，如病历、查房本、血压计、听诊器及专科检查用品等，并根据标准流程对用物进行归位放置。

四、护理教学查房评价标准（表 8-1）

表 8-1　护理教学查房评价标准

日期：　　　　科室　　　　　　病区：　　　　　　查房者：
查房时数：　　查房题目：　　　评价者：　　　　　总分：

流程	项目	分值	扣分原因	得分
查房前 （15 分）	（1）正确评估参加查房者需要，准备充分	5		
	（2）参加查房者有适当的准备	3		
	（3）物品准备适合	3		
	（4）病例选择适当，取得患者配合	4		
查房中 （60 分）	（5）查房目标明确（解决患者当前或突出的护理问题）	5		
	（6）汇报病例、询问病史及体查：方法正确、重点明确、资料收集完整	5		
	（7）评估准确，能发现患者主要护理问题	5		

☆☆☆☆

流程	项目	分值	扣分原因	得分
查房中 （60分）	（8）恰当运用沟通技巧，与患者有效沟通	5		
	（9）根据需要安排相关的健康教育和操作示范内容	5		
	（10）正确引导讨论内容及方向	5		
	（11）及时、恰当评价讨论内容，突出重点，讲清难点	10		
	（12）讨论能针对个案实际情况	5		
	（13）讨论能以科学理论为依据并与临床实际相结合	10		
	（14）总结观点明确，重点突出	5		
评价 （25分）	（15）参加者积极参与讨论，气氛活跃	4		
	（16）查房达到目标要求	5		
	（17）讨论结果无科学性错误	3		
	（18）查房程序及时间安排合理	5		
	（19）查房过程遵循以患者为中心的原则，记录及时	5		
	（20）适当使用教学辅助工具	3		

五、个案分享

（一）病史汇报

患者刘某，女性，27岁，诊断为甲状腺功能亢进症，于8:00在全身麻醉下行双侧甲状腺次全切除术，术毕于10:00带气管导管入PACU。

体格检查：体温37℃，脉搏88次/分，呼吸20次/分，血压120/62mmHg。伤口敷料干结，未留置引流管。

术前检查：颈软，气管居中，颈静脉无怒张，颈动脉无异常搏动。甲状腺Ⅱ度，质软，可触及结节，左侧2.0cm×2.0cm大小，右侧1.5cm×1.5cm大小，质韧，表面光滑,边界清,无压痛,可随吞咽上下移动,活动度一般,两上极可触及震颤,可闻及血管杂音, 双侧颈部浅表淋巴结位触及明显肿大。

(二)教学查房目标

甲状腺次全切除术复苏期护理特点。

(三)查房内容

1.甲状腺生理解剖　甲状腺分左右两叶,位于甲状软骨下方气管两旁,中间以峡部连接。甲状腺的血液供应非常丰富,主要有来自两侧的甲状腺上动脉和甲状腺下动脉。喉返神经支配声带运动,行于气管、食管沟内,上行至甲状腺叶的背面,交错于甲状腺下动脉的分支之间。喉上神经分内、外两支,内支为感觉支,经甲状舌骨膜进入喉内,分布在喉的黏膜上;外支为运动支,与甲状腺上动脉贴近,下行分布至环甲肌,使声带紧张。因此,手术中处理甲状腺上、下动脉时,应避免损伤喉上及喉返神经。

2.患者目前存在或潜在的护理问题

(1)有窒息的危险:与血肿压迫气管有关。

(2)气体交换受损:与手术伤口渗血,压迫部分气道有关,与喉返神经损伤有关。

(3)焦虑:与术后伤口不适有关。

3.应如何进行护理　术后并发症是临床观察的重点。常见的并发症有呼吸困难和窒息、出血、甲状腺危象、手足抽搐、喉返神经损伤、喉上神经损伤等。

(1)呼吸困难和窒息:甲状腺的血液供应非常丰富,如结扎线脱落、出血、血肿会引起患者呼吸困难或窒息。敷料潮湿时密切观察术口有无肿胀、渗血;出血血肿压迫气管,应立即拆除缝线,再次手术止血。

(2)喉返神经损伤、喉上神经损伤:如手术操作误伤了一侧喉返神经,可引起声嘶,两侧喉返神经损伤会发生两侧声带麻痹,引起失声、呼吸困难,甚至窒息,多需做气管切开。喉上神经损伤,引起声带松弛,音调降低或呛咳。

(3)甲状腺危象的症状:多于术后12～36小时出现高热(39.0℃以上),脉快而弱(120次/分以上),患者大汗、烦躁不安、谵妄、甚至昏迷,并常有呕吐和腹泻。

(4)手足抽搐:手术误损甲状旁腺,引起甲状旁腺功能不足,患者表现为手足抽搐,症状多在术后1～2天出现。轻者仅有面部或手足强直感或麻木感,常伴心前区的重压感;重者发生面部肌肉和手足抽搐,每日可发作数次,每次10～20分钟,甚至数小时,严重者伴有喉痉挛和膈肌痉挛,可引起窒息。

☆★☆☆

第二节 麻醉护理业务查房

一、护理业务查房的目的

护理业务查房是在主查人的引导下，以患者为中心，以护理程序为框架，以解决问题为目的，突出对重点内容的深入讨论，并制订解决方案的护理查房；是以临床罕见病例、特殊危重病例、复杂大手术、新业务、新技术、特殊检查、护理工作中经常遇到的问题及工作中的经验教训等为主要内容进行的护理查房；是通过责任护士对患者专科体查，了解患者现存和潜在的护理问题、措施及效果，评价责任护士的工作质量及对患者的护理效果，对存在的问题提出修正意见的过程。通过护理业务查房，解决临床工作中的疑难问题；建立临床护理教育训练的长效机制，对下级护士进行业务指导，起到"传 - 帮 - 带"作用；培养护士发现、分析、解决问题能力；提高专科护理质量；培养护士成就感及自信心。

查房可以是即时查房，也可以是计划查房。若护理查房为即时安排的，应遵循简短实用的原则解决实际护理问题；若为计划安排的，查房前可预先告知有关人员查房的内容，提前准备、熟悉资料，按照规范的临床查房形式进行。业务查房主要对患者现存的护理问题进行查房，通过查房，达到了解患者情况，掌握责任护士工作质量，上级护士指导责任护士，保证患者达到护理效果的目的，在临床护理查房中注重实用性、及时性，使责任护士在短的时间内得到及时有效的指导。麻醉科护理业务查房的次数及频率可根据护理部要求结合科室的实际规定，每月 1～2 次。查房过程做好记录，保存资料，以便护士学习传阅。

二、护理业务查房的程序与特点

护理业务查房的程序根据查房前、中、后分为以下几个步骤。

（一）查房前

1. 主查人准备：评估；选择病例；确定目标；准备思考题。

2. 参加查房者准备：对查房内容的熟悉、思考。

3. 时间及人数准备

（二）查房中

1. 主查人准备　洗手，备齐用物，包括病历、体格检查所需要的用物等。

2. 主查人的目标　强调查房目标及需要重点讨论解决的问题。

3. 管床护士　汇报患者的基本情况、简要病史、护理诊断、护理措施及实施效果。管床护士汇报病史要求简明扼要，重点突出。

4. **护理评估**　主查人补充询问患者重要病史，查病历，进一步了解病情及检验检查结果。围绕查房目的进行针对性规范体查，通过体查发现重要体征，分析其临床意义，判断其护理问题是否确切，护理措施是否正确、及时、有效，宣教是否到位，患者对护士满意度如何，评价其护理效果，护理病历记录是否及时、完整、准确，并及时纠正病历书写中存在的缺陷。

5. **查房内容及要点**　主查人要根据患者的专科特点，结合患者实际情况，对病情观察要点和护理方法进行示范和讲解，让护士既学习专科疾病护理知识，同时也观摩技术操作方法。

6. **讨论、评价和指导**　主查人分析病史和体查资料，提出护理问题，有导向地组织护士讨论。依据护理程序进行评价，确定护理行为，提出目前主要护理问题、措施及下一步重点解决问题，指导、补充并预测潜在问题，同时讲解此类病例的经验教训和新进展。

（三）查房后

下级护士将客观情况记录在护理记录中，并根据上级护士查房时的要求实施护理。

麻醉术后的患者病情变化快、急、危重、复杂，复苏期生命体征通常不稳定，麻醉科专业护士常需要在最短的时间，利用最少的数据，做出果断的决策，用最简单有效的方法对患者进行救治。所以麻醉护理业务查房要求麻醉科专业护士拥有多学科多专业的知识，不但有护理知识，还要有麻醉知识、手术知识、镇痛知识等，并有较好的临床综合分析能力。在即时业务查房时，要求高年资护士能准确把握患者出现的护理问题，对低年资护士进行工作上的指导与帮助。由于临床工作因素，参与即时查房的人数会有所限制，所以查房后记录在案，使所有护士有学习和提升的机会，这在麻醉科专业护士的培训中显得尤为重要。

三、护理业务查房与护理教学查房区别

护理业务查房与护理教学查房区别见表 8-2。

表 8-2　护理业务查房与护理教学查房区别

项目	业务查房	教学查房
目标	评价护理质量 指导、解决护理问题	指导护生运用护理程序的能力 复习疾病的相关知识，运用理论指导实践
参加人员	有独立工作能力的护士	低年资护士或护生
重点	患者的现存护理问题 予以患者的个性化护理	根据教学大纲的要求，选择专科疾病的典型病例 病理生理必不可少

☆☆☆☆

续表

项目	业务查房	教学查房
病例难度	危重、疑难、复杂、特殊、新开展的护理、治疗项目	较典型病例
查房形式	护理程序为框架	多种形式
时间	10～15分钟	30分钟

四、护理业务查房评价

护理业务查房评价见表8-3。

表8-3　护理业务查房评价标准

日期：　　　　科室：　　　　病区：　　　　查房者：　　　　查房时数：

查房题目：　　　　　　　评价者：　　　　　　　　总分：

目标	具体要求及评分标准	分值	扣分原因	得分
发现问题（P）：发现患者目前最重要、最突出的护理问题	（1）准备充分，目的明确	5		
	（2）评估患者症状、体征、辅助检查、化验检查正确	5		
	（3）根据评估判断当前突出的护理问题	10		
	（4）指出目前患者护理评估中的存在问题	5		
提出措施（I）：针对患者现存问题提出有效及最优的护理措施	（5）针对患者护理问题提出针对性护理措施	10		
	（6）遵循临床护理实践标准提出护理措施	10		
	（7）能按优先顺序实施有效的护理措施	10		
评价实施措施效果（O）：真正解决患者问题	（8）评价护理措施的执行情况及效果	10		
	（9）评价护理问题的解决程度	5		
	（10）评价患者恢复情况	5		
	（11）护理记录及时、准确、真实、客观、连续	5		
	（12）总结观点明确，重点突出	5		
整体评价	（13）引导参与者积极参与讨论，气氛活跃	5		
	（14）能结合国内外相关护理理念和临床护理实践标准进行讨论	5		
	（15）查房程序及时间（15分钟）安排合理	5		

五、个案分享

（一）病史汇报

患者刘某，女性，27 岁，60kg，ASA Ⅰ级。诊断为甲状腺功能亢进症，于 8：00 在全麻下行双侧甲状腺次全切除术，手术时间 2 小时。术毕于 10：00 带气管导管入 PACU。呼吸机辅助呼吸，潮气量 480ml，呼吸频率 12 次 / 分。麻醉诱导：丙泊酚 4.0μg/ml TCI，舒芬太尼 20μg，顺阿曲库铵 12mg 静脉注射，气管插管过程顺利。术中麻醉维持：丙泊酚、瑞芬太尼持续泵注，未追加舒芬太尼、顺阿曲库铵。总入量为林格液 1000ml，出血量 10ml。

体格检查：呼之不应。体温 37℃，脉搏 88 次 / 分，血压 100/62mmHg。气管导管 6.5 号，插管深度 22cm，伤口敷料干结，未留置引流管。

病历资料：颈软，气管居中，甲状腺Ⅱ度，质软，左侧 2.0cm×2.0cm 大小，右侧 1.5cm×1.5cm 大小，边界清。既往无其他病史。

（二）业务查房目标

甲状腺次全切除术复苏期如何安全拔管。

（三）查房内容

1. 患者目前存在或潜在的护理问题

（1）有窒息的危险：与血肿压迫气道有关。

（2）气体交换受损：与拔管后喉痉挛有关。

2. 应如何进行安全拔管

（1）评估患者是否达到以下拔管指征

① 意识及肌张力恢复。

② 自主呼吸状态良好，停吸氧 5 ～ 10 分钟，SpO_2 达 94% 以上。

（潮气量 > 6ml/kg；呼吸频率 12 次 / 分；$PaCO_2$ < 45mmHg；吸空气时 PaO_2 > 60mmHg；吸纯氧时 PaO_2 > 300mmHg）

③ 吞咽、咳嗽反射恢复。

④ 鼻腔、口腔及气管内分泌物少。

⑤ 生命体征稳定，无再次手术指征。

患者肌张力恢复正常的评价标准：①清醒、呛咳和吞咽反射恢复；②抬头、举腿、握拳 5 秒而没有肌力下降；③呼吸平稳，呼吸频率 10 ～ 20 次 / 分，最大吸气压 ≤ － 50cmH$_2$O；④ PetCO$_2$ 和 PaCO$_2$ ≤ 45mmHg。

（2）拔管时注意要点

① 避免患者呛咳，不建议浅麻醉下吸痰，以免刺激引起患者咳嗽。

② 患者咳嗽时护士轻按压患者伤口。

③ 患者浅麻醉下勿拔管。

④ 结合患者麻醉插管过程是否顺利，气道评分情况，评估患者再次插管的

☆☆☆☆

困难系数；了解术中有无气管软化，评估患者有无气管塌陷的可能，做好再次插管的药品、物品和人员准备。

（3）拔管后观察内容

① 呼吸通畅度、呼吸频率、SpO_2、自主症状。

② 生命体征。

③ 患者发声有无异常。

④ 伤口有无渗血、肿胀。

第三节　麻醉护理个案与病例讨论

一、麻醉护理个案

护理个案报告是针对临床实践中某个或某几个具有特殊意义的病例的个性现象进行研究和探讨，以探索疾病在医护工作中的个性特征和共性规律。麻醉护理临床病例可以选择复杂病例的护理、危重病例的监护、罕见病例的护理、常见病不常见表现病例的护理、复苏期并发症病例的护理等均可列为麻醉护理个案。

二、麻醉护理个案书写

麻醉护理个案书写包括临床资料、患者目前存在或潜在的护理问题、处理措施及效果评价。

1.*临床资料*　病例简介重点介绍与护理有关的内容。包括患者一般资料即患者病区、姓名、性别、年龄；基础病史；诊断；ASA 分级；重要辅助检查；手术方式与手术时间；麻醉方式与用药情况，重点是最后一次使用麻醉性镇静药物、镇痛药物、肌松药的时间和剂量，有无使用拮抗药及其他药物；术中出入量；麻醉手术中的异常情况及处理，有无使用镇痛装置。

2.*患者目前存在或潜在的护理问题*　护理重点是根据个体情况采取的一些创新尝试和独特做法，要详细具体介绍。

3.*护理措施及效果评价*　根据各种麻醉方法制订的复苏期常规护理与专科特殊护理，心理护理等，记录护理措施实施后的效果。

三、案例介绍

1.*临床资料*　胸外科患者，女性，66 岁，58kg，10：20 在全麻下行左肺癌根治左肺切除术，术毕于 13：00 带双腔支气管导管入 PACU，接呼吸机辅助通气。既往无高血压、心脏病、糖尿病病史。ASA Ⅱ级。心电图有偶发房性期前收缩。术前诱导插管时予舒芬太尼 30μg、顺阿曲库铵 20mg 静脉注射，术中用瑞芬太尼和丙泊酚持续泵注。术中输入佳乐施 500ml，林格液 1000ml，术中出血 100ml，尿量 300ml。12：00 CVP 6cmH$_2$O，静脉镇痛泵输注通畅。入室时患者呼之不应，HR 64 次 / 分，BP100/62mmHg，左胸部留置胸腔闭式引流管，嘱夹闭引流，不予开放。10：15 停止瑞芬太尼和丙泊酚泵注。

2. 目前存在或潜在护理问题 气体交换受损；体液不足的危险；有出血的可能；疼痛。

3. 护理措施 针对全肺切除术后患者麻醉恢复期的观察要点及护理制订措施。

(1) 充分供氧，潮气量以 6L/min 为宜，呼吸频率控制在 16 次 / 分，既减少气压伤，又保证分钟通气量。调节 PEEP 宜小，以减少手术残端压力。监测 PetCO$_2$，拔管时不予常规停氧。

(2) 预防纵隔移位

① 保持呼吸道通畅，注意气管位置，听诊双肺呼吸音。

② 在 PACU 期间，胸腔闭式引流管通常应处于夹闭状态，主要是防止纵隔摆动，术后第 2 天逐步开放。当术后渗出液过多、过快，易将纵隔推向健侧，影响呼吸和循环功能，根据医嘱暂时开放夹闭的胸腔引流管，缓慢放出胸腔积液，一般每次放液＜ 100ml，避免因快速过量放液，引起纵隔移位导致心脏停搏。

③ 术后体位：避免过度侧卧。术后 8 小时可采取 1/4 术侧卧位，预防纵隔移位；避免健侧卧位，以免压迫健侧肺而使肺部通气受限。

④ 患者移动或过床时，动作幅度小，预防纵隔摆动、主动脉扭转。

⑤ 避免剧烈咳嗽。

(3) 控制静脉输液速度：严格控制输液总量及输液速度，一般 24 小时输液量限制在 1500 ～ 2000ml，维持输液速度 20 ～ 30 滴 / 分，保持患者机体总出量略大于总入量，监测 CVP，输液量宁少勿多。

(4) 监测心电图，观察心脏体征，防治心律失常。

(5) 清醒后体位：全麻完全清醒，生命体征平稳后取斜坡卧位（上半身 15° ～ 30°），此卧位保持 2 ～ 3 小时，生命体征稳定再取半卧位（上半身 40° ～ 50°，腿抬高 15°）。半卧位使膈肌下降，增加胸腔容量，减少肺血容量，利于肺通气。

(6) 引流的观察：胸腔手术后第一个 6 小时内，引流液 / 出血量每小时不应超过 100ml。引流管夹闭期间要定时叩诊胸部，动态监测 CVP 和动脉血压变化。

(7) 预防健侧肺感染：双腔导管的两个腔分别使用吸痰管，防止污染健侧肺。吸引负压 25cmH$_2$O，吸引管外径小于气管导管内径的 1/2，每次吸引时间小于 10 秒。

（8）平稳拔出气管导管：拔除导管时给予患者足够的镇痛，预防患者躁动的发生；防止患者剧烈呛咳，以免切口结扎线松脱出血；听诊健肺膨胀情况正常再考虑拔出气管导管。

四、麻醉护理病例讨论

1. **护理病例讨论的概念**　护理病例讨论是运用语言、书面、音像、画面等媒介手段，展现患者病情的客观资料，让临床护士或护生通过自己对案例的阅读与分析，在群体中共同讨论，结合自己的实践经验和理论知识，提供学习或指导寻求解决患者实际问题方案的护理活动。

2. **病例的选择**　护理疑难病例、特殊病例、新开展手术病例、死亡病例、危急重症抢救病例、潜在或已发生医疗护理纠纷病例等。

3. **护理病例讨论参与人员**　主持人、护士长、病区的护理人员，也可邀请科主任及主管医师参加，以便从医疗的角度总结护理工作经验及教训，使新技术、新业务开展更加顺畅。

4. **护理病例讨论内容**　围绕病例的主要护理问题、护理措施、护理效果、护理过程中存在的不足、疑难问题及该病例在国内外护理新进展进行讨论。

5. **护理病例讨论的实施**

（1）在护理工作中，为了解决疑难问题，总结临床经验，提高护理质量，凡遇到特殊病例、危重抢救病例、疑难病例、新手术开展、疑难护理问题等应定期或不定期召开临床讨论会，集思广益，提高护理质量。

（2）护士长或高级责任护士提前 2～3 天通知病区护理人员，并将讨论的病例与目的告知参加人员，要求护理人员提前做好准备，预先阅读病例与查阅相关资料。

（3）护理病例讨论会由护士长或主管护师以上人员主持，提出讨论目的、分析意见，并由主持人做总结。讨论时由责任护士汇报病史与一般资料，提出本次讨论的主要护理问题、措施、结果，综述病情变化过程与处理情况等。参加人员对病例的护理方案、措施发表意见或建议，评价护理效果，分析工作中的不足及预见护理风险，提出最佳护理方案。发言从低年资到高年资，鼓励低年资护士提问，及时给予解答。

（4）对需要麻醉专业护士参与的麻醉个案，如产时手术、心脏手术、移植手术等，护士长应组织全病区的护理人员进行讨论、分析，拟订护理计划，落实护理措施，必要时成立各手术专科护理小组，提高麻醉配合水平。

（5）特殊病例、新开展手术病例可能涉及护理人员较为薄弱的专业知识与技能时，应邀请医技人员或其他专科护理人员参加病例讨论，给予专业指导与建议。

（6）对死亡病例的护理讨论，由参加抢救的护士汇报抢救的经过，护士长或主管护师就抢救配合、病情观察、基础护理、护理记录等方面进行综合分析，找出护理上存在的不足，提出改进措施。

（7）讨论情况经整理后，记录于护理疑难病例讨论登记本中。在讨论过程中由初级责任护士做好记录，最后由高级责任护士或护士长总结讨论意见，提出指导性的意见和要求，高级责任护士修改护嘱，由相应层级护士实施。

第四节　麻醉护理教案制作与授课方法

一、标准教案制作

1. 基本要求

（1）教案的编写一般以一次课堂教学，即 1 ～ 2 学时为基本设计单元。针对不同的专业及不同层次的学生，教案要求有所区别。例如，同一授课内容，专业不同，则授课内容的侧重点不一样，要根据专业特点适当调整教学内容及重点。同一授课内容而授课层次不同，如本科、专科，讲授内容的深度、广度也要有差别，以确保教学活动达到预期目的。

（2）教案设计的详细与否，因人而异，但要求年轻教师的教案、第一次开课教师的教案必须详细编写。

（3）实验、实习、见习等实践教学要根据实际教学情况和教学内容，参照教案参考格式编写教案，以保证各个教学环节的质量。

（4）教案的编写必须与教学大纲对应，在章节表述，学时安排等方面与教学日历表一致。

2. 基本内容

（1）一般项目：主要包括课程名称、开课学院、开课教研室、授课教师、授课时数、授课时间、授课班级、采用教材、参考文献等。

（2）教学目的和要求：教学目的一般包含知识教学、能力发展、思想教育三个方面。既要注重学生知识的掌握、智力的发展、技能的形成，又要注重培养学生的情感、态度和价值观念。教师应根据教学大纲、教材及学生的实际情况确定课堂教学目标，如通过教学使学生掌握哪些基本知识，培养哪些技能和能力，形成什么样的品质和观念等，以发挥教学目标导向及激励作用。

（3）知识点、重点与难点：是指通过对教学大纲、教材和主要参考资料的研析，确定课程或课堂教学知识信息的总和及其重点、难点。重点是教学大纲要求熟悉和掌握的内容，难点一般是学生难于理解的内容。

（4）教学媒体：包括实物、标本、挂图、模型、投影、幻灯片、录像、CAI（计算及辅助教学）等。

（5）教学方法：教师授课可采用多种方法，如讲授法，讨论法，演示法，自学辅导法，习题或操作课练习法、案例法、读书指导法等。既可以采用单一的教学方法，也可以是几种教学方法的综合运用。

（6）教学过程设计：教学过程设计是教案的主体部分，要根据教学目的，既设计出教学活动的逻辑程序，又划分出若干环节或步骤，如复习旧课、导入新课，重点和难点内容的讲解，提问、课堂讨论及作业布置，以及对本节课的归纳总结等，并考虑时间分配、具体方法和辅助手段（教具及现代教学手段）的应用，相互间的过渡，以及板书的协调等，充分反映教师教学设计思想，体现教师的教学经验和风格。

（7）教学后记：是教师课后的心得体会，是教师对课程教学中知识的科学性和完整性、某个教学环节的设计、教学重点和难点的把握、教学方法的应用、师生双边的设计、教学效果等课堂教学过程情况的总结与分析，为今后的教学提供经验和素材。

3. 麻醉专业护理教案实例　麻醉专业护理教案实例见表 8-4。

表 8-4　麻醉专业护理教案实例

教　案				
授课内容（章、节）题目	第四章　　麻醉患者的护理			
授课教师		授课方式	理论	授课时数	2 学时
授课对象：新入科护士				
授课时间	年　月　日	教材版本	曹伟新，李乐之外科护理学（第 4 版）. 人民卫生出版社，2007	
教学目的与要求 （1）掌握　①临床麻醉的分类 　　　　　②全身麻醉、椎管内麻醉概念 （2）熟悉　①全身麻醉、椎管内麻醉前后患者的护理 　　　　　②全身麻醉、椎管内麻醉常见并发症 （3）了解　①麻醉药物分类 　　　　　②局部麻醉的概念、局部麻醉药物不良反应				

☆ ☆ ☆ ❖

续表

授课内容（要点）及时间分配：90 分钟
一、概念、定义
（一）分类及定义
1. 临床麻醉分类（5 分钟）
2. 全身麻醉、椎管内麻醉、局部麻醉概念（10 分钟）
（二）麻醉药品分类
1. 全身麻醉主要药品（5 分钟）
2. 麻醉辅助用药（2 分钟）
二、麻醉的评估、实施、护理及并发症
1. 麻醉的评估（10 分钟）
2. 麻醉实施（5 分钟）
3. 麻醉患者的护理（30 分钟）
4. 全身麻醉、椎管内麻醉常见并发症（10 分钟）
三、麻醉药物的不良反应（5 分钟）
四、思考题、提问（8 分钟）
1. 提出问题（1 分钟）
2. 答疑（3 分钟）
3. 与学生交流（4 分钟）
授课重点和难点
重点：全身麻醉前后患者的护理
难点：全身麻醉、椎管内麻醉常见并发症
授课中加强以下内容的举措
（1）如何加强基础与临床的联系：图片、实例与理论相结合
（2）开展双语教学情况
（3）启发学生思维方面：给予一定的思考题和提问时间
（4）指导学生自学方面：提供课外阅读资料和实例
（5）介绍学科进展内容：图片、实例、介绍国内外新动态和发展趋势
教具准备（请打√）
挂图（　）　投影（√）　幻灯（√）　录像（　）　CAI 课件（　）　其他（　）
备课主要参考书目、文献
（1）庄心良，等，主编. 现代麻醉学. 第 3 版. 北京：人民卫生出版社,2005（12）:390-630.
（2）刘俊杰，等，主编. 现代麻醉学. 第 2 版. 北京：人民卫生出版社,1997（1）:1391-1402.
（3）谢荣，等，主编. 现代临床麻醉和重症监测治疗手册. 北京：北京医科大学、中国协和医科大学联合出版社，1998（4）：322.
（4）祝惠琴. 全麻苏醒期病人的应激反应及护理对策. 护理学杂志,2003,18（2）:127.
（5）叶铁虎，吴新民，主编. 疑难合症与麻醉. 北京：人民卫生出版社,2008,9:621-640.

☆☆☆☆

续表

思考题、复习提纲或测试题
(1) 麻醉患者常见护理诊断有哪些
(2) 气管内麻醉患者恢复期出现上呼吸道梗阻的原因及护理要点
授课教师对此次授课的自我评价：
护理教学组意见：

二、教学 PPT 的制作

PPT 演示稿俗称幻灯片，是 Power Point 的简称。随着信息技术的日益普及及先进教育教学设备的配备与更新，多媒体课件演示教学已成为教师常用的教学辅助手段之一。而 PPT 因其简单易学、支持媒体类型多、形式灵活多样、界面丰富、信息量大而成为不同专业方向教师首选的课件制作软件。

1.**选择教学课题，确定教学目标**　选题后，必须分析和确定课题实施所能达到的目标，符合教学目标的要求，特别注意要发挥多媒体的特长，根据教学内容的特点，精心设计、制作多媒体素材，集图、文、声、像的综合表现功能，以便有效调动和发挥学生学习的积极性和创造性，提高学习效率。

2.**研究教材内容，创作设计脚本**　教材是教学的基本依据，也是课件设计的蓝本，只有把握好教材内容，深刻理解教材的知识结构和内容体系，才能实施有效的教学。因此，在选择好课题后，应仔细分析和研究教学内容，理解重点、难点问题，确定课件的内容结构、表现形式及教学顺序。脚本设计是制作课件的重要环节，需要对教学内容的选择、结构的布局、视听形象的表现、人机界面的形式、解说词的撰写、音响和配乐手段等进行周密的考虑和细致的安排。

3.**搜集媒体素材，制作合成课件**　多媒体素材是多媒体课件中用到的各种听觉的和视觉的材料。也就是多媒体课件中用于表达一定思想的各种元素，它包括图形、动画、图像、文本和声音等。搜索素材应根据脚本的需要来进行，素材的取得可以通过多种途径，如利用扫描仪采集图像，利用动画制作软件生成动画，用话筒输入语音，或从各种多媒体素材光盘中取得。

多媒体课件最核心的环节是制作合成，其重要任务是根据脚本的要求和意图设计教学过程，将各种多媒体素材编辑起来，操作灵活、视听效果好，这是技术性很强的工作。

4.**修改调试运行，试用鉴定推广**　应用课件制作完成后，要经过多次调试、试用、修改、完善，才能趋于成熟，这也是很重要的一个环节，是确保课件质量的最后一关。如果存在某些问题，应继续修改，直到满意为止。

总之，多媒体课件的制作是一个艰苦的创作过程。优秀的课件应融教育性、科学性、艺术性、技术性于一体，这样才能最大限度地发挥学习者的潜能，强化教学效果，提高教学质量。

三、讲授方法

在课堂教学中，因讲授的内容和要求不同，制作出的 PPT 会呈现不同类型，常见的 PPT 类型有叙述式 PPT、要点式 PPT、图表式 PPT、结构式 PPT 和实景图片式 PPT。由于 PPT 中所蕴含的信息量较大，因此，如何将 PPT 中所包含的信息有效地表达出来，是应用好 PPT 这个辅助教学手段的一个关键环节。不同类型的 PPT 对讲授的方法与技巧有不同的要求，讲授者应根据 PPT 的类型，选择采用相应的讲授方法与技巧，使讲授效果达到最优。下面介绍课程讲授中常见的五种类型的 PPT 的讲授方法与技巧。

1. 叙述式 PPT 的讲授方法与技巧　叙述式 PPT，主要是以文字叙述方式呈现所讲内容的 PPT，这种类型的 PPT 常用来辅助讲解名词、概念、术语等内容。由于所要讲的名词、概念、术语等的含义已在 PPT 上通过文字清楚的呈现出来，因此教师无须再"照本宣科"。由于名词、概念、术语比较抽象，容易被曲解，讲授时也经常出现从概念到概念或从一个概念产生多个概念的问题，因此，讲解时必须关注学生的理解习惯和讲授方法与技巧。下面介绍叙述式 PPT 的三种常用的讲授方法与技巧。

（1）形象诠释法：讲授者不去解释名词、概念、术语的学术含义，而是列举与其内涵相近的事物进行诠释说明。

（2）寓意诠释法：这种方法也是不去解释名词、概念、术语的学术含义，而是对能够表达其特定含义的事例进行诠释说明。

（3）体验诠释法：这种方法同样是不去解释名词、概念、术语的学术含义，而是通过学生参与能够体现其特定含义的活动进行诠释说明。这种方法教学效果比较好，听者通过活动，对讲授者所要讲授的内容在理解和记忆上非常深刻，但采用这种方法需要讲授者事先设计好相关活动，并有现场控制能力。

2. 要点式 PPT 的讲授方法与技巧　要点式 PPT 主要是以若干个要点来呈现所讲的全部内容的 PPT，这种类型的 PPT 常用来辅助需要从多个角度、多个方面和多个层面来理解的内容讲解。由于所要讲授的内容涉及多个方面或层面，讲授者一般会用较长的时间去展开阐述，因此对听者的理解能力和长时间保持注意力集中的能力要求较高，同时讲授者还可能会因为受到时间的限制而无法更深入全面地展开讲解，导致教学效果不佳，为使听者在有限的时间里对讲授者所讲授的内容在整体上有一个深刻的理解，讲授者应采用合适讲授方法与技巧。

（1）选择诠释法：这种方法就是不要将所列要点全部讲授，而是抓住要点

☆☆☆☆

中的要点，选择最关键的几个点深入讲解，对其他的要点一带而过。

（2）串联诠释法：这种方法就是将所有要点融入一个案例之中，对案例进行回顾、分析、点评，将所有要点串联在一起说明，点出最关键的点。

（3）归纳诠释法：这种方法是让听者参与已融入了所有要点的某个活动，并讨论发表感受，讲授者通过点评进行归纳，从中分析总结出哪些是要点。

3. 图表式 PPT 的讲授方法与技巧　图表式 PPT 主要是以图或表的形式来呈现所讲的全部内容的 PPT。这种类型的 PPT 通常被用来辅助讲授一些需要量化的或具有量化特点的、有层级包含关系的、需要展示事物变化趋势的内容。图表比文字更直观，蕴含的信息量更大。要讲清楚图表所包含的信息不是一件容易的事，讲解图表式的 PPT 容易照本宣科，会让听者感到枯燥无趣，很难出彩，简单的图表感觉没什么讲的，复杂的图表不易讲清晰，难以被理解。因此，讲授者不仅要理解图表式 PPT 的栏目结构、内容、数据之间的关系，还要选择合适的讲授方法与技巧。这里介绍图表式 PPT 的两种常用的讲授方法与技巧。

（1）由外向内诠释法：这种方法就是首先介绍表格的作用，说明表格结构和栏目的含义，讲清楚各栏目之间的相互关联，再按照表格内容的关联讲授，最后分析概括表格表达的总体内容。

（2）标注诠释法：这种方法就是先将图表中的关键数据，结果性数据或大家最关注的内容进行标注，讲授者在讲授时从标注处开始，以引起听者的关注便于其理解记忆。

4. 结构式 PPT 的讲授方法与技巧　结构式 PPT 主要是用一些文字、图形、图片、线条等符号通过某种结构形式来呈现所讲的具有某种特定的逻辑关系内容的 PPT。这种格式的 PPT 通常被用来辅助讲授一些原理性、事物结构或具有不易被理解的逻辑关系的内容。结构决定着讲授内容的多少、宽窄和深浅，也对逻辑形成影响，结构不清晰，听者就难以理解，逻辑也容易混乱。在授课中，讲授者每一点都讲清楚了，但听者却理解不了整体，对深入的内容又会忘记，把握不住重点。因此，对于讲授者而言，讲授合理的结构式 PPT 是一个基本功，必须选择合适的讲授方法与技巧，这里介绍结构式 PPT 的两种常用的讲授方法与技巧。

（1）顺向诠释法：这种方法就是按结构以递进方式分布讲授，在进入下一步时，分析步骤之间的关系，待将全部内容讲授后，再对整个内容要点进行归纳，使听者融会贯通。

（2）逆行诠释法：这种方法就是按照内容结构从结果逆向一步一步回推，最后完成一个闭环，然后进行简要归纳。

5. 实景图片式 PPT 的讲授方法与技巧　实景图片式 PPT 主要是用一些实物、实景图片或专门事先加工好的图片等元素来呈现所讲内容的 PPT。这种格式的 PPT 通常被用来辅助讲授需要实证的、需要通过观察与分析来阐明问题的内容。

实景图片式 PPT 的讲授方法与技巧如下所述。

（1）说明：就是要向听者说明实景图片的来源和背景，以明确其真实性，以增强说服力。

（2）引导观察：借助激光笔或插入的批注由外向内讲解内容，并说明和引导听者关注、观察要点。

（3）归纳汇总：将听者发表的观点进行归纳，形成大家认可的共同观点，讲授者再给予补充说明，形成一个完整的所要讲述的结论，最后小结图片与主要论述的关联性，以印证所讲述的观点。

6. 讲授注意事项

（1）选择合适的讲授内容：在新课程教学中，需要教师根据学生的情况和基础选择合适的教学方式和教学手段。

讲述：侧重于生动形象地描绘某些事物现象，叙述事件发生、发展的过程，使学生形成鲜明的表象和概念，并从情绪上得到感染。

讲解：主要是对一些较复杂的问题、概念、定理和原则等，进行较系统而严密的解释和论证。

讲演：教师就教材中的某一专题进行有理有据首尾连贯的论说，中间不插入或很少插入其他的活动。

讲读：朗读课文与讲解交替进行，有助于学生理解和掌握文章重点的字、句、段落。

（2）讲授要富于启发性：在讲授式教学中，教师要注意启发和引导学生思考。学起于思，思源于疑。因此，在课堂教学中教师要有意识地设置一些与本节教学内容相关的问题，使学生产生疑问，激发探求问题奥妙的积极性。

（3）注意讲授的趣味性：教学情景以实际问题为切入点，是新课的一个特点。在讲授过程中，尽可能地使讲授的内容贴近学生的生活实际，或用画图辅助，通过学生手工操作，增强学生的感性认识，将抽象的甚至枯燥的教学原理含于生活事例中。

（4）注意与其他教学法的融合：在众多教学方法中讲授法是最基本的方法，有它的优势，但过多的讲授会让不同层次的学生出现不同程度的掉队情况，针对这样的现象要求在课堂教育的过程中将多种教学方法相结合。讲授法在与其他教学方法综合运用时，应特别注意扬长避短。教师可以先把整节课的知识点罗列出来，然后选择不同的教学方法去进行教学。

第五节　护理研究设计与护理论文撰写

护理研究（nursing research）是以人为主体，以人的健康为中心开展的科

☆☆☆☆

学研究，旨在通过系统科学探究，解释护理现象本质，探索护理活动的规律，从而产生新的护理技术和知识，解决护理实践、护理教育、护理管理中的问题，为护理决策提供可靠的、有价值的证据，以提升护理学科重要性的系统过程。

研究设计（research design）是继选题、文献检索、确定研究对象后护理科研工作中很重要的一个环节，根据研究目的选择合理设计方案，用以指导研究过程的步骤和方向，目的在于得到理想和可信的研究结果。

科学研究按照性质的不同通常分为量性研究和质性研究两大类，在护理研究工作中，既可以使用量性研究也可以使用质性研究，具体内容，将在以下内容中进行区分。

一、量性研究

量性研究（quantitative research），又称为定量研究，是生物医学领域传统的研究设计，是实证主义哲学观下的研究流派，主要特征是强调客观精确，认为事物是可以寻求规律的，真理具有唯一性，通过科学方法进行验证，对信息数据化，通过统计分析得出结论，是一个客观、明确、系统的研究方法。

（一）量性研究设计流程

一项具体的量性研究设计流程应包括以下内容。

1. 确定样本（研究对象）　在研究工作中用来代表整个群体的研究对象就是样本，由样本的研究结果推断到总体。因为样本的选择直接影响着研究结果表现的总体情况，所以在选择的过程中要严格按照研究设计规定进行取样。其中原则包括：①依据总体特性进行取样，例如选题为《护士职业获益感的研究与思考》，总体的职业特性为护士，如果选取了医师作为样本则偏离了总体的特性。②按照随机原则选取样本并应注意具有代表性（在第③点详解）。③样本数量要足够，不能太多也不能太少。样本太多，不易严格控制实验，造成误差大；样本太小，无法代表总体情况。

2. 设立对照　通过对照组才能与实验组产生比较，才能验证干预措施的效果，提高研究的精准度，使结果具有可比性。设立对照组时，应尽量在相同的条件下进行实验，以减少误差。对照可以在同一组样本中进行，称为自身对照；对照还可以在两组或更多的组间进行，称为组间对照。

3. 随机抽样与分组　随机抽样（random sampling）是指从总体中，根据概率理论，通过随机化的具体操作程序，在保证总体中的每一个研究个体均有相等的机会被抽中的情况下，随机抽取一部分观察单位组成样本的过程。随机的方法有抛币法、抽签法或随机数字表、分层随机法和均衡条件下的随机分组。例如，调查某医院的护士职业获益感的认知干预研究中，以抛硬币法将其随机分为实验组和对照组。根据等比例原则，将两所医院所有护士进行编号，随机抽取 A 医院 128 名护士入实验组，B 医院 100 名护士入对照组。

4. 研究指标（research index）　是确定研究数据的观察项目，通过研究指标推断研究结果。例如，研究某医院麻醉恢复室成人患者术后低体温的发生率，那么体温则是重要的研究指标之一。其次成人患者年龄界定、手术时间都为研究指标。

在研究的过程中，要注意观察研究指标的几点重要因素。

(1) 客观性：多为临床实验结果或是可实际测量的数据，如血压、血钾浓度等。

(2) 特异性：例如某医院对慢性伤口应用纳米银敷料的效果研究中，对 177 例慢性伤口患者清洗清创后采用纳米银敷料覆盖，隔日更换 1 次至愈合或 63 天后研究结束，随访 6 个月。于干预前及干预后第 7、14、28 和 63 天取伤口分泌物行细菌培养，抽血检查肝肾功能。每次更换敷料时观察局部组织和皮肤有无不良反应，测量伤口面积，记录愈合时间。为判断敷料的效果，对伤口的分泌物进行细菌培养，这个培养的指标对伤口的判断具有特异性。

(3) 可行性：所选的研究指标是否能获得科学数据，有时虽然课题选的好，但是无法获得数据来证实结果，就需要重新选择研究指标。研究指标的选择并非只有一个，使用更多更具特异性的研究指标才能获得更准确的结果，才更具说服力。

5. 确认变量　研究变量（research variable）：是指在质或量上可以变化的概念或属性，即会变化的、有差异的因素。变量是相对于常量而言的。变量主要包括三种类型：自变量、因变量、无关变量。

(1) 自变量（independent variable）：是在实验中由实验者操纵和控制的、对被试的反应产生影响的变量。是研究中可导致结果的产生或影响结果的因素。例如"探讨音乐疗法对麻醉恢复期患者苏醒时间的影响"，其中音乐疗法就是此项研究的自变量。

(2) 因变量（dependent variable）：函数中的专业名词，函数关系式中，某些特定的数会随另一个(或另几个)会变动的数的变动而变动，就称为因变量。如：$Y=f(x)$。此式表示为，Y 随 x 的变化而变化。Y 是因变量，x 是自变量。另外"因变量"也特指心理实验中的专业名词。在护理研究中，因变量是指由于自变量改变后产生的结果或反应，但在实际的研究中，它也会受其他因素的影响而改变。例如在"探讨音乐疗法对麻醉恢复期患者苏醒时间的影响"的研究结果中，因变量就是苏醒时间。

(3) 外变量（exogenous variable）：是指在研究目的以外能影响研究结果的因素，也称为干扰变量。研究过程中通过对照组能达到排除外变量的作用。例如在"探讨音乐疗法对麻醉恢复期患者苏醒时间的影响"的研究结果中，外变量包括麻醉用药、手术麻醉时间及患者病情、年龄等，这些会对研究结果产生影响。

在护理科研中，多数情况下要先确定自变量和因变量，有了自变量的影响

☆ ☆ ☆ ☆

因素才能产生因变量的科研结果。而护理研究的描述性研究和比较性研究就无法确定自变量和因变量。例如"探讨 ICU 患者肠内营养（enteral nutrition，EN）期间腹泻的发生情况及相关因素"，研究方法是回顾广州市两所三级甲等综合医院 2011 年 10 月至 2013 年 10 月实施肠内营养 ICU 患者的相关资料，分析其肠内营养期间腹泻发生情况及相关因素。研究中并无自变量和因变量。

（二）量性研究根据设计内容

量性研究根据设计内容分为实验性研究（experimental study）、类实验性研究（quasi-experimental study）、非实验性研究（non-experimental study）三种，每种研究方法的研究设计各有异同点，在表 8-5 中将进行对比。

表 8-5　量性研究的分类与研究模型

类型	特点	研究设计模型		适用范围及实验案例
实验性研究	a. 干预 b. 设立对照 c. 随机抽样和随机分组	（1）随机对照实验	R　E…X…O_1 R　C…X…O_1 或 R　E…O_1…X…O_2 R　C…O_1…X…O_2	在临床护理研究中，主要用于探讨某项护理或预防措施对疾病的康复或预防的效果（例 8-1、例 8-2）
		（2）所罗门四组设计	R　E…X…O_1 R　C………O_1 R　E…O_1…X…O_2 R　C…O_1………O_2	
类实验性研究	a. 干预或操纵是必要条件 b. 随机分组和对照组两项只具备其一或都不具备	（1）不对等对照组设计 （非随机同期/不同期对照实验）	E…O_1…X…O_2 C…O_1…X…O_2 E……X…O_1 C……O_1	适用于不适合做随机实验性研究的前瞻性研究，或是比较不同的干预措施的效果，但是由于实验的非随机化，使实验结果的真实性受到影响，但是在实际工作中无法随机对照时，此结果仍然有重要价值（例 8-3）、（例 8-4）
		（2）自身前-后对照设计 （无对照组）	O_1…X…O_2	
		（3）时间连续性设计 （无对照组）	$O_1O_2O_3O_4$　X　$O_5O_6O_7O_8$	
非实验性研究	a. 自然状态下进行 b. 对研究对象不施加任何干预措施	（1）描述性研究	横断面研究	描述某疾病或健康状况及相关因素的关系，如患病率及感染率等；了解病因分析、某疾病的动态变化、发展趋势等
			纵向研究	
		（2）分析性研究	队列研究 （前瞻性研究）	
			病例对照研究 （回顾性研究）	

　　R= 随机分组；E= 实验组；C= 对照组；X= 干预措施或处理因素；O= 观察或测量（O_n= 第 n 次观察或测量）

例 8-1　随机对照实验实例

题目：播放音乐对腹腔镜胆囊切除术患者麻醉后恢复的影响

目的：观察在麻醉恢复室（PACU）中播放背景音乐对全麻下行腹腔镜胆囊切除术患者术后恢复质量的影响。

方法：择期全麻下腹腔镜胆囊切除术患者 40 例，ASA Ⅰ 或 Ⅱ 级，年龄 30～64 岁，随机分为干预组和对照组，每组 20 例。在 PACU 中为干预组患者播放背景音乐，对照组不播放任何音乐，两组患者手术由同一组医师完成，所用麻醉方法、麻醉药物及术后镇痛方法相同。记录术前、入 PACU 即刻、入 PACU 后 1 小时和离开 PACU 时血清皮质醇浓度、心率、平均动脉压；评估入 PACU 即刻、入 PACU 后 1 小时和离开 PACU 时的 VAS 评分；记录 PACU 中吗啡总用量、镇痛泵使用情况、患者满意度、PACU 停留时间，以及恶心、呕吐、尿路刺激征等不良反应的发生率。

结果：与对照组相比，干预组入 PACU 后 1 小时和离开 PACU 时血清皮质醇浓度和 VAS 评分降低（$P < 0.05$）；入 PACU 后 1 小时干预组的心率和平均动脉压低于对照组（$P < 0.05$）；干预组吗啡总用量、镇痛泵总按压次数和有效次数均低于对照组，而患者满意度提高（$P < 0.05$）；两组 PACU 停留时间和不良反应发生率的差异无统计学意义（$P > 0.05$）。

结论：在 PACU 中播放背景音乐有利于缓解全麻下腹腔镜胆囊切除术患者的术后疼痛，提高患者满意度。

来源：Gao QW，Wang HY，Hao IS，et al. Play the music, the influence of recovery after anesthesia in patients with laparoscopic cholecystectomy [J]. Zhong hua hu li za zhi, 2010 (03)：217-219.

例 8-2　所罗门四组实验设计举例

题目：某护士欲研究健康咨询服务对艾滋病患者自尊的影响

设计要点：选择符合观察条件（患病年限、受教育程度等）艾滋病患者 120 名，随机分为 4 组，A₁、A₂ 为试验组，B₁、B₂ 为对照组。对试验组的艾滋病患者进行为期 2 周的健康咨询服务，对照组的艾滋病患者不给予健康咨询服务。健康咨询服务开始前，测量 A₁ 组、B₁ 组艾滋病患者的自尊情况，培训结束后，再用同样的方法测量全部艾滋病患者的自尊情况，并进行比较。

来　源：Jiang LP，Zhang AH. Nursing research [M]. Version 1. Jiangsu science and technology press，2013.

☆☆☆☆

例 8-3　不对等对照组设计实例（不同期对照设计实验）

题目：早期干预对新生儿发育性髋关节异常的影响

目的：观察早期干预对超声髋关节筛查异常新生儿的临床效果。

方法：试验组选择 2009 年 7 月至 2010 年 2 月出生、出生后 3～7 天超声髋关节筛查异常新生儿 93 例，采取早期干预措施（每天 2 次做髋关节外展操同时播放音乐，并使用宽尿布包扎），出生 30 天复查髋关节超声。对照组选择 2008 年 11 月至 2009 年 6 月出生，出生后 3～7 天超声髋关节筛查异常新生儿 90 例，告知家属不能采用"蜡烛包"式包裹新生儿，但未采取早期干预措施，出生 30 天时复查髋关节超声。比较两组新生儿出生 30 天时髋关节超声复查情况。

结果：出生 30 天时复查结果显示，试验组发育性髋关节异常率明显低于对照组（$P < 0.05$）。

结论：对出生 3～7 天超声髋关节筛查异常新生儿采取早期干预措施能促进其髋关节的自然复位和发育。

来源：Wu YF. Early intervention effects on neonatal developmental abnormal hip [J]. Zhonghua hu li za zhi, 2011 (01)：23-25.

例 8-4　自身前 - 后对照设计实例

题目：自身对照法测定复方黄连素片溶出度

目的：建立自身对照法测定复方黄连素片溶出度。

方法：采用自身对照法测定复方黄连素片的溶出度。采用转篮法，溶出介质为纯化水（900 ml），转速 100r/min，取样时间 90 分钟。

结果：复方黄连素片溶出度测定自身对照法在 1.2～9.0 μg/ml 浓度范围内呈线性（$r=0.9995$，$n=5$），回收率 98.9%，RSD=0.03%。

结论：本法简便、准确、可行，可作为复方黄连素片的质量标准中控制项目之一。

来源：Nie YJ, Gong LP, Xie YC. Dissolution self contrast method application in the drug inspection [J]. Journal of qilu pharmaceutical affairs, 2012 (03)：168-170.

二、质性研究

质性研究（qualitative research）是以研究者本人作为研究工具，在自然环境下，采用系统化的研究方法搜集并分析非量性数据的研究途径。质性研究被广泛地用于社会科学的各个领域。

质性研究大致包含了现象学（phenomenology）、民族志（ethnography）、扎根理论（grounded theory）、参与观察（participant observation）及话语分析（discourse analysis），见表 8-6。

表 8-6　质性研究的分类与研究问题

研究分类	研究问题（根据 Mores 研究问题分类）	举例	数据收集
现象学	意义类问题 了解生活经历的本质	某种慢性病患者的生活体验；术中知晓体验	录音访谈个人生活经历的有关轶事、现象学文献
民族志（人种学）	描述类问题 对文化群体的价值观念、信念和行为进行描述	照护文化对非专业照护者照护经历的影响；英籍孟加拉国儿童癌症患者在治疗期间父母的工作（角色和职责）体验	文件、记录、照片、社会关系图、无结构性访谈、参与性观察、实地笔记
扎根理论	过程类问题 了解时间维度上事情发生的变化，研究问题可以呈现阶段性和不同的层面	老年慢性病患者健康体验和生活意义；护士远程教育项目的经验	访谈录音、参与性观察
参与观察	行为类问题 强调行动过程中与研究者结合，在自然、真实、动态的过程中实施研究	减少护理本科生临床实习差错发生；参与性行动研究法在社区护理方面的研究	观察、实地笔记、访谈；照片
话语分析	口语互动和对话类问题	护士对于幸福感的描述分析	对话（录音，录像）、观察、实地笔记

质性研究的特性：

（1）质性研究注重现实场景，研究是在自然的场景中发生，并没有人为干预。

（2）质性研究的研究工具是研究者本人。

（3）质性研究的研究对象是研究者根据研究特征有目的地进行筛选决定。

（4）质性研究的资料来源多为主观资料，是提供个人的经历以供研究。

（5）质性研究具有整体性，深入探索事物的内涵和实质，而不只是截取某一个片段。

（6）质性研究的资料收集法多种多样，如访谈法、观察法、档案资料等。质性研究与量性研究的区别见表8-7。

表8-7　质性研究和量性研究的区别

	量性研究	质性研究
研究问题	预先假设成立	研究过程中产生
研究性质	强调客观性	注重主观性
研究手段	以数据为资料，进行统计分析	以语言、图像、文字资料，进行描述、分析
研究对象	研究者与研究对象分离	研究者是研究过程的一部分
研究工具	问卷、量表、统计软件、计算机	研究者本人、实地笔记、录音机和录像机
抽样方法	随机抽样、样本量大	目的性选择、样本量小
收集资料办法	封闭性问卷、结构性观察	开放式访谈、参与性观察
研究结果	认为部分等于总体	认为总体大于部分的总和

三、护理论文撰写

1. 题目、作者署名和单位。
2. 摘要和关键词，见图8-1。

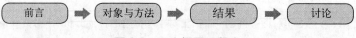

图8-1　摘要四段式

3. 科研论文正文撰写的四段式，见图8-2。

前言 ➡ 对象与方法 ➡ 结果 ➡ 讨论

图8-2　正文撰写四段式

科研论文正文撰写的四段式国外简称 IMRAD，文章的格式并非一成不变，而是根据文章的实际内容具体应用，对于大多数的初学者，采用此格式是很有必要的。

4. 参考文献：参考文献的格式广泛采用温哥华格式。

（1）期刊的著录格式　[序号] 主要作者 . 文献提名 [文献类型标志]. 刊名，出版年份，卷次（期号）：起止页码。

（2）专著中析出文献的著录格式　[序号] 析出文献作者 . 析出文献提名 [文献类型标志]// 专著主要责任者 . 专著题名，版次（第 1 版可省略）. 出版地：

出版者, 出版年份 : 起止页码。

5. 论文实例分析

以"胡少华, 洪静芳, 左雪峰, 等. 老年肝癌患者家庭功能对生活质量的影响研究 [J]. 中华护理杂志, 2016(10):1180-1184"为例, 分析科研论文的写作要求。

（1）题目 : 老年肝癌患者家庭功能对生活质量的影响研究

分析 : 题目是文章的开头, 阐述了文章的中心, 要求表达准确、简短、新颖, 该文题涵盖了研究的范围, 圈定研究中心, 使读者了解其研究的目的。

（2）摘要和关键词

【摘要】目的 : 调查老年肝癌患者家庭功能和生活质量的现状, 并探讨家庭功能对生活质量的影响。方法 : 采用家庭功能评定量表、肝胆肿瘤治疗功能评定量表对安徽省 4 所三级甲等医院肝胆外科和放射介入科的 259 例术前老年肝癌患者进行调查。结果 : 老年肝癌患者家庭功能总分为 (146.11 ± 16.27) 分 ; 生活质量总分为 (119.38 ± 23.71) 分 ; 家庭功能与生活质量的总分及各领域得分均呈负相关 $(P < 0.05)$; 生活质量的影响因素为 : 问题解决、家庭角色、肿瘤协作组织体能状态评分、情感反应、居家锻炼、总体功能、情感介入和行为控制 $(P < 0.05)$。结论 : 老年肝癌患者生活质量较低, 家庭功能弱化, 医护人员可通过提高问题解决能力和家庭角色来改善患者的家庭功能, 提高其生活质量。

【关键词】老年人 ; 肝肿瘤 ; 家庭功能 ; 生活质量

分析 : 该文题表达清晰, 思路明确。使用了摘要四段式的表述方法, 使读者快速地了解文章的研究目的、方法、结果和结论, 把握了文章的脉络。关键词的选用均采用原形词。

（3）前言 : 肝癌是病死率最高的恶性肿瘤之一, 我国每年约有 38.3 万人死于肝癌, 占全球肝癌死亡病例数的 51%, 因此, 肝癌一直是我国恶性肿瘤防控的重点。男性平均发病年龄 60.34 岁, 女性平均发病年龄 66.47 岁。老年肝癌患者的器官代偿功能不足, 且多合并基础疾病, 治疗效果及预后较差, 严重影响生活质量。研究表明, 健全的家庭功能有助于患者应对疾病过程中出现的危机问题, 提高生活质量。家庭功能是指家庭系统中家庭成员的情感联系、家庭规则、家庭沟通及应对外部事件的有效性。研究显示, 乳腺癌患者及家庭照顾者的家庭功能得分与生活质量得分呈负相关。本研究旨在调查老年肝癌患者家庭功能和生活质量现状, 并探讨家庭功能对生活质量的影响, 为改善老年肝癌患者家庭功能提供理论支持和依据。现报告如下。

分析 : 在前言的表述中要回答"为何研究""研究什么"这两个问题, 也就是说明这项研究的价值所在, 文章指出"老年肝癌患者的器官代偿功能不足, 且多合并基础疾病, 治疗效果及预后较差, 严重影响生活质量", 指出研究原因和研究的内容。

☆☆☆☆

（4）对象和方法

1.1 研究对象

采用方便抽样法，选取 2015 年 1 月至 2015 年 10 月安徽省 4 所三级甲等医院肝胆外科与放射介入科住院的 259 例术前老年肝癌患者。纳入标准：确诊为原发性肝癌；年龄 ≥ 60 岁；具有听、说、读、写能力；明确自身病情并同意参加本研究。排除标准：存在精神疾病、意识障碍和沟通障碍者；合并其他严重疾病者。

分析：该文题采取了"方便抽样法"，并且根据研究的需要列出"纳入标准"和"排除标准"来选择研究对象，使研究结果对于研究对象而言具有代表性，表现了量性研究结果中部分等于总体的特征。

1.2 研究方法（节选）

1.2.1 研究工具

（1）一般资料问卷：由研究者根据文献和研究目的自行设计，包括患者年龄、性别、文化程度、家庭居住地、吸烟与否、饮酒与否、居家锻炼与否、居住方式等人口学特征及治疗方式、东部肿瘤协作组体能状态评分（简称 ECOG PS）、肝功能 Child-Pugh 分级等疾病相关信息。ECOG PS 用于评价患者的体力状态，能正常活动评为 0 分，能从事轻体力活动但重体力活动受限评为 1 分，能自由走动但丧失工作能力评为 2 分，卧床或坐轮椅时间白天超过 50% 评为 3 分，卧床不起、生活不能自理评为 4 分，死亡评为 5 分。

（2）肝胆肿瘤治疗功能评定（Functional Assessment of Cancer Therapy-Hepatobiliary，FACT-Hep）量表：FACT-Hep 量表是美国结局研究与教育中心研制的癌症治疗功能评价系统中的肝胆量表，该量表由普适性量表（27 个条目）和肝胆肿瘤特异性量表（18 个条目）两部分构成，用于针对性地测评不同疾病分期的肝胆肿瘤患者的生活质量。FACT-Hep 量表包含 5 个领域、45 个条目，5 个领域分别为躯体状况、社会与家庭状况、情感状况、功能状况和肝胆肿瘤特异性症状。条目采用 0 ～ 4 级评分法计分，得分范围 0 ～ 180 分，得分越高，表明患者生活质量越好（以下有省略）。

（3）家庭功能评定量表（Family Assessment Device，FAD）：该量表由 Epstein 等编制，分为问题解决、沟通、角色、情感反应、情感介入、行为控制、总的功能 7 个分量表，包含 60 个条目。每个条目有"很像我家""像我家""不像我家""完全不像我家" 4 个选项，按 1 ～ 4 级评分，总分 240 分。得分 60 ～ 120 分代表家庭功能良好，121 ～ 180 分代表家庭功能一般，181 ～ 240 分代表家庭功能差（以下有省略）。

1.2.2 资料收集方法

选取自愿参与本研究的 8 名护士作为调查员，经研究者统一培训后，调查员向患者发放调查问卷。回收问卷时，调查员逐一核查问卷填写情况，以保证问卷的填写质量，本次共发放问卷 272 份，回收有效问卷 259 份，有效回收

95.2%。

1.2.3　统计学方法

应用 SPSS13.0 软件进行统计分析，计量资料采用均数、标准差进行描述，组间比较采用单因素方差分析，多组间两两比较使用 LSD 法；计数资料以频数和构成比进行描述；采用 Person 相关分析探讨生活质量和家庭功能的相关性。

分析：在研究方法的部分中，作者采用了"肝胆肿瘤治疗功能评定量表"、"家庭功能评定量表"对肝癌患者的生活质量和家庭功能进行了系统的评估并得出数据，然后采用了"应用 SPSS13.0 软件"进行统计分析。文章清晰地描述了研究的对象和方法，使读者能对整个研究的过程有深入的了解，以便对研究的可信度加以分析。另外，作者对研究资料的收集过程中，对收集资料人员进行了统一培训，确保数据的可靠性，表现了研究者严谨的科研态度。

（5）结果（节选）

2.1　患者的一般资料（具体内容有省略）。

2.2　老年肝癌患者生活质量得分现状：老年肝癌患者的生活质量总分为（119.38±23.71）分，见表 1（表格省略）。

2.3　不同人口学特征的老年肝癌患者生活质量得分比较。

本研究结果显示：不吸烟、不饮酒、居家锻炼者生活质量总分高于吸烟、饮酒和不居家锻炼者；ECOG PS 为 0 分者的生活质量得分高于其他三组（$P < 0.01$），ECOG PS 为 1 分者的生活质量得分高于得分为 3 分者（$P < 0.05$）；Child-Pugh 分级 A 级与 B 级患者生活质量得分均高于 C 级患者（$P < 0.05$），见表 2（表格省略）。

2.4　老年肝癌患者家庭功能得分现状

老年肝癌患者的家庭功能总分为（141.41±12.81）分，其中 60～120 分 12 例（4.7%）；121～180 分 247 例（95.3%），家庭功能处于一般水平，见表 3（表格省略）。

2.5　老年肝癌患者家庭功能与生活质量的相关性分析

老年肝癌患者家庭功能与生活质量的总分及各领域得分均呈负相关，相关系数为－0.125～－0.605，有统计学意义（$P < 0.05$），见表 4（表格省略）。

2.6　老年肝癌患者生活质量的影响因素分析

以生活质量总分为因变量，将单因素分析有统计学意义的吸烟与否、饮酒与否、居家锻炼与否、ECOG PS、Child-Pugh 分级及家庭功能的 7 个维度作为自变量进行多元线性回归分析。自变量赋值如下：不吸烟 =0，吸烟 =1；不饮酒 =0，饮酒 =1；不居家锻炼 =0，居家锻炼 =1。ECOG PS：0 分 =1，1 分 =2，2 分 =3，3 分 =4；Child-Pugh 分级：A 级 =1，B 级 =2，C 级 =3，见表 5（表格省略）。

分析：在对研究结果的表述中，本文分别列出了"老年肝癌患者生活质量

☆☆☆☆

得分现状"和"老年肝癌患者家庭功能得分现状"的得分情况，由此得到"老年肝癌患者家庭功能与生活质量的相关性分析"，即"老年肝癌患者家庭功能与生活质量的总分及各领域得分均呈负相关"的结论；然后以"不同人口学特征的老年肝癌患者生活质量得分比较"对"老年肝癌患者生活质量的影响因素分析"得到"以生活质量总分为因变量，将单因素分析有统计学意义的吸烟与否、饮酒与否、居家锻炼与否、ECOG PS、Child-Pugh 分级及家庭功能的 7 个维度作为自变量进行多元线性回归分析"的研究结果。对于研究结果的统计学分析和处理，需要充分理解研究变量的概念，理清变量之间的关系，使用正确的统计学方法才能得到最终的研究结果。在文章结果的表述中，使用统计图表能够准确地表达研究内容，但是也不宜太多，2 ～ 3 个为宜。

(6) 讨论

3.1 老年肝癌患者生活质量不高

本研究结果显示，老年肝癌患者的生活质量总分为（119.38 ± 23.71）分，低于国内外相关研究，分析原因可能与本组患者年龄均 ≥ 60 岁、乡镇和农村患者占 64.09%、家庭经济状况相对较差有关，万克艳等研究结果证实肝癌患者年龄越大、家庭经济状况越差，生活质量越低；也与肝癌治疗方式、肝癌分期差异等因素有关。患者生活质量各维度中社会与家庭状况得分最高，与王毅欣等研究结果一致；情感状况得分最低，可能与当确诊为肝癌后，患者出现焦虑、抑郁、恐惧等不良情绪，不良情绪亦可加重治疗副反应、影响治疗效果有关，因此对老年肝癌患者的生活质量，特别是情感、心理等方面的问题应给予足够重视。不同人口学特征的老年肝癌患者的生活质量不同，与患者是否吸烟、饮酒、居家锻炼及 ECOG PS、肝功能 Child-Pugh 分级有关（$P < 0.05$）。本研究结果显示，居家锻炼和 ECOG PS 是老年肝癌患者生活质量的影响因素。锻炼对肿瘤免疫、DNA 的损伤与修复过程、氧化应激状态、类固醇激素、体重等产生影响，影响癌症的结局；适当的居家锻炼可改善肝癌患者的体能状况，有助于提高其生活质量。ECOG PS 越高，患者的身体状况越差，症状体验也随之加重，导致日常社交、活动水平、自理能力降低，进而影响其生活质量。因锻炼效果受患者病情、锻炼环境、锻炼强度、持续时间、频率等因素影响，临床医务人员可关注于开发科学锻炼和体能恢复的干预措施，来提高老年肝癌患者的生活质量。

3.2 老年肝癌患者的家庭功能一般

本研究结果显示，老年肝癌患者的家庭功能总分为（146.11 ± 16.27）分，得分为 121 ～ 180 分的患者 247 例（95.3%），表明老年肝癌患者在外科手术前及肝动脉栓塞或栓塞化疗前存在家庭功能不良，与仲冬梅等研究结果一致。各维度得分从高到低依次为情感介入、情感反应、行为控制、家庭角色、总的功能、沟通与交流、问题解决，说明老年肝癌患者家庭功能弱化在情感介入、情感反应方面最明显。疾病作为负性事件会影响家庭的各个层面，在疾病进展过程中易出现家庭地位和角色的改变，家庭系统容易失去平衡。随着年龄增大，老年人身心健康问题增多，物质、生活、精神需求不能充分被满足，表现为家庭功能障碍增多。本研究中，男性患者构成比较高，男性患者不善表达内心的需求，在面临负性事件时容易和家人产生心理隔阂，导致情感介入和情感反应弱化。此外，本研究中农村患者较多，其经济状况、社会保障、学历水平相对较低，在面对癌症时，易出现不良情绪，采取消极应对方式，导致家庭关系紧张、角色功能减弱等问题。本研究结果提示临床医护人员应关注老年肝癌患者的家庭功能特征，分析其缺陷弱项，采取针对性的护理措施干预可控因素，提高其家庭功能。

3.3　老年肝癌患者家庭功能对生活质量的影响

本研究结果显示，老年肝癌患者家庭功能与生活质量的总分及各领域得分均呈负相关（$P < 0.05$），即老年肝癌患者家庭功能越差，其生活质量越低。分层回归分析显示，家庭功能的问题解决、家庭角色、情感反应、总的功能、行为控制和情感介入均对患者的生活质量产生影响（$P < 0.05$），可解释生活质量变化的33.6%。问题解决和家庭角色位于生活质量影响因素的前两位，是提高老年肝癌患者生活质量的重要切入点。问题解决能力是家庭为有效维持其基本功能而解决各种问题的能力。问题解决功能健全家庭中的患者在遇到问题时，容易获得家庭内源性支持，产生主动的求助行为，能增加患者抗癌的自信心、治疗的主动性，进而提高患者生活质量。家庭角色是指家庭成员在家庭中的相对地位、所承担的责任和相应的行为模式。若家庭成员能胜任各自的角色要求，明确自身角色的职责，能根据情境变化而灵活调整家庭的角色分工模式并感到满意，有助于癌症患者尽早产生其对疾病的适应。临床医护人员应将老年肝癌患者及其家属共同纳入到健康教育体系中来，帮助患者及其家属发现问题、解决问题；同时，协助患者及其家属尽快适应家庭角色的转变，并建立新的家庭分工和责任行为模式，以提供更有效的家庭支持，提高患者的生活质量。

分析：在文章的讨论部分主要对研究结果做出理性的分析、解释、推理和评价。通过研究结果将本次研究结果和国内外研究结果进行对比，例如"本研究结果显示，老年肝癌患者的生活质量总分为（119.38±23.71）分，低于国内外相关研究"；再者，通过研究结果得到关于"即老年肝癌患者家庭功能越差，其生活质量越低"的结论。也将研究结果和临床工作结合一起，如"本研究结果提示临床医护人员应关注老年肝癌患者的家庭功能特征，分析其缺陷弱项，采取针对性的护理措施干预可控因素，提高其家庭功能"，体现了研究的结果对临床工作的指导作用。

（7）参考文献

参考文献部分，其格式与之前内容一致，不做重复讨论，要注意的是参考文献的选取要尽量选取近期的（3～5年），才能做到知识的新颖。

☆☆☆☆

总而言之，一篇合格的学术论文，要从选题构思上体现新颖，在研究设计上要严谨，在文章的写作中思路清晰，主题明确，这样才能体现科学研究中追寻真理的态度。

第六节　护理信息管理

一、概念

信息（information）是指经过加工整理后，对于接受者具有某种使用价值的数据、信息、情报的总称。通常用声音、图像、文字、数据等方式进行表达。

护理信息系统（nursing information system，NIS）是一个可迅速收集、储存、处理、检索、显示所需动态资料，并进行人机对话的计算机系统，是信息科学与计算机技术在护理工作中的广泛应用，是医院信息系统的重要组成部分。应用计算机进行护理管理，可使护理工作走上科学化、标准化、现代化管理的轨道，对提高护理质量、促进护理事业的发展具有十分重要的作用。

二、护理信息管理的作用

1. 护理信息存储在计算机中，各级护理人员可以通过医院的计算机网络方便地共享信息资源。

2. 医院计算机网络系统能接受和存储临床医疗护理工作、教学、科研及医院管理部门的信息和数据、各类人员根据需要随时可以查阅所存储的信息，显著提高了工作效率。

三、护理信息系统的主要功能

（一）基本功能

1. 通过医院局域网　从医院信息系统（HIS）获取或查询患者的一般信息，以及既往住院或就诊信息。

2. 实现医嘱管理　包括医嘱的录入、审核、确认、打印、执行、查询。

3. 实现费用管理　包括对医嘱的后台自动计费、患者费用查询、打印费用清单。

4. 实现基本护理管理　包括护理记录单、护理评估和专项评分、护理人员档案和护士排班的录入及打印。

（二）辅助支持功能

国内的一些医院尝试开放了护理信息系统的决策支持功能，建立了患者病情（症状、体征）、护理诊断、相关因素、护理措施等字典库，设计了一些决策支持功能，使护士能利用这些字典库，在护理信息系统终端方便地通过相关选择完成护理记录，极大地减少护理书写的工作时间，提高护理记录和护理工作的质量。

（三）护理知识库和健康宣教功能

护理信息系统应具有自身的护理知识库，并提供在线查询检索功能，使护士能利用护理信息系统方便地获取所需要的护理知识。护理信息系统应具有为各种疾病提供护理知识的功能，护士可以为每一位患者制订护理计划，量身定制，提供个性的"护理健康处方"。

（四）护理管理功能

1. 护理业务信息管理　包括日常工作数据、资料、护理业务核心内容、新知识、新技术等。病区信息系统、医嘱或护嘱管理系统、护理计划设计系统。

2. 护理行政信息管理　计算机排班、监控麻醉手术人员实时门禁出入信息，计算医护人员工作量，查阅出勤情况、考核护理人员工作质量，科室库存物品统计、储存规章制度、护理常规、操作规程，查阅等。有利于绩效考核，实现现代化麻醉手术科信息化、科学化管理。

3. 护理人力资源管理　护理人力资源包括护士资质、培训、技术档案管理，薪酬管理，职称与晋升管理，培养与继续教育管理，科室护士配置及调动管理。NIS 的应用有效地解决了传统护理人员编配方法导致的护理人力资源分配失衡，不同程度地克服"非责任制"和"超负荷工作"等不良状况，实现了对护理人力资源动态合理的调配，有效地提高了护理质量，增加了护士对工作的满意度。

4. 护理质量管理　是护理管理工作的重要组成部分，将电子计算机作为先进的管理手段广泛应用于护理质量的控制与评价，是现代护理思想、方法和手段的体现。护理质量管理可随时为管理者提供护理质量的相关准确信息，为管理者提供有效的决策支持；迅速、准确地为临床护理工作者提供有效的信息反馈，使各科护士能及时了解和分析工作中存在的不足，迅速采取管理对策，减少工作失误，提供质量。

5. 护理成本管理　护理成本包括对人工成本（护士工资、奖金分配）、材料成本（卫生材料、低值易耗品）、设备成本（固定资产折旧及维修）、药品成本（消毒灭菌等）、作业成本（卫生业务、洗涤费用）、行政管理成本、教学科研成本等综合要素。随着医院管理成本化意识的不断增加，越来越多的管理者认识到护理是重要的成本中心。如何减低护理成本，实现护理资源的优化配置，成

☆☆☆☆

为管理者关注的课题。

6. 护理教学管理　包括知识库、题库、案例学习、教学计划、课程安排、教学设备、师资配置、教学资料、教学质量、学籍管理、进修护士管理等。

7. 护理科研管理　包括课题管理、经费管理、资料管理、成果管理等。

四、麻醉科护理信息系统

在 HIS、麻醉信息管理系统（anes-thesia information management system，AIMS）基础上采用二维条码，建立个人数字助理（personal digital assistant，PDA）麻醉护理移动信息系统，使移动护理信息系统中的信息能够及时同步上传至麻醉信息管理系统中，实现了与数字化麻醉记录的无缝对接，使麻醉信息管理系统的应用更加灵活。

AIMS 功能如下：

（一）围手术期患者信息无缝连接

AIMS 具有电子病历记录（electronic medical record，EMR）的功能，并且可与医院信息系统中的 EMR 无缝对接，麻醉科护士可以通过系统共享患者的基本信息、病程、医嘱、病历、检验结果、检查结果、医学影像等资料，获知术中生命体征、出入量、手术和麻醉特殊情况，结合患者 ASA 分级及基础疾病，评估患者可能出现的并发症，从而有计划地对患者进行复苏期护理。

（二）规范电子文书

AIMS 系统内嵌有标准规范的麻醉护理工作电子文件书写格式程序，支持护理文书书写、录入和查阅。对发生错误的录入格式，系统将拒绝写入并做弹窗提示修正，在做出错误上报后，系统能够自动进行质控管理和记录报备。可建立专科护理的评估量表、质量评价量表、临床护理信息速查等子目录，采用打勾方式进行填写。其中，护理评估量表包括手术患者压疮风险因素评估表、全身麻醉恢复期评估量表和出室评分等，帮助护士对患者病情做客观评价和效果跟踪。

（三）实现自动计费，减少误差和人力成本

麻醉医师可以通过 PDA 扫描患者手腕带和耗材包装上的条形码，生成贵重耗材使用记录和产生自动收费，并在护理管理系统产生出入库记录。在麻醉、手术护理信息采集的同时生成麻醉用药记录，系统自动完成麻醉用药处方书写和药价计算；根据电子化的麻醉处置记录，系统可自动完成麻醉处置计费，大幅降低人工计费所产生的劳动冗余和人为因素误差。

（四）确认患者身份，杜绝临床工作差错发生

通过 PDA 扫描腕带，确认患者身份。利于正确执行医嘱，对患者进行用药和输血等操作。麻醉医师下达医嘱时，麻醉科护士使用 PDA 扫描患者腕带，对

患者身份及其临时医嘱信息进行匹配，并自动记录操作者代号、药品明细、给药时间、执行有效期等信息，生成统计报表，支持术中医嘱单书写与打印；系统还对超时执行的医嘱（如＞15 分钟）进行自动干预。执行输血操作时，可以通过系统查询配血、血制品发放进度；通过 PDA 扫描手腕带、血型单、输血单进行输血，避免差错的发生。

（五）利于术后患者科学周转

AIMS 的应用可以显示麻醉恢复室的使用情况，麻醉医师可以通过系统发送请求，提前预约麻醉恢复室的床位；巡回护士则可通过 PDA 提供给麻醉恢复室本台手术的结束时间及填写交班表格，从而实现麻醉医师、手术室护士与麻醉恢复室护士之间的快速交接，提高了麻醉恢复室床位的使用率，简化了交接流程，杜绝了因沟通不畅而导致手术患者陷入危险的状况发生。

（六）护理质量控制直观、有效

质量评价量表包括工作程序、质量标准和跟班检查表等，提供程序化工作指引和质量控制与改进流程。临床护理信息速查可提供手术、麻醉病情观察指引、常用局部麻醉药物浓度和剂量、常用计量换算公式或方法（如输液治疗、药物浓度配制）等，作为电子工具书供护士随时查询、检索和阅读。

（七）实现物品科学管理

库房管理人员在进行物品摆放时可以将物品输入到 PDA 中，只要打开高值物品管理系统或一次性物品管理系统，便可以对物品的位置与数量一目了然。比如一次性物品和高值耗材等，在进货时由库房管理人员进行清点，粘贴条码，并依次输入有效期，当物品快过期时，系统会自动提示，引导临床工作人员优先使用该物品，而过期物品则可得到及时处理。通过互联网的应用及条形码及射频检测与识别技术（radio frequency identification devices，RFID），还可以很好地实现物品的定位。条形码和射频识别技术可以在关键时刻提供患者手术过程中有可能涉及的使用物品的实时、准确的信息，如人员、仪器设备、物品耗材等的实时定位，对保护手术患者安全、保障护理质量、提高手术室护理工作效率有不可估量的作用。

（八）科学排班

手术室每天的手术量和手术种类不同，考虑到手术室高效运转的需要及患者不同级别麻醉的护理要求等因素，排班会耗费管理者的大量时间和精力。排班系统中存储着护士的信息，不同年资的护士按照年资顺序显示，并可以显示每一名护士的培训、考核情况等，管理者可在排班系统设置条件，系统自动生成排班，管理者只需要微调，即可确保不同难度的手术由相应资质的护士配合，保证护理质量和患者安全。

☆☆☆☆

第七节　麻醉专业临床药物试验知识

一、临床药物试验的概述

临床药物试验是指任何在人体（患者或健康志愿者）进行的药物的系统性研究，以证实或发现试验药物的临床、药理和（或）其他药效学方面的作用、不良反应和（或）吸收、分布、代谢及排泄，目的是确定试验药物的安全性和有效性。

临床药物试验一般分为Ⅰ、Ⅱ、Ⅲ、Ⅳ期临床试验和药物生物等效性试验及人体生物利用度。

Ⅰ期临床试验：初步的临床药理学及人体安全性评价试验，为新药人体试验的起始期，又称为早期人体试验。Ⅰ期临床试验包括耐受性试验和药代动力学研究，一般在健康受试者中进行。其目的是研究人体对药物的耐受程度，并通过药物代谢动力学研究，了解药物在人体内的吸收、分布、消除的规律，为制订给药方案提供依据，以便进一步进行治疗试验。

人体耐受性试验（clinical tolerance test）是在经过详细的动物实验研究的基础上，观察人体对该药的耐受程度，也就是要找出人体对新药的最大耐受剂量及其产生的不良反应，是人体的安全性试验，为确定Ⅱ期临床试验用药剂量提供重要的科学依据。

人体药代动力学研究（clinical pharmacokinetics）是通过研究药物在人体内的吸收、分布、生物转化及排泄过程的规律，为Ⅱ期临床试验给药方案的制订提供科学的依据。人体药代动力学观察的是药物及其代谢物在人体内的含量随时间变化的动态过程，这一过程主要通过数学模型和统计学方法进行定量描述。药代动力学的基本假设是药物的药效或毒性与其所达到的浓度（如血液中的浓度）有关。

Ⅱ期临床试验：Ⅱ期临床试验为治疗作用初步评价阶段。其目的是初步评价药物对目标适应证患者的治疗作用和安全性，也包括为Ⅲ期临床试验研究设计和给药剂量方案的确定提供依据。此阶段的研究设计可以根据具体的研究目的，采用多种形式，包括随机化盲法对照试验。

本期临床研究重点在于药物的安全性和疗效。应用安慰剂或已上市药物作为对照药物对新药的疗效进行评价，在此过程中对疾病的发生发展过程对药物疗效的影响进行研究；确定Ⅲ期临床试验的给药剂量和方案；获得更多的药物安全性方面的资料。

Ⅲ期临床试验：治疗作用确证阶段。其目的是进一步验证药物对目标适应证患者的治疗作用和安全性，评价利益与风险关系，最终为药物注册申请的审查提供充分的依据。试验一般应为具有足够样本量的随机化盲法对照试验。

本期试验的样本量要远大于前两期试验，更多样本量有助于获取更丰富的药物安全性和疗效方面的资料，对药物的益处、风险进行评估，为产品获批上市提供支撑。

该期试验一般为具有足够样本量的随机化盲法对照试验（random control trial，RCT）。临床试验将对试验药物与安慰剂（不含活性物质）或已上市药品的有关参数进行比较。试验结果应当具有可重复性。

Ⅲ期临床试验的目标：①增加患者接触试验药物的机会，既要增加受试者的人数，还要增加受试者用药的时间；②对不同的患者人群确定理想的用药剂量方案；③评价试验药物在治疗目标适应证时的总体疗效和安全性。

该阶段是临床研究项目的最繁忙和任务最集中的部分。

Ⅳ期临床试验：一种新药在获准上市后，仍然需要进行进一步的研究，在广泛使用条件下考察其疗效和不良反应，另一目的是进一步拓宽药品的适应证范围。上市后的研究在国际上多数国家称为"Ⅳ期临床试验"。

在上市前进行的前三期临床试验是对较小范围、特殊群体的患者进行的药物评价，患者是经过严格选择和控制的。而上市后，许多不同类型的患者将接受该药品的治疗。所以很有必要重新评价药物对大多数患者的疗效和耐受性。在Ⅳ期临床研究中，数以千计的经该药品治疗的患者的研究数据被收集并进行分析。在上市前的临床研究中因发生率太低而没有被发现的不良反应就可能被发现。这些数据将支持临床试验中已得到的数据，可以使医师能够更好地和更可靠地认识到该药品对"普通人群"的治疗受益 - 风险比。

生物等效性试验：用生物利用度研究的方法，以药代动力学参数为指标，比较同一种药物的相同或不同剂型的制剂，在相同的试验条件下，其活性成分吸收程度和速度有无统计学差异的人体试验。

二、药物临床试验的管理

（一）管理规范

药物临床试验必须严格遵循药物临床试验质量管理规范（good clinical practice，GCP），保证药物临床试验过程规范，结果科学可靠，保护受试者的权益并保障其安全。由于药物临床研究的方法、手段、目的的特殊性，如需要人类受试者的参与、药物临床试验的资料和结果需要经过药品监督管理部门的审批等，药物临床研究与一般的科学研究不同，需要满足更多的条框规定，遵循更多的原则。

☆★☆☆

1. 药物临床试验必须遵循下列基本原则

(1) 伦理道德原则。

(2) 科学性原则。

(3) GCP 与现行法律法规。

2. 药物临床试验的准备条件

(1) 获得国家食品药品监督管理总局（CFDA）审批的药品临床试验批件。

(2) 符合规范的药检报告。

(3) 内容齐备的研究者手册。

(4) 具有资格的药物临床研究机构。

(5) 合格的研究人员。

(6) 规范化设计的新药临床试验方案。

(7) 制订可操作的标准操作规程（SOP）。

3. 程序规范

(1) 新药临床研究必须由国家食品药品监督管理总局审查批准。

(2) 必须在国家食品药品监督管理总局认可的"药物临床试验机构"进行。

(3) 必须由有资格的医学专家主持该项临床试验。

(4) 必须经独立伦理委员会的审查批准，确认该项研究符合伦理原则，并对临床试验全过程进行监督及确保受试者的合法权益。

(5) 所有患者参加新药临床研究前，都有充分的知情权，并签署知情同意书。

(6) 抗肿瘤药物的临床研究，通常选择经常规标准治疗无效的患者。

(7) 进行临床研究的新药应免费提供给受试者。

4. 硬件方面　根据药物试验要求和医院条件，必须设置手术室、麻醉恢复室，并配备呼吸机、麻醉机、除颤器、急救车、心电图机、输液泵、急救药物、氧气和护理用具。办公设施包括专用办公室、资料档案室、带锁文件柜、直拨电话、联网计算机、复印设备。药物暂存库包括药柜、药箱、药物冰箱等。受试者活动和休息场所、接待室、药物实验室。

5. 软件方面

(1) 专业负责人员：具有医学专业本科以上学历，医学专业高级职称，经过临床试验技术和药品临床试验质量管理规范培训，在核心期刊上发表过药物研究的论文。

(2) 专业研究者：中级职称以上研究人员至少 3 人，护理人员至少 3 人，经过临床试验技术和 GCP 的培训。同时配备经过 CPR、抢救药物、设备使用培训的医师、药师和护士。护理人员在院长、科主任的直接领导下，受护理部和科护士长的直接领导。根据药物临床试验要求，护理人员具有一定临床经验、抢救、观察、组织能力达到一定水平，上岗之前经过 GCP 资格认证，熟悉护理人员行为规范、工作制度、工作职责、试验药品管理制度、消毒隔离制度、安全管理制度，管理临床试验用药入库账表、临床试验用药出库账表、临床试验用药登记表、临床试验用药回收登记表、护理记录单。

（二）药物管理流程

1. 药物交付与接收

（1）临床试验药物检验合格后方可用于临床试验，申办者对药物的质量负责。

（2）协议签署后，申办者携"药物临床试验启动通知"到临床试验药物库办理试验药物交接手续。药学部填写"接受试验药物回执"反馈到机构办公室。

（3）试验药物需注明"供临床实验用"。接受试验药物须仔细核对药物包装及标签，包括药物名称、数量、规格、剂型、批号、药物编号、适应证、有效期、保存条件及生产厂家等。药物交接须签署药物接收单，注明以上药物信息及药物供应单位、交接时间、试验期限等，并双人签字。

（4）在双盲临床试验中，试验药物与对照药物在外形、颜色、气味、包装、标签和其他特征上均应一致。

2. 保管与登记

（1）所有试验药物在项目启动时统一由临床试验药房验收入库，入库后的试验用药由科室按试验要求分批领回并按规定保管。

（2）试验药物由临床试验药物库和主要研究者授权专管护士负责，设有专门的用药储藏室，专人负责，加锁保管，储存专柜置于常温、避光、干燥环境，按规定监测温、湿度情况，保证符合存放条件，以确保药物的有效性。

（3）科室应严格规范准备试验用药及相应的急救物品，制订切实可行的抢救管理制度、抢救流程和应急预案，以保证在受试者安全的条件下进行。

（4）临床试验开始后，护士定时核对、检查、清点药物，按照有效期先后摆放。查看药物的储藏方式，条件是否合格，药物是否有变质等情况，发现问题，及时处理，并将检查结果记录。

3. 药物分发与回收

（1）专管护士应按受试者先后顺序依次根据医嘱或凭处方按规定量发放药物。每一份药物的发放与回收应在记录表上及时记录。每个受试者只能使用一个编码。若试验要求需回收受试者每次的剩余药物、药盒，应认真清点并记录。

（2）当领药时专管护士不在场，应由试验前预先安排的第二专管护士负责，该人员事前应熟悉本药物管理制度。

（3）试验用药物的使用由研究者负责，研究者必须保证所有试验用药物仅用于该临床试验的受试者，其剂量和用法应遵照试验方案。

4. 药物退还

（1）试验结束后，主要研究者、专管护士、申办者共同清点所剩的试验用品的数量，核算所用数量与临床试验所需数量是否一致。

（2）剩余药物应被封存，由申办者收回，对回收药物的名称、数量及回收

☆☆☆☆

药物的时间、地点、参与人员应记录在案。剩余药物退回及销毁过程同样应记录在案。

（三）质量控制

1. 研究者均应采用标准操作规程，以保证临床试验的质量控制和质量保证系统的实施。

2. 临床试验中所有观察结果和发现都应加以核实，以保证数据的可靠性，确保临床试验中各项结论来源于原始数据。在数据处理的每一阶段必须采用质量控制，以保证所有数据可靠，处理正确。

三、药物临床试验中护士职责

药物临床试验是确证新药有效性和安全性必不可少的步骤。进行药物临床试验需要多种专业技术人员的合作。一个好的临床研究队伍不仅应包括医学、药学、药理学、生物学、生物统计学等专业人员，还应包括非医学专业的但富有经验的文档管理人员。随着新药药物临床试验在国内的广泛开展，护士作为临床试验的主要参与者在试验起着重要的作用。护士应发挥自己的主观能动性，积极参与，不仅要保证临床试验的运行，而且要最大限度的保障患者的权益及安全。同时护士参与药物临床试验可以有效地提高自身的护理科研意识和研究水平，培养工作严谨性和科学性。通过全过程的参与，学习科研的方式方法、拓宽知识面、扩大工作范畴，有利于护理学科的建设，适应医学科学的发展。

（一）熟悉试验方案

护士在临床试验前必须参加临床试验的启动培训，充分熟悉试验方案，确保严格遵循试验方案。护士每次在接受一项临床试验任务之前，首先仔细阅读研究者手册，了解试验的背景与研究目的，熟悉药物的作用及注意事项，尤其是可能出现的不良反应，护士应着重观察并询问受试者此类不良事件，由此为临床试验提供了客观的评价指标；其次，积极与医师、药师沟通，参与标准操作规程的制订，并提出合理化建议，以保证方案切实可行，从而避免受试者人选存在漏洞。

（二）协助做好知情同意工作

护士应协助医师和药师做好知情同意工作，向受试者做好解释工作，并征得受试者同意签署知情同意书。护士在此过程中可发挥重要作用，基于对试验方案的充分熟悉和掌握，对患者进行耐心、细致的解释说明，并着重强调患者在本试验中的权益和风险，以保证患者在充分了解本试验的前提下自主选择入组与否。

（三）密切观察受试者反应

护士应密切观察受试者的反应，协助医师做好不良反应的观察记录。临床试验中的试验药物多为新药，仅有动物药效学及毒理学研究资料，而人与动物之间存在种属差异，人们对其可能出现的不良反应尚缺乏了解，因此对于异常情况的发现尤为重要。如在试验过程中受试者出现病情加重或其他变化，应及时报告医师，以免产生严重后果。

（四）严格遵守标本采集要求

在临床试验中，护士应严格遵守各种标本采集的要求，一定要按时给药，按时采样，认真记录好生命体征及各项测量指标。护士作为给药及标本采集的实际操作者，在此过程担负着重要的责任。

（五）协助医师记录结果

临床试验多为随机双盲对照试验，作为试验者不可擅自猜测患者所用药物为试验药或对照药，更不可任意改变随机入组的顺序。临床试验中有许多表格需要填写，护理人员应在临床试验过程中协助医师进行检查报告的收集整理、认真及时真实地记录结果。

（六）协助药品保管和发放

临床研究的药品仅限于受试者使用，护士要协助药师做好药品保管和发放工作，药品应存放于专柜中，并上锁，按试验方案要求条件储存，每日记录温度、湿度，如温湿度失控，应采取相应措施纠正；协助药师按编号发放药品，并回收空药盒及多余药品，多余的药品应退回集中处理，不可私自给他人使用。

（姚晓琴　杨　波　谭嘉裕　陈慕瑶　陈旭素）

第 9 章
常用检验与检查

第一节 常见血液检验项目与参考值

一、血常规项目与参考值（表 9-1）

表 9-1 血常规项目与参考值

项目	参考值
红细胞（RBC）	男性：$(4.0 \sim 5.5) \times 10^{12}/L$
	女性：$(3.5 \sim 5.0) \times 10^{12}/L$
	新生儿：$(6.0 \sim 7.0) \times 10^{12}/L$
白细胞（WBC）	成人：$(4.0 \sim 10.0) \times 10^{9}/L$
	新生儿：$(15.0 \sim 20.0) \times 10^{9}/L$
	6 个月 ~ 2 岁：$(11.0 \sim 12.0) \times 10^{9}/L$
血小板（PLT）	$(100 \sim 300) \times 10^{9}/L$
血红蛋白（Hb）	男性：$120 \sim 160g/L$
	女性：$110 \sim 150g/L$
	新生儿：$170 \sim 200g/L$
网织红细胞计数（RET）	成人：$0.5\% \sim 1.5\%$
	新生儿：$2\% \sim 6\%$
红细胞沉降率（ESR）（Westergren 法）	男性：$0 \sim 15mm/h$
	女性：$0 \sim 20mm/h$

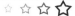

二、凝血功能项目与参考值（表9-2）

表9-2　凝血功能项目与参考值

项目	参考值
血浆凝血酶原时间（PT）	11～13s
活化部分凝血活酶时间（APTT）	32～43s
血浆纤维蛋白原（FIB）	2～4g/L

三、血清电解质项目与参考值（表9-3）

表9-3　血清电解质项目与参考值

项目	参考值
血清钾（K^+）	成人：3.5～5.5mmol/L
	儿童：3.4～4.7mmol/L
	新生儿：3.7～5.9mmol/L
血清钠（Na^+）	成人：135～147mmol/L
	儿童：138～145mmol/L
血清氯化物	95～105mmol/L
血清钙（Ca^{2+}）	总钙：2.25～2.58mmol/L
	离子钙：1.10～1.34mmol/L
血清无机磷（P）	成人：0.97～1.61mmol/L
	儿童：1.29～1.94mmol/L
血清镁（Mg^{2+}）	成人：0.8～1.2mmol/L
	儿童：0.56～1.76mmol/L

四、肝功能项目与参考值（表9-4）

表9-4　肝功能项目与参考值

项目	参考值
谷丙转氨酶（ALT）	0～38U/L
谷草转氨酶（AST）	0～38U/L
谷氨酰转肽酶（GGT）	0～54U/L

续表

项目	参考值
白蛋白（ALB）	40～55g/L
直接胆红素（DBIL）	0～6.8μmol/L
总胆红素（TBIL）	2.0～20.4μmol/L
总蛋白（TP）	60～80g/L
间接胆红素（IBIL）	0～14μmol/L
球蛋白（GLB）	20～30g/L
白蛋白/球蛋白（A/G）	1.5～2.5
总胆汁酸	0～15μmol/L

五、血糖项目及参考值（表9-5）

表9-5 血糖项目与参考值

血糖情况	最佳	良好	差
空腹	4.4～6.1mmol/L（80～110mg/dl）	≤7.0mmol/L（≤126mg/dl）	＞7.0mmol/L（＞126mg/dl）
餐后2小时	4.4～8.0mmol/L（80～144mg/dl）	≤10.0mmol/L（≤180mg/dl）	＞11.1mmol/L（＞200mg/dl）

六、血气分析项目与参考值（表9-6～表9-8）

表9-6 血气分析项目与参考值

项目	参考值
pH	7.35～7.45
动脉血二氧化碳分压（$PaCO_2$）	35～45mmHg（4.67～6.0kPa）
碳酸氢根（HCO_3^-）	实际碳酸氢根（AB）22～27mmol/L 标准碳酸氢根（SB）22～27mmol/L
动脉血氧分压（PaO_2）	80～100mmHg（10.6～13.3kPa）
动脉血氧含量（CaO_2）	8.55～9.45mmol/L
动脉血氧饱和度（SaO_2）	动脉血95%～98% 静脉血60%～70%

项目	参考值
肺泡 - 动脉氧分压差（A-aDO$_2$）	15 ～ 20mmHg（2 ～ 2.7kPa） 一般不超过 30mmHg（4kPa）
缓冲碱（BB）	45 ～ 55mmol/L
二氧化碳结合力（CO$_2$CP）	2 ～ 31mmol/L
血浆 CO$_2$ 总量	25.2mmol/L
阴离子隙（AG）	8 ～ 16mmol/L

表 9-7　血气分析参考值、异常值及临床意义

项目	参考值	异常值及临床意义
动脉血氧分压（PaO$_2$）	80 ～ 100mmHg （10.6 ～ 13.3kPa）	判断机体是否缺氧及程度 ＜ 80mmHg（10.6kPa）：缺氧 ＜ 60mmHg（8kPa）：呼吸衰竭 ＜ 40mmHg（5.3kPa）：重度缺氧 ＜ 20mmHg（2.6kPa）：生命难以维持
动脉血二氧化碳分压（PaCO$_2$）	35 ～ 45mmHg （4.67 ～ 6.0kPa）	（1）结合 PaO$_2$ 判断呼吸衰竭的类型和程度 PaO$_2$ ＜ 60mmHg（8kPa），PaCO$_2$ 正常或降低： 　Ⅰ 型呼吸衰竭 PaO$_2$ ＜ 60mmHg（8kPa），PaCO$_2$ ＞ 50mmHg 　（6.67kPa）：Ⅱ 型呼吸衰竭 （2）判断是否有呼吸性酸碱平衡失调 PaCO$_2$ ＞ 50mmHg（6.67kPa）：呼吸性酸中毒 PaCO$_2$ ＜ 35mmHg（4.67kPa）：呼吸性碱中毒 （3）判断是否有代谢性酸碱平衡失调 PaCO$_2$ ↓，可减至 10mmHg：代谢性酸中毒 PaCO$_2$ ↑，可升至 55mmHg：代谢性碱中毒 （4）判断肺泡通气状态 二氧化碳产生量不变 PaCO$_2$ ↑：肺泡通气不足 PaCO$_2$ ↓：肺泡通气过度
动脉血氧饱和度（SaO$_2$）	95% ～ 98%	
血液酸碱度（pH）	7.35 ～ 7.45	＜ 7.35：失代谢酸中毒（酸血症） ＞ 7.45：失代谢碱中毒（碱血症）

续表

项目		参考值	异常值及临床意义
碳酸氢根 (HCO$_3^-$)	实际碳酸氢根(AB)	$22\sim27$mmol/L	
	标准碳酸氢根(SB)	是动脉血在38℃、PaCO$_2$40mmHg (5.33kPa)、SaO$_2$ 100%条件下,所测的HCO$_3^-$含量 AB=SB	HCO$_3^-$↑,AB>SB:呼吸性酸中毒 HCO$_3^-$↓,AB<SB:呼吸性碱中毒 HCO$_3^-$↓,AB=SB<正常值:代谢性酸中毒 HCO$_3^-$↑,AB=SB>正常值:代谢性碱中毒
全血缓冲碱 (BB)		是血液(全血或血浆)中一切具有缓冲作用的碱(负离子)的总和 $45\sim55$mmol/L	BB↓:代谢性酸中毒 BB↑:代谢性碱中毒
二氧化碳结合力 (CO$_2$CP)		$22\sim31$mmol/L	临床意义与SB相同
剩余碱 (BE)		±3mmol/L	临床意义与SB相同 BE为正值时,缓冲碱(BB)↑ BE为负值时,缓冲碱(BB)↓

表 9-8 简便酸碱平衡判定

pH	PaCO$_2$	BE	结果
pH < 7.35 [1]	↑	—	呼吸性酸中毒
	↑	负↑	呼吸性酸中毒 + 代谢性酸中毒
	—	负↑	代谢性酸中毒
pH > 7.45 [1]	↓	—	呼吸性碱中毒
	↓	正↑	呼吸性碱中毒 + 代谢性碱中毒
	—	正↑	代谢性碱中毒
7.35 < pH < 7.45 [2]	—	—	酸碱平衡正常
	↑	正↑	呼吸性酸中毒 + 代谢性碱中毒
	↓	负↑	呼吸性碱中毒 + 代谢性酸中毒

[1]失代偿阶段制订方法;[2]代偿阶段制订方法

第二节　常用检查评估表

一、肝功能不全患者 Child-Pugh 分级（表 9-9）

表 9-9　Child-Pugh 分级

Pugh 分级	A（级）	B（级）	C（级）
临床生化指标	1 分	2 分	3 分
肝性脑病	无	1～2 期	3～4 期
腹水	无	轻度	中、重度
总胆红素（μmol/L）	< 34	34～51	> 51
白蛋白（g/L）	> 35	28·35	< 28
凝血酶原时间延长（秒）	< 4	4～6	> 6

二、不同年龄小儿气管导管的选择与插入深度

气管导管型号通常以导管内径（ID）标号，法制 F 型号与 ID 标号的换算为：ID×4+2=F 型号，儿童气管导管的选择参考公式：ID=4+0.25× 年龄（表 9-10）。

表 9-10　气管导管的选择与插入深度

年龄	导管			气管导管从中切牙至气管中段（mm）
	内径（mm）	外径（mm）	F 型号	
早产儿	2～2.5	3.3～4	10～12	10
足月儿	2.5～3	4～4.7	12～14	11
1～6 个月	3.5	5.3	16	11
6～12 个月	4.0	6.0	18	12
2 岁	4.5	6.7	20	13
4 岁	5.0	7.3	22	14
6 岁	5.5	8.0	24	15～16
8 岁	6.0	8.7	26	16～17
10 岁	6.5	9.3	28	17～18
12 岁	7.0	10.0	30	18～19

续表

年龄	导管			气管导管从中切牙至气管中段（mm）
	内径（mm）	外径（mm）	F 型号	
14 岁	7.5	10.7	32	19～20
16 岁以上	8.0～9.0	11.3～12.7	34～38	20～21

三、血压水平的分类和定义

《中国高血压防治指南》（2019 年修订版）取消了"正常血压"和"临界高血压"。当收缩压和舒张压分别属于不同级别时，以高的为准（表 9-11）。

表 9-11 血压水平的分类和定义

分类	收缩压		舒张压
理想血压	＜120	和	＜80
正常高值	120～139	和（或）	80～89
高血压	≥140	和（或）	≥90
1 级高血压（轻度）	140～159	和（或）	90～99
2 级高血压（中度）	160～179	和（或）	100～109
3 级高血压（重度）	≥180	和（或）	≥110
单纯收缩期高血压	≥140	和	＜90

四、ASA 分级（表 9-12，表 9-13）

表 9-12 美国麻醉医师协会（ASA）体格情况评估分级

分级	临床意义
Ⅰ级	正常健康。除局部病变外，无系统性疾病
Ⅱ级	有轻度或中度系统性疾病
Ⅲ级	有严重系统性疾病，日常活动受限，但未丧失工作能力
Ⅳ级	有严重系统性疾病，已丧失工作能力，威胁生命安全
Ⅴ级	病情危重，生命难以维持的濒死患者

如是急诊手术，在评定上述某级前标注"急"或"E"

表 9-13　中国三级综合医院评审标准麻醉分级

分级	临床意义
P1	正常的患者
P2	患者有轻微的临床症状
P3	患者有明显的系统临床症状
P4	患者有明显的系统临床症状，且危及生命
P5	如果不手术患者将不能存活
P6	脑死亡的患者

五、Steward 苏醒评分（表 9-14）

表 9-14　Steward 苏醒评分

项目	评分	表现
清醒程度	0	对刺激无反应
	1	对刺激有反应
	2	完全苏醒
呼吸道通畅程度	0	呼吸道需要予以支持
	1	不用支持可以维持呼吸道通畅
	2	可按照医师吩咐咳嗽
肢体活动度	0	肢体无活动
	1	肢体无意识活动
	2	肢体能做有意识的活动

Steward 苏醒评分总分 6 分，评分需达到 4 分，患者才能离开麻醉恢复室

六、清醒程度分级（表 9-15）

表 9-15　清醒程度分级

分级	表现
0 级	入睡，呼唤无任何反映
1 级	入睡，呼唤时有肢体运动或睁眼，头颈部移动
2 级	清醒，有 1 级的表现同时能张口伸舌
3 级	清醒，有 2 级的表现并能说出自己的年龄或姓名
4 级	清醒，有 3 级的表现并能认识环境中的人或自己所处的位置

☆ ☆ ☆ ☆

七、镇静躁动程度分级（表 9-16）

表 9-16　镇静躁动程度分级

评级	表现
7级	危险躁动，患者试图拔出气管导管或导尿管，翻过床栏，击打工作人员，在床上翻来翻去
6级	非常躁动，虽然经常提醒限制的条件，但是不能平静，需要身体制动，经常咬气管导管
5级	躁动，适度的躁动，尝试着坐起来，听从口头指令
4级	平静并且合作，平静，很容易醒，可以服从指令
3级	安静，难于唤醒，呼唤或摇动可以叫醒，但停止后又入睡，可以服从简单指令
2级	非常安静，可以本能的移动，身体刺激可唤醒，但不能交流和服从指令
1级	不能唤醒，对刺激没有或稍微有点反应，不能交流或服从指令

八、马兰帕蒂（Mallampati）分级（表 9-17）

表 9-17　马兰帕蒂（Mallampati）分级

分级	观察到的结构
Ⅰ级	可见软腭、咽腔、悬雍垂、咽腭弓
Ⅱ级	可见软腭、咽腔、悬雍垂
Ⅲ级	仅见软腭、悬雍垂基底部
Ⅳ级	完全看不见软腭等结构

（杨　波　姚晓琴　陈慕瑶　叶　丽　黄慧慧　朱述侠　章绵华）

第 10 章
麻醉专业护士培训手册与知识问答

第一节　麻醉专业护士培训手册目录

一、临床护士规范化培训方案

二、麻醉专业护士年度培训计划（N0 ～ N5 级）

1. 培训目标
2. 培训内容　知识模块、技能模块、临床综合能力。
3. 实施　方法、护理技能完成情况及要求。

例：N3 级护士培训方法

（1）组织业务学习及技能训练：科室业务学习，教学查房、操作示范、临床小课；护理部操作视频及三基技能培训；护理部、科、区病例讨论。

（2）临床综合能力培养：应用护理程序解决临床危重病例；积累护理个案，提出预见性护理。

（3）书面作业：完成护理个案、工作总结、撰写论文。

例：N3 级护士护理技能培训要求（表 10-1）

表 10-1　N3 级护士护理技能培训要求（带 * 为过关项目）

项目	全年指标（次）	项目	全年指标（次）
操作示范 *	≥ 4	临床小课 *	≥ 4
护理教学查房 *（按护理程序的应用）	≥ 4	业务查房	≥ 4
专科护理技术	≥ 4	病例讨论	≥ 4

☆ ☆ ☆ ☆

例：N5 级护士护理技能培训要求（表 10-2）

表 10-2　N5 级护士技能技能培训要求（带 * 为过关项目）

项目	全年指标（次）	项目	全年指标（次）
业务查房 * （按护理程序的应用）	≥ 4	学习班授课	≥ 1
病例讨论	≥ 2	专科门诊	视专科而定
举办继续教育学习班	≥ 1	护理会诊	视专科而定

4. 考核

（1）理论考核：开卷或闭卷，科室 1 次 / 年，护理部 1 次 / 年。

（2）技术及临床综合能力考核：结合个案与专科计划，设过关项目 1 次 / 季，或 1 次 / 半年，或 1 次 / 年。

（3）综合能力：岗位职责审核科室 1 次 / 季，护理部 1 次 / 年。

5. 评价　理论知识、技术及综合能力考核、综合评价均 ≥ 80 分，无差错、投诉。

三、个人年度计划（表 10-3）

表 10-3　个人年度计划

年个人计划

☆　☆　☆　✩

四、学习记录汇总表（表 10-4）

表 10-4　学习记录汇总表

时间	地点	内容	形式（自学 / 区 / 科 / 护理部 / 院 / 校 / 省内 / 省外 / 国内 / 境外 / 国际）	主讲人	学时	验证人

五、学习内容、学习心得（表 10-5）

表 10-5　学习内容、学习心得

技术层级：　　　　　　　　　　　　　　　　　　日期

学习内容、学习心得

☆ ☆ ☆ ☆

六、专科护理个案积累（表10-6）

表 10-6 专科护理个案积累

病区　　　　病床　　　　患者姓名　　　　住院号　　　　诊断

项　　目	内　　容
1. 主要症状及阳性体征（包括生理、心理、社会适应状态）	
2. 异常的化验结果	
3. 异常的辅助功能检查结果	
4. 主要护理问题及潜在护理问题	
5. 应遵循的临床护理实践标准	
6. 针对性护理措施	
7. 专科护理质量指标	

七、组织业务学习、查房、病例讨论汇总表（表10-7）

表 10-7 组织业务学习、查房、病例讨论汇总表

技术层级：

日期	地点	类别（业务学习查房/病例讨论/）	级别（区/科/护理部/院级/校级/省级/省级以上）	主题

☆ ☆ ☆ ☆

八、举办继续教育项目、学习班授课记录

九、护理科研记录

项目课题、成果；撰写综述、论文，发表杂志。

十、个人年度总结

十一、个人一般情况

1. 工作优良记录、年度考核情况。
2. 护理投诉、护理缺陷。

十二、护理部、科护士长、病区护士长阅后评语

第二节　麻醉专业护士职责能力评估表

一、麻醉专业护士职责审核表（表10-8，表10-9）

表 10-8　2016 年麻醉科初级责任护士工作职责审核标准

项目	评价要素	评价方法	评价日期	第一季度	第二季度	第三季度	第四季度
			总分				
			评价结果	得分	得分	得分	得分
1.护理程序（11条）	1.1 收集患者资料准确、及时（按文件书写要求）	查看现场	54321				
	1.2 熟悉分管患者基本情况，主要检查，气道评估等	查看现场	54321				
	1.3 了解分管患者（尤其是重症患者）的麻醉方式、手术过程、特殊用药及护理要求	查看现场	54321				

☆☆☆☆

续表

项目	评价要素	评价方法	评价日期	第一季度	第二季度	第三季度	第四季度
			总分				
			评价结果	得分	得分	得分	得分
1. 护理程序（11条）	1.4 能评估患者存在或潜在护理问题	查看现场	54321				
	1.5 能根据患者的情况制订护理措施	查看现场	54321				
	1.6 及时发现患者病情变化并报告	查看现场	54321				
	1.7 各项护理措施与患者的状况相符合	查看现场	54321				
	1.8 及时正确处理应执行的医嘱、落实双人床边核对要求	查看现场	54321				
	1.9 适当宣教	查看现场	54321				
	1.10 关注患者心理问题	查看现场	54321				
	1.11 及时准确执行医嘱及各种治疗，及时巡视输血、输液，密切观察病情变化，至少每15分钟记录一次监测结果（按麻醉记录要求）	查看现场	54321				
2. 专科理论及技术（10条）	2.1 熟练掌握专科护理理论与技术（看一项专科技术操作或过程，提问1～2项专科理论。具体项目按病区要求）	查看现场	54321				
	2.2 抢救意识强、能积极参与危重患者抢救	查看现场	54321				
	2.3 熟悉本专科抢救流程及急救车（箱）的管理要求	查看现场	54321				

☆　☆　☆　◇

续表

项目	评价要素	评价方法	评价日期 总分 评价结果	第一季度 得分	第二季度 得分	第三季度 得分	第四季度 得分
2. 专科理论及技术（10条）	2.4 熟练掌握常见的急救手段（如加压面罩供氧、口咽通气管、呼吸囊使用）麻醉喉镜准备、除颤器的使用	现场提问操作	54321				
	2.5 熟悉可视喉镜、支气管纤维镜的管理	现场提问操作	54321				
	2.6 熟悉急性气道梗阻物品准备流程	现场提问操作	54321				
	2.7 熟悉支气管纤维镜使用、管理及消毒流程	现场提问操作	54321				
	2.8 熟悉耗材应急管理流程	现场提问操作	54321				
	2.9 熟悉危急值及报告流程	现场提问	54321				
	2.10 熟悉医院及专科应急预案	现场提问操作	54321				
3. 病房及患者管理（10条）	3.1 保持所负责麻醉工作间药品、物品充足，满足临床使用，放置整齐	查看现场及记录	54321				
	3.2 所负责麻醉工作间按要求检查登记	查看现场及记录	54321				
	3.3 了解患者手术和麻醉方法，术中异常情况，输血、输液总量及尿量等	查看现场及记录	54321				
	3.4 保持所负责床单位清洁、整齐，患者体位舒适	查看现场	54321				
	3.5 保证患者安全，有约束固定防护措施（防坠床、防脱管等）	查看现场及记录	54321				
	3.6 做好陪护家属管理（对家属的宣教）	查看现场	54321				

☆ ☆ ☆ ☆

续表

项目	评价要素	评价方法	评价日期 总分 评价结果	第一季度 得分	第二季度 得分	第三季度 得分	第四季度 得分
3. 病房及患者管理（10条）	3.7 做好防护措施，适当约束固定，观察皮肤情况，对于带入 PACU 的皮肤破损，应及时汇报并采取妥善的护理方法，避免进一步恶化	查看现场及记录	54321				
	3.8 执行医院、科室相关的规章制度	询问护士	54321				
	3.9 熟悉常用镇痛药物、镇静药物、止呕药物的剂量及使用注意事项	询问护士	54321				
	3.10 掌握患者转出 PACU 的评分标准，落实交接班	询问护士	54321				
4. 教学培训（3条）	4.1 参加科、区护理查房或护理病例讨论，每月至少一次并有记录	查看现场	54321				
	4.2 负责病区护理操作示范，每月一次	查看现场	54321				
	4.3 护士职业生涯记录及时	查看现场	54321				
5. 收费及药物管理（8条）	5.1 能完成收费并能处理相关收费问题	查看现场	54321				
	5.2 熟悉退费流程	查看现场	54321				
	5.3 熟悉高值耗材管理流程	查看现场	54321				
	5.4 熟悉高危药品管理及使用流程	查看记录	54321				
	5.5 熟悉剧毒麻醉药品管理制度和流程	查看现场	54321				
	5.6 知晓本科室高危药物种类、易致敏药物种类，并掌握使用注意事项	现场提问	54321				

☆ ☆ ☆ ☆

续表

项目	评价要素	评价方法	评价日期 总分 评价结果	第一季度 得分	第二季度 得分	第三季度 得分	第四季度 得分
5. 收费及药物管理（8条）	5.7 知晓药物不良反应上报流程	现场提问	54321				
	5.8 知晓输液、输血反应的处理报告流程	现场提问	54321				
6. 持续质量改进（5条）	6.1 知晓病区护理质量检查标准	现场提问	54321				
	6.2 知晓病区感染控制检查标准	现场提问	54321				
	6.3 知晓病区药物管理检查标准	现场提问	54321				
	6.4 知晓病区急救管理检查标准	现场提问	54321				
	6.5 知晓病区安全管理检查标准	现场提问	54321				
7. 个人素质（3条）	7.1 熟悉岗位职责（提问或检查履行职责情况）	查看现场	54321				
	7.2 仪表端庄（衣帽整齐、举止有礼、动作轻柔）	查看现场	54321				
	7.3 遵守劳动纪律（不迟到、不早退、不离岗、不做与工作无关的事情）	查看现场、询问护士	54321				
			总分				

备注说明：

（1）评价结果用百分制

（2）具体评分方法

① 每个条目最高得分 5 分，最低 1 分

② 检查者直接在相应的条目上打分

③ 结果换算为百分制，举例说明如下：总条目 50 条，其中"1.（8）"得 4 分，"2.（10）"得 4 分，其余条目均为 5 分，则最终得分为：[（4×2+5×50）÷5×52]×100=99.23 分

⭐☆☆☆

存在问题	
第一季度	
第二季度	
第三季度	
第四季度	

表 10-9　2016 年麻醉高级责任护士工作职责审核标准

项目	评价要素	评价方法	评价日期	第一季度	第二季度	第三季度	第四季度
			总分				
			评价结果	得分	得分	得分	得分
1. 护理程序（11条）	1.1 收集患者资料准确、及时（按文件书写要求）	查看现场	54321				
	1.2 熟悉分管患者基本情况，主要检查，气道评估等	查看现场	54321				
	1.3 了解分管患者（尤其是重症患者）的麻醉方式、手术过程、特殊用药及护理要求	查看现场	54321				
	1.4 能正确评估患者存在或潜在护理问题	查看现场	54321				
	1.5 能根据患者的情况制订护理措施，护理措施有效	查看现场	54321				
	1.6 及时发现患者病情变化及报告	查看现场	54321				
	1.7 各项护理措施与患者的状况相符合	查看现场	54321				
	1.8 及时正确处理应执行的医嘱、落实双人床边核对要求	查看现场	54321				
	1.9 针对性宣教	查看现场	54321				
	1.10 做好患者心理护理	查看现场	54321				

☆　☆　☆　☆

续表

项目	评价要素	评价方法	评价日期 总分 评价结果	第一季度 得分	第二季度 得分	第三季度 得分	第四季度 得分
1 护理程序（11条）	1.11 及时准确执行医嘱及各种治疗，及时巡视输血、输液，密切观察病情变化，至少每 15 分钟记录一次监测结果（按麻醉记录要求）	查看现场	54321				
2. 专科理论及技术（10条）	2.1 熟练掌握专科护理理论与技术（看一项专科技术操作或过程，提问 1～2 项专科理论。具体项目按病区要求）	查看现场	54321				
	2.2 抢救意识强、能积极组织并参与危重患者抢救	查看现场	54321				
	2.3 护士熟悉本专科抢救流程及急救车（箱）的管理要求	查看现场	54321				
	2.4 熟练掌握常见的急救手段（如压面罩供氧、口咽通气管、呼吸囊、麻醉机使用）麻醉喉镜准备、除颤器的使用	现场提问操作	54321				
	2.5 掌握可视喉镜、纤维支气管镜的管理	现场提问操作	54321				
	2.6 掌握急性气道梗阻物品准备流程	现场提问操作	54321				
	2.7 掌握纤维支气管镜使用、管理及消毒流程	现场提问操作	54321				
	2.8 掌握耗材应急管理流程	现场提问操作	54321				
	2.9 掌握危急值及报告流程	现场提问	54321				
	2.10 掌握医院及专科应急预案	现场提问操作	54321				

☆☆☆☆

续表

项目	评价要素	评价方法	评价日期 总分 评价结果	第一季度 得分	第二季度 得分	第三季度 得分	第四季度 得分
3. 病房及患者管理（10条）	3.1 保持所负责麻醉工作间药品、物品充足，满足临床使用，放置整齐	查看现场及记录	54321				
	3.2 所负责麻醉工作间按要求检查登记，所负责专项工作及时完成，改进措施有效	查看现场及记录	54321				
	3.3 了解患者手术和麻醉方法，术中异常情况，输血、输液量及尿量等	查看现场及记录	54321				
	3.4 保持所负责床单位清洁、整齐，患者体位舒适	查看现场	54321				
	3.5 保证患者安全，有约束固定防护措施（防坠床、防脱管等）	查看现场及记录	54321				
	3.6 做好陪护家属管理（对家属的宣教）	查看现场	54321				
	3.7 做好防护措施，适当约束固定，观察皮肤情况，对于带入PACU的皮肤破损，应及时汇报并采取妥善的护理方法，避免进一步恶化	查看现场及记录	54321				
	3.8 能指导、质控下级护士工作并落实相关的规章制度	询问护士	54321				
	3.9 熟悉常用镇痛药、肌松药、镇静药、止呕药物的剂量及半衰期	询问护士	54321				
	3.10 掌握患者转出PACU的评分标准，与接患者的医师、护士落实交接	询问护士	54321				

项目	评价要素	评价方法	评价日期 总分 评价结果	第一季度 得分	第二季度 得分	第三季度 得分	第四季度 得分
4. 教学培训（5条）	4.1 对新入职护士带教落实	查看现场	54321				
	4.2 组织护理查房或护理病例讨论，每月至少一次并有记录	查看现场	54321				
	4.3 所带进修生无差错事故发生（检查当季度）	查看现场	54321				
	4.4 护士职业生涯记录及时	查看记录	54321				
	4.5 及时传达各类工作会议内容并落实签知制度	查看现场	54321				
5. 收费及药物管理（8条）	5.1 独立完成收费并能处理疑难收费问题	查看现场	54321				
	5.2 独立完成退费流程	查看现场	54321				
	5.3 熟悉高值耗材管理流程	查看现场	54321				
	5.4 熟悉高危药品管理及使用流程	查看记录	54321				
	5.5 熟悉剧毒麻醉药品管理制度和流程	查看现场	54321				
	5.6 掌握科室高危药物种类、易致敏药物种类，掌握使用注意事项	现场提问	54321				
	5.7 掌握药物不良反应上报流程	现场提问	54321				
	5.8 掌握输液、输血反应的处理报告流程	现场提问	54321				
6. 持续质量改进（5条）	6.1 熟悉病区护理质量检查标准	现场提问	54321				
	6.2 熟悉病区感染控制检查标准	现场提问	54321				

☆ ☆ ☆ ☆

续表

项目	评价要素	评价方法	评价日期 总分 评价结果	第一季度 得分	第二季度 得分	第三季度 得分	第四季度 得分
6.持续质量改进（5条）	6.3 熟悉病区药物管理检查标准	现场提问	54321				
	6.4 熟悉病区急救管理检查标准	现场提问	54321				
	6.5 熟悉病区安全管理检查标准	现场提问	54321				
7 个人素质（3条）	7.1 熟悉岗位职责（提问或检查履行职责情况）	查看现场	54321				
	7.2 仪表端庄（衣帽整齐、举止有礼、动作轻柔）	查看现场	54321				
	7.3 遵守劳动纪律（不迟到、不早退、不离岗、不做与工作无关的事情）	查看现场、询问护士	54321				

备注说明：

（1）评价结果用百分制

（2）具体评分方法

① 每个条目最高得分 5 分，最低 1 分

② 检查者直接在相应的条目上打分

③ 结果换算为百分制，举例说明如下：总条目 52 条，其中"1.8"得 4 分，"2.10"得 4 分，其余条目均为 5 分，则最终得分为：$[（4 \times 2 + 5 \times 50）\div 5 \times 52] \times 100 = 99.23$ 分

存在问题	
第一季度	
第二季度	
第三季度	
第四季度	

☆ ☆ ☆ ☆

二、麻醉专业护士临床综合能力评估表（表 10-10）

表 10-10　麻醉专业护士临床综合能力评估表

科室：　　　病区：　　　姓名：　　　时间：　　　成绩：

个案病例	内容	分值	得分细节	得分
简要病史（患者十知）	（1）一般资料：患者病区、床号、姓名、性别、年龄 （2）主麻医师 （3）诊断 （4）ASA 分级、重要辅助检查 （5）手术方式、手术时间 （6）麻醉方式、用药情况（麻醉用药情况及最后一次麻醉性镇静、镇痛、肌松药的时间和剂量，拮抗药及其他药物） （7）术中出入水量 （8）麻醉手术中的异常情况及处理、有无镇痛装置 （9）护理：如气管内全身麻醉护理常规等 （10）心理	20	每项 2 分	
护理问题	患者目前存在或潜在护理问题	5	5	
处理措施	应如何进行处理	10	10	
护理操作	该患者需进行哪些相关护理操作 （1）准备充分 （2）操作规范 （3）操作熟练 （4）观察、记录正确 （5）整体	30	每项 6 分	
理论提问	（1）临床护理技术规范要点及操作并发症 （2）患者麻醉复苏期护理特点	35	15 20	

三、护理制度学习培训（表 10-11）

表 10-11　护理制度学习培训安排

时间	公共内容	专科内容	负责人	主持人
	查对制度	PACU 管理制度		
	危重患者风险评估及安全护理制度	PACU 患者安全管理要求		
	患者安全目标概述	PACU 患者护理标准		

续表

时间	公共内容	专科内容	负责人	主持人
	交接班制度	PACU护理交接班要求		
	科室（部门）护理管理（学习相应专科内容）	麻醉PACU护理工作制度		
	手工操作的标本分类、打包、交接流程	药物临床试验质量管理规范（GCP）中标本的采集、管理、交接要求		
	护士值班制度	PACU护士值班要求		
	围手术期管理制度	手术患者三方核查制度		
	患者身份标识与识别制度	PACU患者身份标识要求		
	分级护理制度	PACU患者分级护理要求		
	患者及病房管理制度	PACU患者安全转送制度		
	正确执行医嘱	PACU患者医疗问题的报告制度，口头医嘱执行流程		
	护理查房制度	专科护理查房要求		
	护理会诊制度	麻醉药品遗失应急预案		
	安全用药制度	麻醉中心药房管理与护士工作职责		
	"危急值"报告制度	专科"危急值"与报告流程		
	危重患者抢救制度	麻醉患者抢救流程与PACU护士职责		
	护理病例讨论制度	对麻醉专业护士参与专科病例讨论要求		
	防范与减少患者跌倒制度	PACU患者防范坠床的要求		
	护理不良事件报告制度	PACU患者气管插管意外脱管应急预案		
	防范与减少患者压疮制度	PACU患者体位与皮肤护理要求		
	鼓励患者参与患者安全制度	PACU清醒患者身份核对要求		
	重点环节应急管理	麻醉科消毒隔离制度		
	突发事件应急管理	GCP中护理管理制度		

☆ ☆ ☆ ☆

续表

时间	公共内容	专科内容	负责人	主持人
	主动报告医疗安全（不良）事件制度	一次性耗材不良事件报告要求		
		专科耗材应急管理要求		
		麻醉科收费、退费管理制度及流程		
		麻醉科卫生耗材管理制度及流程		
		手术室内、手术室外、PACU麻醉急救物品管理制度		
		术后镇痛患者管理制度		

（陈旭素　陈慕瑶　黄毓婵　李　芳　姚晓琴　罗永丽）

第三节　知识问答

1. 什么是麻醉？常见的麻醉方法可分为几类？

麻醉是指用药物或其他方法使患者整个机体或机体局部暂时失去感觉，以达到无痛的目的。

麻醉方法分为以下几种。

（1）全身麻醉：包括吸入麻醉、静脉麻醉、复合麻醉、肌肉麻醉、直肠麻醉。

（2）椎管内麻醉：包括蛛网膜下腔阻滞、硬膜外阻滞、腰硬联合麻醉、骶管阻滞。

（3）局部麻醉：包括表面麻醉、局部浸润麻醉、区域阻滞、神经传导阻滞和静脉局部麻醉。

2. 麻醉前禁食禁水的目的是什么？禁食有何要求？

严格执行麻醉前禁食、禁饮,其目的是防止术中和术后反流、呕吐,避免误吸、肺部感染或窒息等意外发生。

禁食的要求：成人择期手术麻醉前禁食 12 小时,禁饮 4 小时;对于严重创伤、急腹症和产妇,即使末次进食已超过 8 小时,也视为"饱胃"患者;小儿 ≤ 36 个月,禁奶和固体食物 6 小时, 禁饮清液 2 小时 ; > 36 个月的儿童, 禁食 8 小时, 禁饮清液 3 小时。

3. 麻醉后饮食的注意事项有哪些？

由于手术麻醉与疾病本身的作用，术后患者的消化功能会出现一定障碍，

☆☆☆☆

因此，患者术后进食时间，不单考虑麻醉影响，更应考虑手术影响。

（1）消化道及腹部较大的手术（包括食管、胃、肠、肝、胆等），术后肠道处于低功能状态，需禁食。在手术后 2 ～ 3 天，如肛门排气，则提示肠道功能开始恢复，此时可给予少量的流质饮食。5 ～ 6 天后可改为少渣半流质饮食，这段时间内，流质应清淡富有营养，并且要温服，避免食物中有粗渣。一些小手术，如阑尾炎手术只需术后禁食 1 天，第 2 天就可给予流食；肛门直肠手术则须禁食 2 ～ 3 天，以后可给予清流质、少渣半流质；口腔咽喉部手术，手术后 6 小时内禁食，在 1 ～ 2 天应以冷流质为主，禁食热流质。

（2）非消化道手术，一般在手术后 6 小时开始喝水或流质食物，甚至可普通饮食。选择奶类食物时最好是酸奶，因为牛奶易引起肠胀气。颈部手术后开始进食时不宜进食热、硬食物。

4. 什么是局麻药的最低有效浓度？影响局麻药的最低有效浓度的因素有哪些？

凡能在一定时间内阻滞神经纤维冲动传导所需的局麻药最低浓度，称为最低麻醉浓度（Cm）。

Cm 不仅受电解质浓度的影响，而且还受如下因素所影响。

（1）神经纤维的轴径粗细：对粗轴径纤维的阻滞，需要较高浓度的局麻药，因此 Cm 相对也高。

（2）pH：某些局麻药在高 pH 条件下所需的 Cm，要比低 pH 时为低；如 pH 7.0 时，利多卡因对有髓鞘神经纤维的阻滞所需的 Cm，只需 pH 5.0 时的 1/100。

（3）钙浓度：局麻药的效能与抑制钙和磷脂的结合相关，大多数局麻药作用与实验液的钙浓度成反比。

（4）神经兴奋的频率：在离体实验中，个别局麻药效能与神经兴奋频率成正比。

5. 手术中哪些情况下局麻药中不宜加入肾上腺素？

（1）末梢动脉部位，如手指、足趾、阴茎、耳垂等处手术，不加肾上腺素以免引起局部组织坏死。

（2）气管内表面麻醉的局麻药中不加肾上腺素以防引起气管平滑肌扩张，加速局麻药的吸收。

（3）老年患者、高血压、甲状腺功能亢进、糖尿病、器质性心脏病及周围血管痉挛疾病的患者，局麻药不可加肾上腺素。

（4）采用氟烷全身麻醉的患者辅用的局麻药中不加肾上腺素以防发生严重心律失常。

6. 局麻药的不良反应有哪些？怎样预防？

局麻药的不良反应如下所述。

（1）变态反应：酯类局麻药引起变态反应远比酰胺类多见，应进行局部皮

☆ ☆ ☆ ☆

内注射试验，但由于假阳性反应较多，而阴性者仍有发生高敏反应的可能，故其试验结果仅供参考。

（2）中毒反应：当血药浓度骤然增高，可引起一系列毒性症状。早期可呈头痛、头晕、耳鸣、倦睡、言语不清、呼吸困难等，严重毒性可造成中枢系统、心血管系统和呼吸系统的全面抑制，包括昏迷、惊厥、呼吸抑制、循环衰竭和心搏骤停等。

预防：①应用局麻药的安全剂量；②在局麻药中加用肾上腺素；③防止局麻药误入血管；④警惕毒性反应的前驱症状；⑤麻醉前选用苯二氮䓬类药对惊厥有较好的保护作用。

7. 硬膜外麻醉与腰麻的区别是什么？

硬膜外麻醉是将局麻药注入硬脊膜外间隙，阻滞脊神经根，使其支配的区域产生暂时性麻痹。

腰麻是指蛛网膜下腔阻滞，是将局麻药注入蛛网膜下腔脑脊液中，随其流动扩散并产生对相应节段脊神经的阻滞作用。

8. 实施硬膜外麻醉穿刺、腰麻穿刺时，体位摆放的要点和注意事项有哪些？

体位可取侧卧位或坐位，前者常用。取左侧或右侧卧位，双手抱膝，大腿贴近腹壁，头尽量向胸部屈曲，使腰背部向后弓成弧形，棘突间隙张开，便于穿刺。背部与床面垂直，平齐手术台边缘。采用重比重液时，手术侧置于下方，采用轻比重液时，手术侧置于上方。摆好体位后，最好有人扶持患者，穿刺时不可任意变动体位，并密切观察患者的生命体征的变化。

腰麻时，腰麻药物注入完毕，腰麻针拔出后，应尽快将患者调整为仰卧位，根据麻醉范围要求，变动手术床，进行麻醉平面的调整。

9. 腰麻术后患者为什么需去枕平卧 4 ～ 6 小时？

腰麻患者术后最常见的并发症为头痛，主要是低压性头痛。原因是腰麻穿刺刺破了硬脊膜和蛛网膜，硬脊膜血供较差，穿刺孔不易愈合，脑脊液不断从穿刺孔漏入硬膜外间隙，使颅内压下降，颅内血管扩张，引起血管性头痛，所以为避免头痛应在麻醉术后去枕平卧 4 ～ 6 小时。

10. 全身麻醉诱导后，实施气管插管时的护理配合要点是什么？

（1）安置患者的头位：头部去枕，抬高下颌，肩膀贴于手术台面，升高手术床以使患者的头位相当于麻醉者的剑突水平，便于操作。

（2）协助麻醉医师为患者辅助呼吸：喉镜显露声门裂之后，传递气管导管，如使用管芯，在导管斜口进入声门 1cm 时，及时抽出。导管插入气管后，要立即在患者上下齿之间塞入牙垫并连接麻醉机回路，将牙垫与导管妥善固定。

（3）确认导管在气管内：听诊肺呼吸音，双侧肺一致；观察胸廓起伏活动对称；观察呼出气中二氧化碳参数，应为阳性。

☆☆☆☆

11. 什么是困难气道？分类有哪些？

困难气道通常是指面罩通气和直接喉镜下气管插管困难。根据其发生的类型分为下述两类。

（1）通气困难：指面罩加压时通气困难，以至于患者氧合不足或缺氧窒息。

（2）插管困难：指显露声门困难或气道有病理改变以至于不能顺利插入气管导管，但可进行面罩通气，不至于发生缺氧。

根据是否存在通气困难可分为两种类型。

（1）急症气道：指通气困难同时插管也困难的危急患者，需要特别紧急的措施打开气道并建立通气。

（2）非急症气道：指患者能维持自主呼吸或在面罩辅助下能维持正常的通气和氧合，仅仅是插管困难。

12. 处理插管困难的气道时，护理配合要点是什么？

（1）做好仪器的准备：监护仪、麻醉机、可视喉镜、纤维支气管镜、吸引器等仪器和设备，开机检查功能是否正常，至备用状态。

（2）做好物品的准备：据医嘱备好气管插管用物，包括各型气管导管、喉罩、口（鼻）咽通气道、医用水溶性润滑剂、胶布、牙垫、麻醉机回路、面罩、插管钳、交换导丝、听诊器等。

（3）做好药物的准备：除了遵医嘱备好麻醉诱导类药物外，还应准备麻黄碱、阿托品、肾上腺素等急救类药物。

（4）协助医师插管：插管前尽快建立静脉通路。患者处于仰卧位，枕部可略垫一薄枕；连接监护仪全面监测患者的心率、呼吸频率、血压、脉搏、心电图、血氧饱和度和呼气末二氧化碳浓度。根据具体情况，医师选择对应的插管方法，护士进行相应的配合。

（5）插管成功后，协助医师进行气管导管的固定，连接麻醉机回路，观察和记录生命体征，待医师确定患者状况平稳后，整理麻醉操作用物。

13. 常见的困难插管方法和护理配合要点有哪些？

（1）经口鱼钩状导管盲探插管法的配合：利用导管芯将气管导管弯成鱼钩状，护士用示指和中指在颈部向下压迫喉头，以降低喉头的高度；麻醉医师用喉镜尽量显露咽喉部结构，将鱼钩状导管的顶端送入声门附近，护士通过放在压迫喉头的手指下的感觉进行提示，让麻醉医师感受肺内气体的流出，从而判断声门的位置，调整导管的方位。当麻醉医师认为导管前端已对准声门时，护士一手稳住气管导管，一手缓慢地拔出管芯，同时麻醉医师顺势将导管送入气管。

（2）经鼻盲探气管插管的配合：适用于张口度受限或张口度好但无法显露喉头者，患者处于清醒状态。遵医嘱，用 30mg 的麻黄碱加入 1% 丁卡因配成的药液给患者滴鼻 3 次，以扩张鼻腔和麻醉鼻腔黏膜；咽喉部及气管内的黏膜麻醉，可协助麻醉医师选用局麻药喷雾、喉上神经阻滞、经环甲膜穿刺气管内给药等方法。同时，护士将导管前端涂上无菌水溶性润滑剂。在插管过程中，要协助麻醉医师调整患者的头位与体位，根据医嘱给予适量的镇静、镇痛药物减轻患者的痛苦，也有助于插管的顺利进行和减轻插管反应。

（3）纤维支气管镜引导下气管插管的配合：患者取仰卧位，肩下垫一小枕，头后仰。医师站在患者床头，护士站在医师右侧，纤维支气管镜接上冷光源，接上中心吸引器连接管。护士检查导管气囊无漏气后，将导管套在纤维支气管镜外并置于纤维支气管镜的上端，用无菌水溶性润滑剂充分润滑纤维支气管镜及气管导管，纤维支气管镜经口腔或鼻前庭插入，并快速进入气管，然后以纤维支气管镜引导，快速将导管送入气管，退出纤维支气管镜，确定气管导管的位置，胶布固定导管。插管过程中护士要严密观察患者意识、生命体征变化，如发现患者有意识障碍、呼吸及发绀加重或出血、窒息、呼吸心搏停止，提醒医师停止操作。

14. 喉罩的功能特点是什么？禁忌证有哪些？

喉罩的特点：①操作简单、容易，只要患者无张口困难，便能置入喉罩；②无须喉镜插入、显露声门；③无导管插过声门等机械刺激，不易出现喉头水肿、声带损伤、喉返神经麻痹等并发症；④置入刺激轻，术后喉痛与咳嗽、喉部水肿等并发症少；⑤气道阻力小，患者呼吸肌不易疲劳。

禁忌证：①饱食，腹内压过高，有呕吐反流误吸危险的患者；②有习惯性呕吐反流史的患者；③咽喉部存在感染或其他病理改变；④必须保持正压通气的手术；⑤呼吸道出血的患者；⑥通气压力需大于 $25cmH_2O$ 的慢性呼吸道疾病患者；⑦小口、大舌或扁桃体异常肿大的患者。

15. 双腔气管导管与支气管阻塞管在使用上各有哪些优势和缺陷？

双腔气管导管和支气管阻塞管都可以实现在术中将两肺分隔，进行单肺通气，能明显改善开胸条件，方便胸科手术。

双腔气管导管：是将两根导管并列连接在一起，其中每根导管只对一侧肺进行通气。分为左右两种，且各具有多种型号。

优点：①两个腔都能进行吸引；②易于在单肺通气和双肺通气间相互转换；③在双肺隔离的同时具有多种形式的双肺分别通气功能，如一侧行高频通气，一侧行呼气末正压通气（PEEP）。

缺点：①患者的气管、支气管出现解剖变异时，会影响导管的放置和定位；②术中或术后需要进行双腔气管导管转换为单腔管时，操作上存在困难和风险；③双腔气管导管内径较细，吸引存在困难，气道阻力大，且通气管理不当易产生低氧或高碳酸血症。

支气管阻塞管：在使用时需要与单腔气管导管联合使用。先将单腔气管导管插入气管，然后再将支气管阻塞管通过单腔气管导管插入左或右支气管，充气封闭，实现单肺通气。

☆☆☆☆

优点：①可适用于儿童无合适型号双腔管时；②可移动，不仅能实现单肺通气，还能够选择性的阻塞单个肺叶；③放置容易，快捷迅速，尤其适合困难插管和抗凝治疗的患者。

缺点：①不能对任意单侧肺行间歇正压通气和吸引功能，所以不宜用于湿肺的患者，如肺脓肿、支气管扩张、肺结核大咯血等；②需要使用纤维支气管镜进行定位；③内套管异位及阻塞不全的发生率较高。

16. 实施直接动脉压监测动脉穿刺置管时，护理配合要点是什么？

（1）备好肝素液及动脉连续测压套装。肝素稀释液的配制一般为生理盐水 500 ml 中加入肝素 1250U。动脉连续测压套装分别与肝素液、监护仪连接，并排好气，备于一旁。

（2）成人备 20G 外套管穿刺针，小儿选用 22～24G 的外套管穿刺针，常选用桡动脉或足背动脉。使用桡动脉时，上肢外展于托手架上，腕部垫高使腕背伸 60°左右，拇指保持外展，消毒铺巾，保持无菌技术。动脉穿刺或置管时，动作轻柔，不能粗暴。

（3）穿刺及进针：左手第二、三手指分别放在靠近穿刺点的上、下方，右手持针，针身与皮肤成 30°～40°，向搏动点穿刺，若不见回血，可能针尖已穿透双侧动脉管壁，可缓慢回抽穿刺针，见血即止。见针尾鲜红动脉血，可顺动脉走向，将针尖送进血管内约 2mm，一手固定针栓不动，另一手推动套管，使套管进入血管内，拔除穿刺针。同时迅速以手指在皮肤上按压套管管口，接上冲洗装置，以少量肝素液冲洗。

（4）证实导管位置良好，固定妥当，做好动脉管道标示，即可连接测压装置，校正零位后，观察压力波形。

（5）如需进行血气分析等检验，在抽血后，必须以肝素液冲洗导管。

（6）在动脉压监测的过程中，需定时用肝素稀释液冲洗动脉测压管，每隔 30～60 分钟冲洗 1 次，每次冲入 1～2ml，保持管道的通畅。冲洗时速度宜慢，严格控制肝素液入量，以免入量太多而造成出血。

（7）如穿刺时出现小血肿，可在血肿上方敷以冰袋，若血肿继续增大，说明尚在出血，应汇报医师进行止血或更换动脉置管部位。

（8）若在术后进行拔管，压迫止血的时间应大于 10 分钟。若动脉置管须带回病房继续观测，需注意与病房护士做好交接工作。

17. 实施术中中心静脉置管的护理要点有哪些？

（1）穿刺局部必须严格消毒，避免选择感染部位穿刺。

（2）避免反复多次穿刺，以免形成血肿。若抽出鲜红血液即是穿入动脉，应拔出，紧压穿刺处数分钟至无出血为止。

（3）用缝针固定中心静脉导管，再覆盖无菌敷料。经常观察，保证导管固定牢固，发现薄膜敷料松脱及时更换，防止导管移位或脱出，各接头衔接牢固，防止松脱。

（4）严格执行无菌操作技术，尤其是输液泵管、延续的管道、三通接头及肝素帽等，避免污染而造成患者感染。

（5）更换输液及接头时应先夹住导管，以防空气进入，发生空气栓塞。

（6）疑有导管源性感染，需做导管头培养。

（7）可疑导管脱出，试行回抽无回血及时更换导管，穿刺部位出现红、肿、疼痛等感染症状应及时拔除导管。

（8）拔管前先消毒局部皮肤，拔管后局部压迫 3 ~ 5 分钟，伤口覆盖无菌敷料 24 ~ 48 小时。

18. 在 B 超引导下神经传导阻滞的操作中，护理配合的要点是什么？

对于区域阻滞来说，超声成像能够显示外周神经核邻近组织的结构；超声可以实时观察针尖位置和注药情况。

护理配合要点：

（1）与患者沟通，取得有效的配合。

（2）根据麻醉部位摆放合适体位。

（3）麻醉药物的准备。

（4）协助医师做好穿刺部位的消毒。

（5）仪器设备的准备，电源、B 超探头及耦合剂的准备。

（6）协助医师做好患者的生命体征监测记录及麻醉记录。

19. 经食管超声心动图监测操作中，护理配合的要点是什么？

经食管超声心动图（TEE）监测操作中，护理配合的要点如下所述。

（1）患者全身麻醉后，在患者的上下牙间放一胃镜检查常用的咬口，在食管探头前端涂上耦合剂，协助麻醉医师将食管探头缓慢插入患者食管内 30cm 左右，留置到手术结束。

（2）协助医师在手术开始前，进行 TEE 检查，了解患者的心脏情况。

（3）心脏复跳及手术完毕后，及时观察心脏情况。

（4）记录术中监测情况。

（5）使用期间避免食管探头扭曲及打折。

（6）术毕，清洁及消毒超声食管探头，妥善保管。

20. 什么是术后恢复室？

术后恢复室也称为麻醉后监测治疗室（postanesthesia care unit，PACU）。主要任务是监护和治疗全身麻醉术后未苏醒、非全身麻醉后情况尚未稳定者，或神经功能未恢复者；保障患者在麻醉恢复期间的安全，使患者生理功能从麻醉和手术中尽早恢复。

21. 术后恢复室应预备哪些设备与物资？

（1）监测设备：每张床位必须具备无创血压监护仪、心电图机、脉搏血氧饱和度仪，还应具备肌松监测仪、呼气末二氧化碳分压监测、体温监测、中心静脉测定装置、直接动脉压监测装置等。

（2）治疗用具：配备相当数量的呼吸机或麻醉机、注射泵；气管插管用具、口（鼻）咽通气道，面罩等；每个床位均具备鼻导管、面罩吸氧装置，吸引装置及吸痰管；各种常用医疗耗材，如注射器、套管针、中心静脉置管导管、动脉监测套件、加压输血器等物品。

（3）急救用品：除颤器、起搏器等心肺复苏装置；紧急插管箱；完善的急救复苏药品。且排列有序、固定、方便拿取。

22. 术后恢复室的常备药品有哪些?

（1）拮抗药和呼吸兴奋药：氟马西尼、新斯的明、纳洛酮等。

（2）镇痛、镇静和肌肉松弛药：吗啡、芬太尼、咪达唑仑、阿曲库铵等。

（3）血管活性药：麻黄碱、多巴胺、肾上腺素、去甲肾上腺素、硝酸甘油、硝普钠等。

（4）强心药：毛花苷C、地高辛、多巴酚丁胺、米力农等。

（5）糖皮质激素：氢化可的松、地塞米松、甲泼尼龙等。

（6）抗心律失常药：利多卡因、普罗帕酮、美托洛尔、维拉帕米、氯化钾、阿托品等。

（7）利尿脱水药：呋塞米、甘露醇等。

（8）抗组胺药和解痉药：苯海拉明、异丙嗪、氨茶碱等。

（9）其他：各类常用的静脉液体，10%葡萄糖酸钙溶液等。

23. 术后苏醒期护理的主要内容有哪些?

（1）严密监测患者的意识状态、呼吸和循环的状态。

（2）严密观察患者的伤口出血情况、各引流管通畅及引流液情况、输液通道通畅情况。

（3）观察患者有无躁动、疼痛、恶心、呕吐等苏醒期并发症的发生，若有应及时报告医师并按医嘱处理。

（4）术后苏醒期使用药物者，要密切观察药物使用后的疗效及有无不良反应的发生。

（5）予以适当约束，预防患者躁动坠床和意外拔管。

（6）注意患者保温，防止因低体温造成麻醉苏醒延迟。

（7）心理护理：对于已清醒的患者，适当交流与安慰，防止因环境变更造成焦虑。

24. 在术后恢复室呼吸系统的监测内容主要有哪些?

（1）观察患者呼吸次数、节律及胸腹部呼吸活动幅度，了解患者的呼吸功能。

（2）肺部听诊，判断气管导管是否移位，有无肺不张及分泌物积聚等。

（3）监测脉搏、血氧饱和度，了解组织氧供情况。

（4）定时监测血气分析变化。

25. 在术后恢复室循环系统的监测内容主要有哪些？

（1）常规监测心电图，了解患者有无心律失常和心肌缺血等。

（2）密切监测脉搏和心率变化，注意其强弱、频率、节律变化。

（3）密切监测血压，必要时监测直接动脉压和中心静脉压等，了解患者循环血容量及心血管功能。

（4）指压甲床观察毛细血管再充盈时间，了解末梢循环情况。

（5）观察每小时尿量，了解循环灌注情况。

26. 在术后恢复室对患者神志的观察，主要内容有哪些？

（1）观察患者各种反射的恢复程度，对语言的反应、患者回答问题的准确程度、定向能力等能反映神志清醒状态。

（2）警惕患者在半清醒或无意识状态下出现的躁动，适当地进行保护性约束，以及遵医嘱进行药物干预。

（3）观察患者的瞳孔大小、对光反射、对疼痛的知觉和体温变化。低体温可造成全身麻醉患者苏醒延迟，及时适当采用主动保暖措施，防止体温升高过程中的寒战。

（4）全身麻醉患者术后超过 2 小时意识仍不恢复，则认为苏醒延迟，应积极配合医师查明原因、及时处理，以防意外。

27. 用于术后恢复室患者的出室的 Steward 苏醒评分的内容是什么？

苏醒程度评价使用 Steward 苏醒评分，达到 4 分者，才可离开术后恢复室。

（1）清醒程度：完全清醒评 2 分；对刺激有反应评 1 分；对刺激无反应评 0 分。

（2）呼吸通畅程度：可按医师吩咐咳嗽评 2 分；可自主维持呼吸道通畅评 1 分；呼吸道需予以支持评 0 分。

（3）肢体活动程度：肢体能做有意识的活动评 2 分；肢体无意识活动评 1 分；肢体无活动评 0 分。

28. 判断麻醉机环路连接成功、通气有效的主要指标有哪些？

观察患者胸廓起伏活动，双侧应均匀一致；听诊腋窝和剑突上的肺呼吸音，双侧肺应完全一致；观察呼出气的二氧化碳参数，应为阳性。

29. 麻醉机气道压力的报警提示什么？

压力监测的方式是通过压力传感器实施的，传感器一般连接在患者"Y"形接口处，也有的接在呼吸机的吸气端或呼气端。

低压报警常见于：①通气量不足；②管道脱落；③管路漏气；④无效腔过大等。

高压报警常见于：①患者咳嗽、疼痛、分泌物阻塞等刺激引起不适，造成自主呼吸与机械呼吸对抗；②肺部出现气胸、肺不张、肺水肿、支气管痉挛等并发症，肺的顺应性降低，气道阻力增加；③气管插管过深，而进入一侧主支

☆☆☆☆

气管；④导管中积水或分泌物阻塞；⑤呼吸机管道和气管插管本身的堵塞，如扭结、打折等，造成气道高压。

30. 二氧化碳分压（PCO_2）的变化提示什么？

CO_2 曲线降低：① CO_2 突然降至零或极低水平，多提示有技术故障，如取样管扭曲或堵塞、CO_2 分析仪故障、气管导管从气管内脱出或呼吸回路脱落、呼吸机故障等。② CO_2 突然降低，但不到零，多见于呼吸管道漏气，气道压力降低；或在呼吸管道梗阻时，峰相变小以至于无平顶出现，此时气道压力升高。③ CO_2 在短期内（1～2分钟）逐渐降低，常提示有肺循环或肺通气的突然变化。如心脏停搏、肺栓塞、血压严重降低和严重的过度通气等均可出现这种改变。④ CO_2 逐渐降低，曲线形态正常，多见于通气量逐渐增大、体温降低、全身或肺灌注降低时。

CO_2 曲线升高：① CO_2 曲线逐渐增高，见于通气不足、腹腔镜检查或手术时注入的 CO_2 逐渐吸收，体温意外升高等情况。② CO_2 曲线突然增高，在快速注射碳酸氢钠后可呈一时性地升高。肢体止血带突然松开或血压突然升高时也易发生。③ CO_2 基线和顶线逐渐向上偏移，常见于 CO_2 分析仪技术校准有误、CO_2 吸收剂失效导致重复呼吸等。

31. 气管导管拔除的指征是什么？

拔管指征：①患者完全清醒，呼之能应；②咽喉反射、吞咽反射、咳嗽反射已完全恢复；③潮气量（成人 8～10ml/kg，小儿 6～10ml/kg）和每分钟通气量（潮气量 × 呼吸频率）恢复正常；④必要时，让患者呼吸空气 20 分钟后，测定血气指标达到正常值；⑤估计拔管后无引起呼吸道梗阻的因素存在。

32. 气管导管拔除时的注意事项有哪些？

(1) 拔管前吸净气管内及口咽部分泌物，为避免缺氧，每次吸痰不超过 15 秒，两次吸痰之间应有充分的时间，允许患者有足够的呼吸和氧合。分泌物黏稠时，常堵住吸痰管不易吸出，需更换吸痰管，再反复吸引。

(2) 双腔气管导管拔管前，应分别吸引左、右支气管，然后充分给氧膨胀后，才放松套囊，拔出导管。

(3) 对原有或术后可能发生呼吸道困难的患者，可先经气管导管置入空心引导管，拔管后一旦出现意外即可重新引导插管。

(4) 气管拔管后，患者头转向一侧，以防误吸。由于拔管可引起各种严重的并发症，故应备有插管器具及药品，以便在紧急情况下重新插管。

33. 气管导管拔除后对气道的护理要点有哪些？

(1) 气管拔管后给予面罩给氧，氧流量以 3～5L/min 为宜，观察患者呼吸频率与呼吸幅度是否足够，有无呼吸困难、呼吸道梗阻。

(2) 注意有无拔管即时并发症的出现：喉痉挛、误吸、异物堵塞声门、气管萎陷窒息、心脏停搏等。

☆ ☆ ☆ ☆

（3）患者清醒时，与患者对话，观察有无声带麻痹、咽喉损伤、勺状软骨脱位等并发症的发生。

（4）经鼻插管易损伤鼻黏膜造成鼻出血，应密切观察出血情况，及时向医师汇报。

34. 术后苏醒期的并发症有哪些？

（1）呼吸系统并发症：①低氧血症；②高碳酸血症；③肺水肿；④呼吸道梗阻：有舌后坠、喉痉挛、喉水肿及支气管痉挛。

（2）循环系统并发症：低血压；高血压；心律失常；心肌缺血和心肌梗死。

（3）肾并发症：少尿，多尿，电解质紊乱。

（4）神经系统并发症：苏醒延迟；苏醒期谵妄；神经系统损伤；周围神经损伤。

（5）其他：疼痛；恶心和呕吐；水、电解质紊乱；低温和发热。

（6）区域阻滞的并发症：①全身性中毒反应；②全脊髓麻醉和麻醉平面过高；③气胸；④头痛；⑤尿潴留。

35. 全身麻醉后苏醒延迟的原因和护理要点有哪些？

最常见的原因

① 麻醉或镇静药物的残余作用。

② 术中和术后长时间脑灌注减少引起弥漫性或局灶性脑损伤。

③ 颅内压升高。

④ 代谢原因包括低血糖、脓毒症、原已存在的脑病、电解质或酸碱失衡。

⑤ 呼吸功能不全和心血管功能障碍。

⑥ 体温调节功能问题。

⑦ 水、电解质紊乱。

⑧ 糖尿病和肾上腺皮质功能减退。

护理要点

① 加强监护患者的生命体征，确保患者安全。

② 遵医嘱执行病因治疗。

③ 遵医嘱使用拮抗药。

36. 上呼吸道梗阻的临床表现和常见原因有哪些？

临床表现：①自主呼吸患者，部分梗阻表现为喘鸣，完全梗阻多为无声。可见胸廓反常运动、呼吸运动幅度减少，部分患者因胸廓内压增加而致肺水肿。②机械通气患者，表现为充气压力升高，呼气时间延长，呼气末二氧化碳波形改变，高碳酸血症。低氧血症可能最早出现。

常见原因：①呼吸回路阀门障碍、螺纹管弯曲打折；②气管导管外部受压、管腔阻塞、套囊过度充气、误入食管或支气管；③口咽部软组织压迫、分泌物或肿瘤；④喉部痉挛、喉返神经麻痹、喉水肿或肿瘤；⑤气管外部受压、狭窄，支气管炎；⑥支气管痉挛、分泌物、肿瘤、气胸、手术操作。

37. 舌后坠的处理方法？

（1）清除患者呼吸道分泌物和异物后，使患者头后仰的同时，前提下颌骨，下门齿反咬于上门齿。患者取侧卧位，以达到气道完全畅通。

（2）置入鼻咽或口咽通气道。但在置入口咽通气道时，有可能诱发患者的恶性呕吐、甚至喉痉挛，故需密切观察。

（3）如以上方法仍不能改善通气，可经口置入喉罩。

（4）极少数患者需要重新气管插管。

38. 术后苏醒期出现喉水肿、喉痉挛的护理要点是什么？

喉水肿：①调整患者头部位置，避免气道扭曲受压；②吸入湿化的氧气；③如症状在 30 分钟内得不到控制，且发生通气不足并伴随二氧化碳分压升高，表现迟钝时，需重新插管保持气道通畅。

喉痉挛：①清除患者口咽部分泌物或血液；②提下颌或抬下颌角开放气道；③吸入纯氧、应用面罩手控持续正压通气；④如仍无效，可遵医嘱给予小剂量琥珀胆碱，使声带松弛，保障有效通气和氧合。

39. 颈部手术患者，对气道观察的要点和护理要点是什么？

观察要点：主要是呼吸道通畅情况，包括手术切口有无出血、水肿，是否包扎过紧压迫气管；有无气管软化塌陷；有无喉头水肿、声带麻痹及喉痉挛。

护理要点

① 发现手术切口血肿，患者出现气道梗阻，应立即通知外科医师，同时做好再次手术准备，患者面罩供给纯氧，随后直视下气管插管。如果不能迅速完成气管插管，切口必须重新拆开，以暂时缓解组织受压充血和改善气道通畅。

② 发生气管软化塌陷及时通知医师，准备气管插管及气管切开用物。

③ 喉头水肿，面罩吸入温湿的纯氧，头部抬高，限制液体，雾化吸入，必要时重新插管。

④ 声带麻痹及喉痉挛，清除口咽部分泌物或血液，提下颌或抬下颌角开放气道，给予吸入纯氧、面罩手控持续正压通气，必要时行气管插管或气管切开进行人工通气。

40. 如何判断托下颌面罩加压给氧的手法正确，通气有效？

视诊可见胸廓起伏，听诊可闻及双肺呼吸音，$PetCO_2$ 在正常范围（35～40mmHg）及脉搏血氧饱和度恢复至之前水平，可判断为有效通气。

41. 术后低氧血症的临床表现和常见原因有哪些？

临床表现：呼吸困难、发绀、意识障碍、躁动、迟钝、心动过速、高血压和心律失常。诊断主要依据血气分析，动脉氧分压小于 60mmHg、脉搏血氧饱和度下降。

常见原因：①肺不张使功能余气量下降；②肺泡萎陷导致通气不足；③全

麻苏醒期快速吸出氧化二氮引起弥散性缺氧；④上呼吸道梗阻；⑤支气管痉挛；⑥误吸胃内容物；⑦肺水肿；⑧气胸；⑨肺栓塞。

42. 术后低氧血症的预防和护理要点有哪些？

术后低氧血症的预防：①使用常规面罩吸氧，可以减少低氧血症发生率或减轻症状严重性。②使用脉搏血氧饱和度仪进行监测，尽早发现术后低氧血症，为及时治疗、防止低氧造成的进一步损害争取宝贵的时间。

护理要点：观察患者呼吸、皮肤黏膜，是否躁动、反应迟钝，循环系统情况有无异常，进行动脉血气分析，术后患者常规给氧，有效利用脉搏血氧饱和度仪。

43. 术后高血压的临床表现和常见原因有哪些？

在 PACU，原来血压正常的患者收缩压大于 180mmHg、舒张压大于 90mmHg 定为高血压，而对原有高血压的患者则定为收缩压大于 220mmHg，舒张压大于 110mmHg。

临床表现：头痛、视物模糊、呼吸困难、不安、胸痛，但通常无症状。

常见原因：最主要的原因是心排血量增加，常见的现象是患者由于收缩压增高而舒张压正常或降低而导致脉压增大。这种情况在动脉硬化的患者中常见，此类患者中，每搏量的微小变化也会导致脉压的较大改变。疼痛和膀胱扩张也是引起这种收缩压增高的最常见原因。

44. 术后苏醒期心律失常的护理要点是什么？

（1）当发现心律失常时必须立即告知医师，遵医嘱观察或给予处理，协助医师分析病因和诱因并设法消除病因。

（2）在处理过程中减少或避免对患者的刺激，严密监测患者的心电图、心率、血压的变化并做记录。

（3）确保氧合和通气充分，予以氧气吸入。

（4）喘息不能平卧者，应抬高床头 30° 或采用半卧位。

（5）心功能不全者，输液速度不宜快，以免加重心功能不全。

（6）患者应用了抗心律失常药后，应密切观察病情变化。

（7）准备好急救药品、除颤器等急救物资。

45. 术后苏醒期恶心呕吐的护理要点是什么？

（1）患者充分给氧，保持血流动力学稳定，一旦呕吐发生，应立即告知医师，遵医嘱给予止吐药物，呕吐剧烈者随访电解质并及时补充容量和电解质。

（2）呕吐时尽量采取头低足高位，把头侧向一方，防止反流和误吸发生。准备好吸引器及吸痰管，并密切监测患者的生命体征及观察患者的病情变化。

（3）对恶心呕吐的患者予以安慰和解释。

（4）了解各种止吐药物的作用机制和常见副作用。

☆☆☆☆

46. 什么是反流与误吸？造成的严重后果有哪些？

反流是胃内容物通过食管下段括约肌被动、逆行性地进入食管和会咽部。这些反流物在患者咽喉反射减弱的情况下，可以进入气管发生肺误吸。

后果：急性呼吸道梗阻；缺氧和高碳酸血症；Mendelson 综合征；发绀；心动过速；支气管痉挛和呼吸困难；吸入性肺不张；吸入性肺炎。

47. 反流与误吸的预防方法与处理要点有哪些？

（1）预防

① 术前严格禁食。

② 置入硬质的粗胃管，通过吸引以排空胃内容物。

③ 环状软骨加压技术。

④ 降低胃液酸度或容量。

⑤ 防止反流时，将患者置于头高位。防止误吸是置于侧卧位或头低位。

（2）处理要点

① 清理呼吸道，头低足高位，头偏向一侧，迅速用喉镜检查口腔，以便在明视下吸净上呼吸道，固体物直接手法清除，咽部异物用钳夹取，气道部分梗阻，患者牙关紧闭，通过面罩给氧，经鼻腔反复进行吸引，清除反流物。

② 对明显反流误吸者，需插管后行支气管镜检及冲洗，尽可能地吸净气道，以减少和预防肺不张和感染的发生。

③ 纠正低氧血症，使用支气管扩张药物，提高吸氧浓度。

④ 激素，早期应用有可能减轻炎症反应，改善毛细血管通透性和缓解支气管痉挛的作用。

⑤ 有肺部继发性感染的考虑应用抗生素。

⑥ 严密观察患者病情变化，监测生命体征、血氧饱和度、血气及胸部 X 线片，保持水、电解质平衡，纠正酸中毒。

48. 术后苏醒期躁动的常见原因是什么？处理方法与护理要点是什么？

（1）常见原因

① 疼痛、缺氧、导尿管刺激、胃肠胀气及尿潴留、膀胱膨胀等均可引起躁动。

② 术前有脑部疾病、精神系统疾病病史。

③ 药物因素，术前应用东莨菪碱可增加苏醒期躁动的概率，其他药物如丙泊酚、依托咪酯等也可引起躁动。

（2）处理方法和护理要点

① 去除和减轻外界不良刺激。保持外环境的安静，充分供氧、镇痛，减少或即时拔除各种有创性导管和引流管刺激。定时地变动患者体位不仅有利于呼吸功能改善，且避免长时间固定体位引起的不适。

② 适当应用镇静药物。合并应用苯二氮䓬类可减少氯胺酮等药物导致的躁动。

③ 加强防护，防止因躁动引起的患者自伤行为，尤其儿童。定时进行动脉血气分析，以免发生低氧血症或二氧化碳潴留。

④ 密切观察病情变化。

49. 术后低体温的指标是什么？常见原因有哪些？

(1) 术后低体温的标准：中心体温低于 36℃。

(2) 原因：

① 术中热量的丧失，当手术室温度低于 24℃，患者覆盖不足，手术中体腔敞开时热量辐射丧失尤为明显。或吸入干、冷的空气，术中使用湿纱垫，术中暴露的体腔未用棉垫覆盖都可增加蒸发所致的体热丧失。手术室内空气对流速度过高使对流所致的热量丧失增加。手术时间过长，用冷的液体冲洗或输入冷的液体也使热量丧失增加。

② 麻醉对体温的影响：挥发性麻醉药影响下丘脑的体温调节中枢，减低代谢作用使热量产生较少，血管扩张作用导致热量丧失增多。麻醉性镇痛药抑制低温时血管收缩交感反射。肌肉松弛药降低肌张力，抑制了低温的寒战反应。区域阻滞使交感神经阻滞，肌肉松弛，血管扩张，外周温觉迟钝，因而也使热量产生减少，丧失增加。

50. 术后低温的预防和护理要点有哪些？

(1) 保持室温，新生儿大于 26.6℃，婴儿大于 25.5℃，成人大于 21.1℃。

(2) 布类覆盖患者：手术期间在不影响对患者观察的情况下，尽可能的覆盖患者的非手术区域，甚至包括头面部，减少对流引起的热量丧失。

(3) 应用流热空气毯或复温毯，在术中覆盖患者的肩膀、四肢、胸等非手术区，在术后能覆盖患者的全身，是治疗术后低温的有效方法。

(4) 输液加温、冲洗液加温，可以减少患者热量的丢失。

(5) 红外线加热灯，必须保持灯与患者 70cm 以上的距离以防烧伤。

51. 术后低温引起的并发症，其解决方法与护理要点是什么？

(1) 寒战：通过辐射或传导和对流加温皮肤的方法减少减轻寒战；成人静脉注射哌替啶 25 ~ 50mg，能有效治疗术后寒战，但应注意防止呼吸抑制；患者行控制呼吸，可给予肌松药和镇静药，直至体温恢复正常。同时予以流热空气毯或复温毯保温。

(2) 心律失常：首先排除诱发因素，如是否存在内源性儿茶酚胺释放增加的刺激、是否使用过儿茶酚胺类药物、电解质是否失衡、有无低血压使得冠脉供血不足、高碳酸血症和缺氧，如存在上述情况必须立即纠正；如果心律失常影响到血压，必须常规治疗；低温最严重的并发症是心室颤动，必须及时治疗。并监护及记录患者的心律、心电图情况。

(3) 酸中毒，保持患者的循环和呼吸正常的同时，应定时监测动脉血气，及时发现和纠正酸中毒，以减少心室颤动的发生；血氧饱和度监测，可以早期发现低氧血症；治疗以维持循环和通气为主，辅以适当抗酸药。

（4）呼吸性碱中毒，治疗采用恢复患者的体温，在动脉血气和血氧饱和度的监测下，减慢呼吸频率和减少潮气量，使血气逐渐恢复正常。

52. 术后急性痛的评分分级是什么？护理要点有哪些？

视觉模拟评分法是术后急性痛常用的评分法。视觉模拟评分法（visual analogue scale, VAS）在一张白纸上画一条长10cm的粗直线，两端分别写上"无痛"（0）和"剧烈疼痛"（10）字样。被测者根据其感受程度，在直线相应的部位做记号，从"无痛"端至记号之间的距离即为疼痛评分分数，即表示疼痛的量。VAS评分的分级：0分为翻身、咳嗽时不痛；1分为安静平卧时不痛，翻身、咳嗽时痛；2分为咳嗽时痛，深呼吸时不痛；3分为安静平卧不痛，咳嗽和深呼吸时痛；4分为安静平卧时断续疼痛；5分为安静平卧时持续疼痛；6分为安静平卧时疼痛较重；7分为疼痛较重，翻身不安、疲乏；8分为持续疼痛难忍，全身大汗；9分为剧烈无法忍受痛，有生不如死感。

护理要点：监护、记录术后患者的生命体征变化；评估疼痛强度；评价镇痛效果，发现镇痛不全、并发症等，及时向主管医师汇报；给予患者人文关怀，个性化护理。

53. 术后镇痛的方式有哪些？

术后镇痛的方式：患者自控镇痛、硬膜外腔镇痛、口服给药镇痛、蛛网膜下腔镇痛、胃肠外给药镇痛。

54. 什么是患者自控镇痛？常用技术参数的含义是什么？

患者自控镇痛（patient controlled analgesia, PCA）指患者感觉疼痛时，主动通过计算机控制的微量泵按压按钮向体内注射医师事先设定的药物剂量进行镇痛。

常用技术参数

（1）负荷剂量：给予负荷剂量旨在迅速达到镇痛所需要的血药浓度，即最低有效镇痛浓度。

（2）单次给药剂量：患者每次按压PCA泵所给的镇痛药物剂量，单次给药剂量过大或过小均有可能导致并发症或镇痛效果欠佳。

（3）锁定时间：是指该时间内PCA装置对患者再次给药的指令不做反应。

（4）最大给药剂量：最大给药剂量或限制量是PCA装置在单位时间内给药剂量限定参数，是PCA装置的另一保护性措施。

（5）连续背景输注给药：连续背景输注给药将减少患者的PCA给药次数，减少镇痛药物血药浓度的波动。

55. 对术后恢复室患者进行心理护理的目的和方法是什么？

目的：减少患者在术后麻醉清醒过程中发生情感障碍，减轻患者因手术引起的担心、焦虑、恐怖、疼痛、抑郁甚至绝望。

　　方法：①保持室内的安静与舒适；②及时告知手术麻醉完成，目前所处环境，并做适当的术后指导；③护士必须耐心、亲切地与患者交谈，遵守医疗常规，保护患者的隐私；④帮助患者缓解疼痛，护士应体察和理解患者的心情，从每个具体环节来减轻患者的疼痛；⑤患儿清醒后，安抚患儿，患儿生命体征平稳后，尽快将其送回父母身边。

（叶　丽　黄慧慧　朱述侠　章绵华　陈慕瑶）

参考文献

边丽,2011.心理干预对宫颈癌术后放疗患者癌因性疲乏的干预效果研究.吉林大学.

卜擎燕,熊宁宁,邹建东,等,2006.临床试验的重要角色:临床研究协调员.中国临床药理学与治疗学,11(10):1190-1193.

蔡佩源,卢萍,周月琴,等,2008.以护生为主体、以问题为基础的临床护理教学查房模式探讨.中华护理教育,7(54):173-175.

陈彪,吴丽娜,等,2015.电子信息环境下麻醉手术科无纸化办公系统的开发应用.临床医药文献杂志,2(07):1373-1375.

陈垦,2016.全国高等医药院校规划教材.北京:科学出版社.

陈旭素,黄毓婵,2015.麻醉科护理基本知识与技术.北京:人民军医出版社.

陈友华,2014.行气管内插管全身麻醉患者的护理配合.现代诊断与治疗.

陈玉英,张美芬,2009.护理教学查房的研究进展.现代临床护理,8(01):52-54.

成守珍,2012.ICU临床护理思维与实践.北京:人民卫生出版社:350-352.

成守珍,汪牡丹,陈利芬,等,2014.ICU护理安全质量评价指标体系的构建.中华护理杂志,49(03):270-274.

崔慧霞,2013.实验性研究设计与方法//姜丽萍,张爱华.护理研究.南京:江苏科学技术出版社:59-74.

丹麦雷度ABL90FLEX基本用户手册.

邓小明,曾因明,译,2011.米勒麻醉学.第7版.北京:北京大学医学出版社:2729-2866.

丁红,肖伦华,肖攀,2016.4步序贯培训法在初级麻醉护士培训中的应用.现代临床护理,15(02):50-53.

丁红,张红姣,肖攀,等,2014.麻醉恢复室入室护理流程的应用.现代临床护理,13(01):53-55.

丁新新,李婧,于雯,2015.我国麻醉护士教育现状及发展调查研究.中国高等医学教育(07):32-33.

甘晓琴,郑朝敏,刘小玲,2015.麻醉护士的规范化培训与思考.临床医学(09):447-449.

高秋文,王海云,于泳浩,等,2010.播放音乐对腹腔镜胆囊切除术患者麻醉后恢复的影响.中华护理杂志,(03):217-219.

高天勤,王月盛,等,2015.麻醉专科护士培训现状与发展趋势.中国实用护理杂志,31(22):1709-1711.

广东省护理学会,2013.广东省护士规范化培训教材.广州:广东科技出版社:40-152.

何志捷,管向东,2009.重症医学.北京:人民卫生出版社.

胡少华,洪静芳,左雪峰,等,2016.老年肝癌患者家庭功能对生活质量的影响研究.中华护理杂志,(10):1180-1184.

蒋冬梅,唐春炫,2004.ICU护士必读.长沙:湖南科学技术出版社:84-105.

蒋琪霞,刘玉秀,李晓华,等,2015.177例慢性伤口应用纳米银敷料的效果研究.中华护理杂志,(08):932-936.

李莼,周春兰,吴艳妮,2013.临床护理师资管理和培训体系的构建.护理学报,1008-9969.

☆ ☆ ☆ ☆

李乐之,路潜,曹伟新,2010.外科护理学.第5版.北京:人民卫生出版社:34-52.

李小萍,2001.基础护理学(高职高专护理专用)(第2版).北京:人民卫生出版社.

李雪静,魏彦姝,等,2012.移动护理信息系统在手术室质量管理中的应用.中国护理管理,12(11):63-66.

厉萍,2006.量性研究// 王克芳.护理科研.北京:北京大学出版社:43-66.

林岑,2014.质性研究.// 胡雁.护理研究.第4版.北京:人民卫生出版社:250-270.

刘保江,晁储璋,2013.麻醉护理学.北京:人民卫生出版社.

刘明,2008.质性研究的基本要素 // 刘明.护理质性研究.北京:人民卫生出版社:24-49.

刘通,2005.试论我国21世纪初麻醉科护士的培养与使用.卫生职业教育,23(05):87-88.

吕爱莉,2014.研究设计.// 胡雁.护理研究.第4版.北京:人民卫生出版社:53-71/202-217.

毛冰佳,胡艳丽,刘晓虹,等,2016.护士职业获益感的认知干预研究.中华护理杂志,(02):161-166.

聂延君,巩丽萍,谢元超,2012.溶出度自身对照法在药品检验中的应用.齐鲁药事,(03):168-170.

彭刚艺,2009.广东省卫生厅专业护士核心能力建设指南.广州:广东科技出版社.

彭丽贞,邓铭锋,陈静芬,2016.护理配合对提高超声引导下肌间沟臂丛神经阻滞麻醉的效果分析.中国当代医药,23(12):165-168.

佘守章,岳云,2013.围术期临床监测手册.北京:人民卫生出版社.

孙华君,晁储璋,陈松兰,2014.中美麻醉护士培养模式的比较研究.中国高等医学教育,(03):7-8.

孙继红,田素斋,许蕾,2010.开展护理科研前应掌握的基础知识//孙继红,吴瑛.护理科研.北京:人民军医出版社:1-20.

陶红,张伟英,叶志霞,2013.外科护理查房.上海:上海科学技术出版社.

王国妃,王曙红,姜萍岚,等,2015.瑜伽运动对乳腺癌患者化疗期生存质量的影响.中华护理杂志,(08):937-941.

王琼,杨玉琼,张维婷,2005.临床护理教学查房的方式与质量控制,解放军护理杂志,22(05):173-175.

王欣然,孙红,李春燕,2016.重症医学科护士规范操作指南.北京:中国医药科技出版社.

王莹,李秋洁,洪素,2014.国内外麻醉专科护士的培养方式、学历要求及需求量研究.护理研究,(23):2821-2823.

王月盛,孙小燕,黄凯慧,2016.麻醉专科护士培训现状与发展趋势.当代护士(下旬刊)(03):16-18.

王志萍,曾因明,李永,等,2005.对我国麻醉护理学专业教学的思考与建议.中国高等医学教育,(04):28.

危娟,林凤英,莫红平,等,2015.ICU患者肠内营养期间腹泻的相关因素分析.中华护理杂志,(08):954-959.

魏革,窦建洪,2015.手术室移动护理信息系统的设计与应用.中华护理杂志,50(02):198-200.

温韬雪,2007.环甲膜穿刺置管术的护理配合.全国外科、神经内外科护理学术交流暨专题讲座会议.

吴昉,2013.麻醉复苏室护士培训模式的实践与发展思路.中外健康文摘,(34).

☆☆☆☆

吴隽彦，胡嘉乐，阮洪，2014. 国内外麻醉护理教育培训课程的现状分析. 解放军杂志，(21):59-63.

吴新民，2014. 麻醉学高级教程. 北京：人民军医出版社.

吴寅芬，2011. 早期干预对新生儿发育性髋关节异常的影响. 中华护理杂志，（01）:23-25.

谢淑丽，牛新华，2003. 全麻患者气管内插管的护理配合. 吉林医药学院学报，25（02）:105-106.

徐康清，肖亮灿，2008. 临床麻醉设备与耗材学. 北京：高等教育出版社，223-252.

徐菀鸿，2014. 全麻患者困难气管插管的护理配合. 内蒙古中医药.

许虹，2007. 急危重症护理学. 北京：人民卫生出版社.

姚尚龙，王国林，2012. 麻醉学. 北京：人民卫生出版社.

姚尚龙，王志萍，2007. 临床麻醉护理学. 徐州：徐州医学院麻醉学院.

张洪君，成守珍，2016. 临床护理与管理信息化实践指南. 北京：北京大学医学出版社.

张军花，丁红，2013. 手术室护理细节问答全书. 北京：化学工业出版社:47-71.

张艳红，宋海良，2010. 综合外科开展护理病例讨论的做法与体会现代医院管理，2（35）:57-58.

赵继军，罗爱伦，2007. 疼痛护理学. 徐州：徐州医学院麻醉学院:103-105.

赵菊云，2005. 气管插管拔管的临床护理. 现代医药卫生，21（02）:221-222.

赵毅，席延荣，门爱民，2009. 我国临床护理教学查房现状. 护理管理杂志，9（08）:21-23.

郑青莲，2010. 气管插管拔管的舒适护理. 护理研究.

中华人民共和国卫生部. 中国护理事业发展规划纲要（2005—2010 年）. 卫医发 [2005]294 号.

中华人民共和国卫生部. 中国医学教育改革和发展纲要. 卫科教发 [2001]212 号.

钟泰迪，2005. 麻醉苏醒期病人的管理. 北京：人民卫生出版社.

周秀华，2001. 急危重症护理学. 第 2 版. 北京：人民卫生出版社:195-196.

朱建英，高音，陈丽文，2014. 骨科护理教学查房. 第 2 版. 北京：人民军医出版社.

朱琼芳，陈慕瑶，2011. 全麻患者困难气管插管的配合. 中国医学创新.

庄心良，曾因明，陈伯銮，2004. 现代麻醉学. 第 3 版. 北京：人民卫生出版社:1958-2005.

LOGIQ e- 基本用户手册（中文版本 5）.

LOGIQ e 快速指南，第 5-6 页.

Moola S, Lockwood C,2011. Effectiveness of strategies for the management and/or prevention of hypothermia within the adult perioperative environment. Int J Evid Based Healthc,9:337-345.

Wagner VD,2010. Patient safety chiller: unplanned perioperative hypothermia. AORN,92（5）:567-571.

附 录
护 士 条 例

第一章 总 则

第一条 为了维护护士的合法权益,规范护理行为,促进护理事业发展,保障医疗安全和人体健康,制定本条例。

第二条 本条例所称护士,是指经执业注册取得护士执业证书,依照本条例规定从事护理活动,履行保护生命、减轻痛苦、增进健康职责的卫生技术人员。

第三条 护士人格尊严、人身安全不受侵犯。护士依法履行职责,受法律保护。全社会应当尊重护士。

第四条 国务院有关部门、县级以上地方人民政府及其有关部门以及乡(镇)人民政府应当采取措施,改善护士的工作条件,保障护士待遇,加强护士队伍建设,促进护理事业健康发展。

国务院有关部门和县级以上地方人民政府应当采取措施,鼓励护士到农村、基层医疗卫生机构工作。

第五条 国务院卫生主管部门负责全国的护士监督管理工作。

县级以上地方人民政府卫生主管部门负责本行政区域的护士监督管理工作。

第六条 国务院有关部门对在护理工作中做出杰出贡献的护士,应当授予全国卫生系统先进工作者荣誉称号或者颁发白求恩奖章,受到表彰、奖励的护士享受省部级劳动模范、先进工作者待遇;对长期从事护理工作的护士应当颁发荣誉证书。具体办法由国务院有关部门制定。

县级以上地方人民政府及其有关部门对本行政区域内做出突出贡献的护士,按照省、自治区、直辖市人民政府的有关规定给予表彰、奖励。

第二章 执 业 注 册

第七条 护士执业,应当经执业注册取得护士执业证书。申请护士执业注册,应当具备下列条件:

(一)具有完全民事行为能力;

(二)在中等职业学校、高等学校完成国务院教育主管部门和国务院卫生主

☆☆☆☆

管部门规定的普通全日制 3 年以上的护理、助产专业课程学习，包括在教学、综合医院完成 8 个月以上护理临床实习，并取得相应学历证书；

（三）通过国务院卫生主管部门组织的护士执业资格考试；

（四）符合国务院卫生主管部门规定的健康标准。

护士执业注册申请，应当自通过护士执业资格考试之日起 3 年内提出；逾期提出申请的，除应当具备前款第（一）项、第（二）项和第（四）项规定条件外，还应当在符合国务院卫生主管部门规定条件的医疗卫生机构接受 3 个月临床护理培训并考核合格。

护士执业资格考试办法由国务院卫生主管部门会同国务院人事部门制定。

第八条 申请护士执业注册的，应当向拟执业地省、自治区、直辖市人民政府卫生主管部门提出申请。收到申请的卫生主管部门应当自收到申请之日起 20 个工作日内做出决定，对具备本条例规定条件的，准予注册，并发给护士执业证书；对不具备本条例规定条件的，不予注册，并书面说明理由。

护士执业注册有效期为 5 年。

第九条 护士在其执业注册有效期内变更执业地点的，应当向拟执业地省、自治区、直辖市人民政府卫生主管部门报告。收到报告的卫生主管部门应当自收到报告之日起 7 个工作日内为其办理变更手续。护士跨省、自治区、直辖市变更执业地点的，收到报告的卫生主管部门还应当向其原执业地省、自治区、直辖市人民政府卫生主管部门通报。

第十条 护士执业注册有效期届满需要继续执业的，应当在护士执业注册有效期届满前 30 日向执业地省、自治区、直辖市人民政府卫生主管部门申请延续注册。收到申请的卫生主管部门对具备本条例规定条件的，准予延续，延续执业注册有效期为 5 年；对不具备本条例规定条件的，不予延续，并书面说明理由。

护士有行政许可法规定的应当予以注销执业注册情形的，原注册部门应当依照行政许可法的规定注销其执业注册。

第十一条 县级以上地方人民政府卫生主管部门应当建立本行政区域的护士执业良好记录和不良记录，并将该记录记入护士执业信息系统。

护士执业良好记录包括护士受到的表彰、奖励以及完成政府指令性任务的情况等内容。护士执业不良记录包括护士因违反本条例以及其他卫生管理法律、法规、规章或者诊疗技术规范的规定受到行政处罚、处分的情况等内容。

第三章 权利和义务

第十二条 护士执业，有按照国家有关规定获取工资报酬、享受福利待遇、参加社会保险的权利。任何单位或者个人不得克扣护士工资，降低或者取消护士福利等待遇。

☆　☆　☆　☆

　　第十三条　护士执业，有获得与其所从事的护理工作相适应的卫生防护、医疗保健服务的权利。从事直接接触有毒有害物质、有感染传染病危险工作的护士，有依照有关法律、行政法规的规定接受职业健康监护的权利；患职业病的，有依照有关法律、行政法规的规定获得赔偿的权利。

　　第十四条　护士有按照国家有关规定获得与本人业务能力和学术水平相应的专业技术职务、职称的权利；有参加专业培训、从事学术研究和交流、参加行业协会和专业学术团体的权利。

　　第十五条　护士有获得疾病诊疗、护理相关信息的权利和其他与履行护理职责相关的权利，可以对医疗卫生机构和卫生主管部门的工作提出意见和建议。

　　第十六条　护士执业，应当遵守法律、法规、规章和诊疗技术规范的规定。

　　第十七条　护士在执业活动中，发现患者病情危急，应当立即通知医师；在紧急情况下为抢救垂危患者生命，应当先行实施必要的紧急救护。

　　护士发现医嘱违反法律、法规、规章或者诊疗技术规范规定的，应当及时向开具医嘱的医师提出；必要时，应当向该医师所在科室的负责人或者医疗卫生机构负责医疗服务管理的人员报告。

　　第十八条　护士应当尊重、关心、爱护患者，保护患者的隐私。

　　第十九条　护士有义务参与公共卫生和疾病预防控制工作。发生自然灾害、公共卫生事件等严重威胁公众生命健康的突发事件，护士应当服从县级以上人民政府卫生主管部门或者所在医疗卫生机构的安排，参加医疗救护。

第四章　医疗卫生机构的职责

　　第二十条　医疗卫生机构配备护士的数量不得低于国务院卫生主管部门规定的护士配备标准。

　　第二十一条　医疗卫生机构不得允许下列人员在本机构从事诊疗技术规范规定的护理活动：

　　（一）未取得护士执业证书的人员；

　　（二）未依照本条例第九条的规定办理执业地点变更手续的护士；

　　（三）护士执业注册有效期届满未延续执业注册的护士。

　　在教学、综合医院进行护理临床实习的人员应当在护士指导下开展有关工作。

　　第二十二条　医疗卫生机构应当为护士提供卫生防护用品，并采取有效的卫生防护措施和医疗保健措施。

　　第二十三条　医疗卫生机构应当执行国家有关工资、福利待遇等规定，按照国家有关规定为在本机构从事护理工作的护士足额缴纳社会保险费用，保障护士的合法权益。

　　对在艰苦边远地区工作，或者从事直接接触有毒有害物质、有感染传染病危险工作的护士，所在医疗卫生机构应当按照国家有关规定给予津贴。

　　第二十四条　医疗卫生机构应当制定、实施本机构护士在职培训计划，并保证护士接受培训。

　　护士培训应当注重新知识、新技术的应用；根据临床专科护理发展和专科护理岗位的需要，开展对护士的专科护理培训。

　　第二十五条　医疗卫生机构应当按照国务院卫生主管部门的规定，设置专门机构或者配备专（兼）职人员负责护理管理工作。

　　第二十六条　医疗卫生机构应当建立护士岗位责任制并进行监督检查。

　　护士因不履行职责或者违反职业道德受到投诉的，其所在医疗卫生机构应当进行调查。经查证属实的，医疗卫生机构应当对护士做出处理，并将调查处理情况告知投诉人。

第五章　法律责任

　　第二十七条　卫生主管部门的工作人员未依照本条例规定履行职责，在护士监督管理工作中滥用职权、徇私舞弊，或者有其他失职、渎职行为的，依法给予处分；构成犯罪的，依法追究刑事责任。

　　第二十八条　医疗卫生机构有下列情形之一的，由县级以上地方人民政府卫生主管部门依据职责分工责令限期改正，给予警告；逾期不改正的，根据国务院卫生主管部门规定的护士配备标准和在医疗卫生机构合法执业的护士数量核减其诊疗科目，或者暂停其 6 个月以上 1 年以下执业活动；国家举办的医疗卫生机构有下列情形之一、情节严重的，还应当对负有责任的主管人员和其他直接责任人员依法给予处分：

　　（一）违反本条例规定，护士的配备数量低于国务院卫生主管部门规定的护士配备标准的；

　　（二）允许未取得护士执业证书的人员或者允许未依照本条例规定办理执业地点变更手续、延续执业注册有效期的护士在本机构从事诊疗技术规范规定的护理活动的。

　　第二十九条　医疗卫生机构有下列情形之一的，依照有关法律、行政法规的规定给予处罚；国家举办的医疗卫生机构有下列情形之一、情节严重的，还应当对负有责任的主管人员和其他直接责任人员依法给予处分：

　　（一）未执行国家有关工资、福利待遇等规定的；

　　（二）对在本机构从事护理工作的护士，未按照国家有关规定足额缴纳社会保险费用的；

　　（三）未为护士提供卫生防护用品，或者未采取有效的卫生防护措施、医疗保健措施的；

（四）对在艰苦边远地区工作，或者从事直接接触有毒有害物质、有感染传染病危险工作的护士，未按照国家有关规定给予津贴的。

第三十条 医疗卫生机构有下列情形之一的，由县级以上地方人民政府卫生主管部门依据职责分工责令限期改正，给予警告：

（一）未制定、实施本机构护士在职培训计划或者未保证护士接受培训的；

（二）未依照本条例规定履行护士管理职责的。

第三十一条 护士在执业活动中有下列情形之一的，由县级以上地方人民政府卫生主管部门依据职责分工责令改正，给予警告；情节严重的，暂停其6个月以上1年以下执业活动，直至由原发证部门吊销其护士执业证书：

（一）发现患者病情危急未立即通知医师的；

（二）发现医嘱违反法律、法规、规章或者诊疗技术规范的规定，未依照本条例第十七条的规定提出或者报告的；

（三）泄露患者隐私的；

（四）发生自然灾害、公共卫生事件等严重威胁公众生命健康的突发事件，不服从安排参加医疗救护的。

护士在执业活动中造成医疗事故的，依照医疗事故处理的有关规定承担法律责任。

第三十二条 护士被吊销执业证书的，自执业证书被吊销之日起2年内不得申请执业注册。

第三十三条 扰乱医疗秩序，阻碍护士依法开展执业活动，侮辱、威胁、殴打护士，或者有其他侵犯护士合法权益行为的，由公安机关依照治安管理处罚法的规定给予处罚；构成犯罪的，依法追究刑事责任。

第六章 附 则

第三十四条 本条例施行前按照国家有关规定已经取得护士执业证书或者护理专业技术职称、从事护理活动的人员，经执业地省、自治区、直辖市人民政府卫生主管部门审核合格，换领护士执业证书。

本条例施行前，尚未达到护士配备标准的医疗卫生机构，应当按照国务院卫生主管部门规定的实施步骤，自本条例施行之日起3年内达到护士配备标准。

第三十五条 本条例自2008年5月12日起施行。

中国医院协会患者安全目标（2017版）

【目标一】正确识别患者身份

（一）严格执行查对制度，确保对正确的患者实施正确的操作和治疗。患者由至少两种标识认定，如姓名、病案号、出生日期等，但不包括患者的床号或房间号。不得采用条码扫描等信息识别技术作为唯一识别方法。

（二）在输血时采用双人核对来识别患者的身份。

（三）对手术、传染病、药物过敏、精神病人、意识障碍、语言障碍等特殊患者应有身份识别标识（如腕带、床头卡、指纹等）。

【目标二】强化手术安全核查

（一）择期手术须在完成各项术前检查与评估工作后，方可下达手术医嘱。

（二）由实施手术的医生标记手术部位，标记时应该在患者清醒和知晓的情况下进行。规范手术部位识别制度与工作流程。

（三）建立手术安全核查及手术风险评估的制度和流程，切实落实世界卫生组织手术安全核对表，并提供必需的保障与有效的监管措施。

（四）围手术期预防性抗菌物选择与使用符合规范。

【目标三】确保用药安全

（一）规范药品管理程序，对高浓度电解质、易混淆（听似、看似）药品有严格的贮存、识别与使用的要求。

（二）严格执行麻醉药品、精神药品、放射性药品、肿瘤化疗药品、医疗用毒性药品及药品类易制毒化学品等特殊药品的使用与管理规范。

（三）规范临床用药医嘱的开具、审核、查对、执行制度及流程。

（四）制定并执行药物重整制度及流程。

【目标四】减少医院相关性感染

（一）落实手卫生规范，为执行手卫生提供必需的保障和有效的监管措施。

（二）医护人员在无菌临床操作过程中应严格遵循无菌操作规范，确保临床操作的安全性。

（三）有预防多重耐药菌感染的措施和抗菌药物合理应用规范，尽可能降低医院相关感染的风险。

（四）使用合格的无菌医疗器械。有创操作的环境消毒应遵循医院感染控制的基本要求。

（五）落实医院感染监测指标体系并持续改进。

（六）严格执行各种废弃物的处理流程。

【目标五】落实临床"危急值"管理制度

（一）明确临床"危急值"报告制度，规范并落实操作流程。

（二）根据医院实际情况，明确"危急值"报告项目与范围，如临床检验至少应包括有血钙、血钾、血糖、血气、白细胞计数、血小板计数、凝血酶原时间、活化部分凝血活酶时间等及其他涉及患者生命指征变化需要即刻干预的指标。

（三）定期监测评估"危急值"报告执行情况。

【目标六】加强医务人员有效沟通

（一）合理配置人力资源，关注医务人员的劳动强度，确保诊疗安全。

（二）建立规范化信息沟通交接程序，并建立相关监管制度，确保交接程序的正确执行。

（三）确保沟通过程中信息的正确、完整与及时性。

（四）规范并严格执行重要检查（验）结果和诊断过程的口头、电话和书面交接流程。

（五）强调跨专业协作，为医务人员提供多种沟通方式和渠道，提升团队合作能力，倡导多学科诊疗模式。

【目标七】防范与减少意外伤害

（一）加强高风险人群管理，制定重大医疗风险应急预案。

（二）评估有跌倒、坠床、压力性损伤（压疮）等风险的高危患者，采取有效措施防止意外伤害的发生。

（三）落实跌倒、坠床、压力性损伤等意外事件报告制度、处理预案与工作流程。

（四）加强对患者及家属关于跌倒、坠床、压力性损伤等的健康教育。

【目标八】鼓励患者参与患者安全

（一）加强医务人员与患者及家属的有效沟通。

（二）为患者提供多种参与医疗照护过程的方式与途径。

（三）为医务人员和患者提供相关培训，鼓励患者参与医疗过程。

（四）注重保护患者隐私。

【目标九】主动报告患者安全事件

（一）领导班子重视，定期听取患者安全工作汇报，采取有效措施，着力改善患者安全。

（二）建立医院安全事件报告平台，提供有效、便捷的报告途径，鼓励医务人员全员参与，自愿、主动报告患者安全事件、近似错误和安全隐患，同时医院应制定强制性报告事项。

（三）对报告的安全事件进行收集、归类、分析、反馈。对严重事件有根本原因分析和改进措施，落实并反馈结果。

（四）建立医疗风险评估体系，采用系统脆弱性分析工具，针对医院存在的薄弱环节，主动采取积极的防范措施。

（五）加强患者安全教育与培训，倡导从错误中学习，构建患者安全文化。

（六）加强对医务人员暴力伤害的防范。

【目标十】加强医学装备及信息系统安全管理

（一）建立医学装备安全管理与监管制度，遵从安全操作使用流程，加强对装备警报的管理。完善医学装备维护和故障的及时上报、维修流程。

☆ ☆ ☆ ☆

（二）建立医学装备安全使用的培训制度，为医务人员提供相关培训，确保设备仪器操作的正确性和安全性。

（三）规范临床实验室的安全管理制度，完善标本采集、检测、报告的安全操作流程，建立相关监管制度，确保临床实验室及标本的安全。

（四）落实医院信息系统安全管理与监管制度。